教育部第四批1+X证书制度
老年康体指导职业技能等级证书系列教材

老年康体指导

职业技能教材（初级）

中国传统体育健康服务

北京中民福祉教育科技有限责任公司　组织编写

杨根来　邹文开　王胜三　赵红岗　总主编

刘永强　主　编

孟庆敏　徐晴岩　魏一民　副主编

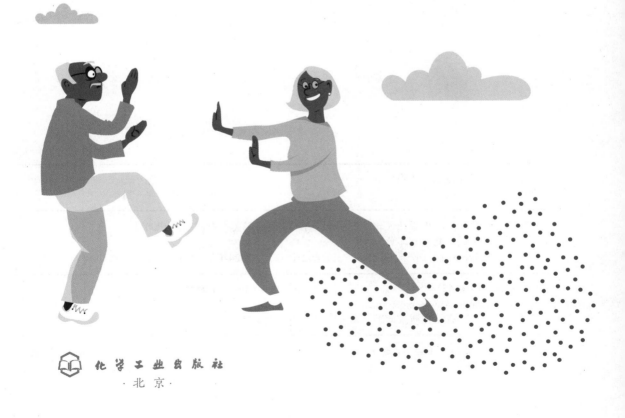

化学工业出版社

·北京·

内容简介

"老年康体指导职业技能等级证书"是教育部遴选认定的第四批 1+X 证书之一，由第二批职业教育培训评价组织——北京中民福祉教育科技有限责任公司组织编写。

作为考取"老年康体指导职业技能等级证书"的指定配套教材，《老年康体指导职业技能教材》(初级)由 5 个分册组成，分别为中国传统体育健康服务(配有二维码)、运动健身服务、游戏活动服务、音乐照护服务和身心活化服务。

本书面向居家社区养老机构、养老院等服务机构，以及医养结合机构、医疗机构老年病科、社区体育文化活动中心、老年大学等的相关岗位，可供包括但不局限于社会体育指导员、社区工作者(师)、养老护理员、失智老年人照护员、老年照护师(员)、护理协调员、老年病护士及护士长、养老服务咨询员(顾问、专员、客服)等作为教材或培训用书使用。

责任编辑：章梦婕　李植峰　　　　　　　　　文字编辑：陈小滔
责任校对：宋　玮　　　　　　　　　　　　　装帧设计：张　辉

出版发行：化学工业出版社（北京市东城区青年湖南街13号　邮政编码100011）
印　　装：中煤（北京）印务有限公司
787mm×1092mm　1/16　印张27½　字数652千字　2024年2月北京第1版第2次印刷

购书咨询：010-64518888　　　　　　售后服务：010-64518899
网　　址：http://www.cip.com.cn
凡购买本书，如有缺损质量问题，本社销售中心负责调换。

定　　价：88.00元（全书5册）

系列教材编审委员会

"中国传统体育健康服务" 分册编审人员名单

主　　编　　刘永强

副 主 编　　孟庆敏　徐晴岩　魏一民

编写人员　　刘永强　孟庆敏　徐晴岩　魏一民

　　　　　　刘军麦　赵　永　栾　坤　刘　锋

主　　审　　张仁民　谭美青

序言

在《关于招募第四批职业教育培训评价组织的公告》（教职所〔2020〕145号）发布之前大约一年的时间，北京中民福祉教育科技有限责任公司就开始了《老年康体指导职业技能等级标准》的研究开发工作。2020年9月《关于参与1+X证书制度试点第四批职业教育培训评价组织和职业技能等级证书的公示》（教职所〔2020〕206号）发布，"老年康体指导职业技能等级证书"在得到教育部第四批1+X证书遴选认定之后，我们即着手启动了教材的开发工作。经过近10个多月不断努力，《老年康体指导职业技能教材》将由化学工业出版社出版发行，这是一件值得庆贺的事情。可见，我们开发职业技能等级证书，编写相关标准和系列教材是做了充分准备的，换言之，这个证书来之不易，且意义重大。

第一，它是国家职业教育改革和养老服务专业发展的产物。

2018年11月14日，习近平总书记主持召开中央全面深化改革委员会第五次会议，审议通过了《国家职业教育改革实施方案》。会议强调，要把职业教育摆在更加突出的位置，对接科技发展趋势和市场需求，完善职业教育和培训体系，优化专业布局，深化办学体制和育人机制改革，鼓励和支持社会各界特别是企业积极投资兴办职业教育，着力培养高素质劳动者和技术技能人才，为促进经济社会发展和提高国家竞争力提供优质人才资源支撑。2019年2月13日，《国务院关于印发国家职业教育改革实施方案的通知》发布，《国家职业教育改革实施方案》以落实和改革为主基调，充分体现了党中央、国务院深化职业教育改革的坚强意志和狠抓工作落实的坚定决心，为我们指明了方向。

1999年，高职院校老年服务与管理专业（2021年更名为智慧健康养老服务与管理专业）在大连和长沙两所职业院校诞生，2004年首次进入高职专业目录，之后在如火如荼的职业教育改革和日益严峻的人口老龄化形势下，专业建设有了突飞猛进的发展。到2020年，开设高职老年服务与管理专业的院校已达286所，成为近几年增设较多的专业之一。

作为涵盖该专业"老年运动保健""老年活动组织与策划""老年音乐带动""老年健身服务""社区老年文化服务"等核心课程的《老年康体指导职业技能教材》，满足了国家职业教育改革与院校老年服务类专业建设之需，弥补了专业发展中课堂体系不完善的短板，有利于提升学生专业技能水平，对于完善专业建设体系、促进专业长足发展将发挥至关重要的作用。

第二，它是国家积极应对人口老龄化和发展养老服务业的急需。

人口老龄化是社会发展的必然趋势，是人类文明进步的体现，也是今后较长一段时期我国的基本国情。我国自1999年进入老龄社会以来，每年增加640万至1000万的老年人口。根据国家统计局、国务院第七次全国人口普查领导小组办公室2021年发布的《第七次全国人口普查公报（第五号）——人口年龄构成情况》数据，截至2020年底，60岁及以上人口为2亿6402万人，占18.70%；其中65岁及以上人口为1亿9064万人，占13.50%。与2010年第六次全国人口普查相比，60岁及以上人口的比重上升5.44个百分点，65岁及以上人口的比重上升4.63个百分点。我国人口老龄化程度进一步加深，未来一段时期将持续面临人口长期不均衡发展的压力。到2050年，我国60岁及以上老年人口将达到35%。

积极应对人口老龄化是国家的一项长期战略任务，也是党中央确定的国家战略。养老服务业是关乎亿万百姓福祉的民生事业，随着《关于推进养老服务发展的意见》《国家积极应对人口老龄化中长期规划》等政策的发布，养老服务业发展进入快车道。我国将积极推进健康中国建设，建立和完善包括健康教育、预防保健、疾病诊治、康复护理、长期照护、安宁疗护的综合、连续的老年健康服务体系；健全以居家为基础、社区为依托、机构充分发展、医养有机结合的多层次养老服务体系，多渠道、多领域扩大适老产品和服务供给，提升产品和服务质量。

在养老机构类型与业态逐渐增多、老龄化服务不断完善的形势下，养老群体普遍认为开展老年人康体活动十分必要，老年人需求十分迫切。但现今业界普遍存在的缺乏安全保障、缺乏专业人士指导、缺少培训机会、缺少选择项目等问题严重制约了养老机构顺利开展老年人康体活动。老年康体指导职业技能等级证书、标准与教材的开发，是解决人才队伍专业性化的利器，有利于促进养老服务人才技能素养的提升及行业人才队伍整体专业化水平的提高。

第三，它是提升老年人社会福祉和幸福感、获得感的重要措施之一。

老年康体指导是指为满足老年人健康需求而开展的体育、文化和艺术等类别的健康服务技术和活动。"老年康体指导职业技能等级证书"是2020年12月31日教育部遴选认定的第二批职业教育培训评价组织——北京中民福祉教育科技有限责任公司开发的第四批1+X证书之一。证书面向职业岗位（群）：居家社区养老机构、养老院等服务机构，医养结合机构、医疗机构老年病科、社区体育文化活动中心、老年大学等相关岗位；包括但不局限于社会体育指导员、社区工作者（师）、养老护理员、失智老年人照护员、老年照护师（员）、护理协调员、老年病护士及护士长、养老服务咨询员（顾问、专员、客服）等。

随着老年人对养老服务的需求不断增加、对服务质量的关注不断提高，养老服务由基本的养老护理服务向身心健康服务延伸。中国传统体育健康服务、运动健身服务、游戏活动服务、音乐照护服务和身心活化服务日益受到老年人的青睐。在老年康乐服务活动中，游戏服务属于最喜闻乐见的活动之一，老年人可以在轻松的氛围中放松身心、愉悦心情。在科学设计、有序组织、有效带动的基础上，老年人的获得感显著增强，增进健康的效果更加显著。再如，"老年身心活化活动"从老年人身心健康的实际需求出发，以增加与老人互动、增加机构特色、提高志愿者及工作人员活动设计能力为主要目的，借鉴我国台湾地区实施多年的身心活化服务模式，广泛涵盖了能自主站立者、身心障碍者、失智失能者群体，以趣味性的带动技巧，使老年人在活动中获得身体及精神的愉悦，有利于提高老年人晚年生活质量，推动健康老龄化的深入开展。

第四，它是培训评价组织、养老教育和实务工作者不懈努力的结果。

为推进养老服务领域职业教育改革与发展，由国务院主管养老服务业的民政部所属事业单位——民政部培训中心发挥主导作用，于2019年5月15日成立了北京中民福祉教育科技有限责任公司，并在2019年7月成功申报并积极做好"失智老年人照护职业技能等级证书"工作。成为教育部遴选认定的第二批职业教育培训评价组织之后，在做好"失智老年人照护职业技能等级证书"的开发与考核评价工作的同时，公司主动把工作目标锁定在养老服务领域。

2019年下半年开始，在北京社会管理职业学院（民政部培训中心）邹文开教授、赵红岗教授的支持下，我们先后组织全国优秀教师和行业专家开发了"养老照护服务评估""老年康体指导""身心活化""音乐照护"等养老服务领域的4个证书。

2020年6月，《关于招募第四批职业教育培训评价组织的公告》（教职所〔2020〕145号）发布之后，2020年9月23日《关于参与1+X证书制度试点第四批职业教育培训评价组织和职业技能等级证书的公示》（教职所〔2020〕206号）和2020年12月31日《关于受权发布参与1+X证书制度试点的第四批职业教育培训评价组织及职业技能等级证书名单的通知》（教职所〔2020〕257号）的名单中，"老年康体指导"名列其中，这标志着"老年康体指导职业技能等级证书"的正式诞生，这是刘永强副教授、韩菊总经理团队一年多来孜孜以求、不懈努力的结果，可喜可贺！

第五，它是养老服务类职业教育和养老服务行业的迫切需求。

《老年康体指导职业技能教材》依据《老年康体指导职业技能等级标准》，分为初级、中级、高级三本，分别面向自理老年人、半自理老年人、不能自理（卧床）老年人。内容包括"中国传统体育健康服务""运动健身服务""游戏活动服务""音乐照护服务""身心活化服务"工作领域的内容。《老年康体指导职业技能教材》作为新形态创新教材，内容丰富、简明实用，具有较强的系统性、规范性、先进性和可操作性，是"老年康体指导职业技能等级证书"的指定培训教材，是健康养老服务领域实务工作和科学研究的重要参考资料，还可作为中老年人开展自我康体活动的辅导读本。

值此《老年康体指导职业技能教材》付梓之际，向关心、支持、帮助老年人事业以及康体指导工作的有关机构，特别是教育部职成司、职教所、有关试点院校领导和老师、康体指导实务工作者，向关心专业人才培养、培训工作以及老年人事业的所有人士表示衷心的感谢！向选择1+X"老年康体指导职业技能等级证书"的院校师生以及广大养老机构工作人员等社会考生表示敬意，因为你们选择了养老，选择了老年照护，选择了老年康体指导，就等于选择了一份爱心、责任与担当，选择了一份崇高而伟大的事业。

北京中民福祉教育科技有限责任公司执行董事 法定代表人　总经理
北京社会管理职业学院（民政部培训中心）教授　乐龄研究院院长

2021年6月　于北京东燕郊

中国传统体育健康服务

中国传统体育是通过人体自身的姿势调整、呼吸锻炼、意念控制，使身心融为一体，达到增强人体各部分机能，诱导和启发人体内在潜力，起到防病、治病、益智、延年的作用。中国传统体育是我国几千年传统文化的组成部分，也是中医预防和治疗疾病的重要手段。其历史悠久，是人类在与大自然相处中总结出来的运动方法。如今，健康养老服务已经成为老年服务业关注的重点，运动促进健康的理念已经得到全社会的认同，运动促进健康行动逐渐成为亿万老年人（尤其是活力老年人）增进健康、康复预防和愉悦身心的生活方式。本项目主要介绍为自理老年人学练中国传统体育进行活动健康评估、技术指导和活动组织等的相关知识和技术。

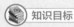 **知识目标**

1. 掌握为自理老年人学练中国传统体育进行健康评估的相关知识。
2. 掌握为自理老年人学练中国传统体育进行理论讲解的相关知识。
3. 掌握为自理老年人学练中国传统体育进行技术示范的相关知识。
4. 掌握为自理老年人学练中国传统体育进行技能指导的相关知识。
5. 掌握为自理老年人组织中国传统体育健康活动的相关知识。

 技能目标

1. 能为自理老年人学练中国传统体育进行健康评估。
2. 能为自理老年人学练中国传统体育进行理论讲解。
3. 能为自理老年人学练中国传统体育进行技术示范。
4. 能为自理老年人学练中国传统体育进行技能指导。
5. 能为自理老年人组织中国传统体育健康活动。

素养目标

1. 积极关注自理老年人的身心健康状况，树立正确的中国传统体育运动健康理念。
2. 具备分析自理老年人运动健康问题和解决运动健康问题的能力，培养理解、尊重、关爱老年人的价值观。

目　录

项目一

中国传统体育活动健康评估

任务1　自理老年人学练传统体育安全性评估

────── 【任务情境】 ──────

　　张爷爷，退休干部，76岁，身体较健康，年轻时有运动习惯，生活可以自理，爱好比较广泛，非常关心自己的身体健康。随着年龄增加，自我感觉身体各项机能下降较快，自己提出学习中国传统体育健身项目。请康体指导师针对老年人运动需求进行身体评估，确定张爷爷是否适合学练中国传统体育。

────── 【任务实施】 ──────

一、任务流程

任务分析 ──→ 工作准备 ──→ 步骤操作 ──→ 效果评价

二、实施步骤

（一）任务分析

1. 主要身心状况及健康问题

序号	主要身心状况及健康问题
1	身体较健康，生活可以自理
2	年轻时有运动习惯，爱好比较广泛
3	非常关心身体健康
4	自我感觉身体各项机能下降较快，主动提出学习中国传统体育健身项目

2.主要目标措施及依据

主要目标措施	依据
为自理老年人学练中国传统体育进行安全性评估	（1）安全性是开展老年人康体活动的前提 （2）安全性量表各项指标能够表征老年人学练中国传统体育的运动技能要求 （3）安全性量表各项指标能够说明自理老年人学练中国传统体育的安全性

（二）工作准备

1.物品准备

序号	名称	单位	数量	备注
1	老年人学练中国传统体育能力评估量表	份	1	纸质版
2	签字笔	支	1	
3	计算器	个	1	

2.环境与人员准备

序号	环境与人员	准备
1	环境	干净、整洁、安全，空气清新、无异味
2	康体指导师	（1）着装整齐 （2）熟悉并掌握为自理老年人学练中国传统体育进行安全性评估的技能要求和相关知识 （3）提前与老年人家属进行沟通，了解老年人健康状况
3	自理老年人	神志清醒，情绪稳定，身心放松

（三）步骤操作

步骤	内容	为自理老年人学练中国传统体育进行安全性评估的技术操作要求
工作前准备	沟通与观察	（1）沟通。康体指导师进入房间，来到老年人旁边，说明来意："爷爷好！我们开设了老年人八段锦和太极拳等中国传统体育学习项目，想邀请您参加。参加前，要对您的身体状况进行评估，请您按照我的要求做几个简单动作，可以吗？"老年人回答："可以。" （2）观察。通过观察评估老年人神志是否清楚，意愿是否明显
步骤1	病史调查	询问老年人带病情况，并及时记录
步骤2	呼吸能力评估	（1）请您进行3～5次深呼吸 （2）康体指导师根据老年人表现，参照量表进行打分
步骤3	肢体运动能力评估	（1）第一项要求：请您模仿我的动作，进行上肢上举、下落、屈伸和转臂等练习 （2）第二项要求：请您模仿我的动作，进行手指手腕、头颈部、脚趾脚踝的屈伸与旋转练习 （3）第三项要求：请您模仿我的动作，进行胸部、腰背部、腹部的屈伸与旋转练习 （4）第四项要求：请您模仿我的动作，进行下肢的屈伸与旋转练习 （5）第五项要求：请您模仿我的动作，进行半蹲、单足支撑、步法练习 （6）第六项要求：请您模仿我的动作，进行蹲起、转身等练习 （7）康体指导师根据老年人各项表现，参照量表分别进行打分
步骤4	整理记录	（1）对老年人的配合表示感谢 （2）对老年人综合表现进行合分 （3）及时告知老年人最终得分，以及是否可以参加中国传统体育活动
	注意事项	（1）及时记录老年人运动能力评估出现的问题，以及在运动中需要注意的地方 （2）交流过程要体现尊重与人文关怀

（四）效果评价

（1）通过安全性评估，全面掌握老年人身体的运动能力。

（2）通过安全性评估，为指导老年人学练中国传统体育提供安全保障。

自理老年人学练中国传统体育安全性评估基本知识

（一）老年人身体健康状况

随着"健康中国"和健康养老服务理念和行动不断深化，老年人身体健康状况已经成为全社会共同关心的话题。我国老年人群的突出特点是基数大、增长快、失能多、带病时间长，我国≥60岁居民患有≥1种慢性病的比例为76.3%。有关调查发现，我国老年居民慢性病患病前5位依次为高血压、糖尿病、脑血管病、缺血性心脏病和慢性阻塞性肺疾病，多项慢性病共存现象严重。我国≥60岁居民中，58.3%患有高血压、19.4%患有糖尿病、37.2%患有血脂异常。另一份调查显示，老年人患关节炎、哮喘、抑郁症等疾病的也比较多。

实现健康养老和健康老龄化是党和国家十分关心的话题，更是亿万老年朋友及家人翘首以盼的迫切愿望。

（二）老年人运动安全评估的重要作用

当下，运动健身已经成为广大民众追求身心健康、提升自我形象、丰富文化生活的重要手段之一，运动健身对老年人健康的促进作用也十分明显。运动要讲究科学，适宜的运动能增进老年人健康，不适宜的运动不仅不能起到健康促进作用，甚至会造成意外伤害。所以老年人运动前的安全评估非常重要。

1. 确定老年人是否可以安全地进行当前运动项目的学习与锻炼

安全性是老年人运动学习与锻炼的前提，通过安全性评估，老年人可最大限度地确定自己的身体是否满足学习与锻炼相应运动项目的条件，避免出现运动不适。

2. 确定老年人掌握各个运动健康技能的标准程度

中国传统体育安全性评估涉及老年人躯干和四肢的活动能力和水平，这些与中国传统体育各个运动健康技能的身体运动路线、幅度和标准关系紧密，通过安全性评估能针对性地提前了解和确定每个老年人掌握各项中国传统体育运动技能的标准程度，为健康技能教学与指导提供重要参考。

3. 确定老年人身体活动能力的改进效果

通过对中国传统体育健身功法的学习与锻炼，老年人在身体活动能力多个方面会有显著改善。安全性评估也是对运动前老年人身体活动能力状况的客观记录与评价，更是老年人运动有效性评估的重要对照指标。

（三）评估基本概念

可靠性：测量的一致性。在较短的时间内，测试几次得分，如果测试可靠，受试者的得分差异很小。

客观性：一种特殊情况下的可靠性。不管是谁管理测试，都能得到近似的结果，测试分数就具有客观性。

相关性：测试指标是否与被测试的结构或概念有关。

有效性：测试中最重要的概念，指测试能够反映通过测量想要报告的内容。

普遍性：一定程度上，一个测试可以用于不同个体对象。

误差：必须意识到所有的测量都包括某种程度的偏差。

（四）老年人运动安全评估的注意事项

（1）在选择一些特别的测试时，要以评估的目的作为指导思想。这种测试方法并不保证适合所有老年人。所有测试方法要为评估目的服务。

（2）测试之前做好以下工作：一是熟悉每一项测试内容和每一名老年人，确保能有效地控制测试过程；二是确保测试前老年人的身体状况良好；三是确保老年人明确、主动、全力参与每一个测试动作；四是测试前做好老年人热身工作；五是要与每一名老年人进行充分的交流与互动。

（3）尽量做到测试动作与中国传统体育的动作一致或相似。

（4）评估测试过程尽量进行视频录像，并妥善保留。

老年人学练中国传统体育能力评估量表

序号	项目要求	非常容易	较容易	一般	不容易	非常不容易	得分	标准
1	老年人能够与指导师进行无障碍交流	20	16	12	8	0		初级
2	按照指导师要求，自主进行深呼吸练习	20	16	12	8	0		初级
3	按照指导师要求，自主进行上肢上举、下落、屈伸和转臂等动作	10	8	6	4	0		初级
4	按照指导师要求，自主进行手指手腕、头颈部、脚趾脚踝的屈伸与旋转练习	10	8	6	4	0		初级
5	按照指导师要求，自主进行胸部、腰背部、腹部的屈伸与旋转练习	10	8	6	4	0		初级
6	按照指导师要求，自主进行下肢的屈伸与旋转练习	10	8	6	4	0		初级
7	按照指导师要求，自主进行半蹲、单足支撑、步法练习	10	8	6	4	0		初级
8	按照指导师要求，自主进行蹲起、转身等练习	10	8	6	4	0		初级

注：1.综合得分在60分以上的老年人，可以参与中国传统体育学习活动。

2.第1或第2项指标得分在12分以下的老年人，需要由康体指导师单独进行指导。

3.第3至第8项指标中得分在6分以下的老年人，需要由康体指导师单独进行指导。

任务2　自理老年人学练传统体育强度与环境评估

【任务情境】

　　张爷爷所在养老社区生活的十几位活力老人，情况与张爷爷类似。康体指导师计划带领大家进行中国传统体育的学习与健康锻炼，锻炼前需要对锻炼环境进行评估，同时需要对老年人锻炼过程中的运动强度进行评估。

【任务实施】

一、任务流程

$$\boxed{任务分析} \longrightarrow \boxed{工作准备} \longrightarrow \boxed{步骤操作} \longrightarrow \boxed{效果评价}$$

二、实施步骤

（一）任务分析

1. 主要身心状况及健康问题

序号	主要身心状况及健康问题
1	身体较健康，生活可以自理
2	年轻时有运动习惯，爱好比较广泛
3	非常关心身体健康
4	主动提出学习中国传统体育健身项目，同时对锻炼环境要求较高

2. 主要目标措施及依据

序号	主要目标措施	依据
1	为自理老年人学练中国传统体育进行强度评估	（1）老年人运动强度评估的方法 （2）老年人运动强度评估的标准 （3）老年人运动强度评估的注意事项 （4）强度是老年人增进运动健康的必要因素
2	为自理老年人学练中国传统体育进行环境评估	（1）良好的环境是开展老年人中国传统体育健康锻炼的安全保障 （2）良好的环境是老年人学习效果和锻炼成效的必要保障

（二）工作准备

1. 物品准备

序号	名称	单位	数量	备注
1	老年人学练中国传统体育自我感知运动强度分级表	份	1	纸质版或电子版
2	老年人中国传统体育活动环境评估量表	份	1	纸质版或电子版
3	温度计	支	1	
4	湿度计	支	1	
5	签字笔	支	1	

2. 环境与人员准备

序号	环境与人员	准备
1	环境	干净、整洁、安全，空气清新、无异味
2	康体指导师	（1）着装整齐 （2）熟悉并掌握为自理老年人学练中国传统体育进行强度和环境评估的技能要求和相关知识 （3）提前与老年人家属或护理员进行沟通，了解老年人健康状况
3	自理老年人	神志清醒，情绪稳定，身心放松

（三）步骤操作

步骤	内容	为自理老年人学练中国传统体育进行强度评估的技术操作要求
工作前准备	沟通与观察	（1）沟通。康体指导师进入房间，来到老年人群旁边，说明来意："大家好！我们开设了老年人八段锦和太极拳等中国传统体育学习项目，前期调查得知大家有较强的学习意愿，为了更好地提高运动健康效果，现在对大家锻炼过程中的运动强度进行评估。大家准备好了吗？"老年人回答："准备好了"。 （2）观察。通过观察评估老年人神志是否清楚，意愿是否明显
步骤1	病史调查	询问老年人带病情况，并及时记录
步骤2	锻炼过程	老年人开展中国传统体育的学习与锻炼
步骤3	运动强度评估	（1）询问老年人运动感觉。"各位老年朋友，刚才大家在进行中国传统体育的自主练习时，身体感觉怎么样？" （2）安排老年人按等级自我评价。"相关强度自我评价主要包括10个等级：很弱、弱、温和、稍强、强、中强、很强、非常强、超强、极强，您感觉自己处于那个等级呢？" （3）每位老年人进行自我评价 （4）康体指导师及时记录
步骤4	整理记录	（1）对老年人的配合表示感谢 （2）对老年人的主观评价进行赋分 （3）及时告知老年人最终得分，并解释不同分值与健康促进的关系
注意事项		（1）及时记录老年人运动强度评估出现的问题，以及有关诉求 （2）交流过程要体现尊重与人文关怀
步骤	内容	为自理老年人学练中国传统体育进行环境评估的技术操作要求
步骤1	评估准备	准备好"老年人中国传统体育活动环境评估量表"、温度计、湿度计等
步骤2	运动环境评估	进入老年人学练中国传统体育健身功法的场所，根据"老年人中国传统体育活动环境评估量表"和老年人人数与身体状况，对活动场所的空气、光线、温度、湿度、风力、地面大小、平整与光滑程度，以及休息设施等进行评估
步骤3	整理记录	汇总量表，及时得出活动场所的环境适宜程度
注意事项		（1）及时记录可能存在的安全隐患 （2）及时记录需要进一步改进的方面

（四）效果评价

（1）通过强度与环境评估，全面掌握老年人身体运动承受能力。

（2）通过强度与环境评估，为指导老年人进一步科学健康学练中国传统体育提供参考。

─── 【相关知识】 ───

自理老年人学练中国传统体育活动强度与环境评估的基本知识

不少自理老年人为了提高生命质量，达到健康长寿的目的，热衷于中国传统体育活动，积极参加各种适合老年人的锻炼项目，如八段锦、太极拳等。由于老年人各个脏器组织和功能均出现了不同程度的退化，因而在学练中国传统体育活动时，需要康体指导师对自理老年人身体活动强度与环境进行评估。

一、强度的评估

（一）评估指标

身体活动是指由于骨骼肌收缩产生的机体能量消耗增加的活动，其对健康的影响取决于它的方式、强度、时间、频度和重量。强度是指身体活动的做功速率或进行某项活动、锻炼时所用力量的大小，可以认为是"完成活动的用力程度"。

身体活动强度指单位时间内身体活动的能耗水平或对人体生理刺激的程度。身体活动强度根据身体活动者的生理反应或活动的绝对物理负荷来衡量，通常使用最大心率百分比、自我感知运动强度、代谢当量和最大耗氧量百分比等指标来衡量。

身体活动强度分级表

活动强度	最大心率百分比	自我感知运动强度	代谢当量	最大耗氧量百分比
低强度	40～60	较轻	<3	<40
中强度	61～70	稍累	3～6	40～60
高强度	71～85	累	7～10	61～75
极高强度	>85	很累	11～20	>75

1. 最大心率百分比

最大心率百分比是指身体活动中应达到的适宜心率，即靶心率与最大心率的百分比值。心率与活动强度在一定范围内呈线性关系，计算公式为：最大心率 =220-年龄（岁）。一般情况下，人的正常心率为60～100次/分，对于大多数老年人，美国运动医学会推荐，其训练强度的限度应是最大心率的60%，即比较适宜的心律范围是111～130次/分。该衡量指标简便易用，使用范围比较广泛。

2. 自我感知运动强度

自我感知运动强度是以受试者自我感觉来评价运动负荷的心理学指标，以个体主观用力和疲劳感的程度来判断身体活动的强度。其表现形式是心理的，但反映的是生理功能变化。

自我感知运动强度分级表（RPE）

级别	强度	本体感受
0级	没感觉	没有任何疲惫，呼吸平缓，如休息时的状态
1级	很弱	没有任何疲惫，呼吸平缓，如看书时的状态
2级	弱	没有任何疲惫，呼吸平缓，如穿衣服时的状态
3级	温和	没有任何疲惫，呼吸缓慢而自然，如从卧室走到客厅的状态
4级	稍强	呼吸略微加重，如散步时的状态
5级	强	明显能感受到呼吸，如快走时的状态
6级	中强	呼吸急促，如追赶公交车时的状态
7级	很强	感到疲惫，喘气，勉强能和人说话

级别	强度	本体感受
8级	非常强	极度疲惫，呼吸非常急促，不能和人说话
9级	超强	呼吸困难，不能和人说话，接近人体运动的极限
10级	极强	精疲力尽

对于大多数老年人来说，适合采用温和到中强度活动相结合的方式进行，这样会获得较为理想的健康效益。该衡量指标简易而有效，现广泛应用于身体活动强度的自我监控。

3. 代谢当量

代谢当量是指身体活动时的能量消耗与安静坐姿时能量消耗之比，即相当于安静休息时身体活动的能量代谢水平。1个代谢当量约为安静时的能量消耗（耗氧量），约为3.5毫升/（千克·分钟）。对于大多数老年人来说，一般采用3～6个代谢当量的身体活动，既有助于保证安全，又有利于体质和健康。该衡量指标在制订身体活动强度方案中运用较多。

4. 最大耗氧量百分比

最大耗氧量也称最大有氧功率和心肺耐力，是力竭运动中所观察到的最高耗氧量，是指机体在进行有大肌肉群参与的肌肉动力性收缩活动中，达到本人极限水平的耗氧量。身体实际耗氧量与最大耗氧量之比即为最大耗氧量百分比。对于大多数老年人来说，一般最大耗氧百分比小于60。该衡量指标能够比较准确地表示身体活动的强度。

（二）评估方法

1. 主观评估方法

该方法主要采用填写问卷、表格等形式评估身体活动强度，比较容易操作，也可以获取身体活动的大致情况，但准确度不高，有回忆偏倚。

2. 客观评估方法

该方法直接利用有关测量仪器等评估身体活动强度，避免了回忆偏倚，准确度较高，但也有一些局限性。

（三）评估意义

不同类型身体活动的强度因人而异，身体活动的强度取决于个人以往的锻炼情况及其相对健康程度。因此，在学练中国传统体育活动中对自理老年人的身体活动强度进行评估是很有必要的。

第一，有利于全面掌握老年人的身体状况。通过评估，可以全面了解老年人的身体功能水平及健康状况，获得其运动习惯和爱好的基本信息，为制订身体活动方案做好准备。

第二，有利于防止运动给老年人带来的风险。通过评估，可以全面掌握老年人耐力、柔韧性、灵敏度和平衡性等身体素质各个方面的优缺点，分析其运动承受能力，从而规避运动风险。

第三，有利于帮助老年人建立活动目标。通过评估，可以帮助老年人建立适合自身状况的活动目标，一般分为短期、中期和长期目标。短期目标往往从养成良好的活动习惯开始，时间长度为3～6个月，为实施和达到中期和长期目标做好准备。

第四，有利于激励老年人参加中国传统体育活动。通过阶段性评估，可以查看短期、中期、长期目标的实际效果和老年人身体状况的变化，来判断目标是否合理，效果是否达到。

通过对比，会激励老年人参加中国传统体育活动的依从性。

（四）评估原则

1. 因人而异

不同的老年人，其身体机能水平、灵敏度、平衡性、协调性等身体素质都是不同的，运动承受能力个体差异较大，因此，在进行中国传统体育活动中每个老年人的活动强度都是不一样的。要针对每个老年人身体整体状况，做出综合评估，通过制订个性化的身体活动方案，做到因人而异，具体情况具体分析。

2. 循序渐进

由于老年人的体力和协调功能衰退，对于体力负荷适应能力比较差，因此，在进行中国传统体育活动中，一定要循序渐进，切忌操之过急。以前没有做过该运动的老年人，开始几天可能会出现不适应的反应，如疲劳、食欲变差等现象，这时应当减少其运动量、降低活动强度，待身体适应后再慢慢增加运动量。

3. 持之以恒

在学练中国传统体育活动时，老年人应做到持之以恒。三天打鱼、两天晒网，不但会使锻炼的效果得而复失，还会因身体不能适应突然的运动，造成其意外损伤。建议老年人每天进行 30 ～ 60 分钟的锻炼，每周坚持 3 ～ 4 次。对于体质较好的老年人，可适当增加强度，以获得更多的健康效益。

（五）注意事项

1. 评估应当在合适的时间、老年人熟悉的地点、安静的环境中进行。
2. 评估问题直接简单，确保老年人能够准确理解问题与完整地回答问题。
3. 对评估有困难的老年人，根据具体情况提供适当的协助。
4. 要结合心理健康及社会状态等进行综合评估，慎重考虑。
5. 应当注意服用药物对活动强度的影响。

二、环境的评估

（一）室内环境

应做到光线充足、空气新鲜、温度适宜、湿度适中、清洁卫生，室内无障碍物，保证地面没有水渍、油渍等，以免滑到。

（二）室外环境

应做到阳光充足、温度适中、空气清新、环境安静。通常情况下，建议选择在河岸、湖边、公园、健身广场等地方进行。

老年人学练中国传统体育活动环境评估量表

项目	内容	分值					评估标准
		A	B	C	D	E	
室内环境	光线						A：光线非常充足，18～20分 B：光线充足，14～17分 C：光线一般，10～13分 D：光线灰暗，6～9分 E：光线黑暗，0～5分
	空气						A：空气非常新鲜，18～20分 B：空气新鲜，14～17分 C：空气一般，10～13分 D：空气混浊，6～9分 E：空气污染，0～5分
	温度						A：夏季24～26℃，冬季16～20℃，18～20分 B：夏季，26～28℃，冬季14～18℃，14～17分 C：夏季，28～30℃，冬季12～16℃，10～13分 D：夏季，30～32℃，冬季10～14℃，6～9分 E：夏季，32～34℃，冬季8～10℃，0～5分
	湿度						A：空气相对湿度50%，18～20分 B：空气相对湿度40%，14～17分 C：空气相对湿度30%或60%，10～13分 D：空气相对湿度20%，6～9分 E：空气相对湿度10%或70%，0～5分
	地面						A：地面非常平整、干燥、防滑，18～20分 B：地面平整、干燥、防滑，14～17分 C：地面一般，10～13分 D：地面略有瑕疵，6～9分 E：地面不平整、不干燥、不防滑，0～5分
室外环境	阳光						A：阳光非常充足，18～20分 B：阳光充足，14～17分 C：阳光一般，10～13分 D：阳光不充足，灰暗，6～9分 E：黑暗，0～5分
	空气						A/B：空气质量优，20分 C：空气质量良，10分 D：空气质量轻微污染，5分 E：空气质量轻度、中度、重度污染，0分
	温度						A：夏季24～26℃，冬季16～20℃，18～20分 B：夏季，26～28℃，冬季14～18℃，14～17分 C：夏季，28～30℃，冬季12～16℃，10～13分 D：夏季，30～32℃，冬季10～14℃，6～9分 E：夏季，32～34℃，冬季8～10℃，0～5分
	安静						A：环境非常安静，18～20分 B：环境安静，14～17分 C：环境一般，10～13分 D：环境嘈杂，6～9分 E：环境有噪声，0～5分
	地点						A：活动地点非常适合，18～20分 B：活动地点适合，14～17分 C：活动地点一般，10～13分 D：活动地点略有瑕疵，6～9分 E：活动地点不适合，0～5分
分值应用		1.评估分值为90～100分时，说明环境非常适宜 2.评估分值为70～89分时，说明环境适宜 3.评估分值为50～69分时，说明环境一般 4.评估分值为30～49分时，说明环境不适宜 5.评估分值为0～29分时，说明环境非常不适宜						

项目	内容	分值					评估标准
		A	B	C	D	E	
注意事项		1.室内活动时，应做到无障碍物，保持室内的清洁卫生、相对安静 2.室内如有客厅，则在客厅练习为佳 3.室外活动时，夏季应避免在直射光线下练习，可借树荫等在阴凉处练习。一般情况下，在阳光斜射时练习较好 4.室外活动时，如遇气温大幅度下降，风势大，下雨、地上有积雪、路面滑，或烈日炎炎、气温很高的情况，不宜选择在户外锻炼，可在室内进行活动 5.春天、秋天是一年最好的季节，应比较多地选择在户外锻炼 6.如果有多人运动，间距建议为2米以上 7.室内评估分值为D、E，但室外条件又不允许进行活动，只能在室内进行时，则及时评估内容干预调整					
其他因素		另外，据实验研究证明，每天上午10点和下午3～4点为两个相对最佳期。由于每个老年人所处的环境、运动习惯不同，因此在进行中国传统体育活动时还要注意锻炼时间的选择					

任务3　自理老年人学练传统体育有效性评估

张爷爷所在养老社区还生活着十几位活力老人，情况均与张爷爷相似，几乎每天在康体指导师的指导下利用上午时间集体练习中国传统体育，持续时间30分钟到1小时。经过3个月的科学练习，康体指导师要对他们的健康变化状况进行评估。

【任务实施】

一、任务流程

任务分析 → 工作准备 → 步骤操作 → 效果评价

二、实施步骤

（一）任务分析

1. 主要身心状况及健康问题

序号	主要身心状况及健康问题
1	身体较健康，生活可以自理
2	年轻时有运动习惯，爱好比较广泛
3	非常关心身体健康
4	自我感觉经过3个月锻炼，身体状况有较大改善

2. 主要目标措施及依据

主要目标措施	依据
为自理老年人学练中国传统体育进行有效性评估	（1）有效性是衡量老年人康体活动作用和价值的主要标准 （2）有效性量表各项指标能够表征老年人学练中国传统体育后，身体各项健康指标的提升效果 （3）有效性量表能够指导老年人科学调整练习中国传统体育的时间、强度和内容

（二）工作准备

1. 物品准备

序号	名称	单位	数量	备注
1	老年人学练中国传统体育效果性评估量表	份	1	纸质版
2	签字笔	支	1	
3	计算器	个	1	

2. 环境与人员准备

序号	环境与人员	准备
1	环境	干净、整洁、安全，空气清新、无异味
2	康体指导师	（1）着装整齐 （2）熟悉并掌握为自理老年人学练中国传统体育进行效果性评估的技能要求和相关知识 （3）提前与老年人家属或护理员沟通，了解老年人健康状况
3	自理老年人	神志清醒，情绪稳定，身心放松

（三）步骤操作

步骤	内容	为自理老年人学练中国传统体育前后进行有效性评估的技术操作要求
工作前准备	沟通与观察	（1）沟通。康体指导师进入房间，来到老年人群旁边，说明来意："爷爷奶奶们好！我们开设了老年人八段锦和太极拳等中国传统体育学习项目，大家已经练习了3个月。下面将要对大家练习中国传统体育后，身体健康的变化情况进行评估，可以吗？"老年人回答"可以。" （2）观察。通过观察评估老年人神志是否清楚，意愿是否明显
步骤1	病史调查	询问老年人带病情况，并及时记录
步骤2	老年人自评	（1）询问老年人关于学练前后运动能力的变化情况 （2）询问老年人关于学练前后睡眠的变化情况 （3）询问老年人关于学练前后行走能力的变化情况 （4）询问老年人关于学练前后颈肩腰腿等疼痛的变化情况 （5）询问老年人关于学练前后饮食的变化情况
步骤3	学练前后指标对比	（1）对比老年人在学练功法前和学练功法后连续7日血压的平均值 （2）对比老年人在学练功法前和学练功法后连续7日血糖的平均值 （3）对比老年人在学练功法前和学练功法后爬楼梯试验恢复心率的时间 （4）对比老年人在学练功法前和学练功法后平衡能力测评表的数值
步骤4	整理记录	（1）对老年人的配合表示感谢 （2）对老年人综合表现进行合分 （3）及时告知老年人最终得分，以及参加中国传统体育活动带来的健康变化
注意事项		（1）及时记录老年人评估出现的问题，以及在运动中需要调整或注意的地方 （2）步骤3的相关指标测量不属于本项目工作任务 （3）交流过程要体现尊重与人文关怀

（四）效果评价

（1）通过有效性评估，康体指导师掌握了运动后老年人身体的变化情况。

（2）通过有效性评估，为指导老年人进一步科学健康学练中国传统体育提供参考。

--- 【相关知识】 ---

自理老年人学练中国传统体育有效性评估基本知识

（一）老年人运动有效性评估的重要作用

对老年人运动进行有效性评估，是为了让老年人通过合理、科学的运动练习，有效地提高自身的运动水平和健康状态。传统体育锻炼不仅能强健身体、增强体质，还具有净化心灵、健全人格、提高社会适应能力的功能，其重要作用还在于改变老年人的生活方式、生命活力、心理品格，实现人生价值。

老年人进行传统体育运动时，人体作为一个有机统一体在进行活动，全身各组织器官都会发生相应的机能适应性变化，在神经系统的统一指挥下互相协调配合进行运动，使人体产生良好的健康效应。

（二）老年人运动有效性评估的原则及注意事项

1. 老年人运动有效性评估的原则

（1）唯一变量：目的是判断通过传统功法的锻炼是否对老年人的身体状况起到向善改变，为排除其他变量对结果的干扰，在进行有效性评估时，尽量做到唯一变量原则。以测血糖为例，在每天的同一时间进行测量；询问老年人学练传统功法后的前后差异时，选择在相同时间、地点。

（2）科学性：评估结果具有可比性、可参考性。

（3）相关性：测试指标能反映被测试对象的特征和概念。

（4）平等性：每种测试方法都可以面向不同老年人实施，在评估过程中尊重了解老年人的不同文化背景、宗教信仰。

2. 老年人运动有效性评估的注意事项

（1）对于患有基础代谢疾病的老年人，如高血压、糖尿病等，不要在学练传统功法期间盲目停止药物服用。

（2）评估问题简单直接，确保老年人能够准确理解，并回答问题。

（3）对评估有困难的老年人，根据具体情况提供适当的协助。

（4）要结合心理健康及社会状态等进行综合评估，慎重考虑。

（5）进行有效性测评时，要在老年人感到熟悉、舒适、放松的环境中进行，尽量避免给予老年人心理误导。

（6）为避免血压、血糖存在偶然性，计算 7 日同一时间血压、血糖平均数。学练传统功法后，血压、血糖趋向健康值范围为有效，远离健康值范围为不利。

（7）心率恢复能力评价老年人心肺功能的改善情况。

（8）平衡能力评价老年人学练前后摔倒的可能性变化。

老年人学练中国传统体育有效性评估量表

序号	内容	明显改善	有改善	没有变化	变差	明显变差
1	与学练功法前比较，老年人感觉运动能力改善情况	20	16	12	8	0
2	与学练功法前比较，老年人睡眠改善情况	10	8	6	4	0
3	与学练功法前比较，老年人行走能力改善情况	10	8	6	4	0
4	与学练功法前比较，老年人颈肩腰腿等疼痛问题改善情况	10	8	6	4	0
5	与学练功法前比较，老年人食欲改善情况	10	8	6	4	0
6	与学练功法前比较，连续7日平均血压	10	8	6	4	0
7	与学练功法前比较，连续7日平均血糖	10	8	6	4	0

序号	内容	明显改善	有改善	没有变化	变差	明显变差
8	与学练功法前比较，爬楼梯试验结果	10	8	6	4	0
9	与学练功法前比较，平衡能力改善情况	10	8	6	4	0

注意事项：血压、血糖：评价老年人的血压、血糖水平

爬楼梯试验：评价老年人心肺功能状况。以 8～12 阶为一个单位，在爬楼前平静状态下先测一次脉搏，爬上 2～4 楼再测一次，若老年人在 1～2 分钟基本能恢复到爬楼前心率，说明其心肺的代偿功能较强

平衡能力：评价老年人平衡能力，测量方法主要包括闭眼双脚并拢站立、前后脚支撑直线站立、单脚站立

分值分析：得分在 80～100 分区间，说明学练传统功法对老年人身体健康有明显促进作用

得分在 60～79 分区间，说明学练传统功法对老年人身体健康有促进作用

得分在 40～59 分区间，不能说明学练传统功法对老年人身体健康有促进作用，也不能确定对老年人健康有损害

得分在 20～39 分区间，说明学练传统功法对老年人身体健康有损害作用

得分在 0～19 分区间，说明学练传统功法对老年人身体健康有明显损害作用

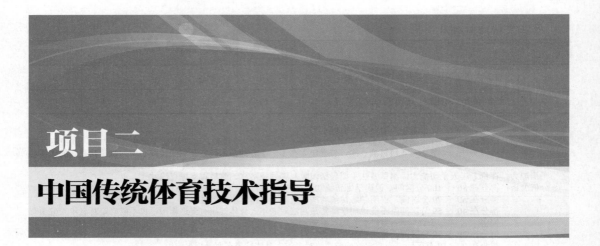

项目二
中国传统体育技术指导

任务1　中国传统体育增进健康的原理和具体功效

──────────【任务情境】──────────

　　某养老社区生活着七八位自理老年人，年龄在 75 岁左右，身体比较虚弱，平时运动不足，身体机能下降明显。大家看到社区里面定期开展老年人中国传统体育练习活动，也想尝试着参加，但不清楚练习中国传统体育对自己的身体有什么帮助。希望康体指导师进行介绍与解答。

──────────【任务实施】──────────

一、任务流程

任务分析 ──→ 工作准备 ──→ 步骤操作 ──→ 效果评价

二、实施步骤

（一）任务分析

1. 主要身心状况及健康问题

序号	主要身心状况及健康问题
1	身体较虚弱，生活可以自理
2	喜欢安静，不爱运动
3	非常关心身体健康
4	自我感觉身体各项机能下降较快，迫切希望通过力所能及的方法改善身体健康状况

2.主要讲述目标及依据

序号	主要讲述目标	依据
1	从运动生理学角度，为自理老年人讲述中国传统体育增进健康的原理与具体功效	中国传统体育对自理老年人健康增进方面具有重要作用，可以从运动生理学角度进行解释
2	从中医角度，为自理老年人讲述中国传统体育增进健康的原理与具体功效	中国传统体育对自理老年人健康增进方面具有重要作用，可以从中医脏腑学或经络学角度进行解释

（二）工作准备

1.物品准备

序号	名称	单位	数量	备注
1	人体脏腑挂图	份	1	纸质版或模型
2	人体经络挂图	份	1	纸质版或模型
3	教鞭或电子笔	个	1	

2.环境与人员准备

序号	环境与人员	准备
1	环境	干净、整洁、安全，空气清新、无异味
2	康体指导师	（1）着装整齐 （2）熟悉并掌握中国传统体育增进自理老年人健康的原理和功效相关知识 （3）提前与老年人家属进沟通，了解老年人健康状况
3	自理老年人	神志清醒，情绪稳定，身心放松

（三）步骤操作

步骤	内容	讲解中国传统体育增进健康的原理和具体功效
工作前准备	沟通与观察	（1）沟通。康体指导师来到老年群体旁边，说明来意："各位老年朋友！我们开设了老年人八段锦和太极拳等中国传统体育学习项目，想邀请大家参加。请大家给我5～10分钟时间讲解一下中国传统体育的健康促进原理和作用，可以吗？"老年人回答："可以。" （2）观察。通过观察评估老年人神志是否清楚，意愿是否明显
步骤1	讲解中国传统体育的健康促进原理	（1）康体指导师来到老年人中间，"各位老年朋友，中国传统体育主要指八段锦、五禽戏、太极拳等导引术，是中华民族的文化瑰宝，也是治病养生、健身强体的重要手段。" （2）康体指导师继续介绍："接下来，讲解导引术的健康原理。导引术是我国古代的一种养生、疗病术。导就是呼吸吐纳，引就是活动躯体关节，导引就是由意念引导动作，配合呼吸。" （3）"导引术的健康促进原理主要包括中医的藏象、五行、经络学说，以及整体观、治未病观等。"（针对八段锦、五禽戏、太极拳等分别进行健康原理的讲解）
步骤2	讲解中国传统体育的健康促进功效	"各位老年朋友，接下来，讲解一下中国传统体育，也就是导引术对自理老年人健身养生、治病康体的作用。主要包括： （1）从经络学角度看，导引术的'牵拉'和'意守'可以有效刺激经络，提高身体健康程度。 （2）从藏象学角度看，练习导引术对脏腑有按摩保健、舒利开结、增强功能等作用。 （3）从生理学来看，练习导引术可以提高神经灵敏反应、强健肌肉和骨骼。 （4）练习导引术可以有效预防和缓解心脑血管、骨关节、呼吸系统等部位的多种慢性疾病（针对八段锦、五禽戏、太极拳等分别进行健康功效的讲解）。谢谢大家！"
步骤3	整理记录	（1）询问老年人了解的情况 （2）解答老年人疑问 （3）记录有关问题和收获
注意事项		（1）讲解要言简意赅，注重表述健身功法对自理老年人的健康效果 （2）具体项目或动作的健康原理或功效，可在学练过程中结合动作进一步讲解

（四）效果评价

（1）通过讲解，老年人初步了解了中国传统体育促进健康的原理和具体功效。

（2）根据自身情况，老年人产生了学练中国传统体育的意愿。

【相关知识】

中国传统体育增进老年人健康的相关知识

（一）导引术的健康知识

导引术即现在的气功、运动疗法的古称，是我国古代的一种养生、治疗疾病的方法。所谓"导"，就是呼吸吐纳，而"引"就是活动躯体关节，"导引"就是由意念引导动作，配合呼吸，由上而下或由下而上地运气，使"气"更平和，使"体"更柔软。

秦汉时期，医学名著《黄帝内经》已对人体结构和功能有了论述，之后在道家思想的直接影响下，逐渐形成了统一的形神一体思想及运动与静养相结合的养生思想，从而形成了独具东方特色的中国古代体操——导引术。马王堆汉墓出土的帛书画《导引图》《五十二病方》等文物，以及张家山汉墓出土的《引书》等，都提供了详细的导引术资料，见证了我国医学气功的伟大成就。

导引术可治疗疾病。《黄帝内经》总结导引疗法可治疗"痿、厥、寒、热、息积"，即人体某些功能失用、气闭晕倒、寒证、热证和呼吸气逆症状，配合按摩治疗效果更佳；可以用汤药加导引术的方法共同治疗筋病。《金匮要略》中强调以"导引、吐纳、针灸、膏摩"治疗四肢"重滞"症，即手足沉重之症。医学古籍记载了导引术或结合其他中医方法可以治疗因气血不畅导致的肢体不灵活等。

导引术可养生。养生即采取措施保养生命，提高生命质量，以延长寿命。《后汉书·逸民列传》《后汉书·方术列传》等书籍均记录了东汉和西汉时期的"导养"之风。史籍记载体现了导引术可集中精神在动作中，引气血畅行，给身体组织及时输送营养，调整身体机能处于较好状态，以达到保养生命、延年益寿的功效。

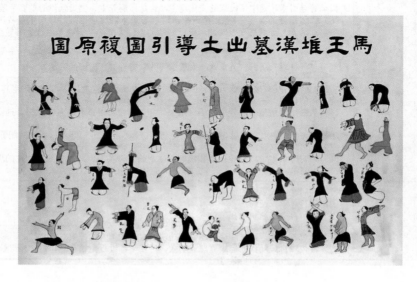

（二）八段锦

1. 八段锦的健康原理

我国导引术流传最广泛的就是八段锦。八段锦之名最早出现在南宋洪迈撰写的《夷坚志》中，是一套完整健身方法，现已发展有立式和坐式之分。各式名称为：双手托天理三焦 、左右开弓似射雕、调理脾胃须单举、五劳七伤往后瞧、摇头摆尾去心火、两手攀足固肾腰 、攒拳怒目增气力、背后七颠百病消。在此功法基础上，明清时期又衍生出十六段锦、十二段锦，盛于一时。八段锦带动了同时期导引术的长足发展。

八段锦功法以中医理论为基础，重在调身、调息、调心合一。摒除杂念将意识（调心）集中在柔和缓慢、松紧适度、动静相间的肢体运动（调身）中，采用自然平衡腹式呼吸（调息），牵拉全身筋脉得以舒展，抻筋拔骨，疏泄肝气引导气血运行，使气血运转畅通，内气充盈，即《黄帝内经》所述"骨正筋柔，气血以流"。经络通畅、消结化瘀，肢体自然健康。《后汉书•方术列传》有记载"动摇则谷气得销，血脉流通，病不得生，譬犹户枢，终不朽也"，即合适的运动可促进消化、利于气血流通，没有瘀阻，自然不会生病。

此外古籍记载提到"遍身合总行之，要依次序，不可缺，不可乱""勤行无间断"即可达到"身心和谐"的效果。说明了练习八段锦依照功法顺序从上到下，依次调理心肺、脾胃、肝胆和泌尿生殖系统，同时刺激十二原穴，使脏腑机能相互促进、制约，身心协调配合，锻炼大脑，实现了整体调理。如能日日练习而不间断，便可促进自身脏腑实现良性调整，增强免疫功能。

2. 八段锦的健康功效

健身气功八段锦属于中小强度的有氧运动 ，动作简单易学，安全性较高，尤其适合中老年人和体弱多病人群练习。

练习八段锦功法可加强身体各部位肌肉力量，提高基础代谢，提升身体综合机能。

八段锦功法以脊柱为轴，通过旋转拉伸作用，矫正不正常身态，防治各类骨科疾病。

八段锦功法灵活的动作及肢体配合可以锻炼神经系统，提高灵敏性，也可减轻大脑神经系统的紧张程度，促进神经系统与肌肉系统的协调功能。

八段锦运动可以明显提升人体呼吸机能，明显改善练习者肺活量、时间肺活量、肺活量/体重指数三项指标。

练习八段锦运动能够改善人的心理状态，愉悦心情、稳定情绪，缓解应激状态，是目前医学界认可的治疗抑郁和焦虑的有效手段，对老年人的心理健康具有很好的调节作用。

3. 八段锦各招式的具体功效

八段锦运动可从运动生理学、中医脏腑学及经络学角度详细分析。

第一式：双手托天理三焦。上肢由丹田上撑，带动整个身体的伸展，通过动作由松到紧，再逐渐放松的过程，使膈肌有效运动，一呼一吸引起胸腔体积的变化，这一变化可有效按摩上、中、下三焦，使三焦经畅通，加强了血液循环。

第二式：左右开弓似射雕。大马步蹲起同时腰部发力，锻炼腰部、下肢肌群，可促进钙质吸收，增加身体稳定性；拉弓射雕动作要求躯干挺直夹脊、扩胸，双臂旋转伸展，虎口张开、食指拉直，保持3秒左右，可有效刺激督脉，焕发阳气，同时也刺激了尺泽、太渊、少商和商阳穴，畅通肺经与大肠经，促进胸部、肩部血液循环，可较好地防治中老年人常见的颈肩不适、便秘、腹泻、咽喉炎等疾病。上肢和下肢共同运动有助于肌肉与神经协调性锻炼。

第三式：调理脾胃须单举。双臂以腰腹部为核心发力区做上下对拉动作，腰腹部肌群收缩发力，双臂肌群拉伸，既锻炼了肌肉，也带动了肝、脾、胃脏器蠕动，使肝、脾、胃经络畅通，提高消化系统机能，防治有关疾病。

第四式：五劳七伤往后瞧。腰部发力，保持躯干中立位，向身体两侧转动头部至极限，这个动作可有效拉伸颈部肌群，放松颈部神经，并刺激大椎穴，激发一身阳气，增加头部供血，缓解中枢神经系统疲劳，保持精神愉悦。

第五式：摇头摆尾去心火。通过大幅度的摇摆动作，屈伸旋转身体多个关节，可有效锻炼腰部、下肢肌群力量，刺激肾经、膀胱经、督脉，同时刺激大椎穴与长强穴，可泻心火、提肾水，使心肾相交、水火相济，改善睡眠，保持精力充沛。

第六式：双手攀足固肾腰。腰部发力，保持稳定，伴随双臂内旋下撑躯干屈曲，下肢保持伸直，双手尽量触及脚面或地面，刺激肾经、膀胱经和督脉，畅通足三阳经，有效促进下肢血液循环，调补肾气，消除瘀滞水肿。

第七式：攒拳怒目增气力。肝开窍于目，故怒目冲拳，可泻肝火、疏通肝气；马步下蹲以腰腹部肌群为核心快速出拳，锻炼腰、下肢肌肉，可兴奋神经系统，促进肝部血液循环。

第八式：背后七颠百病消。躯干中立位颠足，锻炼脊柱，放松整理全身肌肉，增强全身神经系统机能。足跟部为生殖系统反射区，足跟的一抬一落可刺激生殖系统，增强泌尿生殖系统机能。

（三）五禽戏

1. 五禽戏的健康原理

东汉时期名医华佗在"天人合一"思想、中医阴阳、五行藏象经络原理、传统养生术基础上，创编了五禽戏功法，其属于仿生类导引术，是我国导引术的重要组成部分。《三国志·华佗传》记载："吾有一术，名五禽之戏，一曰虎，二曰鹿，三曰熊，四曰猨，五曰鸟，亦以除疾，并利蹄足，以当导引"。

正如华佗语："是以古之仙者为导引之事，熊颈鸱顾，引挽腰体，动诸关节，以求难老。"意思是像熊那样攀援，像鸱鸟那样左顾右盼、运动肢体，使手足灵活、血脉通畅、气血流动，祛病长生。五禽戏即模仿虎、鹿、熊、猿、鸟五种动物的动作，练习功法要求全身放松、意守丹田、呼吸均匀，外形、神气像"五禽"，动静相宜、刚柔并济、内外兼修。

2. 五禽戏的健康功效

五禽戏的每一"戏"共有两个动作，整套功法共10个动作，分别为：虎戏的虎举、虎扑；鹿戏的鹿抵、鹿奔；熊戏的熊运、熊晃；猿戏的猿提、猿摘；鸟戏的鸟伸、鸟飞。五禽戏中的10个动作对应不同的脏腑，并对脏腑产生不同的功效，可防治慢性病，也可是其他疾病的预后养生法。

长期规律练习五禽戏可以使心肌收缩力增强，调节血脂异常，改善血液流变特性，增强心肺功能，提高机体免疫机能，也可以明显提高机体抗氧化能力，增强骨密度。

练习"五禽戏"过程中，调匀呼吸、宁心安神，使人的精神意识得到放松，大脑皮层细胞得到休息，降低焦虑水平，有利于集中注意力，对心理状态改善有积极的作用。

3. 五禽戏各招式的具体功效

（1）虎戏

①"虎举"由松到紧整体拉伸动作，锻炼肌肉，疏通三焦气机，改善水液运行，保证元气通畅。手掌做虎爪状打开劳宫穴，同时虎视怒目，调节肝脏功能，全身气血就动起来了。

②"虎扑"式塌腰、挺胸等动作可有效夹脊，刺激夹脊穴以及督脉、足太阳膀胱经的各脏腑穴位，增强脏腑功能，调节全身阴阳平衡。

（2）鹿戏

①"鹿抵"通过腰部扭转、大幅度侧屈动作，刺激督脉，疏通肾脏经络，增强肾的功能，使气血运行旺盛。

②"鹿奔"中的身体重心后移、整条脊柱的后弯动作以及重心收回动作，可夹尾闾、通大椎，锻炼了督脉，振奋一身阳气。

（3）熊戏

①"熊运"以腰、腹部为中心发力点，立圆摇转，屈伸脊柱，挤压、上提中焦脏腑，起到了很好的按摩作用，利脾胃，气运丹田。

②"熊晃"重心移动、转腰、摆臂动作，加强了上下肢和躯干的协调运动，增强疏通了胁肋下经络，利脾胃。

熊戏大幅度运动可增强肌肉力量，促进下肢血液循环，滑利髋、膝、踝等关节，提高平衡能力，活跃全身机能。

（4）猿戏

①"猿提"中快速变化"猿勾"动作，可增强神经、肌肉反应的灵敏性，防治神经系统疾病，耸肩、收腹、提肛等众多动作可使颈椎、胸椎、腰椎部活动充分，防治颈椎、腰椎疾病，耸肩 - 沉肩、收腹 - 松腹动作可使胸腔体积变化，按摩心、肺脏腑，增强呼吸机能。

②"猿摘"动作的复杂、多样性，可锻炼神经系统和肢体运动的协调性，模仿摘果子的愉悦感，可放松神经系统，对抑郁、焦虑等症有防治作用。

（5）鸟戏

①"鸟伸"伸颈挺胸，两臂下摆，松腹塌腰动作，活跃任督二脉，也增强了四肢灵活性，提膝独立，锻炼了人体的平衡和协调能力。

②"鸟飞"动作配合呼吸引起胸腔空间变化，有按摩心肺的作用。

两个动作均能增强人体协调性，改善神经系统功能，沟通任督二脉，调节肺的机能，理肺气，使升降有序、气机通畅。

（四）太极拳

1. 太极拳的健康原理

太极拳是以太极图所含哲理为基本拳理而创造的一种拳术。

太极拳是受古代导引术、吐纳之术影响而成的一种武术健身法，建立了"以心行气，以气运身"的拳法核心思想，即用"心"（意念、意识）引导形体、气机运行，做到心有所想、体有所表。"太极者，无极而生。动静之机，阴阳之母也。动之则分，静之则合"，即太极是从无极来的；所谓动静之机，就是指动作要有动有静；所谓的阴阳，在太极拳中是指动作的有虚有实，在动静、虚实中平衡身体，揭示了太极拳理。

八式太极拳是国家武术段位制太极拳一段的内容，适合初学者掌握基本技术，练好基本功。八式太极拳动作幅度大，简单易学，又具备"掤、捋、挤、按、采、挒、肘、靠"太极拳理"八法"特点。"八式"指卷肱式、搂膝拗步、野马分鬃、云手、金鸡独立、蹬脚、揽雀尾、十字手，太极拳其他动作皆由此衍生而来。

2. 太极拳的健康功效

八式太极拳可有效改善神经系统机能。在太极拳经典大幅度的圆形动作和贯穿始终的动步练习中，要求放松身体，沉稳中有灵动，在虚实变化和运动调息中平衡身体，提升大脑神经系统调控能力，对失眠、焦虑、抑郁等有较好的防治作用。

经常规律性地练习八式太极拳，可增强脏腑机能。它的动作要求去僵存柔、圆活缓慢，可使全身肌肉力量得到加强，在心律稳定后使心脏供血充分。太极拳练习的"腹式呼吸"，使胸廓容积增大、胸腔负压增高、血液回流加速，使人体心肺的氧气充足，有效防止心脑血管急症发生，提高免疫力。另外，腹式呼吸法及松腹开胯、敛臀等动作，引起腹腔体积变化，刺激肝、脾、胃、肾等中下焦脏腑，加强肠胃蠕动，增强消化、排泄机能，加强肾的藏精、保精机能。

3. 太极拳各招式的具体功效

第一式卷肱式：腰腹部发力，放松肩肘，以腰带手，控制好身体平衡，可锻炼腰、腹、臀部肌肉，利于肾脏机能。意念集中于推掌动作中，静心凝神，利于神经系统调整。

第二式搂膝拗步：动步推掌，腰腹部肌肉支撑身体重心转换，上下肢配合加强，重在加强身体平衡协调能力。

第三式野马分鬃：转身弓步，锻炼了腰腹部及下肢肌肉，促进下肢血液循环，刺激了足三阳经络，畅通气机；双肩撑开，要求重心平稳，上下肢动作协调一致，本式进一步加强了对神经系统机能的调节作用。

第四式云手：稳定的弓步加上两臂翻转，有效刺激了手三阳、三阴经络，以及太渊、神门等穴位，利于心肺机能；动静结合，有利于神经系统的放松。

第五式金鸡独立：单腿独立支撑，重心控制难度加大，锻炼下肢及足部肌肉，刺激涌泉等穴位，利于肾脏机能调节。

第六式蹬脚：蹬脚、腿及脚尖回勾，有效锻炼下肢肌肉力量，使身体平衡能力增强。

第七式揽雀尾：以腰带手，重心后移，两手翻转，头向上顶并松肩肘，刺激任督二脉及百会穴，畅通一身气机。

第八式十字手：两手收于胸前，稳定气息，敛气沉降，归元。

（五）其他中国传统体育健身功法介绍

导引术的经典健康功法还有易筋经。史实记载在明代末期易筋经功法逐渐成熟，功法追求意念、身形锻炼、呼吸吐纳相配合，达到练身、调气、修心于一体。身形锻炼可以抻拉、舒展关节及脏腑附近的肌肉、肌腱、筋膜，通过治肝胆（肝主筋）而调五脏，畅达气机，可达到内壮、外强的健身效果。

易筋经共十二式，即韦驮献杵三式、摘星换斗、倒拽九牛尾、出爪亮翅、九鬼拔马刀、三盘落地、青龙探爪、打躬、卧虎扑食、掉尾。以十二式为基础，为适应多种人群多种功能需要多有改编。

易筋经以韦驮献杵三式开始，调整气息，平静心境，通过全身抻拉打开三焦通道，三焦通则五脏达。这三式也刺激百会穴与长强穴，促进督脉机能。其他招式中的"逆呼吸"与"顺呼吸"交替使用，以及肩、掌动作，如出爪亮翅动作，按摩了内脏，静中求动，从而增强心肺系统机能。

易筋经功法中身形随意念而动，思想集中于动作之中，身心得到放松，可以平复焦虑、抑郁等情绪，有效调节心理状况。

易筋经功法可以提高肢体灵活性，增加骨骼肌力量，提高平衡能力，也可以锻炼思维敏捷性和提高短时记忆力。

任务2 独立连贯地展示标准的传统体育

某高端养老社区，生活着20余位70岁左右的老年人，大部分是离退休干部或高级知识分子。社区经营管理层经过多方面调研，计划引入老年健身服务项目，增进老年人健康，丰富老年人业余文化生活。前期，某中医馆医生来社区开展了有关中国传统体育，尤其是健身气功、导引术和太极拳增进老年人健康方面的宣讲活动，受到老年人普遍欢迎。此后，社区工作者开始每天上午10点至11点播放八段锦和五禽戏的教学视频，推测老年人自己会主动跟着视频练习。但事与愿违，开始几天还有几位老年人对着视频参与习练，一周之后老年人都不再参与。社区管理层经过调查发现，被动跟随视频练习时，老年人难以掌握相关动作的技术要点，同时学习兴趣也受到很大影响。于是，项目负责团队转变思路，根据现实需要，引入康体指导师为老年人现场展示中国传统体育。

【任务实施】

一、任务流程

任务分析 ⟶ 工作准备 ⟶ 步骤操作 ⟶ 效果评价

二、实施步骤

（一）任务分析

1. 主要身心状况及健康问题

序号	主要身心状况及健康问题
1	身体较健康，生活可以自理
2	了解并认可中国传统体育的健康原理和作用
3	非常关心身体健康
4	普遍产生了学习中国传统体育的兴趣和意愿

2. 主要目标措施及依据

主要目标措施	依据
为老年人群展示中国传统体育运动技能，展示顺序依次为正面整体、背面整体、正面分解、背面分解	（1）现场展示动作具有较强的动作代入感和感染力；多种展示形式，降低了动作感官层面的难度，增强了老年人学练的信心 （2）展示过程需要全面立体，加深老年人深度感官认知 （3）展示过程也是与老年人互动交流的过程，能够进一步提高老年人的学习热情和动力

（二）工作准备

1. 物品准备

序号	名称	单位	数量	备注
1	音响	个	1	播放音乐
2	座椅	把	若干	供老年人休息、观摩

2. 环境与人员准备

序号	环境与人员	准备
1	环境	室内宽敞明亮、干净、整洁、安全，空气清新、无异味
2	康体指导师	（1）着装整齐 （2）熟练掌握中国传统体育（八段锦、五禽戏等） （3）提前与老年人家属进行沟通，了解老年人健康状况
3	自理老年人	神志清醒，情绪稳定，身心放松

（三）步骤操作

步骤	内容	为自理老年人独立连贯的展示标准的中国传统体育
工作前准备	沟通与观察	（1）康体指导师进入老年人运动场所，来到老年人群旁边，说明来意："各位老年朋友，大家好！我们在学习中国传统体育健身功法前，先仔细观摩我的动作，有问题可随时提出，大家准备好了吗？"老年人回答"准备好了！" （2）观察。通过观察评估老年人神志是否清楚，意愿是否明显
步骤1	正面、背面连贯展示中国传统体育动作	康体指导师站在老年人群前面，保证每一名老人都能清楚、完整地看到自己 （1）"各位老年朋友，大家请看我的正面展示。"播放背景音乐，康体指导师同时面向大家，进行完整连贯动作展示 （2）"下面再看我的背面展示。"播放背景音乐，康体指导师背向老年人群，进行完整连贯动作展示
步骤2	正面、背面分解展示中国传统体育动作	康体指导师站在老年人群前面，保证每一名老人都能清楚、完整地看到自己 （1）"各位老年朋友，现在看我的分解动作展示，大家可以跟着模仿。"康体指导师面向大家，进行分解动作展示，同时进行各动作名称表述 （2）"各位老年朋友，现在看我的背面展示，大家可以跟着模仿。"康体指导师背向大家，进行分解动作展示，同时进行各动作名称表述 （3）动作展示完毕，康体指导师面向老年人："各位老年朋友，展示完毕。"
步骤3	整理记录	及时观察老年人模仿康体指导师动作的情况，及时记录大家主动学习的意愿，以及大家身体的基本活动能力
注意事项		康体指导师在进行展示过程中，要适当与老年朋友进行有关功法名称、历史、动作和作用的交流

（四）效果评价

（1）通过亲身展示与交流，进一步增进了老年人学习中国传统体育的动力和信心。

（2）通过观察老年人模仿康体指导师动作的情况，初步掌握老年人身体运动能力。

【相关知识】

中国传统体育动作示范的相关知识

（一）太极拳

1. 准备活动

按下列顺序做准备练习：膝绕环—髋绕环—肩绕环—体转—体侧—弓步

视频：准备活动

练习—马步练习—颈腕踝练习。

2. 技术动作

（1）预备式

①并步直立：头颈正直，下颌微收，两足呈并步站立。两臂自然下垂于体侧，掌心向内，自然垂于大腿侧。提起精神，目视前方（图2-1-1）。

②开步站立：目光收回。双膝关节放松，重心落于右脚，左脚提起向左侧开步，落脚踏实。脚尖向前，两足平行，间距一脚，成开立步（图2-1-2）。

（2）起势

①两臂平举：两臂慢慢向前平举，手心向下，手背朝上，两手高于肩平，与肩同宽，两肘微向下垂（图2-1-3）。

②屈膝按掌：两腿屈膝半蹲，同时两掌轻轻下按至腹前；目视前方（图2-1-4）。

视频：太极拳
演示

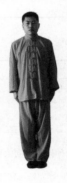

图2-1-1

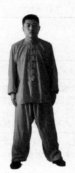

图2-1-2

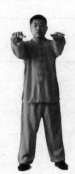

图2-1-3

（3）左右搂膝拗步

①身体右转，收左脚：起势开始，身体右转，两臂上抬并向右前方随身体摆动至右方，右手掌心向上。左脚收回至右脚内侧，脚尖点地。目视右手（图2-1-5）。

②上步，左搂右推：身体左转，左脚向前迈出成左弓步，同时右手屈回经右耳侧向前推出，左手向下由左膝前搂过落于左胯旁，指尖向前；目视右手前方（图2-1-6）。

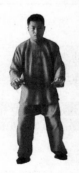

图2-1-4

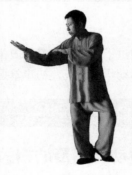

图2-1-5

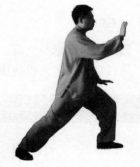

图2-1-6

右搂膝拗步同上，唯左右相反。

此动作连续做20次，左右各10次（老年人根据身体情况，可调整次数）。从"起势"开始，反复连续演练之后应做"收势"结束。结束势见收势动作。

要求：上步时，脚跟先着地，重心要稳；前推手时，身体不可前俯后仰，要松腰松垮；推掌时沉肩坠肘、坐腕舒掌，同时须史松腰、攻腿上下协调一致。

（4）揽雀尾

① 掤：起势开始，身体微右转，同时右手向右上方划弧，屈肘内转，掌心向下收至右胸前。左手逐渐翻掌，经腹前划弧至右肋前，掌心向上，与右手形成抱球状（图2-1-7）；同时，身体重心落在右腿，左脚收至右脚内侧，脚尖点地；目视右手。左脚向左前方迈出，成左弓步；同时左臂向左前方掤（左臂平屈成弧形，用前臂外侧和手臂向前推出），高与肩平，掌心向后；右手向右下落于右胯旁，掌心向下，指尖向前；目视左前臂（图2-1-8）。

② 捋：上体微向左转，左手随即前伸翻掌向下；右手翻掌向上，经腹前向上、向前伸至左前臂下方（图2-1-9）。然后两手下捋直至右手掌心向上，左臂平屈于胸前，掌心向后；同时身体重心移至右腿；眼看右手（图2-1-10）。

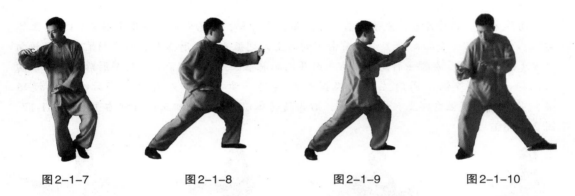

图2-1-7　　　　　图2-1-8　　　　　图2-1-9　　　　　图2-1-10

③ 挤：上体微向左转，右臂屈肘折回，右手附于左手手腕里侧，左臂屈肘横于胸前（图2-1-11）。上体继续向左转，双手及左前臂随左弓步向前慢慢挤出，左手掌心向后、右手掌心向前；目视左手腕部（图2-1-12）。

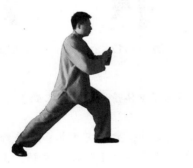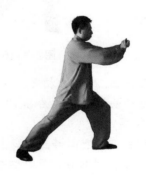

图2-1-11　　　　　　　　　图2-1-12

④ 按：两手左右分开与肩同宽，手心向下；右腿屈膝，上体慢慢后坐，身体重心移至后腿上，左脚尖翘起；同时两手屈肘回收至腹前，掌心向前下方；目视前方（图2-1-13）。上势不停，身体重心慢慢前移成左弓步，同时两手向前、向上按出，掌心向前；目视前方（图2-1-14）。

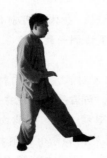
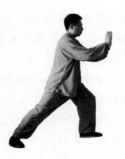

图2-1-13　　　　　　　　　　　图2-1-14

右揽雀尾同上，唯左右相反。

此动作连续做20次，左右各10次（老年人可根据身体情况，调整次数）。

（5）左右倒卷肱

动作方法：起势开始，左手向前上方划弧，手外旋，左脚向前上半步（图2-1-15）。上体右转，右手翻掌（手心向上）经腹前由下向后上方划弧平举，肘微屈；眼先随右手，再转向前方（图2-1-16）。右臂屈肘向前，右手经耳侧向前推出，掌心向前，左臂屈肘后撤，掌心向上，撤至左肋外侧，同时左腿轻轻提气向后退一步，脚掌先着地，然后全脚慢慢踏实，身体重心移至左腿上，成右虚步，右脚随转体以脚掌为轴扭正；目视右手（图2-1-17、图2-1-18）。

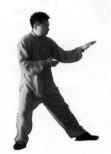
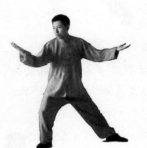
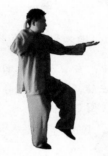
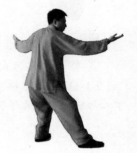

图2-1-15　　　　　　图2-1-16　　　　　　图2-1-17　　　　　　图2-1-18

右倒卷肱同上，唯左右相反。

此动作连续做20次，左右各10次（老年人可根据身体情况，调整次数）。

（6）云手

动作方法：身体重心移至右腿上，身体渐渐向右转，左脚尖里扣；左手经腹向右上划弧至右肩前，手心斜向后；同时右手变掌，掌心向右前方。上体慢慢左转，重心随之逐渐左移，左手由脸前向左划弧，手心逐渐转向左方；右手由右下经腹前向左上划弧至左肩前，手心斜向后，同时右脚靠近左腿。右手向右划弧，手心翻转向右，随之左脚向左横跨一步，上体再向右转，目视右手，同时左手经腹前向上划弧至右肩前，手心斜向后（图2-1-19～图2-1-22）。

此动作连续做20次，左右各10次（老年人可根据身体情况，调整次数）。

（7）左右穿梭

动作方法：起势开始，左手向身体右侧划弧，手外旋，掌心向上；身体重心移至右腿，收左脚，脚尖外展，同时两手在胸前成抱球状，右手上（图2-1-23）。身体左转，左脚向左前方迈出成左弓步，同时左手由脸前向上翻掌停在左额前，掌心斜向上；右手先向后、向下再经体前推出，目视右手（图2-1-24）。重心向后移，右脚尖稍向外展，重心移至左腿，右脚跟进，停于左脚内侧，脚尖点地；同时两手在胸前成抱球状，目视左前臂（图2-1-25）。

右穿梭同上，唯左右相反（图2-1-26）。

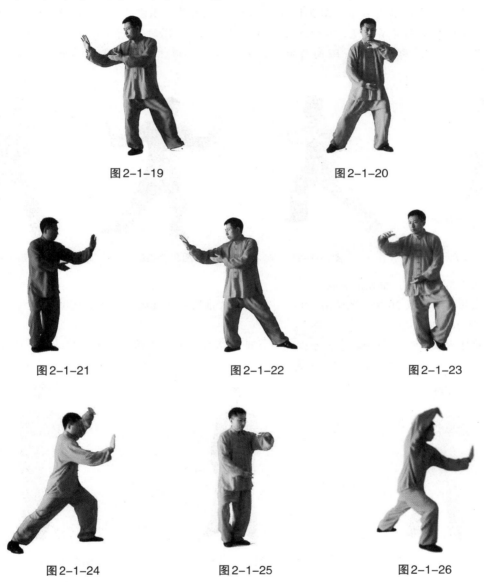

图2-1-19　　　　　　　　　　　　图2-1-20

图2-1-21　　　　　　图2-1-22　　　　　　图2-1-23

图2-1-24　　　　　　图2-1-25　　　　　　图2-1-26

此动作连续做20次，左右各10次（老年人可根据身体情况，调整次数）。

（8）如封似闭

动作方法：起势开始，身体重心移至右腿，左脚前脚掌抬起，以脚后跟为轴向左转正。两手在胸前向内侧翻转，然后向下经腹前再向上、向前推出；腕部与肩平，手心向前；同时左腿屈膝成弓步；目视前方（图2-1-27、图2-1-28）。

右如封似闭同上，唯左右相反。

此动作连续做20次，左右各10次（老年人可根据身体情况，调整次数）。

（9）十字手

动作方法：以右侧为例，身体重心移向右腿，左脚尖里扣，向右转体；右手随着转体动作向右平摆划弧，与左手成两臂侧平举，掌心向前，肘部微屈；同时右脚尖随着转体稍向外撇，成右侧弓步；眼看右手（图2-1-29）。身体重心慢慢移至左腿，右脚尖里扣，随即向左收回，两脚距离约与肩同宽，两腿逐渐蹬直，成开立步；同时两手向下经腹前向上划弧，交叉合抱于胸前，两臂撑圆，腕高与肩平，右手在外，成十字手，手心均向后；眼看前方（图2-1-30）。

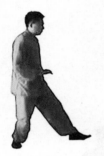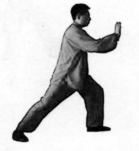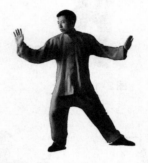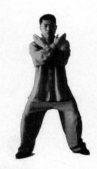

| 图2-1-27 | 图2-1-28 | 图2-1-29 | 图2-1-30 |

左侧动作同上，唯左右相反。

此动作连续做20次，左右各10次（老年人可根据身体情况，调整次数）。

（10）收势

动作方法：两手向外翻掌，手心向下，两臂慢慢分开、下落，停于身体两侧；收左脚成并步站立；目视前方（图2-1-31～图2-1-33）。

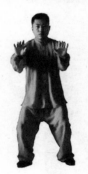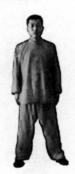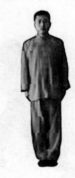

| 图2-1-31 | 图2-1-32 | 图2-1-33 |

（二）八段锦

1. 准备动作

按下列顺序做准备练习：膝绕环—髋绕环—肩绕环—体转—体侧—弓步练习—马步练习—颈腕踝练习。

视频：八段锦演示

2. 技术动作

（1）起势调息

动作一：两脚并立，两臂垂于体侧，身体中正，微收下颌，目视前方，重心落前脚掌（图2-2-1）。

动作二：松腰沉髋，左脚向左开步，脚尖至脚跟依次着地，脚尖朝前与肩同宽（图2-2-2）。

动作三：两掌分别向两侧展开，手背朝前（图2-2-3）。

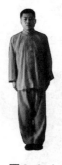 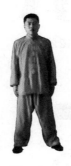 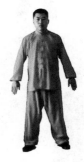

图2-2-1   图2-2-2   图2-2-3

动作四：两膝微屈，两臂合抱于腹前手指斜向下，掌心向内（图2-2-4）。

（2）第一式：两手托天理三焦

动作一：两手五指分开腹前交叉，掌心向上，两膝微屈（图2-2-5）。

动作二：两腿伸直，两掌上托至胸前翻掌朝上，两掌继续上托，肘关节伸直，力达掌根，抬头（图2-2-6）。

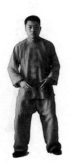 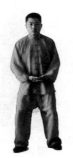 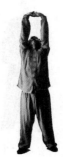

图2-2-4   图2-2-5   图2-2-6

动作三：目视前方，稍停顿（图2-2-7）。

动作四：两手从体侧慢慢落下，体前托掌，两膝微屈，目视前方（图2-2-8）。

（3）第二式：左右开弓似射雕

预备式：体前托掌，两膝微屈，目视前方（图2-2-9）。

动作一：左脚向左侧开步站立，膝关节伸直，同时两掌体前交叉，目视前方（图2-2-10）。

动作二：两腿屈膝成马步；同时，右掌屈指成"爪"，向右拉至胸前；左掌成八字掌，左侧推出，与肩同高，转头看左手食指（图2-2-11）。

动作三：重心右移，两手成掌，右手向上、向右划弧，目视右手（图2-2-12）。

动作四：回收左脚并步，膝关节微屈，两手上托于腹前（图2-2-13）。

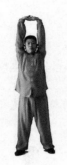
图 2-2-7

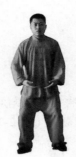
图 2-2-8

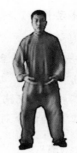
图 2-2-9

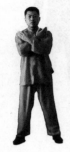
图 2-2-10

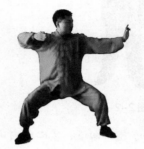
图 2-2-11

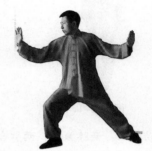
图 2-2-12

动作五至八：同动作一至四，方向相反（图 2-2-14 ~ 图 2-2-18）。

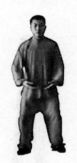
图 2-2-13

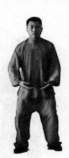
图 2-2-14

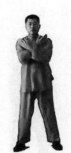
图 2-2-15

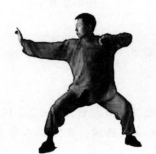
图 2-2-16

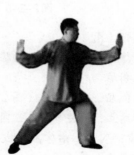
图 2-2-17

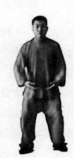
图 2-2-18

（4）第三式：调理脾胃单举手

预备式：同第二式（图2-2-19）。

动作一：两腿挺膝伸直，同时左掌上托，经面前上穿向上，随之左臂内旋上托至头的左上方，力点在掌根，掌心向上，指尖朝右。同时右掌内旋下按至右胯旁，指尖朝前，动作略停（图2-2-20）。

动作二：两腿关节放松微屈，左臂屈肘外旋，左掌经面前下落于腹前。同时右臂外旋右掌向上捧于腹前，目视前方，两掌恢复起势状态（掌心向上）（图2-2-21）。

右式动作与左式动作相同，但左右相反。左右动作为一次，共做三次。做到第三次最后一个动作时，两腿膝关节微屈，两掌下按于胯旁，指尖向前，目视前方（图2-2-22）。

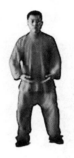
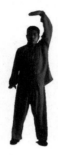
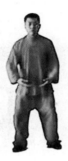
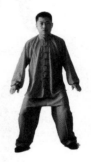

图2-2-19　　　　　图2-2-20　　　　　图2-2-21　　　　　图2-2-22

（5）第四式：五劳七伤往后瞧

动作一：接上式。两腿挺膝，重心升起，同时两臂伸直，指尖向下（掌心向后），目视前方（图2-2-23）。

动作二：上身不停（向上升起、劲力不断，不侧身），两臂外旋，升至腰间，掌心斜向上。头向后转（注意身体还是朝前，不要侧身），动作稍停，目视左斜后方（图2-2-24）。

动作三：两膝微屈，两臂内旋按于胯旁，指尖向前，目视前方（图2-2-25）。

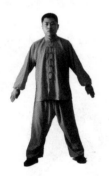
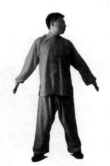
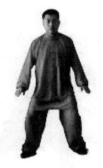

图2-2-23　　　　　　图2-2-24　　　　　　图2-2-25

右式动作与左式相同，方向相反（图2-2-26～图2-2-28）。

该式动作一左一右为一次，共做三次。做到第三次最后一个动作时，两腿膝关节微屈，同时两掌捧于腹前，指尖相对，掌心向上，目视前方（图2-2-29）。

（6）第五式：摇头摆尾去心火

动作一：接上式。重心左移，右脚向右开步站立，两膝微屈比肩宽。同时两掌上托至头上。肘关节微屈（不要伸直），掌心向上，两指尖相对，目视前方（图2-2-30）。

动作二：两腿屈膝半蹲成马步，同时两臂向两侧下落，两掌扶于膝关节上方，掌心向下（图2-2-31）。

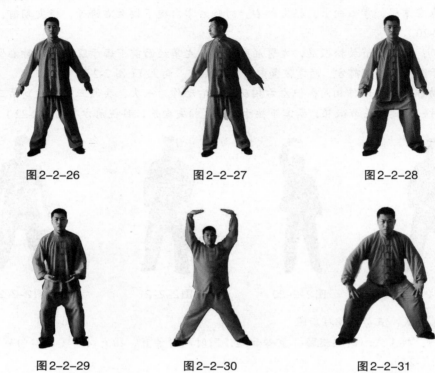

图2-2-26　　　　　　　图2-2-27　　　　　　　图2-2-28

图2-2-29　　　　　　　图2-2-30　　　　　　　图2-2-31

动作三：重心向上稍升起，随之重心右移，上体向右侧身、俯身，目视右脚面（图2-2-32）。

动作四：重心左移，同时上体向前、向左旋转，头部在左腿上方，目视右脚跟（图2-2-33）。

动作五：重心右移成马步，同时头向后摇，上体立起，下颌微收，目视前方（图2-2-34）。

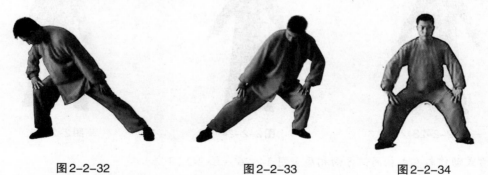

图2-2-32　　　　　　　图2-2-33　　　　　　　图2-2-34

动作六至八：同动作三至五，唯左右相反（图2-2-35～图2-2-37）

该式一左一右为一次，共做三次。做完三次后重心左移，右脚回收成开步站立，同时两臂经两侧上捧至头两侧，两掌心相对，膝部微屈。然后两掌下按至腹前，掌心向下，指尖相对，目视前方（图2-2-38、图2-2-39）。

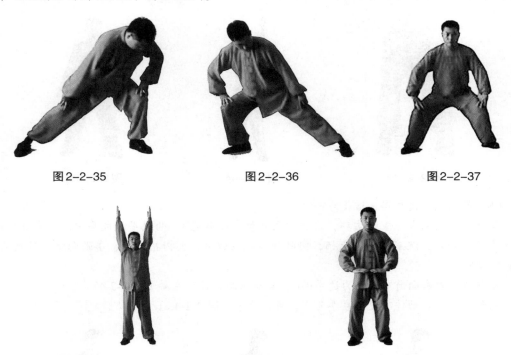

图2-2-35　　　　　　　　图2-2-36　　　　　　　　图2-2-37

图2-2-38　　　　　　　　图2-2-39

（7）第六式：两手攀足固肾腰

动作一：两腿挺膝伸直站立，同时，两掌指尖向前，两臂向前向上举起，肘关节伸直，在头上两侧举起，目视前方（图2-2-40）。

动作二：两臂屈肘，两掌下按于胸前，掌心向下，指尖相对（图2-2-41）。

动作三：两臂外旋掌心向上，两掌掌指从腋下后插向下扶于后胸腰部（图2-2-42）。

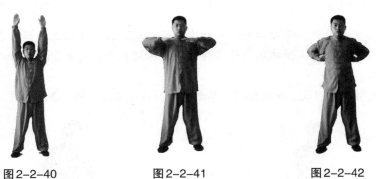

图2-2-40　　　　　　　　图2-2-41　　　　　　　　图2-2-42

动作四：两掌心向下，沿脊柱两侧向下摸运至臀部，随之上体前俯，沿腿后向下摸，经脚两侧至脚面，抬头目视前方，动作略停（图2-2-43）。

动作五：两手沿地面前伸，随之用手臂带动上体立起，两臂肘关节伸直上举，掌心向前（图2-2-44）。

该式一上一下为一次，共做六次。做完六次后两腿膝关节微屈，同时两掌向前下按，掌心向下，指尖向前，目视前方（图2-2-45）。

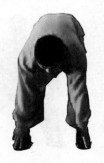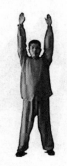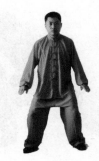

图2-2-43 图2-2-44 图2-2-45

（8）第七式：攒拳怒目增气力

动作一：接上式。重心右移，左脚向左开步（比肩宽），两腿半蹲成马步，两脚趾抓地，身体中正、安舒，沉肩，百会上领，同时两拳握在腰侧，大拇指在内、拳眼向上，目视前方（图2-2-46）。

动作二：左拳向前冲出（力达拳面），与肩同高，目视左拳（图2-2-47）。

动作三：下肢动作不变，左拳变掌，目视左掌（图2-2-48）。

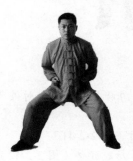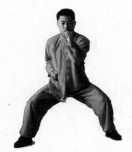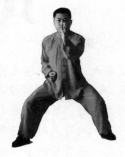

图2-2-46 图2-2-47 图2-2-48

动作四：左臂先内旋，掌心向外，然后左臂再外旋，肘关节微屈，同时左掌向左缠绕，变掌心向上后（掌腕立起，擦玻璃动作）握拳，大拇指在内、其余手指在外（攥紧），目视左拳（图2-2-49）。

动作五：左臂屈肘回收，收至腰间，拳眼向上，目视前方（图2-2-50）。

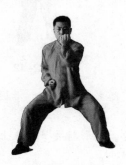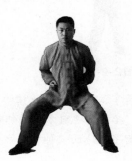

图2-2-49 图2-2-50

右式动作和左式动作相同，唯方向相反。该式一左一右为一次，共做三次。做完三次后，重心右移，左脚回收成并步站立。同时两拳变掌下落在体侧；目视前方（图2-2-51～图2-2-55）。

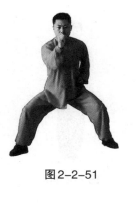
图2-2-51

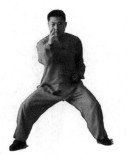
图2-2-52

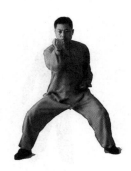
图2-2-53

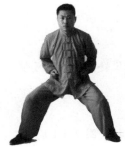
图2-2-54

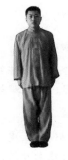
图2-2-55

（9）第八式　背后七颠百病消

第一式：接上式。两脚跟提起，头向上顶，动作稍停，目视前方（图2-2-56）。

第二式：两脚跟下落，轻震地面。（图2-2-57）。

本式一起一落为一遍，共做7遍。

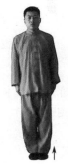
图2-2-56

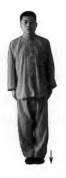
图2-2-57

（10）收势

动作一：接上式。两臂内旋，向两侧摆起，与髋（大腿关节处）同高，掌心向后，目视前方（图2-2-58）。

动作二：上体不动，两臂屈肘，两掌相叠于腹部，男性左手在里、女性右手在里（图2-2-59）。

动作三：两臂垂于体侧，两掌轻贴于大腿外侧；目视前方（图2-2-60）。

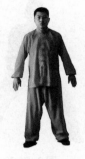 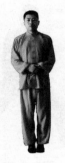 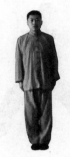

图2-2-58　　　　　　　图2-2-59　　　　　　　图2-2-60

（三）五禽戏

1. 准备活动

按下列顺序做准备练习：膝绕环—髋绕环—肩绕环—体转—体侧—弓步练习—马步练习—颈腕踝练习。

视频：五禽戏演示

2. 基本手型

虎爪：五指张开，虎口撑圆，第一、二指关节弯曲内扣（图2-3-1）。

鹿角：拇指伸直外张，食指、小指伸直，中指、无名指弯曲内扣（图2-3-2）。

熊掌：拇指压在食指指端上，其余四指并拢弯曲，虎口撑圆（图2-3-3）。

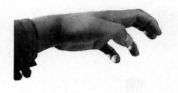 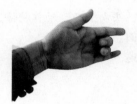 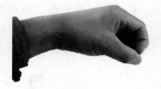

图2-3-1　　　　　　　图2-3-2　　　　　　　图2-3-3

猿钩：五指指腹捏拢，屈腕（图2-3-4）。

鸟翅：五指伸直，拇指、食指、小指向上翘起，无名指、中指并拢向下（图2-3-5）。

握固：拇指抵掐无名指根节内侧，其余四指屈拢收于掌心（图2-3-6）。

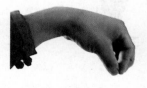 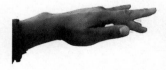 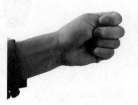

图2-3-4　　　　　　　图2-3-5　　　　　　　图2-3-6

3. 预备式：起势调息

动作一：两脚并拢，自然伸直；两手自然垂于体侧；胸腹放松，头项正直，下颌微收，舌抵上腭；目视前方（图2-3-7）。

动作二：左脚向左平开一步，稍宽于肩，两膝微屈，松静站立；调息数次，意守丹田（图2-3-8）。

动作三：肘微屈，两掌在体前向上、向前平托，与胸同高（图2-3-9）。

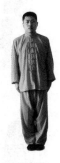 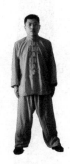 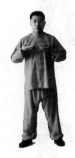

图2-3-7　　　　　　　　图2-3-8　　　　　　　　图2-3-9

动作四：两肘下垂外展，两掌向内翻转并缓慢下按于腹前；目视前方（图2-3-10）。

重复动作三、四两遍后，两手自然垂于体侧（图2-3-11）。

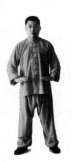 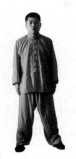

图2-3-10　　　　　　　　　　图2-3-11

4. 第一戏：虎戏

"虎戏"要体现虎的威猛。神发于目，虎视眈眈；威生于爪，伸缩有力；神威并重，气势凌人。动作变化要做到刚中有柔、柔中生刚、外刚内柔、刚柔相济，具有动如雷霆无阻挡、静如泰山不可摇的气势。

第一式　虎举

动作一：接上式。两手掌心向下，十指撑开，再弯曲成虎爪状；目视两掌（图2-3-12）。

动作二：随后，两手外旋，由小指先弯曲，其余四指依次弯曲握拳，两拳沿体前缓慢上提（图2-3-13）。至肩前时，十指撑开，举至头上方再弯曲成虎爪状；目视两掌（图2-3-14）。

动作三：两掌外旋握拳，拳心相对；目视两拳。

动作四：两拳下拉至肩前时，变掌下按（图2-3-15）。沿体前下落至腹前，十指撑开，掌心向下（图2-3-16）。

重复动作一至四3遍后，两手自然垂于体侧；目视前方（图2-3-17）。

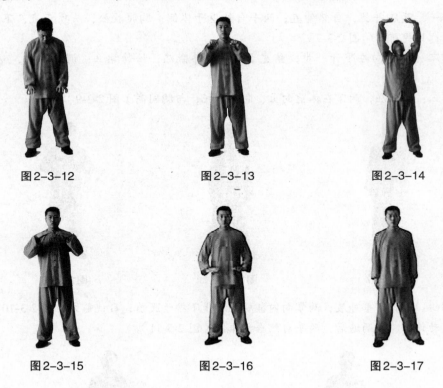

图2-3-12 图2-3-13 图2-3-14

图2-3-15 图2-3-16 图2-3-17

第二式 虎扑

动作一：接上式。两手握空拳，沿身体两侧上提至肩前上方（图2-3-18）。

动作二：两手向上、向前划弧，十指弯曲成"虎爪"，掌心向下；同时上体前俯，挺胸塌腰；目视前方（图2-3-19）。

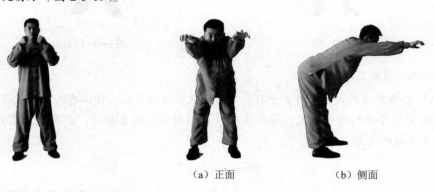

图2-3-18

（a）正面 （b）侧面

图2-3-19

动作三：两腿屈膝下蹲，收腹含胸；同时，两手向下划弧至两膝侧，掌心向下；目视前下方（图2-3-20）。随后，两腿伸膝，送髋，挺腹，后仰；同时，两掌握空拳，沿体侧向上提至胸侧；目视前上方（图2-3-21）。

动作四：左腿屈膝提起，两手上举（图2-3-22）。左脚向前迈出一步，脚跟着地，右腿屈膝下蹲，成左虚步；同时上体前倾，两拳变"虎爪"向前、向下扑至膝前两侧，掌心向下；目视前下方（图2-3-23）。随后上体抬起，左脚收回，开步站立；两手自然下落于体侧；目视前方（图2-3-24）。

动作五至八：同动作一至四，唯左右相反（略）。

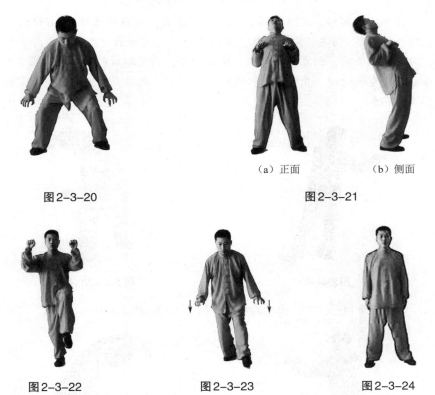

(a) 正面　　　　(b) 侧面

图2-3-20　　　　　　　　　图2-3-21

图2-3-22　　　　　图2-3-23　　　　　图2-3-24

重复动作一至八1遍后，两掌向身体侧前方举起，与胸同高，掌心向上；目视前方（图2-3-25）。两臂屈肘，两掌内合下按，自然垂于体侧；目视前方（图2-3-26）。

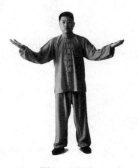
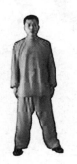

图2-3-25　　　　　　　　　图2-3-26

5.第二戏：鹿戏

鹿喜挺身眺望，好角抵，运转尾闾，善奔走，通任、督两脉。学练"鹿戏"时，动作要轻盈舒展，神态要安闲雅静，意想自己置身于群鹿中，在山坡、草原上自由快乐地活动。

第三式　鹿抵

动作一：接上式。两腿微屈，身体重心移至右腿，左脚经右脚内侧向左前方迈步，脚跟着地；同时，身体稍右转，两掌握空拳，向右侧摆起，拳心向下，高与肩平；目随手动，视右拳（图2-3-27）。

动作二：身体重心前移；左腿屈膝，脚尖外展踏实；右腿伸直蹬实；同时，身体左转，两掌成"鹿角"，向上、向左、向后划弧，掌心向外，指尖朝后，左臂弯曲外展平伸，肘抵靠左腰侧；右臂举至头前，向左后方伸抵，掌心向外，指尖朝后；目视右脚跟（图2-3-28）。随后，身体右转，左脚收回，开步站立；同时两手向上、向右、向下划弧，两掌握空拳下落于体前；目视前下方。

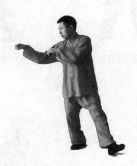

图2-3-27

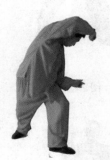

图2-3-28

动作三、四：同动作一、二，唯左右相反（图2-3-29、图2-3-30）。

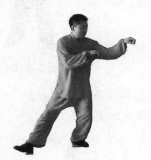

图2-3-29

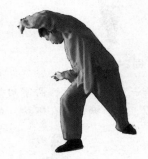

图2-3-30

动作五至八：同动作一至四（略）。

重复动作一至八1遍。

第四式　鹿奔

动作一：接上式。左脚向前跨一步，屈膝，右腿伸直，成左弓步；同时，两手握空拳，向上、向前划弧至体前，屈腕，高与肩平，与肩同宽，拳心向下；目视前方（图2-3-31）。

动作二：身体重心后移；左膝伸直，全脚掌着地；右腿屈膝；低头，弓背，收腹；同时，两臂内旋，两掌前伸，掌背相对，拳变"鹿角"（图2-3-32）。

动作三：身体重心前移，上体抬起；右腿伸直，左腿屈膝，成左弓步；松肩沉肘，两臂外旋，"鹿角"变空拳，高与肩平，拳心向下；目视前方（图2-3-33）。

动作四：左脚收回，开步直立；两拳变掌，回落于体侧；目视前方（图2-3-34）。

动作五至八：同动作一至四，唯左右相反（略）。

重复动作一至八1遍后，两掌向身体侧前方举起，与胸同高，掌心向上；目视前方（图2-3-35）。屈肘，两掌内合下按，自然垂于体侧；目视前方（图2-3-36）。

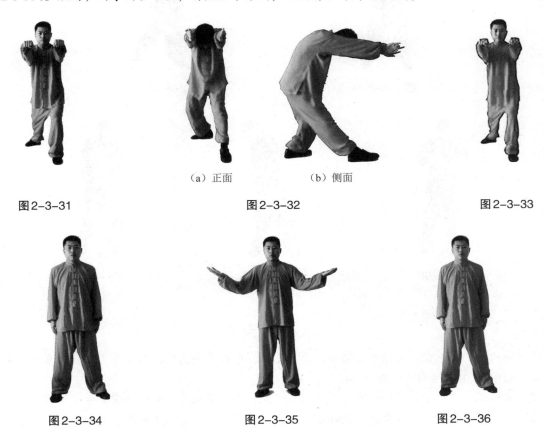

（a）正面　　　　　（b）侧面

图2-3-31　　　　　　　　　　图2-3-32　　　　　　　　　　图2-3-33

图2-3-34　　　　　　　　　　图2-3-35　　　　　　　　　　图2-3-36

6. 第三戏：熊戏

"熊戏"要表现出熊憨厚沉稳、松静自然的神态。运势外动内静、外刚内柔，以意领气，气沉丹田；行步外观笨重拖沓，其实笨中生灵，蕴含内劲，沉稳之中显灵敏。

第五式　熊运

动作一：接上式。两掌握空拳成"熊掌"，拳眼相对，垂手于下腹部；目视两拳（图2-3-37）。

动作二：以腰、腹为轴，上体做顺时针摇晃；同时，两拳随之沿右肋部、上腹部、左肋部、下腹部划圆；目随上体摇晃环视（图2-3-38～图2-3-41）。

动作三、四：同动作一、二。

动作五至八：同动作一至四，唯左右相反，上体做逆时针摇晃，两拳随之划圆（略）。

做完最后一个动作，两拳变掌下落，自然垂于体侧；目视前方。

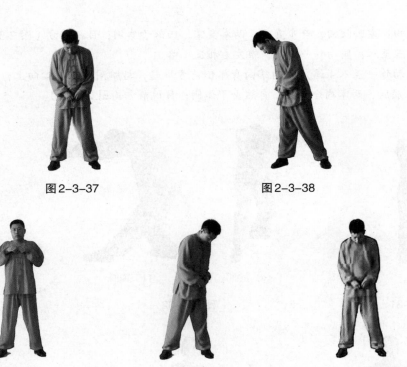

图2-3-37　　　　　　　　图2-3-38

图2-3-39　　　　图2-3-40　　　　图2-3-41

第六式　熊晃

动作一：接上式。身体重心右移；左髋上提，牵动左脚离地，再微屈左膝；两掌握空拳成"熊掌"；目视左前方（图2-3-42）。

动作二：身体重心前移；左脚向左前方落地，全脚掌踏实，脚尖朝前，右腿伸直；身体右转，左臂内旋前靠，左拳摆至左膝前上方，拳心朝左；右拳摆至体后，拳心朝后；目视左前方（图2-3-43）。

动作三：身体左转，重心后坐；右腿屈膝，左腿伸直；拧腰晃肩，带动两臂前后弧形摆动；右拳摆至左膝前上方，拳心朝右；左拳摆至体后，拳心朝后（图2-3-44）。

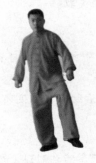
图2-3-42

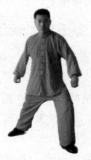
图2-3-43

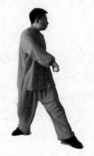
图2-3-44

动作四：身体右转，重心前移；左腿屈膝，右腿伸直；同时，左臂内旋前靠，左拳摆至左膝前上方，拳心朝左；右拳摆至体后，拳心朝后；目视左前方（图2-3-45）。

动作五至八：同动作一至四，唯左右相反（略）。

重复动作一至八1遍后，左脚上步，开步站立；同时，两手自然垂于体侧。两掌向身体侧前方举起，与胸同高，掌心向上；目视前方（图2-3-46）。屈肘，两掌内合下按，自然垂于体侧；目视前方（图2-3-47）。

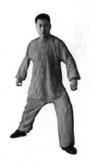
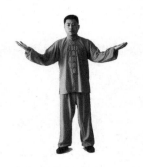
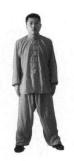

图2-3-45　　　　　　　　　图2-3-46　　　　　　　　　图2-3-47

7. 第四戏：猿戏

猿生性好动，机智灵敏，善于纵跳，折枝攀树，躲躲闪闪，永不疲倦。学练"猿戏"时，外练肢体的轻灵敏捷，欲动则如疾风闪电，迅敏机警；内练精神的宁静，欲静则似静月凌空，万籁无声，从而达到外动内静、动静结合的境界。

第七式　猿提

动作一：接上式。两掌在体前，手指伸直分开（图2-3-48），再屈腕撮拢捏紧成"猿钩"（图2-3-49）。

动作二：两掌上提至胸，两肩上耸，收腹提肛；同时，脚跟提起，头向左转；目随头动，视身体左侧（图2-3-50）。

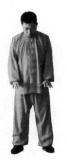
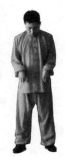
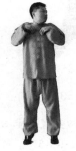

图2-3-48　　　　　　　　　图2-3-49　　　　　　　　　图2-3-50

动作三：头转正，两肩下沉，松腹落肛，脚跟着地；"猿钩"变掌，掌心向下；目视前方（图2-3-51）。

动作四：两掌沿体前下按落于体侧；目视前方（图2-3-52）。

动作五至八：同动作一至四，唯头向右转（略）。

重复动作一至八1遍。

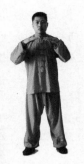

图2-3-51

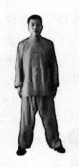

图2-3-52

第八式 猿摘

动作一：接上式。左脚向左后方退步，脚尖点地，右腿屈膝，重心落于右腿；同时，左臂屈肘，左掌成"猿钩"收至左腰侧；右掌向右前方自然摆起，掌心向下（图2-3-53）。

动作二：身体重心后移；左脚踏实，屈膝下蹲，右脚收至左脚内侧，脚尖点地，成右丁步；同时，右掌向下经腹前向左上方划弧至头左侧，掌心对太阳穴；目先随右掌动，再转头注视右前上方（图2-3-54）。

动作三：右掌内旋，掌心向下，沿体侧下按至左髋侧；目视右掌（图2-3-55）。右脚向右前方迈出一大步，左腿蹬伸，身体重心前移；右腿伸直，左脚脚尖点地；同时，右掌经体前向右上方划弧，举至右上侧变"猿钩"，稍高于肩；左掌向前、向上伸举，屈腕撮钩，成采摘势；目视左手（图2-3-56）。

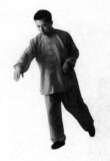

图2-3-53

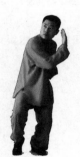

图2-3-54

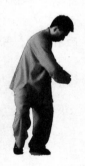

图2-3-55

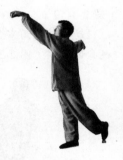

图2-3-56

动作四：身体重心后移；左掌由"猿钩"变为"握固"；右手变掌，自然回落于体前，虎口朝前（图2-3-57）。随后，左腿屈膝下蹲，右脚收至左脚内侧，脚尖点地，成右丁步；同时，左臂屈肘收至左耳旁，掌指分开，掌心向上，成托桃状；右掌经体前向左划弧至左肘下捧托；目视左掌（图2-3-58）。

动作五至八：同动作一至四，唯左右相反（略）。

重复动作一至八1遍后，左脚向左横开一步，两腿直立；同时，两手自然垂于体侧（图2-3-59）。两掌向身体侧前方举起，与胸同高，掌心向上；目视前方（图2-3-60）。屈肘，两掌内合下按，自然垂于体侧；目视前方（图2-3-61）。

8. 第五戏：鸟戏

鸟戏取形于鹤。鹤是轻盈安详的鸟类，人们对它进行描述时往往寓意健康长寿。学练时，要表现出鹤昂然挺拔、悠然自得的神韵。仿效鹤翅飞翔，抑扬开合。两臂上提，伸颈运腰，真气上引；两臂下合，含胸松腹，气沉丹田。活跃周身经络，灵活四肢关节。

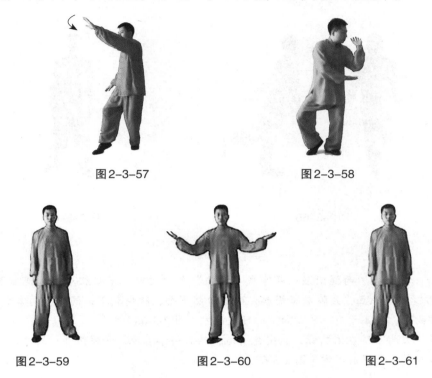

图 2-3-57   图 2-3-58

图 2-3-59   图 2-3-60   图 2-3-61

第九式　鸟伸

动作一：接上式。两腿微屈下蹲，两掌在腹前相叠（图 2-3-62）。

动作二：两掌向上举至头前上方，掌心向下，指尖向前；身体微前倾，提肩，缩项，挺胸，塌腰；目视前下方（图 2-3-63）。

动作三：两腿微屈下蹲；同时，两掌相叠下按至腹前，目视前方（图 2-3-64）。

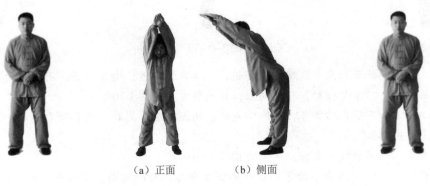

（a）正面   （b）侧面

图 2-3-62   图 2-3-63   图 2-3-64

动作四：身体重心左移；左腿蹬直，右腿伸直向后抬起；同时，两掌左右分开，掌成"鸟翅"，向体侧后方摆起，掌心向上；抬头，伸颈，挺胸，塌腰；目视前方（图2-3-65）。

动作五至八：同动作一至四，唯左右相反（略）。

重复动作一至八1遍后，左脚下落，两脚开步站立，两手自然垂于体侧；目视前方（图2-3-66）。

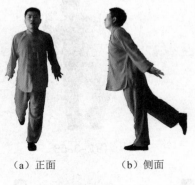 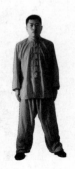

（a）正面　　（b）侧面

图2-3-65　　　　　　　　　　图2-3-66

第十式　鸟飞

动作一：接上式。两腿微屈；两掌成"鸟翅"合于腹前，掌心相对；目视前下方（图2-3-67）。右腿伸直独立，左腿屈膝提起，小腿自然下垂，脚尖朝下；同时，两掌成展翅状，在体侧平举向上，稍高于肩，掌心向下；目视前方（图2-3-68）。

动作二：左脚下落在右脚旁，脚尖先着地，然后脚掌着地，两腿微屈；同时，两掌合于腹前，掌心相对；目视前下方（图2-3-69）。

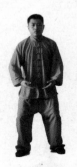 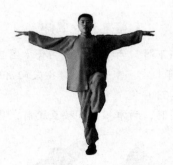 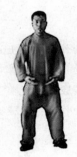

图2-3-67　　　　　　　图2-3-68　　　　　　　图2-3-69

动作三：右腿伸直独立，左腿屈膝提起，小腿自然下垂，脚尖朝下；同时，两掌经体侧，向上举至头顶上方，掌背相对，指尖向上；目视前方（图2-3-70）。

动作四：左脚下落在右脚旁，全脚掌着地，两腿微屈；同时，两掌合于腹前，掌心相对；目视前下方（图2-3-71）。

动作五至八：同动作一至四，唯左右相反（略）。

重复动作一至八1遍后，两掌向身体侧前方举起，与胸同高，掌心向上；目视前方（图2-3-72）。屈肘，两掌内合下按，自然垂于体侧；目视前方（图2-3-73）。

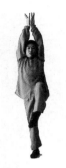
图2-3-70

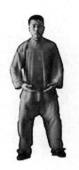
图2-3-71

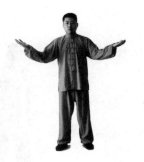
图2-3-72

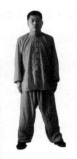
图2-3-73

9. 收势：引气归元

动作一：两掌经体侧上举至头顶上方，掌心向下（图2-3-74）。

动作二：两掌指尖相对，沿体前缓慢下按至腹前；目视前方（图2-3-75）。

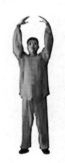
图2-3-74

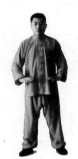
图2-3-75

重复动作一、二2遍。

动作三：两手缓慢在体前划平弧，掌心相对，高与脐平；目视前方（图2-3-76）。

动作四：两手在腹前合拢、虎口交叉，叠掌（图2-3-77）；眼微闭静养，调匀呼吸，意守丹田。

动作五：数分钟后，两眼慢慢睁开，两手合掌，在胸前搓擦至热（图2-3-78）。

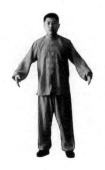
图2-3-76

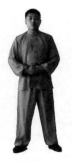
图2-3-77

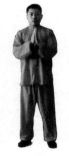
图2-3-78

动作六：掌贴面部，上、下擦摩，浴面3～5遍（图2-3-79）。

动作七：两掌向后沿头顶、耳后、胸前下落，自然垂于体侧；目视前方（图2-3-80）。

动作八：左脚提起向右脚并拢，前脚掌先着地，随之全脚踏实，恢复成预备式；目视前方（图 2-3-81）。

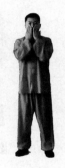 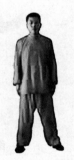 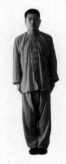

图 2-3-79　　　　　　　　图 2-3-80　　　　　　　　图 2-3-81

任务3　指导并协助自理老年人学练传统体育

某高端养老社区里面，生活着 20 余位 70 岁左右的老年人，大部分是离退休干部或高级知识分子。通过前期深入了解中国传统体育的原理与功效，以及现场观摩功法动作，他们对学习太极拳、五禽戏等产生了浓厚的兴趣。康体指导师要进行现场教学与技术指导。

【任务实施】

一、任务流程

任务分析 ⟶ 工作准备 ⟶ 步骤操作 ⟶ 效果评价

二、实施步骤

（一）任务分析

1. 主要身心状况及健康问题

序号	主要身心状况及健康问题
1	身体较健康，生活可以自理
2	喜欢安静，不爱运动
3	非常关心身体健康
4	自我感觉身体各项机能下降较快，迫切希望通过力所能及的方法改善身体健康状况

2. 主要目标措施及依据

序号	主要目标措施	依据
1	指导活力老年人能够自己独立进行单个动作的练习	（1）掌握动作技能是长期自主练习中国传统体育的前提条件
2	指导活力老年人能够自己独立进行整体动作的练习	（2）自理老年人坚持长期自主练习中国传统体育可以增进身心健康

（二）工作准备

1. 物品准备

序号	名称	单位	数量	备注
1	音响	台	1	播放音乐
2	座椅	把	若干	供老年人休息、观摩
3	大镜子	面	1	2米×4米及以上

2. 环境与人员准备

序号	环境与人员	准备
1	环境	干净、整洁、安全，空气清新、无异味
2	康体指导师	（1）着装整齐、宽松 （2）熟悉并掌握中国传统体育的原理和功效 （3）提前与老年人家属进行沟通，了解老年人健康状况
3	自理老年人	神志清醒，情绪稳定，身心放松，着装宽松，穿运动休闲防滑鞋

（三）步骤操作

步骤	内容	指导并协助自理老年人学练中国传统体育技能操作与要求
工作前准备	沟通与观察	（1）沟通。康体指导师来到老年群体旁边，说明来意。"各位老年朋友！前面我们学习了中国传统体育健身养生的原理和功效，大家观摩了有关功法的分解动作与完整展示，接下来我来指导大家学习中国传统体育，可以吗？"老年人回答："可以。" （2）观察到老年人出现体力不支情况，要及时安排老年人到座椅上休息 （3）通过观察评估老年人神志是否清楚，意愿是否明显，是否做好了各项准备
步骤1	准备活动	（1）要求老年人自由站立，前后左右相隔各2米 （2）提前告知老年人，感觉不能坚持站立练习或比较劳累的时候，要尽快到座椅上休息，休息的时候可以进行上肢和躯干动作学习 （3）带领老年人进行膝绕环—髋绕环—肩绕环—体转—体侧—弓步练习—马步练习—颈腕踝练习
步骤2	指导老年人模仿练习	（1）康体指导师站到队伍前面，保证每一名老年人都能看到自己 （2）要求老年人跟随自己模仿动作进行练习 （3）康体指导师进行完整中国传统体育展示（正面、背面） （4）观察老年人技能基础和运动能力
步骤3	分解教学指导	（1）康体指导师讲解并示范每一个完整动作，要求老年人模仿 （2）康体指导师讲解并示范每一个完整动作的分解步骤，要求老年人模仿，同时指出老年人出现的错误，表扬老年人态度认真、动作标准、姿态端正，增强老年人学习信心和动力 （3）康体指导师利用动作口令和路线表述引导老年人自主练习，并适当进行动作示范，初步建立老年人正确动作的本体感觉
步骤4	指导分组练习	（1）对老年人进行分组，以自由组合为主 （2）要求各组老年人交替练习，并互相指出问题，及时改正 （3）康体指导师不断巡视各组，并进行及时指导与纠正
步骤5	集体纠错	康体指导师根据共性问题，集中进行讲解和纠正
步骤6	分组展示	各组进行展示，康体指导师对每组进行点评
步骤7	整理活动	（1）带领老年朋友进行全身拍打放松练习 （2）总结本堂课学习内容和老年人表现 （3）布置作业：复习所学技能，预习下节动作技能
注意事项		讲解要言简意赅，点评以正面表扬和鼓励为主 根据老年人动作、表情、脸色和言语等情况，及时安排老年人进行休息

（四）效果评价

（1）通过技能指导，老年人初步掌握了所学技能，能够进行较标准的动作展示。

（2）老年人初步建立了学习中国传统体育的信心。

指导老年人学练中国传统体育的相关知识

（一）指导老年人学练中国传统体育的原则

指导原则是教学过程客观规律的反映，是在长期教学实践中积累起来的具有普遍意义的经验和总结。运用和贯彻这些指导原则，能使康体指导师正确地选用教学方法，不断提高教学质量，取得最佳的教学效果。

1. 自觉兴趣

自觉兴趣原则，指的是在教学过程中，康体指导师要培养学练者对中国传统体育的浓厚兴趣：把学习和锻炼作为自觉的行动，不仅要认真学、认真练，还要积极思考，反复琢磨。贯彻自觉兴趣原则，首先要使学练者明确学习目的，有了正确的方向，学起功法来才会有动力；其次是康体指导师要多给学练者创造充分发挥主动自觉学习的条件，鼓励老年学练者互教互学、独立思考，使康体指导师的主导作用与学练者的主动性相结合，调动老年人的学习热情。

2. 严格耐心、教学相长

俗话说"严师出高徒"。虽然面对的都是老年人，但是要求康体指导师要有认真严格和敬业奉献精神，这是取得良好教学效果的保证。严格首先是康体指导师要严于律己、认真备课，不断提高知识、技术水平。其次是严格要求学练者，尽职尽责，一丝不苟。然而，对老年人的指导不同于其他年龄段，要求康体指导师除了严格一面外，还必须同时抱有热情和耐心。特别是对待基础差、年龄大、进步慢的老年人时，更要满腔热情、不厌其烦、一视同仁，绝不可冷淡、歧视。康体指导师对待老年人要表现出平等、尊重、爱护。"闻道有先后，术业有专攻"，康体指导师应善于从老年人身上吸取经验和长处，做到教学相长。

3. 直观性与思维性相结合

直观性，指的是在指导教学中通过各种形式的感知，如模仿、观察、纠正等，丰富学练者的感性认识和直接经验，使他们获得生动的表象，从而掌握所学的技术。

思维性，是指教学中启发老年人思考、分析、判断、总结，认识事物的本质和规律，丰富理性认识。传统体育界有"光说不练嘴把式，光练不想傻把式"的谚语，说明二者结合的必要性。

由于中国传统体育的动作复杂，只有反复练习才会掌握，从这点上看，直观性原则显得更为重要。康体指导师除了直接示范、语言讲解、口令提示、辅导纠正之外，还要注意充分利用互联网教学、照片、挂图、表演、观摩等各种手段，帮助老年人建立完整、正确的动作形象概念。

4. 区别对待

人体生理结构虽然基本相同，但由于年龄、性别、身体素质、活动能力的不同，个体差异是很大的。所以在指导中教学方法和运动量安排应有所区别，因人而异，不可千篇一律。

一般来说，60～65岁、经常坚持运动的老年人体质较好，承受能力较强，运动量可稍大些；而 65 岁以上、平时不爱运动的老年人，身体素质相对较差，恢复也较慢，运动量可稍小些。有的老年人模仿力强，应以形象教学为主，精讲多练；有的老年人模仿能力差，应多些形象的比喻，增加点逻辑思维教学，使其更好地理解动作。对那些年龄稍大，接受力较差的老年人，康体指导师要多些耐心和鼓励，采取些分解教学方法和辅助练习，使其有信心完成学习。

5. 循序渐进

循序渐进原则，是指教学指导过程中的安排要由易到难，由简到繁，由已知到未知，逐步深化，不断提高。运动负荷也要由小到大，逐步增加。难和易、繁和简、深和浅都是相对的。同是太极拳、八段锦和五禽戏的学习，对某些有基础的老人来讲很容易，但对另一些没有基础的老人可能就较为困难。

初学时可能较难，学了一段时间后可能又会觉得容易了。因此，在指导中康体指导师要随时观察和了解老年人的反馈信息，及时调整不适当的部分。

为了贯彻循序渐进原则，在中国传统体育指导教学中，我们常常是先教手型、手法、步型、步法，而后再教完整连贯动作，或者把一个复杂动作分成几个步骤，先断后联。这种分解教学方法是解决初学者顾此失彼的一个有效方法。

6. 合理安全

在指导学练中国传统体育过程中，教学内容、进度、步骤、手段、运动量都要周密计划，合理安排，符合老年人实际需要和可能，同时要充分考虑老年人的安全，尽量防止运动伤害。由于中国传统体育都是柔缓运动，有些康体指导师容易忽视准备活动和整理活动，教学要求过高过急，超出老年人的现有能力；在一些老年学练者中也有"恨病吃药"操之过急的心态，盲目加大运动量，这些都会导致指导的失败。

（二）指导老年人学练中国传统体育的教学方法

中国传统体育教学方法，是中国传统体育教学中为完成教学任务所采用的途径和手段。教学实践说明，在解决了"教什么"问题之后，"怎样教"就显得十分重要。教学方法选用的正确与否，直接影响教学任务能否完成和教学质量能否提高。

教学方法作为一种方法体系，既包括康体指导师教的方法，也包括老年学练者学的方法，并使二者达到有机统一。教与学构成了教学方法体系中两个矛盾的侧面。康体指导师的教影响健身气功学练者的学，而老年学练者的学也影响着康体指导师的教，总之，双边性是教学方法的特点之一。

中国传统体育教学方法有一个基本点，那就是应力求并有助于激发老年学练者的学习兴趣和练功热情，调动其自觉钻研的主动性和不懈练功的积极性，有助于中国传统体育知识的掌握和练功效能的提高及健康水平的提高。也就是说，把康体指导师的教和老年学练者的学统一起来，既发挥康体指导师的主导作用，又发挥老年学练者的主体作用。

根据当前中国传统体育教学特点，重点介绍教学中几种常用的方法，有些方法则要根据教学时间、对象、功法的不同灵活运用。

1. 言传法

言传法是中国传统体育教学中的主要教法之一，是指康体指导师通过语言向老年学练者描绘情境、叙述事实、解释概念、论证原理、阐明规律、传递知识及指导学练者练习，达到教学要求的教学方法。从学练者的角度讲，听讲是间接获得养生功法知识的主要途径。

（1）讲授与讲解　讲授与讲解在中国传统体育教学中的重要地位，是由功法学练者认识活动的特殊性和规律性所决定的。中国传统体育知识是总结前人练功实践经验的成果形成的理论，具有高度的概括性和深刻性。教学中，康体指导师系统地向养生功法学练者讲授功法理论，才能使功法学练者深入理解和掌握其内在联系及实质，才能在较短时间内获得大量的养生功法知识。同时，讲授中，康体指导师以自己理解问题、论证原理的思维方法去指导学练者理解教学内容，也是发展其思维能力，形成科学健康观的重要途径。

老年学练者获得功法科学知识，深刻理解养生功法理论，了解养身功法本质，掌握具体功法，主要依靠康体指导师讲授的途径。因此，讲授水平是影响教学质量的主要因素之一。

中国传统体育教学中，包括养生理论、功法特点、健身机理、注意事项等内容，都要通过康体指导师的系统讲授去传授，而诸如功法动作、基本要领、某些概念则要去讲解。讲解中，要紧扣教学目的、任务，内容既要有高度的科学性和思想性，突出重点，又要具有一定的概括性、系统性。

（2）暗示与诱导　暗示指在学习养生功法的练习过程中通过提示性默念字句，暗示自己放松入静的一种无声的语言形式。默念字句如"放松""入静""气沉丹田"，或用数数的方式均可。而诱导则是康体指导师在指导老年人练功过程中，通过简单而良性的语言或词句对老年人进行引导，避免其出现浮躁、不安、杂念丛生、难以入静等现象，使其按练功要求，达到放松、入静的状态。

很多老年人因为身体、情绪等各种原因，在功法练习过程中很难入静，一练功就想起陈年旧事，这时良性的语言诱导非常重要，能使学练的老年人排除杂念，排除干扰，进入放松练功状态，并提高练功效果。

2. 自练法

中国传统体育教学中，除传授相应的理论知识外，一个重要的方面就是传授功法实践技能，即具体的练功方法。这是由中国传统体育活动和锻炼的自身特点所决定的。这一特点决定在功法教学中必须进行专门的练习。

中国传统体育教学中的练习法是根据完成教学任务的需要，通过身体参与，即姿势、意念、呼吸活动进行反复练习的方法。老年人学习某一具体功法，掌握练功要领，提高练功水平，增进功力，锻炼身体，增强体质，都需要通过不断的、反复的、认真的练习去实现。

在中国传统体育中，将练功称为肢体运动、呼吸吐纳、心理调节。肢体运动就是"调身"，是指功法练习中身体所处的位置和体态，也叫练功的姿势，目的是通过调整身体姿势，使其放松、舒适。中医学有"形不正则气不顺，气不顺则意不宁，意不宁则神散乱"之说。要掌握功法要领，必须经过反复练习，而且动作要规范正确，符合要求，方能发挥功法健身的作用。

即使是静功，也要经过反复练习，才能掌握其要领，产生功效，从而祛病延年、强身健体。呼吸吐纳即"调息"，就是锻炼呼吸。但这个呼吸不仅仅是肺呼吸的锻炼，而是在意识活动配合下进行，也包含了意识训练的意义。要进行反复练习，只有反复练习，才能实现练功之目的。

心理调节就是"调心"，是着重纯化意识的方法。其中"心"的内容是意念的集中及其应用，即把自己的思想、情绪、思维意识与气功功法要求统一起来，也就是使思想、情绪、意识活动逐渐从复杂到单一，安静下来，排除杂念，使大脑进入一种入静、虚空、轻松、愉悦的境界，这样就可使全身各部位处于一种主动性的抑制状态，这时体内的生理功能会向着协调、有序的方向发展。但是要达到这个目的，也要经过反复练习才可以做到，绝非一朝一夕之功。中国传统体育教学中的练习法要求，一是要反复练习，二是练习中要"身、心、息"三位一体，密切配合，高度一致。

3. 身教法

中国传统体育教学中由于有身体练习内容的存在，自然也就出现了身教法。身教法主要用于动功教学，也包括静功调身。

身教就是动作示范。示范要求有明确的示范目的：示范动作要正确、熟练，示范要有利于老年人观察，同时示范还要与讲解以及启发老年人思维相结合，使老年人了解所学动作的形象、结构、技术要领和完成方法，便于老年人建立动作的表象。

4. 讨论法

中国传统体育教学中部分内容主要表现为意念活动。老年人学习和掌握得究竟怎样、达到什么程度、存在什么问题，康体指导师无法直接观察，很难了解和掌握。为此，必须通过讨论的方法来进行。

讨论是老年人在康体指导师的指导下，就教学内容中的有关理论问题和疑难问题，或有争议的问题，或自己学练功中出现的一些感觉和体会，在独立钻研的基础上，进行讨论、交流的一种教学方法。以老年人的独立活动为主，将康体指导师指导、老年人个人独立钻研、集体讨论交流三者结合起来，是讨论法的基本特点。

在中国传统体育学习中，经过一段时间的练习，大部分人都会出现各种不同的感受和反应，这些感受和体验究竟是练功人正常出现的良好反应和感受，还是练功不当造成出偏的前兆，或者是没有入静放松，意守不对而练功无效的结果，如果本人不讲，别人很难了解。老年人在练功过程中，为了更好地学习、掌握功法，提高练功效果，必须接受康体指导师的不断指导；康体指导师为了适时指导，就必须掌握老年人究竟练得怎么样，达到什么程度，存在哪些问题，因此，必须通过讨论的方法，依靠师生双方交流去解决。

通过讨论，第一，有利于发挥老年人在健身气功学习中的主体作用，调动其主动学习的积极性，使他们在学习过程中处于主动、积极的状态。第二，能在一些疑难问题上帮助老年人理解与应用气功知识，培养老年人对所学功法理论知识进行深入探究的精神，是推动学习与发现问题相结合的一种有效方法。第三，能使老年人的自学能力、思维能力、表达能力受到实际锻炼。第四，讨论中相互交流感受和体会，能相互促进，共同提高，有助于提高整体教学质量。第五，老年人在讨论中的发言和表现，能表明其对功法的理解和掌握情况，康体指导师可及时发现学习和练功中存在的问题，并据此采取措施，正确引导，以提高学习和练功效果，进而提高教学质量。

5. 完整与分解教学法

完整教学法是对一个动作从开始到结束，不分阶段，完整进行教学的方法。分解教学法是把一个复杂的动作，按照其结构合理地分成若干部分，然后逐次进行教学，最后使老年人完整掌握动作的方法。

这两种教法，应该是在吃透教材的基础上，针对老年人的具体情况灵活运用。一般来讲，简单动作应进行完整教学，复杂动作应进行分解教学。在分解教学中，应先进行完整示范，使老年人建立完整的动作概念，然后再采用分解教学的方法，使老年人能仔细地体会动作的细节，突出重点，更好地掌握动作要领，最终达到完整掌握动作的目的。

完整法与分解法并不是截然分开的，在完整中有分解、分解中又有完整，教学中二者应该结合运用，才能使老年人全面地掌握动作内容。

6. 分组练习法

分组练习法是指教学中，在康体指导师的统一指导下，老年人之间进行相互观察、帮助、交流的方法。此法在老年人教学活动中，尤为重要。

7. 纠正偏差法

纠正偏差法是康体指导师针对中国传统体育老年学练者学习中产生偏差的原因，选择有效的手段，及时预防和纠正偏差的一种方法。在教学中，运用纠正偏差法，首先要把重点放在预防出偏上。为此康体指导师应做到如下几点。一是，康体指导师在课前应认真备课，吃透教材，抓住重点、难点，在教学中给老年人以正确的功法概念。二是，选择的功法和教法应切合老年人的实际情况，功法和教法不能超出老年人接受能力的范围。三是，预防课程混串。各种功法都有自己的特点，很多老年人学过其他功法，康体指导师应及时讲解两种功法的不同之处，防止由于不同功法之间的混串而出现偏差。

在预防的基础上，康体指导师必须高度重视并及时纠正已发生的错误。康体指导师在纠正错误中应该做到如下四点。

第一点：发现老年人练习中有错误时，康体指导师应该首先找出其产生错误的原因，然后才能据此采取纠正措施。

第二点：抓住主要问题，逐一纠正。老年人在学习中可能会同时产生几个错误，康体指导师在纠正错误时，切不能几个问题同时抓，否则会使老年人无所适从。遇到这种情况，康体指导师应该首先抓主要错误，然后逐个加以纠正。

第三点：在纠正错误时，应注意掌握共性错误进行集体纠正，对一些个性错误，则应采取个别辅导的方式纠正。

第四点：在纠错进程中，康体指导师对老年学练者要耐心启发，积极鼓励，以增强他们纠正错误的信心。

8. 比赛法

比赛法同其他练习法相比，是合理利用"竞争"因素，使学练者处于高度集中和兴奋状态，对身体的素质和能力提出了更高的要求。这种方法可以有效提高老年人身体素质和心理素质，培养练习者在相对复杂条件下沉着、冷静的自制能力，在集体主义精神中，获得更高层次的精神享受。教学中采取分组集体赛、推选代表赛、个人测试赛等手段，对激发老年人的积极情绪，提高教学效果有着非常显著的作用。

（三）指导老年人学练中国传统体育的注意事项

1. 锻炼的时间

中国传统体育锻炼是以身体锻炼为主的练习，在一般情况下，时间可以不必太拘泥，但是也要注意避免在吃饭前后45分钟或心情烦躁时练习；老年人有失眠现象的，要避免在睡觉前练习；心血管患者，要避免在上午练习，此时锻炼者基础血压和基础体温高，肾上腺素比傍晚高4倍，心脏病患者易出危险；太阳还未出来时，不要在树下练习，早上树林里二氧化碳含量较高，太阳出来后才具备充足氧气；冬天室外练习，最好是在上午9点太阳出来以后进行，此时温度逐渐升高，练习者可以避免风邪、寒邪的侵袭，而且上午9点以后污染空气下沉，污染物质减少。此外，由于三种中国传统体育运动都具有一定的练习强度，还要注意不要在身体极度疲劳时练习，以防造成身体损伤。

2. 锻炼的次数

一般而言，锻炼次数没有固定标准。不过，中国传统体育倡导适度，既不能锻炼不够，也不能过多锻炼。锻炼过度不但无益于身体的健康，相反还可能使身体受损。所以，中国传统体育锻炼的次数和练习量并不是越多越好，而应根据老年人的实际情况适当安排，具体来说可以从下面三个方面来考虑。

其一，练习者可以根据自己锻炼的时间或身体的体质来确定。如锻炼时间充裕、身体体质较好，重复练习或一日数次练习都是可以的；如时间较少或身体体质较弱，一天锻炼一次也是很好的。

其二，练习者可根据自身的感受来衡量练习的次数和运动量。如锻炼后身体舒适、心情愉悦，或稍有疲劳感，说明安排是正确合理的；如锻炼后身体有不舒适的感觉，甚至不想再运动，则说明身体已处于疲劳状态、练习的次数过多或练习的量过大。

其三，对于患有慢性疾病或运动功能障碍的老年人来说，为了避免运动后疲劳不易消除，每次练功时间不宜太长。可以采用分散练功的方法，即根据自己的生活规律，在一天的上午、下午分段练习。

3. 指导锻炼的环境

指导学练中国传统体育应选择一个好的环境，使练习者锻炼时排除干扰、聚精会神，获得良好的健身效果，并防止锻炼意外的发生。具体来说，好的锻炼环境是指场地内外相对安静、不受外界干扰，且树木较多、空气清新、通风向阳、没有污染。

一般情况下，老年人不宜在高温烈日下锻炼。因身体不适而在室内锻炼者，当室外气温适宜时，可开窗练习。秋末、冬季、初春应尽量选择日出后锻炼。下雨、大雾、大风、寒潮时在室内锻炼，并且要注意避风防寒。寒冷的刺激会使交感神经的张力增高，导致人体外周血管收缩、血压增高、心率加快、心脏负荷加重、心肌缺血、血小板凝聚、血液黏稠度加大、血流缓慢，容易引发心肌梗死、高血压、脑血栓、脑溢血、心绞痛等疾病的发生。从中医理论来看，容易犯肺，即会引发老年虚弱人群肺部疾患。所以，在冬季寒冷风大的早晨，一般不适宜进行指导锻炼。在大雾天气时，也不能在室外进行中国传统体育的练习。因为雾是空气中的水汽凝结物，水汽在凝结成雾滴的过程中，必然将空气中的尘埃、细菌或其他微粒等有害污物凝结到雾滴中，并且由于近地层空气污染较严重，雾滴在飘移的过程中又不断地与污染物相碰并吸附它们。据测定，雾滴中含有的各种尘埃、病原微生物等有害物质的比例，要比通常的大气水滴高出几十倍。所以说，雾对人体健康危害很大。三种中国传统体育都是以动作导引为主要特征的功法，许多动作都有扩胸与含胸的导引，因此肺部的呼吸运动比较充分，在雾中进行练习，会使锻炼者吸入雾中的有害物质，极易诱发或加重气管炎、咽喉炎、眼结膜炎等诸多病症。

4. 锻炼者的状态

在老年人心中有大事或急事一时还难以放下时不宜进行锻炼；情绪起伏较大，在激动或动情之中不宜锻炼；激动或动情之事已过，但思想仍不能集中不宜锻炼；激烈运动后，身心未平静不宜锻炼；身心过度劳累的情况下不宜锻炼；饥饿、饱食、酗酒后不宜锻炼。

吃饭前后也不能马上进行指导练习，因为饭前人体血糖值处于较低点，而在低血糖的情况下锻炼，尤其是中老年人，容易引起恶心甚至昏厥等不良反应，不利于练习者的身体健康。饭后人体内的血液处于重新分布的状态，体内血液大量聚集于肠胃等消化系统以吸收消化食物，此时练习，血液会因运动的需要转移到人体肌肉等运动系统中，从而影响消化系统对食物的消化吸收，长期下去容易导致消化系统疾病的发生。因此，不宜在吃饭前后马上练习，一般在饭前饭后超过45分钟时进行练习较好。年龄较大的老年人最好提前喝杯牛奶或糖水，以提高血糖。

5. 指导练习的穿着和饰物

在中国传统体育锻炼活动中，虽然没有现代体育运动中的跑、跳等剧烈动作，但功法的技术动作很多是对身体各关节的充分伸拉运动，有些动作幅度较大，并对呼吸要求较高，必须做到轻松、自然、柔和。如果在练习中穿着紧身的上衣和裤子，必然会影响骨关节的伸拉运动和正常的呼吸节律，使人感到不舒服，甚至还会影响身体的血液循环，影响经脉中的气血运行，容易导致气机不畅、气滞血瘀的现象出现。所以，在练习中国传统体育时最好穿上宽松的上衣、裤子，腰带也不要系太紧。

另外，在练习功法时最好不佩戴饰物。功法锻炼中很多动作是通过导引肢体来改善血液循环的，佩戴饰物容易影响练习者血液循环的畅通。中国传统体育中太极拳、五禽戏、八段锦动作变化相对复杂，佩戴饰物会使身体有所牵持，影响动作的完成质量，还有可能造成意外的发生。所以，练功前应把饰物如耳环、项链等摘下保管，练完功后再重新戴上比较好。

（四）指导老年人学练太极拳养生功法的相关要求

康体指导师在指导老年人学练太极拳养生功法过程中，需注意以下要求。

一是注意集中，动中求静。康体指导师在指导太极拳练习的时候，要求老年人思想集中，首先从心理上做到安静，这种安静的心情，应贯穿于拳套的全部过程中去。无论动作简单或复杂，姿势高或低，进退或转换，始终保持不急不躁的安静状态，使精神贯注到每一个细小的动作中去，做到专心练拳，做到"动中求静""虽动犹静"，并且"用意不用力"，用意识支配每一个动作，做到手脚、眼神、躯干等身体各部位协调配合，达到"意动身随"的地步。

二是上下相随，周身协调。太极拳是一种使身体全面锻炼的运动项目，不是单独练身体的某一部分，因此必须通过躯干和四肢的相应运动，做到上下相随、周身协调，达到全面锻炼的目的。在拳理上说"一动无有不动，一静无有不静"等，都是形容周身协调的说法。

三是架式平稳，速度均匀。太极拳的架式平稳舒展，打一套拳的姿势高低要匀称，不可忽高忽低。从"起势"时就可确定姿势的高低程度，要求全套大体能保持一样高低，不能忽高忽低、起伏很大，也不能前俯后仰。打一套太极拳从头至尾的动作速度应该是一样快慢。快慢要求均匀，不能把熟练动作、简单动作做得快，相反就慢。一会儿快、一会儿慢都不符合打太极拳的要求，应保持均匀的速度。

四是虚实分清，重心稳定。太极的一招一式、进退转换都应当注意弄清虚实，不能含糊不清。身体重心的转换要清楚稳定，使肢体各部分在运动中没有丝毫不稳定的现象。练习时要求沉肩、松腰、松腹都是帮助重心稳定的主要环节。练习日久后，无论动作快或慢都不会出现左右摇摆和上重下轻的毛病。

五是保持自然呼吸。太极拳理论中都重视结合呼吸这个问题，练太极拳要保持自然呼吸，动作不要受呼吸的限制，呼吸更不能受动作的拘束。经常练习太极拳可以使呼吸深长。初练时用自然呼吸，等动作熟练后用腹式呼吸，逐渐使呼吸和动作自然地结合。太极拳套路熟练后，可按照拳势呼吸，如"起吸落呼""开吸合呼"以及"收吸伸呼"的原则，使动作和呼吸自然地配合起来。总之，太极拳的腹式呼吸必须逐渐做到：深、长、细、缓、匀、柔，与动作自然配合。

六是运动量可适当增减。太极拳的运动量应根据个人体质适当增减。身体强健的老年人可以打全套或两套；身体弱的老年人则可选打一节或两节，也可以专练一两个动作。练习中根据自己的身体健康状况，逐渐增加练习内容，从而收到增强体质、改善健康状况的效果。

（五）指导老年人学练八段锦养生功法的相关要求

康体指导师指导老年人学练八段锦功法，必须把握好三个方面的要求。

一是调身。八段锦是以肢体运动为主要特点的导引术，它通过肢体运动强壮筋骨、调理脏腑、疏通经络、调和气血，从而达到强身健体的目的。其功法特点主要表现为势正招圆。整套动作看似横平竖直、柔和缓慢，但却方圆相应、松紧结合，八段锦的每式中均体现了这一风格。如"左右开弓似射雕"一式，两手自胸前开弓至两侧，再由两侧弧形下落，动作以横平为起点，以半圆为路径，在方正中体现开弓时抻拉之力，回收时松柔之美。上述八段锦的功法特点是在动作进入熟练阶段后，自然而然进入的一种求松静、分虚实、讲刚柔、知内劲的状态。在初学阶段要掌握每一式的动作要领，先求动作方整、再求动作圆活，先体会柔和缓慢、再体会动静相兼。

在学习初始阶段，基本身形的锻炼最为重要。本功法的基本身形，通过功法的预备式进行站桩锻炼即可，站桩的时间和强度可根据不同人群的不同健康状况灵活掌握。在锻炼身形时，要认真体会身体各部位的要求和要领，克服关节肌肉的酸痛等不良反应，为放松入静创造良好条件，为学习掌握动作打好基础。在学习各式动作时，要对动作的路线、方位、角度、虚实、松紧分辨清楚，做到姿势工整、方法准确。

二是调息。八段锦在练习时采用逆腹式呼吸，同时配合提肛呼吸。具体方法是，吸气时提肛、收腹、膈肌上升；呼气时膈肌下降、松腹、松肛。与动作结合时遵循起吸落呼、开吸合呼、蓄吸发呼的呼吸原则，在每一段主体动作中的松紧与动静的变化交替处采用闭气。如"两手托天理三焦"一式，两手上托时，吸气；保持抻拉时，闭气；两手下落时，呼气。在动作的初学阶段，要以自然呼吸为主，不要刻意追求呼吸的细、匀、深、长，不要刻意追求呼吸与动作的配合，不要让呼吸成为心理负担，以免出现头晕、恶心、心慌、气短等现象。要因人而异、量力而行，动作与呼吸的配合要顺其自然，在循序渐进中进入不调而自调的状态。

三是调心。练习八段锦时意念活动不是守一，而是意想动作过程，不同的学练阶段，其意念活动也是不一样的。在练功初期，意念活动主要在动作要点和动作规格上，这一阶段动作要正确、路线要准确；在功法提高阶段，意念活动主要在动作的风格特点和呼吸的配合上，要不断改进和提高动作质量，肌肉感觉由紧到松；在功法熟练自如阶段，意念活动随呼吸、动作的协调而越来越自然，做到形与神和、意与气和。在松静、愉悦的心理条件下，在似守非守的意念活动中，解除各种紧张状态，做到功法自然流畅、挥洒自如。

（六）指导老年人学练五禽戏养生功法的相关要求

指导老年人学练五禽戏养生功法，必须把握好"形、气、神、意"四个方面的要求。

1. 形的要求

形，也称调身，即练习时的动作姿势。古人说："形不正则气不顺，气不顺则意不宁，意不宁则神散乱"，说明动作姿势在练习中的基础作用。开始练习时，要求头身正直、含胸垂肩、体态自然，使身体各部位放松、舒适，不仅肌肉放松，精神上也要放松，呼吸要调匀，逐步进入练习状态。开始学练每一戏时，要根据动作的名称含义，做出与之相适应的动作造型，要求动作到位、合乎规范，努力做到"演虎像虎""学猴似猴"。特别是对动作的起落、高低、轻重、缓急、虚实要分辨清楚，不僵不滞、柔和灵活，以达到导肢体、引气血、强身祛病的功效。

2. 气的要求

气，也称调息，即练习时对呼吸的锻炼。康体指导师在指导老年人学练时，要有意识地注意呼吸调整，不断去体会、掌握、运用与自己身体状况或与动作变化相适应的呼吸方法。对于初学者，应先学会动作，明确其含义，使姿势达到舒适准确。待身体放松、情绪安宁后，逐渐注意调整呼吸。康体指导师在指导老年人学练五禽戏时，其呼吸和动作的配合有以下规律：起吸落呼、开吸合呼、先吸后呼、蓄吸发呼。其主要呼吸形式有自然呼吸、腹式呼吸、提肛呼吸等，可根据姿势变化或劲力要求而选用。但是，不管选用何种呼吸形式，都要求松静自然，不能憋气。同时，呼吸不能太过、太大，以不疾不徐为宜，逐步达到缓慢、细匀、深长的程度。

3. 神的要求

神，也称调心。康体指导师在指导老年人学练时，应当尽量做到"惟神是守""形神合一"。只有"神"守于"中"，而后才能"形"全于"外"。所谓"戏"，有玩耍、游戏之意，这也是五禽戏与其他功法不同之处。只有掌握"五禽"的神态，进入玩耍、游戏的意境，神韵方能显现出来，动作形象才可能逼真。虎戏要仿效虎的威猛气势、虎视眈眈；鹿戏要仿效鹿的轻捷舒展、自由奔放；熊戏要仿效熊的憨厚刚直、步履沉稳；猿戏要仿效猿的灵活敏捷、轻松活泼；鸟戏要仿效鹤的昂首挺立、轻盈潇洒。

4. 意的要求

意，即意念、意境，也是调心的表现。康体指导师在指导老年人学练中，要求尽可能排除不利于身体健康的情绪和思想，为自己创造一个美好的内环境。开始练习时，可以通过意想腹部下丹田处，使思想集中，排除杂念，做到心静神凝。学练每一戏时，逐步进入"五禽"的意境，模仿不同动物的不同动作。练"虎戏"时，要意想自己是深山中的猛虎，伸展肢体、抓捕食物；练"鹿戏"时，要意想自己是原野上的梅花鹿，众鹿戏抵、伸足迈步；练"熊戏"时，要意想自己是山林中的黑熊，转腰运腹、自由漫行；练"猿戏"时，要意想自己是置身于花果山中的灵猴，活泼灵巧、摘桃献果；练"鸟戏"时，要意想自己是江边仙鹤，抻筋拔骨、展翅飞翔。

意随形动、气随意行，达到"意、气、形"合一，以此就可以达到疏通经络、调畅气血的目的。

项目三
中国传统体育活动组织

任务1 为自理老年人制订传统体育健康学练计划

某高端养老社区里面，生活着 20 余位 70 岁左右的老年人，大部分是离退休干部或高级知识分子，每个人都提前预交了三年社区专业健康服务的费用，并要求康体指导师根据老年人情况，制订一份长期（1 年）学练中国传统体育健康养生功法的活动计划。

【任务实施】

一、任务流程

任务分析 ➡ 工作准备 ➡ 步骤操作 ➡ 效果评价

二、实施步骤

（一）任务分析

1. 主要身心状况及健康问题

序号	主要身心状况及健康问题
1	文化水平较高，能深刻认识到健康重要性
2	均能积极主动提出健康维护需求，非常关心其身体健康
3	文化水平及工作性质决定其对中国传统体育文化的认知与认同
4	主要学练目的为健康维持及健康促进

2. 主要目标措施及依据

主要目标措施	依据
为自理老年人制订中国传统体育健康学练长期计划	（1）提前预交专业健康服务费用，老年人的健康需求及康体活动学练意愿较高 （2）中国传统体育健康学练能够满足老年人康体需求的安全性要求 （3）老年人对于中国传统体育文化认同感较强 （4）长期坚持中国传统体育健康学练能够满足老年人需求 （5）长期坚持中国传统体育健康学练能够调节老年人的心理状态

（二）工作准备

1. 物品准备

序号	名称	单位	数量	备注
1	电脑	台	1	
2	打印机	台	1	

2. 环境与人员准备

序号	环境与人员	准备
1	环境	干净、整洁、安全，空气清新、无异味
2	康体指导师	（1）着装整齐 （2）熟悉并掌握制订老年人健身活动计划的技能要求和相关知识 （3）提前与老年人家属或护理员沟通，了解老年人健康状况
3	自理老年人	神志清醒，情绪稳定，身心放松

（三）步骤操作

步骤	内容	制订自理老年人群学练中国传统体育长期计划书（1年）的技能操作与要求
步骤1	前期调研	（1）老年人意愿调研。康体指导师来到老年人群中，说明来意。"各位爷爷奶奶们好！大家购买了咱们社区专业的健康服务项目，咱们社区的这项服务主要以中国传统体育为主，也是咱们社区的特色服务项目。之前，爷爷奶奶们坚持学练下来，效果逐渐显现，也充分证明只有长期科学练习养生功法，才能起到保持健康、延年益寿的作用。所以，我打算为大家制订一份长期练习中国传统体育的方案，大家会按方案坚持科学运动吗？"各位老年人回答："一定会的！" （2）老年人其他方面调研。查阅院内老年人健康档案，了解各位老年人的身体健康状况是否满足长期练习中国传统体育的要求；了解老年人的运动基础、运动习惯及运动史 （3）环境和物资调研。调研人员对长期开展此项传统体育养生功法学练的场地进行现场勘查，对空间大小、安全性、光线强弱、通风条件、音响设备、休息区域划分、饮用水等条件进行评估
步骤2	撰写计划书	（1）整理前期调研资料，结合老年人身体状况及康体学练需求，制订自理老年人长期学练中国传统体育的总目标及各阶段的子目标 （2）根据确定的老年人传统体育养生功法的目标，结合老年人的健康状况、运动基础、运动习惯，确定适合开展的传统体育养生项目主题及活动内容（包含学练养生功法的频率与强度） （3）结合本社区的实际情况，确定开展中国传统体育的场地（备用场地）、时间安排、主要组织人员安排和整体活动预算
步骤3	评估与反馈	（1）召集社区康体指导师，集体评估计划书的安全性、有效性及适用性，并根据意见作出调整 （2）将调整过后的老年人群学练中国传统养生功法计划书反馈给活动对象老年人及家人
	注意事项	（1）自理老年人群学练中国传统体育的计划应充分考虑老年人的健康状况、不同老年人的健康差异，以及老年人的运动基础与运动习惯，确保养生功法学练过程的安全性 （2）中长期计划中各阶段计划的目标应循序渐进、相互衔接 （3）阶段性计划完成情况应及时总结反馈，以便调整计划的实际实施进度 （4）本学练计划应与社区内其他活动计划相结合，丰富老年人精神生活

（四）效果评价

（1）通过撰写自理老年人中国传统体育活动计划，以及开展相关调研，为自理老年人长期、科学、有效地开展中国传统体育活动提供了重要参考和指导。

（2）根据方案内容和要求，老年人、康体指导师以及活动组织方做好了开展长期活动的各项准备。

【相关知识】

制订活力老年人群学练中国传统体育活动计划书的相关知识

一、制订老年人群学练中国传统体育长期活动计划书的原则、方法与技巧

1. 制订长期活动计划书的原则

（1）安全性原则：制订的老年人学练中国传统体育长期活动计划应充分考虑到学练安全性的问题，包括场地的安全性、学练内容的安全性以及老年自身安全性等问题。

（2）有效性原则：制订的老年人学练中国传统体育长期活动计划应保证老年人康体目标和康体诉求得以实现。

（3）统筹原则：以开展的中国传统体育为基本活动内容，针对整体学练计划的目标、阶段性时间节点、主要负责人及部分外部因素做出阐述，且具备可实施性。

（4）侧重原则：制订的老年人学练中国传统体育长期活动计划应与其阶段性计划相结合，短期计划需要做出详细且周密的阐述，如学练的内容、学练时间、地点及组织人员都要相应明确；长期计划只需要给出指导性规划即可，如老年人的总体健康目标、计划实施的主要负责人、阶段性安排等。

（5）关联原则：老年人学练中国传统体育长期活动计划中，各阶段计划应与总体计划保持目标一致。

（6）递进原则：老年人学练中国传统体育长期活动计划中，各阶段计划难度应根据先后顺序循序渐进，且具备可操作性。

（7）反馈原则：老年人学练中国传统体育长期活动计划中，各阶段目标的完成情况弹性决定整体计划的实施进度，切忌生搬硬套、强制完成计划。

（8）镶嵌原则：老年人学练中国传统体育长期活动计划的实施不是孤立于机构或院社区其他活动单独存在的，应充分考虑到与其他相关活动的结合情况，在保证学练安全、有效的基础上，丰富老年人的精神文化生活，维持或加强其社交功能的体现。

2. 制订长期活动计划书的方法与技巧

（1）前期调研：在制订老年人群学练中国传统体育长期活动计划书时，前期调研对于信息的收集十分必要，调研内容应包括目标老年人的健康状况、康体学练意愿与诉求、老年人的运动基础与运动习惯、传统体育养生功法学练的安全性以及学练环境与物资配备等情况，其对后期确定传统体育养生功法的学练内容、周期、强度、频率以及组织形式起到决定性作用。

（2）明确康体目标：根据前期调研的结果，结合老年人的实际健康状况与进行传统体育养生功法学练的诉求，确定老年人的康体目标，其中目标的制订既包含长期计划的康体总体目标，也应包含各阶段计划的康体子目标。目标的设定应具备可达到、可衡量、可具体化等特点，如肌力的保持，关节活动度的改善等。

（3）确定康体内容：根据确定的老年人传统体育养生功法的康体目标，结合老年人的健

康状况与康体诉求，考虑到本机构或社区场地的实际情况，确定出安全、有效的传统体育养生功法，如太极拳、八段锦、五禽戏、六字诀、易筋经等。

（4）书写方案：根据上述工作的结果，除明确老年人群学练中国传统体育长期活动计划的目标与学练方法之外，康体活动的开展地点、时间管理、主要组织人员安排、整体活动预算都要包含在内。

（5）评估与反馈：老年人传统体育养生功法活动开展的进度，除依据计划书执行之外，需设立阶段性学练的评估反馈机制，及时作出适当调整，以确保活动的有效性及安全性，并将计划书告知老年人及其家人。

二、老年人学练传统体育活动计划书案例（年、月、周）

案例一：

玉兰社区活力老年人群学练中国传统体育活动年度计划书
（2021—2022）

（一）活动背景

玉兰社区作为本市高端养老社区之一，老年人康体活动指导是社区养老特色服务项目，深受社区内的老人们喜爱。本项目以学练中国传统体育为主要手段，辅以体质监测、营养配餐、休闲娱乐等项目，在维持和改善老年人身体健康方面取得明显效果，使得老年人在获得身体健康的同时，愉悦心情，增加了社会活动的参与度，提升了个人价值，提高了晚年的生活质量。

现在社区内有 20 余位 70 岁左右的老年人，每个人提前预交了三年的社区专业健康服务费用，现需要本社区的康体指导师根据这些老年人的情况，制订一份活力老年人群学练中国传统体育活动的年度计划书。

（二）活动开展理论依据

中国传统体育主要是指八段锦、五禽戏、太极拳等导引术，是中华民族的文化瑰宝，也是治病养生、强身健体的重要手段，长期科学规律地坚持传统体育养生功法练习的主要好处有：预防或减缓由于年龄增加而引起的身体运动能力的下降；预防年龄增加所带来的慢性疾病的发生，或控制慢性疾病的发展速度；降低身体残疾的风险；促进良好的心理环境建立；科学规律地坚持传统体育养生功法的练习，还有助于老年人心血管系统及呼吸的功能维持，进而达到促进健康的目的。

（三）活动目标

1.总目标

（1）熟练掌握三套常见的中国传统体育的学练方法。
（2）维持老年人的肌力水平。
（3）维持老年人的关节活动度水平，并得到一定改善。

2. 分目标

（1）培养老年人主动学练传统养生功法的意识和习惯。

（2）增强老年人的心理自我调适能力。

（3）增加老年人社会活动的参与积极性。

（四）活动的内容及进程

阶段	活动内容	实施时间
第一阶段	八段锦的学练	2021.03—2021.05
第二阶段	太极拳的学练	2021.06—2021.08
第三阶段	五禽戏的学练	2021.09—2021.12

（五）活动开展地点及组织形式

（1）活动地点：玉兰社区中心广场（社区活动中心大厅备选）。

（2）组织形式：集体学习，分组练习。

（六）活动负责人

姓名	项目负责内容	备注
甲	总负责人	
乙	活动场地与宣传	
丙1、丙2、丙3……	传统养生功法教授与指导	
丁1、丁2、丁3……	活动安全及医务监督	
戊	经费预算及其他财务	
己	阶段性效果评估	

（七）活动预算

	阶段	活动内容	费用明细
玉兰社区活力老年人群学练中国传统体育活动经费预算	第一阶段	八段锦学练	（1）老年人学练传统养生功法服装费用 （2）老年人学练传统养生功法环境布置（音响等）费用 （3）老年人学练养生功法饮用水及营养补充（水果等）费用 （4）活动资料整理、管理费用及办公费用 （5）定期活动开展费用（含交通） （6）其他费用
	第二阶段	太极拳学练	
	第三阶段	五禽戏学练	
	总计		

（八）活动评估方法

（1）阶段性总结、简要汇报工作开展情况。

（2）定期开展老年人参与传统养生功法活动的满意度调查。

（3）定期开展老年人体质健康监测，观察各数据变化幅度。

案例二：

玉兰社区活力老年人群学练中国传统体育活动月度计划书
（2021年4月）

（一）活动背景

玉兰社区作为本市高端养老社区之一，常年开展的老年人康体活动指导是社区养老特色服务项目，深受社区内的爷爷奶奶们喜爱。本项目以学练中国传统体育为主要手段，辅以体质监测、营养配餐、休闲娱乐等项目，在维持和改善老年人身体健康方面取得明显效果，使得老年人在获得身体健康的同时，愉悦心情，增加了社会活动的参与度，提升了个人价值，提高了晚年的生活质量。

现在社区内有20余位70岁左右的老年人，每个人提前预交了三年的社区专业健康服务费用，现已开展传统体育养生功法活动一个月，各老年人已有部分学练基础，且参与兴趣浓厚，康体指导师根据老年人学练情况制订4月份老年人群学练中国传统体育活动的月度计划书。

（二）活动开展理论依据

中国传统体育主要是指八段锦、五禽戏、太极拳等导引术，是中华民族的文化瑰宝，也是治病养生、强身健体的重要手段，长期科学规律地坚持传统体育养生功法练习的主要好处有：预防或减缓由于年龄增加而引起的身体运动能力的下降；预防年龄增加所带来的慢性疾病的发生，或控制慢性疾病的发展速度；降低身体残疾的风险；促进良好的心理环境建立；科学规律地坚持传统体育养生功法的练习，还有助于老年人心血管系统及呼吸的功能维持，进而达到健康促进的目的。

（三）活动目标

1.总目标

（1）熟练掌握传统养生功法八段锦的学练方法。

（2）维持老年人的肌力水平，并记录在各个老年人的健康档案中。

（3）维持老年人的关节活动度水平，并得到一定改善，并记录在各个老年人的健康档案中。

（4）能够以集体阵型完成传统养生功法八段锦的表演展示。

2.分目标

（1）培养老年人主动学练传统养生功法的意识和习惯。

（2）增强老年人的心理自我调适能力。

（3）增加老年人社会活动的参与积极性。

（四）四月份八段锦活动的内容及进程

阶段	活动内容	实施时间
第一周	八段锦预备式前四节的连续性完整练习（预备式、两手托天理三焦、左右开弓似射雕、调理脾胃单举手、五劳七伤往后瞧）	第一周（一、三、五）

阶段	活动内容	实施时间
第二周	八段锦后四节及收势的连续性完整练习（摇头摆尾去心火、两手攀足固肾腰、攒拳怒目增气力、背后七颠百病消、收势）	第二周（一、三、五）
第三周	八段锦的连续性完整练习	第三周（一、三、五）
第四周	设计八段锦表演阵型与表演排练	第四周（一、三、五）

（五）活动开展地点及组织形式

（1）活动地点：玉兰社区中心广场（社区活动中心大厅备选）。

（2）组织形式：集体学习，分组练习。

（六）活动负责人

姓名	项目负责内容	备注
甲	总负责人	监督活动开展进度与质量
乙	活动场地与宣传	
丙1、丙2、丙3……	传统养生功法教授与指导	八段锦的连续性完整学练及表演排练
丁1、丁2、丁3……	活动安全及医务监督	活动开展前后的生命体征测量
戊	经费预算及其他财务	
己	阶段性效果评估	（1）检验八段锦连续性完整学练的程度 （2）询问老年人本月学练活动开展满意度 （3）测量老年人生命体征及肌力、关节活动度等指标，并记录整理

（七）活动预算

活动内容	活动明细	金额
传统养生功法八段锦学练	老年人学练传统养生功法环境布置（音响等）费用	100元（20人）
	老年人学练养生功法饮用水及营养补充（水果等）费用	1000元（20人）
	活动资料整理、管理费用及办公费用	500元（20人）
	定期活动开展费用（含交通）	1000元（20人）
	其他费用	400元（20人）
总计		3000元（20人）

（八）活动评估方法

（1）传统养生功法八段锦学练阶段性总结、简要汇报工作开展情况。

（2）定期老年人参与传统养生功法活动满意度调查。

（3）每天的生命体征数据及每周肌力与关节活动度的指标检测，观察并记录各数据变化幅度。

玉兰社区活力老年人群学练中国传统体育活动周计划书
（2021年4月第3周）

（一）活动背景

玉兰社区作为本市高端养老社区之一，常年开展的老年人康体活动指导是社区养老特色服务项目，深受社区内的爷爷奶奶们喜爱。本项目以学练中国传统体育为主要手段，辅以体质监测、营养配餐、休闲娱乐等项目，在维持和改善老年人身体健康方面取得明显效果，使得老年人在获得身体健康的同时，愉悦心情，增加了社会活动的参与度，提升了个人价值，提高了晚年的生活质量。

现在社区内有20余位70岁左右的老年人，每个人提前预交了三年的社区专业健康服务费用，现已开展传统体育养生功法活动一个半月，各位老年人已基本能够完成八段锦的连续性完整学练，且参与兴趣浓厚。康体指导师根据老年人学练情况制订4月份第3周老年人群参与中国传统体育活动的计划书。

（二）活动开展理论依据

中国传统体育主要是指八段锦、五禽戏、太极拳等导引术，是中华民族的文化瑰宝，也是治病养生、强身健体的重要手段，长期科学规律地坚持传统体育养生功法练习的主要好处有：预防或减缓由于年龄增加而引起的身体运动能力的下降；预防年龄增加所带来的慢性疾病的发生，或控制慢性疾病的发展速度；降低身体残疾的风险；促进良好的心理环境建立；科学规律地坚持传统体育养生功法的练习，还有助于老年人心血管系统及呼吸的功能维持，进而达到健康促进的目的。

（三）活动目标

1. 总目标

（1）熟练掌握传统养生功法八段锦的学练方法。

（2）维持老年人的肌力水平，并记录在各个老年人的健康档案中。

（3）维持老年人的关节活动度水平，并得到一定改善，并记录在各个老年人的健康档案中。

（4）能够以集体阵型完成传统养生功法八段锦的表演展示。

2. 分目标

（1）培养老年人主动学练传统养生功法的意识和习惯。

（2）增强老年人的心理自我调适能力。

（3）增加老年人社会活动的参与积极性。

（四）4 月份第 3 周八段锦活动的内容及进程

阶段	活动内容	实施时间
周一	八段锦的连续性完整练习	早上 10:00—11:00
周三	八段锦的连续性完整练习	早上 10:00—11:00
周五	八段锦的连续性完整练习	早上 10:00—11:00

（五）活动开展地点及组织形式

（1）活动地点：玉兰社区中心广场（社区活动中心大厅备选）。

（2）组织形式：集体学习，集体练习。

（六）活动负责人

姓名	项目负责内容	备注
甲	总负责人	监督活动开展进度与质量
乙	活动场地与宣传	
丙1、丙2、丙3……	传统养生功法教授与指导	八段锦的连续性完整学练及表演排练
丁1、丁2、丁3……	活动安全及医务监督	活动开展前后的生命体征测量
戊	经费预算及其他财务	
己	阶段性效果评估	（1）检验八段锦连续性完整学练的程度 （2）询问老年人本周学练活动开展满意度 （3）测量老年人生命体征及肌力、关节活动度等指标，并记录整理

（七）活动预算

遵循月度预算。

（八）活动评估方法

（1）周末询问老年人参与传统养生功法活动的满意度。

（2）每天的生命体征数据及每周肌力与关节活动度的指标检测，观察并记录各数据变化幅度。

附件：

玉兰社区养老服务中心 4 月份第三周活动一览表

时间	4月12日	4月13日	4月14日	4月15日	4月16日	4月17日	4月18日
活动	康体活动八段锦	手工百合丝网花	康体活动八段锦	合唱《岁月如歌》	康体活动八段锦	自由活动	电影赏析《解放》
地点、时间	中心广场 10:00	活动室1 10:00	中心广场 10:00	活动室2 10:00	中心广场 10:00		活动室3 9:30
负责人	×××	×××	×××	×××	×××		×××

任务2 为自理老年人撰写传统体育活动策划方案

某养老社区里面，生活着20余位70岁左右的老年人，大部分是离退休干部或高级知识分子，他们要求康体指导师根据老年人情况，撰写一份老年人中国传统体育健康养生功法活动的策划方案（一次活动）。

一、任务流程

任务分析 ⟶ 工作准备 ⟶ 步骤操作 ⟶ 效果评价

二、实施步骤

（一）任务分析

1. 主要身心状况及健康问题

序号	主要身心状况及健康问题
1	文化水平较高，能深刻认识到健康重要性
2	非常关心身体健康
3	文化水平及工作性质决定其对中国传统体育文化的认知与认同
4	参与健康养生功法活动的目的为健康维持及健康促进

2. 主要目标措施及依据

主要目标措施	依据
为自理老年人撰写一份中国传统体育健康养生功法活动的策划方案	（1）老年人对于中国传统体育健康养生文化的认同感高 （2）规律、科学地组织开展中国传统体育健康养生功法活动能够有效维持和促进健康，调节老年人心理状态 （3）合理安排的中国传统体育健康养生功法活动能够满足老年人康体学练的安全性和有效性要求

（二）工作准备

1. 物品准备

序号	名称	单位	数量	备注
1	电脑	台	1	
2	打印机	台	1	

2. 环境与人员准备

序号	环境与人员	准备
1	环境	干净、整洁、安全，空气清新、无异味
2	康体指导师	（1）着装整齐 （2）熟悉并掌握开展老年人健身活动意愿调查的技能要求和相关知识 （3）提前与老年人家属或护理员沟通，了解老年人健康状况
3	自理老年人	神志清醒，情绪稳定，身心放松

（三）步骤操作

步骤	内容	为自理老年人撰写一份中国传统体育健康养生功法活动的策划方案的技能操作要求
步骤1	前期调研	（1）老年人调研。康体指导师来到老年人群中，说明来意。"各位老年朋友！咱们社区要组织开展一次关于老年人的中国传统体育健康养生功法活动，请大家给我10分钟的时间介绍一下咱们社区这项传统体育的养生功法，可以吗？""中国传统体育主要是指八段锦、五禽戏、太极拳等导引术，是中华民族的文化瑰宝，也是治病养生、强身健体的重要手段。长期科学规律地坚持传统体育养生功法的练习，对咱们老年人的肌力和关节活动度的维持效果都特别好，还可以增加机体的平衡与协调能力，增强本体感受。练习完以后，身心强健、神清气爽。大家愿意参加吗？"。老年朋友回答："愿意。" （2）其他人员调研。查阅院内老年人健康档案，了解各老年人的身体健康状况，判断其是否满足练习中国传统体育的要求；了解老年人的运动基础、运动习惯及运动史；现场进行老年人参与中国传统体育健康养生功法的安全性评估 （3）环境和物资调研。调研人员需对长期开展此项传统体育健康养生功法活动的场地进行现场勘查，对于空间大小、安全性、光线强弱、通风条件、音响设备、休息区域划分、饮用水等条件进行评估
步骤2	撰写策划方案	（1）整理前期调研资料，结合老年人身体状况、康体运动基础及之前活动开展的策划方案，确定本次自理老年人参与中国传统体育健康养生功法活动的主题与活动目的 （2）根据本次组织自理老年人开展中国传统体育健康养生功法活动的目的，结合社区内各老年人的身体健康状况、康体运动基础及康体运动习惯，确定本次组织健康养生功法的活动内容 （3）结合本社区的实际情况，确定开展中国传统体育的场地（备用场地）、时间安排、主要组织人员安排和整体活动预算
步骤3	评估	（1）召集社区康体指导师集体评估此次活动方案的安全性、有效性及适用性，并根据意见作出调整 （2）将老年人参与中国传统体育健康养生功法的策划方案反馈给老年人及家人，征求大家的意见，并将最终方案贴于宣传栏
注意事项		自理老年人群参与中国传统体育健康养生功法活动的策划方案设计应充分考虑老年人的健康状况、不同老年人的健康差异以及老年人的运动基础与运动习惯，确保养生功法学练过程的安全性

（四）效果评价

（1）通过为自理老年人撰写中国传统体育活动的方案，以及开展相关调研，为活动的有效、安全实施提供了重要参考与指导。

（2）根据方案内容和要求，老年人、康体指导师以及活动组织方做好了充分准备。

———————————— 【 相关知识 】 ————————————

撰写为自理老年人开展中国传统体育活动策划书的相关知识

（一）策划的定义

策划，指积极主动地想办法、定计划。它是一种策略、筹划、谋划或者计划、打算，它是个人、企业、组织结构为了达到一定的目的，在充分调查市场环境及相关联环境的基础之上，遵循一定的方法或者规则，对未来即将发生的事情进行系统、周密、科学的预测，并制订出科学、可行方案的过程。

（二）策划的特点

第一，策划的本质一种思维智慧的结晶。第二，策划具有目的性。不论什么策划方案，都是有一定目的的，不然策划就没意义了。第三，策划具有前瞻性、预测性。策划是人们在一定思考以及调查的基础之上进行的科学的预测，因此具有一定的前瞻性。第四，策划具有一定的不确定性、风险性。策划既然是一种预测或者筹划，就一定具有不确定性或者风险。第五，策划具有一定的科学性。策划是人们在调查的基础之上进行总结、科学的预测。策划不是一种突然的想法，或者突发奇想的方法，它是建立在科学的基础之上进行的预测、筹划。第六，策划具有科学的创意。策划是人们思维智慧的结晶，策划是一种思维的革新，具有创意的策划，才是真正的策划，策划的灵魂就是创意。第七，策划具有可操作性。这是策划方案的前提，如果一个策划连最基本的可操作性都没有，那么这个策划方案再有创意也是一个失败的策划方案。

（三）活动策划及其原则

活动策划则是活动策划人员在对现状和条件调研之后，设计活动主题，策划活动的时间地点，组织市场调研，制订活动预算方案、宣传方案、活动实施方案等，最后实施开展活动现场管理的全过程。

老年人活动策划因其专业、繁琐、涉及面广的特性，难度增大。因此，要顺利进行活动策划并取得成功，就必须遵循相应的原则。这些原则归纳起来有以下几项。

1. 科学性

策划尽管可以被理解为一门艺术，但也必须以科学的策划方法作为手段。老年人活动策划的第一个原则就是需要科学理论，依靠科学方法。

2. 系统性

坚持系统性原则，就是要把策划作为一个整体来看，在系统整体与部分之间的相互依赖、相互制约的关系中进行系统综合分析，强调老年人活动的整体性、全局性、效益性，对系统中各个部分的策略做统筹安排，确定最优目标，以实现决策目标。

3. 针对性

策划活动要针对活动的市场定位和参与对象来策划，这样策划出来的活动主题、内容和形式、产品价格和服务，会更具有吸引力，从而受到活动参与者的欢迎。

4. 可操作性

活动策划需要遵循可操作性原则，也就是要从实际情况出发（如对象的年龄、性别、体能、智能等方面的特点），使策划方案切实可行，内容和形式在具有前瞻性和吸引力的同时，不脱离实际，具有可操作性。

5. 协调性

老年人活动的协调性原则是和谐理念的具体表现，策划人员需要关注活动主题与主办机构意愿相协调，活动的形式和内容相协调，活动内容与举办地点相协调，活动组织人员之间相协调，活动目标与活动对象、活动组织者和社会的实际相协调，等等。

6. 资源性

尽量利用本身或社会现有可提供的设备及资源，同时发掘新的资源，量力而为，有效地运用资源。老年人活动策划应考虑到老年人的兴趣和需要，并且特别照顾到特殊活动对象的情况。

7. 参与性

老年人希望活动中能有参与的机会。参与性也是老年人活动所追求的。活动应让老年参与者有整体的参与及成果，使他们感到本身的价值和重要性。另外，活动相关利益群体代表要全程参与活动的策划决策，以便策划者能充分听取相关代表的意见和建议。

8. 创新独特性

一项成功举办的活动，不仅应该充分满足市场的需要，更重要的一点就是活动各方面的创新独特性，正所谓"物以稀为贵"。

（四）老年人活动策划方法

老年人活动策划是一门艺术，更是一门科学，在进行老年人活动策划时，策划者需要有系统化的技术、方法和工具的支持。"工欲善其事，必先利其器"，如果说老年人活动策划的理念和原则是事关活动性质和方向的务虚问题，那么策划方法则是务实问题。老年人活动策划实践中常用到的方法有以下几种。

1. 理性预测法

策划是针对未来要做的事情，做当前的谋划与决策。对未来的谋划与决策必然会面临许多不确定因素，怎样将这些不确定因素带来的风险降到最低，考查的就是策划人的预测本领。策划人靠什么来预测未来呢？理性预测法回答了这个问题，理性预测法是指通过分析老年社会文化经济发展等综合信息，预测老龄化社会的发展趋势、老年期社会适应的新问题新需求、活动理念的转变、技术发展前景，顺势而为，策划全新的老年人活动。这种方法是立足于对未来趋势的判断，策划出乎意料，又在情理之中。

2. 抽样调查法

抽样调查是社会调查的重要方法之一，是指按照一定方式从调查整体中抽取部分样本，用样本结论说明总体情况的一种调查方法。可分为随机抽样和非随机抽样两大类，常用到的抽样方法有：简单随机抽样法、分层抽样法、等距抽样法、配额抽样法等。抽样调查法是目前国际上公认和普遍采用的调查手段，其理论基础是概率论。

3. 头脑风暴法

在老年人活动策划中使用头脑风暴法，目的是让策划者敞开思想，共同讨论，使各种设想在相互碰撞中激起脑海中的创造性风暴。它考虑多种可能性解决方案，是提升思维创造力的集体训练法。其基本原理是只专心提出构想而不加以评价，不局限思考的空间，给予欣赏不予否定，鼓励想出更多的主意。该法有四条规则：①讨论者畅所欲言，自由表达自己的想法。②不互相指责。③鼓励自由地提出想法，但不许提出恶搞离谱的想法。④欢迎完善别人提出的方案。经验证明，采用头脑风暴法提出方案比同一些人单独提出方案的效果要好。

4. 深入挖掘法

深入挖掘法是指分析各种各样的同类老年人活动，对其重新进行名称、理念、内容等的定位，利用传统资源，策划和开发满足老年人需要的活动。这样既发挥了传统资源的优势，又赋予活动和谐的开展理念，并富有时代气息。进行这类活动策划一定要注意对传统资源进行合理与适度的提升和开发，避免因深度挖掘不足而导致缺乏内涵和吸引力，或因过度提升和包装而导致对传统资源的滥用等问题。

5. 外部借鉴法

外部借鉴法指直接引进或模仿其他国家和地区的活动名称、形式、内容而为我所用的一种策划方法，这种方法应注意的是，要与所借鉴的活动展开差异化定位，体现自己的特色，在借鉴的同时求创新。

6. 策划整合法

策划整合法是对多个活动进行整合，取长补短，实现边缘性新思维的策划。整合是各种资源的集中互补，是各种活动要素协调配置的重组。通过整合推陈出新，对多种老年人活动进行主题整合、内容整合、形式整合、组织运作整合，不仅可使内容丰富，主题更加集中，还会大大提高组织运作效率。

（五）老年人活动策划的程序

老年人活动策划是一项系统性工作，是遵循老年人活动规律，按照一定的科学流程进行策划，老年人活动策划的程序是指在策划过程中必须遵循的相对规范的过程及步骤。

1. 老年人活动策划程序的基本思路

老年人活动策划程序的基本思路包括五个"W"，这五个"W"分别代表了五个相互关联的问题，涵盖了老年人活动策划程序中的概念和主体内容形成的诸环节。

Why——为什么举办这个活动，需要说明活动的目的、意义、宗旨和方向。

Who——谁是活动的受益者，需要说明活动参与者、赞助人、组织者、发起者、承办者、媒体、管理部门等。

When——什么时候举行，需要说明活动的季节气候、具体时间，应考虑到季节性因素，活动与传统节日、双休日的时间协调和交通拥堵情况；还包括活动频率，即活动是一年举办几次还是几年举办一次，或者不定期举办。

Where——在哪里举行，需要说明活动所处的地区，尽早确定，因为它将影响其他相关决定。

What——活动主要内容是什么，需要说明主题活动分为哪几个部分，每个部分的关键环节是什么，每个部分的亮点何在，这个取决于依据所收集的调查信息决定的目标市场参与者的要求。

2. 老年人活动策划的基本流程

老年人活动策划的程序大致可以分为以下六个阶段。

（1）明确活动策划问题　策划者需要与委托方的上级领导进行沟通，明确活动策划的目标、意义、宗旨和方向，条理清晰地列出策划的范围、内容及过程中的重点内容。

（2）调查和分析　老年人活动策划必须充分考虑到老年人的需求和爱好，寻找具有新颖性、特殊性的活动主题。还要了解活动中各利益相关者（如举办方、当地社区、赞助者、媒体、合作者、参与者和观光者等）参与的动机和目的。

（3）活动具体设计　活动具体设计是将活动设想具体化，按照实际操作的需要进行细节策划和设计的过程。在活动的具体设计环节，策划者需要从实际的运作角度考虑，对活动的场地、时间、流程、内容、配套服务等进行详尽考虑。

（4）策划书写作　策划书，是对某个未来的活动或者事件进行策划，并展现给相关组织人员的文本。策划书是策划方案的成果表现形式，是策划思想的实质性载体。因此，作为老年人活动策划人，需要在策划方案确定之后，制作一份完整详尽的策划书，并将其提供给活动组织者或其他有需要的部门。

（5）活动审查及审批　活动在实施与控制前，某些活动还需要得到相关管理部门的审核、备案和批准。

（6）活动评估　老年人活动的实施并非活动的全部，活动策划需要策划者以一个不断循环、提升的态度来对待每一个策划方案。所以，活动结束后，策划者以及活动组织方都需要对此次活动的策划及实施进行评估和反思，从而不断提升策划者的能力和水平。

（六）老年人活动内容要素组成

老年人活动基本要素有：时间，地点，规模，类型，主题，实旨，目的，名称，协办单位，赞助单位，主体内容，配套活动，邀请名单，参加者，形象定位，活动模式，宣传计划，新闻发布会，海报、通知、道具、开幕式，组织机构和人员分工，实施计划(财务计划、安全计划、接待计划)，现场布置，紧急事件处理，新闻传播和报道，闭幕式，效果评价。

（七）老年人活动策划的注意事项

（1）首先要明确方案写给谁。

（2）策划这次活动要解决什么问题，为什么要做活动，活动的目的是什么？在策划整个方案时，要时刻想着活动的目的，每个细节都向目标靠拢，跟目标没有关系的一概砍去。

（3）策划案中要明确活动的三个阶段。活动的三个阶段就是铺垫期、执行期、降温期。活动的主要阶段一定要有亮点。

（4）活动要有鲜明的记忆点。活动的三个阶段要有明确的记忆点，每个阶段有一个记忆点就好。举个例子来说，铺垫期——发邀请函了，凭邀请函可领礼品；执行期——那个启动仪式真特别，是第一次见到这么有创意的启动仪式；降温期——活动结束还有礼品或者资料领取。

（5）注意细节。要确保方案执行得精彩，就必须考虑到每一个细节，真正把每个细节做到心中有数，因为细节是成败的关键。这个细节包括提案文件的格式，用词是否准确，有没有错别字等。另外一个细节就是执行时间、流程、工作分工是否细致科学等。

（八）创作策划书

1. 标题

老年人活动策划书的标题通常由两部分组成：基本部分（活动性质和类型）和限定部分（人员、时间、地点、规模等）。

2. 封面

封面应注明以下三点：①活动名称的全称，点明所策划的是什么活动，是总体方案还是分项方案，是策划方案还是实施方案。②策划人姓名，隶属的单位、职位。③策划书完成日期。

3. 序文

序文要求高度概括策划书的全貌，能引起阅读者的兴趣。序文阐述此次策划的背景、目的，主要构思，策划的主体层次等，内容简明扼要，一目了然，字数不超过500字。

4. 活动背景及目的

这部分要求说明此活动的特性，老年人对于此活动的需求形成可行性，最终达到什么样的活动目的。表述上要求层次清晰，文笔生动。

5. 活动时间

在活动时间上除了应点明活动开始的时间外，还应点明活动分段的时间、结束的时间。

6. 活动地点

主要应点明活动的报到地点和主要活动的举办地点，如果有分项活动，还应点明分项活动或分会场的地点。

7. 活动的主题

活动的主题就是举办本次活动的中心思想，活动的主题必须十分鲜明，并能够用简明扼要的语言将其表达出来。有些活动比较复杂，用一两句话很难将活动的主题概括出来，因此还可以用活动的宗旨或举办原则之类的方式予以补充。

8. 组织单位

主办单位、承办单位、协办单位统称组织单位。应该是先主办单位再承办单位，然后再是协办单位。有些活动为了显示主管部门对于活动特别重视，还可列明特别支持单位、赞助单位、冠名单位等。

9. 组织领导

重大活动一般都要成立组委会，设正、副主任。一般是由主要主办单位的领导担任组委会主任，次要主办单位的领导担任组委会副主任。有的活动主办单位只是挂名，主要的组织工作是由承办单位负责，因此在设组委会的同时还要设一个筹委会，筹委会主任一般是由承办单位的主要负责人担任，副主任由次要承办单位的主要负责人担任。有的活动还会设特邀顾问，特邀顾问一般是社会名流、德高望重的行业领导，特邀顾问一般排在组委会领导之前。活动组委会和筹委会下面还可设立若干个部门，各部门应尽量做到在一起办公，对外只公布一个办公地点。组委会组织结构一般采用直线制或直线职能制管理形式，在策划书中用管理网络图的方法表示出来。

10. 组织结构及任务分工

老年人活动策划实施的工作组织的结构构成及人员组成与分工。

11. 主体活动策划

老年人活动策划及操作流程等。

12. 活动具体组织办法

应根据委托单位的意见和策划者的思考，将活动的组织方式、活动组织程序、活动涉及事项尽量列明，让人一目了然。

13. 活动所需物品及场地

何时何地需要何种环境布置及物品的细致安排。

14. 活动的宣传口号与媒体支持

在媒体支持方面，一是协办媒体，主要是在活动预定辐射区域内影响较大或与委托单位关系密切的媒体。二是指定媒体，主要是那些对活动感兴趣，能够拿出较好的版面或时段来对活动进行宣传的媒体。三是一般合作媒体，是指主办单位、承办单位仅仅想借助他们的阵地进行宣传的媒体。活动策划书的宣传口号应力求生动准确，朗朗上口。

15. 策划进度表

策划进度表包括整个从活动策划到实施的全部过程的时间，何月何时要做什么都在进度表中标示出来，时间安排上要留有余地，具有可操作性。

16. 安全事项

安全事项要提出明确的安全建议。

17. 资金预算及来源

说明资金来源及保障，明确各项经费收支，把各种费用控制在最小规模上，以获得最优的效益。

18. 风险分析

对可能遭遇的经济风险、政策风险、自然风险、安全风险、不可抗力风险等预先考虑，要有明确的规避风险的意见。

19. 效益预测

对策划蓝图做前瞻性预测，促进投资者和策划委托方对策划书做付诸实施的决策。

20. 其他事项

策划者需要强调的建议。

21. 落款

策划人的姓名和文本形成的时间。

（九）老年人活动策划方案撰写步骤

策划书是策划者协调策划参与者行动的策划，其创作的基本顺序如下。

（1）撰写策划书大纲。

（2）列出各部分内容。

（3）检查各章节内容是否平衡。

（4）调整后确定各部分内容分配。

（5）写出第一稿策划书。

（6）正式撰写策划书。

（7）制作封面。

为自理老年人开展中国传统体育养生功法活动的策划书案例

方案一：

端午节八段锦养生功法策划方案

一、活动主题：浓情端午 活力养生

二、活动背景：端午节是我国重要的传统节日之一，吃粽子、饮雄黄是这个节日非常重要的庆祝方式，端午节也是家人团聚非常重要的节日之一。

三、活动目的：通过端午节进一步了解中国的传统节日，通过八段锦展示进一步展现中国传统体育养生功法的文化内涵。

四、活动时间：端午节所在周的前一天，下午 14:00—16:00（实际活动不超过一个半小时）。

五、活动地点：玉兰社区中心广场。

六、主办单位：玉兰社区康体指导中心。

七、参与对象：15～20 名老年人及家人。

八、活动流程

环节一：赛龙舟

1. 提前分组，每 5 位老年人一组，确定队伍名称。

2. 每位老年人手持一片粽叶，间隔 1 米站开，每组一个乒乓球，乒乓球依次经过老人手中的粽叶片，不能掉落在地上，不能触碰手部位置。

3. 最后一位老年人将乒乓球放置在身边的玻璃杯中，最先完成的队伍获胜。

环节二：活力养生八段锦

1. 参与传统体育养生功法习练的 15 名老人身着统一服装（自备），按照阵型站立。

2. 完整展示中国传统体育养生气功——八段锦。

3. 邀请家人及其他观众跟学、跟做，促进家庭交流与沟通。

环节三：浓情端午

1. 将事先准备好的粽叶和糯米以家庭为单位分发。

2. 工作人员教授包粽子的方法。

3. 粽子包好以后集体蒸熟，分发食用。

九、注意事项

1. 活动全程，做好医务监督，消除安全隐患。

2. 工作人员的工作任务要明确分工。

3. 奖品准备要充分，分配时避免老人间起冲突，灵活处理。

十、经费预算

序号	项目	单价	数量	单位	总价/元
1	乒乓球	20	3	盒	60
2	玻璃杯	5	8	个	40
3	糯米	5	30	斤	150

序号	项目	单价	数量	单位	总价/元
4	粽叶	10	5	斤	50
5	奖品	100	25	份	2500
6	宣传（含活动资料）	500	1	套	500
7	应急药品	500	1	套	500
8	备用经费	500			500
	经费总计				4300

方案二：

老年人传统体育养生功法主题活动策划方案

一、活动主题：文化传承 传统养生

二、活动目的：通过此次老年人传统体育养生功法主题活动的组织与开展，传播中华民族优秀的传统养生文化；通过传统养生功法的练习，增强体质，增进健康。

三、活动时间：元旦所在周的前一天下午。

四、活动对象：社区自理老年人10～20名，传统体育养生专家2名，志愿者5名。

五、活动地点：玉兰社区活动室1。

六、主办单位：玉兰社区康体指导中心。

七、活动流程

环节一：传统体育养生知识抢答

1. 提前分组，每5位老年人一组，确定队伍名称。

2. 由主持人随机抽取试题，各小组进行抢答，答对计分，答错不扣分。

3. 由传统体育养生专家对试题中的文化典故、知识渊源进行解释。

环节二：活力养生太极拳

1. 参与传统体育养生功法习练的15名老人身着统一服装（自备），按照阵型站立。

2. 完整展示中国传统体育养生气功——太极拳。

3. 邀请家人及其他观众跟学、跟做，促进家庭交流与沟通。

环节三：养生问答

1. 由现场参与活动的老年人提出养生困惑。

2. 现场由传统体育养生专家进行解答和养生动作示范。

3. 现场教授，纠正动作。

八、注意事项

1. 活动全程，做好医务监督，消除安全隐患。

2. 工作人员的工作任务要明确分工。

3. 奖品准备要充分，分配时避免老人间起冲突，灵活处理。

九、经费预算

序号	项目	单价	数量	单位	总价/元
1	宣传（含活动资料）	800	1	套	800
2	专家聘请费用	1000	2	人	2000
3	志愿者活动费用	100	5	人	500
4	奖品	100	20	份	2000
5	应急药品	500	1	套	500
6	备用经费	500			500
	经费总计				6300

任务3 为自理老年人组织传统体育类健康促进活动

某高端养老社区，生活着20余位70岁左右的老年人，大部分是离退休干部或高级知识分子，他们要求康体指导师根据老年人情况及活动策划方案，组织并实施1次老年人中国传统体育类健康活动。

一、任务流程

任务分析 → 工作准备 → 步骤操作 → 效果评价

二、实施步骤

（一）任务分析

1. 主要身心状况及健康问题

序号	主要身心状况及健康问题
1	文化水平较高，能深刻认识到运动健康的重要性
2	非常关心自己的身体健康
3	身体健康状况比较良好，无重特大疾病

2. 主要目标措施及依据

主要目标措施	依据
为自理老年人组织开展中国传统体育健康养生功法活动	（1）老年人对中国传统体育健康养生文化认同感较高 （2）规律、科学地组织开展中国传统体育健康养生功法活动能够有效促进健康 （3）活动策划方案已经编写完毕，等待执行

（二）工作准备

1. 物品准备

序号	名称	单位	数量	备注
1	音响	个	1	音响能放音乐
2	座椅	把	若干	供老年人休息、观摩
3	大镜子	面	1	2米×4米及以上，非必选项目
4	其他物资		若干	根据活动主题，准备相关物质

2.环境与人员准备

序号	环境与人员	准备
1	环境	干净、整洁、安全,空气清新、无异味
2	康体指导师	(1)着装整齐 (2)熟悉并掌握开展老年人中国传统体育活动组织与指导的技能要求、相关知识和应急措施 (3)提前与老年人家属或护理员沟通,了解老年人健康状况
3	自理老年人	神志清醒,情绪稳定,身心放松

(三)步骤操作

步骤	内容	为自理老年人组织中国传统体育健康养生功法活动的技能操作要求
步骤1	前期调研	(1)老年人调研。康体指导师来到老年人群中,说明来意。"各位老年朋友!咱们社区要组织开展一次关于老年人的中国传统体育健康养生功法活动,请大家给我10分钟的时间介绍一下这项活动,可以吗?""中国传统体育主要包括八段锦、五禽戏、太极拳等导引术,是中华民族的文化瑰宝,也是治病养生、强身健体的重要手段。老年人长期科学规律地坚持练习中国传统体育,可以增强体质、增进健康。大家愿意参加这项活动吗?"。老年朋友回答:"愿意。" (2)老年人准备。查阅院内老年人健康档案,了解各位老年人的身体健康状况,是否满足练习中国传统体育的要求;观察老年人当天身心状况,是否适合运动,能够参加体育活动 (3)环境和物资准备。康体指导师对开展此项活动的场地进行现场勘查,对于空间大小、安全性、光线强弱、通风条件、音响设备、休息区域划分、饮用水等条件进行评估
步骤2	前期准备	(1)做好活动前期的宣传工作及场地主题布置 (2)准备好活动所需道具、饮用水、水果和活动奖品等 (3)做好参与活动老年人的健康数据采集 (4)做好应急突变预案
步骤3	现场组织	(1)控制好活动的各要素 (2)做好现场记录与监控
步骤4	整理与反馈	(1)活动结束后,做好场地物品归位 (2)针对此次活动组织过程中出现的问题和不足进行总结,并研究相应解决办法,为后期组织活动提供参考和借鉴 (3)做好相关宣传与汇报工作

(四)效果评价

(1)通过科学有序地组织和指导自理老年人开展中国传统体育健康活动,提高了老年人的运动兴趣,增进了身心健康。

(2)活动实施过程中,各项任务顺利推进,预期目标有效达成。

【相关知识】

组织老年人开展传统体育活动的原则、方法与技巧

1.组织老年人开展传统体育活动的原则

(1)安全性原则　组织老年人开展传统体育活动的首要原则就是要保证活动开展的安全性,包括场地的安全性、学练内容的安全性以及老年人自身安全等内容。

(2)项目适宜原则　组织老年人群开展传统体育活动时,适宜开展低强度、耐力训练的传统体育项目,如太极拳、太极剑、八段锦等。

(3)循序渐进原则　组织老年人开展传统体育活动时,在活动开展的初期整体的难度和强度要小,经过对该活动内容学练熟悉和强度适应之后,再逐步增加难度和学练强度。如经

过科学的传统体育活动学练之后，出现身体轻微发热、少量出汗，整体活动结束出现身心愉悦、睡眠质量提高等表现，说明该传统体育活动的形式及强度是适宜的。中国传统体育活动结束后，以脉搏在 5～10 分钟内恢复到安静时水平为宜。

（4）规律性原则　采用传统体育活动达到健康促进的作用十分明显，但在科学选择活动内容的同时，一定要做到持之以恒。老年人的传统体育活动应坚持每周不少于 2～3 次，每次传统体育活动学练时间不低于 30 分钟，养成科学规律的活动习惯，不仅能达到机体健康促进的目的，亦对心理调节有好处。

（5）差异化原则　在组织老年人开展传统体育活动之前，应全面掌握每位老年人机体的健康状况，根据不同老年人的年龄差异、性别、体力特点、是否有慢性疾病、运动基础和运行习惯，选择相对应合适的传统体育活动项目，并为其制订合理的活动计划。

（6）医务监督原则　在组织老年人开展传统体育活动的同时，加强活动期间医务监督，及时记录活动结束后老年人的脉搏、血压及其他健康状况，防止出现过度疲劳，避免发生因活动开展而带来的损伤，确保传统体育活动能达到健康促进的目的。传统体育活动开展之前，安排老年人做好相应的准备活动，达到热身的目的；活动开展间隙，合理安排休息时间，及时补充水分和营养；活动结束后应安排老年人进行适度整理活动，帮助老年人恢复到平静状态。如遇到老年人在传统体育活动开展期间发病、受伤等情况，应立即暂停学练，并视情况选择休息或就医治疗。

2. 组织老年人开展传统体育活动的方法与技巧

（1）契合活动主题与活动目的　组织老年人开展传统体育活动时，活动的内容与形式应紧密契合活动主题与活动目的，并将活动主题与外部因素有机结合，确保活动顺利开展的同时，增加活动开展的互动性与趣味性。例如，老年人传统体育活动的开展与中国传统节日主题相结合、老年人传统体育活动与机构开放日相结合等。

（2）明确活动内容、时间安排、人员分工、场地选择等　根据老年人传统体育活动的主题与目的，结合老年人实际身体健康状况，确定活动内容与组织形式，如开展太极拳、五禽戏、八段锦等。内容的选择应考虑活动强度、练习难易程度等因素，以使老年人在增强身体健康的同时，提高其社会活动参与感，调整其心理健康状态。不同身体健康状况的老年人，应分组进行活动，或选择差异性的活动内容，确保其安全性。

活动场地的布置应与活动主题相契合，例如制作与活动主题一致的标语和标牌，使参与活动的老年人能够较快地感受到活动的主题，并融入其中；老年人传统体育活动的场地亦可增加花卉等物品摆放，在调节活动场地气味的同时，营造良好的活动氛围。

老年人传统体育活动时间的安排在整体上要考虑到季节因素，确保活动顺利开展，在细节上要注意是否与中国传统节假日或休息时间存在冲突，不要影响节假日或周末与家人的团聚。

老年人传统体育活动的人员分工应明确，并视活动规模大小、时间长短决定是否设定具体活动小组及负责人。一般的老年人传统体育活动应包含宣传、后勤保障、活动组织及医务保障岗位。

（3）前期准备工作与后期总结工作

① 前期准备工作：活动开展前的调研工作（包含环境调研、老年人身体健康状况调研、老年人康体诉求调研、老年人运动史调研）、活动主题与目标、活动内容与形式、任务分工与时间安排、经费预算与应急保障。

② 后期总结工作：在老年人传统体育活动结束之后，应尽早完成总结工作，其内容应包括对本次老年人传统体育活动的准备工作评价总结、活动过程的评价总结、活动相关费用的评价总结、活动效果的评价总结，以及上述内容的改进建议及措施。

（4）经费预算与管理　老年人传统体育活动的经费预算视活动规模大小与时间长短不同存在很大差异，但一般的老年人传统体育活动应包含：场地费用（含场地布置及灯光、音响、花卉、宣传标语等费用）、管理费（包含资料管理、办公用费、志愿者费用）、交通费用、材料及活动礼品费用、其他预留费用（一般为不可预见费用，占总预算的 10% 左右）。

（5）活动注意事项　老年人传统体育活动内容应充分考虑到参与活动的老年人的身体健康状况及老年人之间健康状况的差异性，了解老年人的疾病史、运动史，确保活动内容的安全性。

做好老年人活动开展前的身体准备活动（热身运动），活动开展过程中加强医务监督，避免在活动过程中出现因过度疲劳产生的运动损伤；合理安排老年人休息时间，及时补充营养和水分；活动结束后及时安排整理运动，帮助老年人进行身体状态的调节。

参考文献

[1] 王瑞元, 苏全生. 运动生理学[M]. 北京: 人民体育出版社, 2012.

[2] 张沙骆. 老年运动与保健[M]. 北京: 机械工业出版社, 2016.

[3] 王正珍, 徐俊华. 运动处方[M]. 北京: 高等教育出版社, 2018.

[4] 唐东霞. 老年活动策划与组织[M]. 南京: 南京大学出版社, 2019.

[5] 郜亚坤, 曲孝民. 员工培训与开发[M]. 大连: 东北财经大学出版社, 2015.

[6] 张沙骆. 老年人活动策划与组织[M]. 北京: 北京师范大学出版社, 2015.

[7] 袁慧玲. 老年人活动策划与组织[M]. 北京: 海洋出版社, 2017.

[8] 国家体育总局健身气功管理中心. 健身气功五禽戏[M]. 北京: 人民体育出版社, 2008.

[9] 国家体育总局健身气功管理中心. 健身气功八段锦[M]. 北京: 人民体育出版社, 2008.

[10] 牛爱军. 八段锦养生智慧[M]. 北京: 人民体育出版社, 2020.

[11] 牛爱军. 五禽戏养生智慧[M]. 北京: 人民体育出版社, 2020.

[12] 牛爱军. 呼吸的养生智慧[M]. 北京: 人民体育出版社, 2020.

[13] 王建华. 简易太极拳健身功[M]. 北京: 人民体育出版社, 2003.

[14] 万朝顺. 中华体育养生学[M]. 昆明: 云南大学出版社, 2010.

[15] 天下无疾. 零起点学针灸[M]. 北京: 人民卫生出版社, 2016.

[16] 鄢行辉, 王嵘, 凌昆. 24式太极拳[M]. 福州: 福建科学技术出版社, 2014.

[17] 尚莉. 心电图屏气试验的诊断价值[J]. 实用医技杂志, 2016, 23(007): 746-747.

[18] 刘娟, 罗岚. 中国传统功法针对老年人不同体质的应用研究[C]// 第六届国际中医心理学大会.

[19] 李永超, 李晓东, 张熙, 等. 传统养生功法锻炼改善老年人肢体灵活性的效果及运动处方研究[J]. 自然科学(文摘版), 2016(3): 192-194.

[20] 陈朋, 张云崖, 王长伟, 等. 老年人对体育传统养生功法健身需求的调查研究——以上海市养老机构老年人为例[C]// 2015第十届全国体育科学大会论文摘要汇编(三). 2015.

[21] 国家体育总局健身气功管理中心. 健身气功·十二段锦[M]. 北京: 人民体育出版社, 2010.

[22] 国家体育总局健身气功管理中心. 健身气功·导引养生功十二法[M]. 北京: 人民体育出版社, 2010.

[23] 方子龙, 陆一帆. 老年体育活动指导师实务培训[M]. 北京: 中国社会出版社, 中国劳动社会保障出版社, 北京大学医学出版社, 2015.

[24] 李建军. 老年人康复服务指南[M]. 北京: 中国社会出版社, 中国劳动社会保障出版社, 北京大学医学出版社, 2015.

[25] 翁士勋. 古导引术题解[J]. 体育文化导刊, 1995.

[26] 穆长帅, 王震. 从经络学说的视角探研健身气功·马王堆导引术的健身原理[J]. 中国运动医学杂志, 2011, 30(002): 189-191.

[27] 周世荣. 马王堆导引术[M]. 长沙: 岳麓书社, 2005.

[28] 范铜钢, 虞定海. 健身气功四套功法技术衍变研究[J]. 中华中医药杂志, 2019, 34(02): 299-303.

[29] 马英, 郭鹤. 八段锦的中医养生原理[J]. 辽宁中医杂志, 2018, 045(007): 1403-1405.

[30] 罗媛媛, 安丙辰, 郑洁皎. 八段锦在脑卒中康复中的应用进展[J]. 中国康复理论与实践, 2019(09): 71-73.

[31] 李小燕, 云洁, 何杰, 等. 八段锦对骨质疏松症患者干预效果的Meta分析[J]. 中国骨质疏松杂志, 2020, 026(001): 37-43, 84.

[32] 刘静, 石雯, 曹雅娜, 等. 传统功法治疗原发性骨质疏松症临床研究进展[J]. 中国骨质疏松杂志, 2019, 025(012): 1817-1820.

[33] 崔永胜, 王美娟, 杨慧馨. 健身气功·八段锦改善脑卒中恢复期患者运动功能的效果分析[J]. 山东体育学院学报, 2018, 34(003): 97-100.

[34] 曾云贵, 周小青, 王安利, 等. 健身气功·八段锦锻炼对中老年人身体形态和生理机能影响的研究[J]. 北京体育大学学报, 2005, 28(9): 1207-1209.

[35] 韩娟娟, 张新安. 八段锦对脑外伤康复期患者认知功能和负性情绪的疗效[J]. 中国康复理论与实践, 2019, 025(009): 1084-1088.

[36] 叶青, 周亚东. 华佗五禽戏养生机理[J]. 辽宁中医药大学学报, 2018(4).

[37] 方磊, 严隽陶, 孙克兴. 传统养生功法五禽戏研究现状与展望[J]. 中华中医药杂志, 2013(3): 837-840.

[38] 李静伟, 潘定权, 何康宏, 等. 五禽戏防治原发性骨质疏松症的研究探讨[J]. 中国骨质疏松杂志, 2014, 20(7): 849-853.

[39] 王富鸿, 张金梅, 徐涵潇. 新编五禽戏练习对老年女性平衡能力和骨密度的影响[J]. 中国骨质疏松杂志, 2018, 024(012): 1577-1581.

[40] 杨玉赫, 冷德生, 张荣兴等. 中医养生功法对大学生抑郁症影响的研究进展[J]. 中国中医基础医学杂志, 2020(08): 176-179.

[41] 高亮, 王岗, 张道鑫. 太极拳健康智慧论绎[J]. 上海体育学院学报, 2020(7): 77-84.

[42] 常书婉, 周继和, 洪友廉, 等. 长期太极拳练习对老年女性平衡能力的影响[J]. 成都体育学院学报, 2014(04): 46-51.

[43] 马纯洁, 洪怡, 施晨, 等. 太极拳对社区冠心病患者心功能和6分钟步行距离的影响[J]. 中国运动医学杂志, 2020, 039(001): 26-32.

[44] 杨慧馨, 虞定海, 赵影. 中老年人简化太极拳锻炼的气体代谢与能量消耗研究[J]. 中国运动医学杂志, 2012, 31(2).

[45] 侯志鹏. 易筋经治疗亚健康状态的机理探讨及展望[J]. 辽宁中医药大学学报, 2009, 011(002): 69-70.

[46] 杜少武, 程其练, 王珩, 等. 健身气功易筋经锻炼对中老年人心功能的作用[J]. 中国运动医学杂志, 2006, 25(006): 721-722.

[47] 石爱桥, 李安民, 王广兰, 等. 参加健身气功·易筋经锻炼对中老年人心理、生理影响的研究[J]. 成都体育学院学报, 2005.

[48] 邹文开, 赵红岗, 杨根来. 失智老年人照护职业技能教材（初级）[M]. 北京: 化学工业出版社, 2019.

[49] 邹文开, 赵红岗, 杨根来. 失智老年人照护职业技能教材（中级）[M]. 北京: 中国财富出版社, 2019.

[50] 邹文开, 赵红岗, 杨根来. 失智老年人照护职业技能教材（高级）[M]. 北京: 中国财富出版社, 2020.

教育部第四批 1 + X 证书制度
老年康体指导职业技能等级证书系列教材

老年康体指导
职业技能教材（初级）

运动健身服务

北京中民福祉教育科技有限责任公司　组织编写

杨根来　邹文开　王胜三　赵红岗　总主编

冯景明　刘永强　主　编

方子龙　副主编

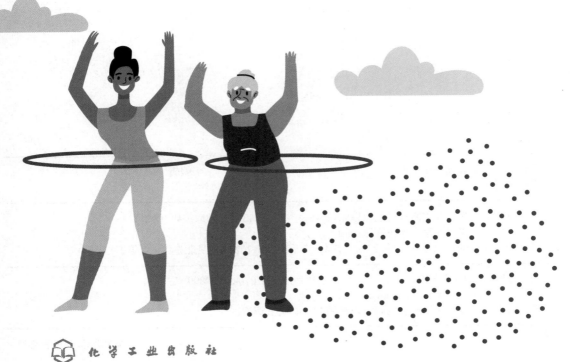

化学工业出版社

·北京·

内容简介

"老年康体指导职业技能等级证书"是教育部遴选认定的第四批 1+X 证书之一，由第二批职业教育培训评价组织——北京中民福祉教育科技有限责任公司组织编写。

作为考取"老年康体指导职业技能等级证书"的指定配套教材，《老年康体指导职业技能教材》(初级)由 5 个分册组成，分别为中国传统体育健康服务（配有二维码）、运动健身服务、游戏活动服务、音乐照护服务和身心活化服务。

本书面向居家社区养老机构、养老院等服务机构，以及医养结合机构、医疗机构老年病科、社区体育文化活动中心、老年大学等的相关岗位，可供包括但不局限于社会体育指导员、社区工作者（师）、养老护理员、失智老年人照护员、老年照护师（员）、护理协调员、老年病护士及护士长、养老服务咨询员（顾问、专员、客服）等作为教材或培训用书使用。

责任编辑：章梦婕　李植峰　　　　　　　　　文字编辑：陈小滔
责任校对：宋　玮　　　　　　　　　　　　　装帧设计：张　辉

出版发行：化学工业出版社（北京市东城区青年湖南街 13 号　邮政编码 100011）
印　　装：中煤（北京）印务有限公司
787mm×1092mm　1/16　印张 27½　字数 652 千字　2024 年 2 月北京第 1 版第 2 次印刷

购书咨询：010-64518888　　　　　　售后服务：010-64518899
网　　址：http://www.cip.com.cn
凡购买本书，如有缺损质量问题，本社销售中心负责调换。

"运动健身服务"分册编审人员名单

主　　编　　冯景明　刘永强

副 主 编　　方子龙

编写人员　　冯景明　刘永强　方子龙　刘　倩

　　　　　　李　楠　李　轶　占文利　张　乐

主　　审　　张仁民　谭美青

运动健身服务

《中国家庭发展报告》显示，有 93% 的人认为积极的健康管理方式对健康更为重要，81.8% 的人希望获得能改善自身不良生活方式及习惯的健康干预服务，这表明我国国民积极应对健康问题的意识在逐步提升。从自身安全的角度考虑，更多的老年人参与运动健身普遍选择广场舞、散步等有氧运动，忽视甚至不敢参与肌肉力量、肌肉耐力等其他身体素质方面的练习。老年人的运动健身方式跟年轻人有所不同，帮助老年人树立全面的运动健身理念、了解正确的运动健身知识、掌握科学的运动健身技能，从而达到维持老年人身体健康状态的目的，是需要我们共同去推进和努力的方向。

 知识目标

1. 掌握为自理老年人学练运动健身项目进行健康评估的相关知识。
2. 掌握为自理老年人学练运动健身项目进行理论讲解的相关知识。
3. 掌握为自理老年人学练运动健身项目进行技术示范的相关知识。
4. 掌握为自理老年人学练运动健身项目进行技能指导的相关知识。
5. 掌握为自理老年人组织运动健身项目健康活动的相关知识。

技能目标

1. 能为自理老年人学练运动健身项目进行健康评估。
2. 能为自理老年人学练运动健身项目进行理论讲解。
3. 能为自理老年人学练运动健身项目进行技术示范。
4. 能为自理老年人学练运动健身项目进行技能指导。
5. 能为自理老年人组织运动健身项目健康活动。

 素养目标

1. 树立全面正确的老年人运动健身理念，培养理解、尊重、关爱老年人的价值观。
2. 具备分析自理老年人身体健康状况的能力，掌握自理老年人运动健身的知识和技能，帮助自理老年人保持良好的身体健康状态。

目　录

项目一

运动健身活动健康评估

任务1 评估自理老年人学练运动健身项目的安全性

某养老院的李奶奶是一名可完全自理的老年人，70岁左右，除了血压有点儿高之外，身体其他方面都还好。入院两年了，她每天吃过晚饭后休息一小时，然后到院子里溜达半小时。可是，最近李奶奶发现平时能拎起来就走的水杯变重了、走路的速度变慢了、走不了一会儿就觉得累了。正好院里最近在开展"动起来"老年运动健身活动，她想参加运动健身活动。今天去找活动的负责人康体指导师小王咨询自己的身体状况是否适合参加健身活动、需要进行哪些评估。

【任务实施】

一、任务流程

任务分析 ⟶ 工作准备 ⟶ 步骤操作 ⟶ 效果评价

二、实施步骤

（一）任务分析

1. 主要情况分析

序号	主要情况分析
1	老年人身体较健康，生活可以自理
2	老年人有高血压病史，无其他疾病
3	老年人非常关心自己的身体健康
4	老年人自我感觉身体各项机能下降较快，迫切希望通过力所能及的方法改善身体健康状况

2. 主要目标措施及依据

主要目标措施	依据
进行身体状况安全问卷调查，测试一般身体形态机能指标	对老年人参加运动健身的安全性进行必要的评估，可以降低参与者的受伤概率，避免不必要的意外出现

（二）工作准备

1. 物品准备

序号	名称	单位	数量	备注
1	基本信息登记表	份	1	纸质版
2	身体状况安全问卷调查表（PAR-Q）	份	1	纸质版
3	一般身体形态机能测试记录表	份	1	纸质版
4	身高计	台	1	
5	体重秤	台	1	
6	皮尺	卷	1	
7	血压计	台	1	
8	听诊器	个	1	
9	计时器（秒表）	个	1	
10	签字笔	支	1	
11	记录本	本	1	
12	一次性水杯	个	若干	
13	饮水机	台	1	
14	桌子	张	1	
15	椅子	把	2	

2. 环境与人员准备

序号	环境与人员	准备
1	环境	室内环境：一张桌子、两把椅子、一台饮水机，干净、整洁、安全，空气清新、无异味
2	康体指导师	着装整齐，熟练掌握身体测试的方法，熟练掌握老年人运动安全评估的方法
3	自理老年人	神志清醒，情绪稳定，身心放松。自带毛巾、水瓶（水杯）。需要穿合适的运动鞋、运动服，并确定身体状况良好，无不适。刚从室外进入室内的老年人需静坐休息 10 ～ 15 分钟

（三）步骤操作

步骤	内容	评估自理老年人学练运动健身项目的安全性的技能操作要求
工作前准备	沟通与观察	（1）沟通。康体指导师接待李奶奶，请李奶奶坐下，倒半杯水递给老年人，开始与李奶奶聊家常，接下来询问老年人本次来咨询的问题是什么，了解清楚老年人的意图之后，简单了解一下老年人的身心近况。通过沟通评估老年人神志是否清楚、沟通有无障碍 （2）观察。从老年人进屋开始，观察老年人行走是否正常，坐下动作是否顺畅，接水杯时动作是否正常；观察老年人说话时呼吸是否顺畅等
步骤1	填写基本信息	询问并帮助老年人填写"基本信息登记表"
步骤2	身体测量	测量身高、体重、腰围、臀围、静息心率、静息血压
步骤3	填写问卷	指导老年人填写"身体状况安全问卷调查表（PAR-Q）"，对不理解或不清楚的问题加以解释，注意避免诱导性的言语

步骤	内容	评估自理老年人学练运动健身项目的安全性的技能操作要求
步骤4	整理记录	整理记录有关问题
注意事项		讲解要言简意赅，结合老年人的实际情况，着重了解与健身运动相关的健康状况

（四）效果评价

依照"身体状况安全问卷调查表（PAR-Q）"评估，如果1个或更多问题的答案是"是"，则在开始进行比日常更多的体力活动之前，要咨询医生，在医生的建议下开始，运动时要循序渐进，否则就仅能进行对于老年人来说相对安全的运动。

如果全部问题的答案是"否"，表明老年人可以开始进行更多的体力活动，但是要注意循序渐进，这样才能够保证安全；也表明老年人的身体状况允许其参加一次体质评估，以帮助确定其基础体质水平，并制订体力活动计划。如果老年人的血压超过 144/94 毫米汞柱（1毫米汞柱 =133.322 帕），那么需要先咨询医生。如果老年人患有暂时的疾病（如感冒等），要等身体恢复健康后再开始运动。

【相关知识】

在开始健身运动前，需要了解老年人的基本健康状况、体力活动情况和运动习惯，以发现老年人的测试禁忌，评价老年人的测试风险，获得老年人运动习惯和爱好的基本信息，为制订测试方案和干预方案做准备。"身体状况安全问卷调查表（PAR-Q）"是最常用的体力活动调查问卷。

身体状况安全问卷调查表（PAR-Q）
（15 ~ 69 岁人士问卷）

姓名： 　　　　　　　　　　　　　　　　编号：

为了您的安全，请回答以下问题（在适用处打"√"）

是	否	问题
		您的医生是否说过您的心脏有问题，并要求您只能在医生的建议下进行体力活动
		在您进行体力活动时，是否感觉胸部疼痛
		在过去的一个月里，当您没有进行体力活动时，是否有过胸部疼痛
		您是否曾经因为头晕而失去平衡，或失去知觉
		您是否因改变运动计划而出现过骨骼或关节问题恶化的情况
		您的医生现在是否为您的血压或心脏问题开药方
		您是否知道有什么其他原因导致您不能进行体力活动

我已阅读、理解并尽我所能完成这份调查问卷。

签字： 　　　　　　　　　　　　　　　　日期：

老年人进行运动健康测评有很多好处。虽然大多数时候，这些测试和评价是很安全的，但是仍然存在很多已经证实的危险因素。测试中有急性肌肉骨骼损伤的风险，更重要的是有发生猝死和心肌梗死的风险。因此，参与测试前，要对老年人进行筛查。筛查包括表现、体征、症状和多种心血管、肺部疾病的危险因素，以及代谢性疾病和其他状态（如运动系统损伤），排除具有测试禁忌证者。

基本信息记录表

姓名：

性　　别	1男　2女	出生日期			年　月　日
本人电话		联系人姓名		联系人电话	
身份证号			民　　族		
职　　业			文化程度		
婚姻状况	1未婚　2已婚　3丧偶　4离婚　5其他				
医疗费用支付方式	1城镇职工基本医疗保险　2城镇居民基本医疗保险　3新型农村合作医疗 4贫困救助　5商业医疗保险　6全公费　7全自费				
现 病 史	1无　2有　疾病名称_____　药物名称_____　药物用量_____ 1无　2有　疾病名称_____　药物名称_____　药物用量_____ 1无　2有　疾病名称_____　药物名称_____　药物用量_____ 1无　2有　疾病名称_____　药物名称_____　药物用量_____				
过敏史	1无　2有：青霉素　磺胺　链霉素　其他_____				
暴露史	1无　2有：化学品　毒物　射线				

既往病史	疾病	1无　2高血压　3糖尿病　4冠心病　5慢性阻塞性肺疾病　6脑卒中　7重性精神疾病　8结核病 9肝炎　10其他法定传染病　11恶性肿瘤_____　12职业病_____　13其他_____ 确诊时间 _____年_____月_____日 确诊时间 _____年_____月_____日 确诊时间 _____年_____月_____日
	手术	1无　2有：名称1_____时间_____ / 名称2_____时间_____
	外伤	1无　2有：名称1_____时间_____ / 名称2_____时间_____

家 族 史	1无　2高血压　3糖尿病　4冠心病　5慢性阻塞性肺疾病　6恶性肿瘤　7脑卒中　8重性精神疾病 9结核病　10肝炎　11先天畸形　12其他_____
遗传病史	1无 2有：疾病名称_____
个 人 史	吸烟：1无　2有：____支/天　饮酒：1无　2有：____毫升/天 其他：_____
残疾情况	1无残疾　2视力残疾　3听力残疾　4言语残疾　5肢体残疾　6智力残疾　7精神残疾　8其他残疾 _____

填表说明
1. 出生日期：根据居民身份证的出生日期，按照年（4位）、月（2位）、日（2位）顺序填写。
2. 联系人姓名：填写关系紧密的亲友姓名。
3. 过敏史：有其他表中未列出的药物过敏史和食物过敏史，请在其他栏中写明名称，可以多选。
4. 既往病史：在"疾病"一栏中，填写现在和过去曾经患过的某种疾病，包括建档时还未治愈的慢性或某些反复发作的疾病，并写明确诊时间。如有恶性肿瘤，请写明具体的部位或疾病名称；如有职业病，请填写具体名称。在"手术"一栏中，填写曾经接受过手术治疗的名称和时间。在"外伤"一栏中，填写曾经发生的后果比较严重的外伤名称和时间。
5. 家族史：指直系亲属（父母、兄弟姐妹、子女）中是否患过具有遗传性或遗传倾向的疾病或症状，有则写明具体疾病名称，可以多写。

一般身体形态机能测试

一、测量身高

（1）目的　用于计算老年人的身体成分指数（BMI）。

（2）器材　身高计（精度为 0.1 厘米）。

（3）测量　测量时，受试者赤脚，背向立柱，呈立正姿势站立在身高计的底板上。躯干挺直，头部正直，两眼平视前方，保持耳屏上缘与眼眶下缘最低点呈水平位。上肢自然下垂，两腿伸直，两足跟并拢，足尖分开约 60°。足跟、骶骨部、两肩胛间与身高计的立柱相接触。测量人员单手将水平压板沿立柱下滑至受试者头顶。读数时，测量人员双眼与水平压板水平面等高。记录以厘米为单位，保留小数点后一位。

二、测量体重

（1）目的　用于计算老年人的身体成分指数（BMI）。

（2）器材　体重计（精度为 0.1 千克）。

（3）测量　测量时，受试者着尽可能少的衣物，自然站立在体重计中央，保持身体平稳，读数即可。记录以千克为单位，保留小数点后一位。注意上、下体重计时，动作要轻缓。

三、计算身体成分指数（BMI）

（1）目的　评价老年人的身体成分。

（2）公式　BMI（千克 / 米^2）＝体重 / 身高^2。

（3）评价

成年人体重分类

分类	BMI/（千克/米^2）
体重过低	<18.5
体重正常	18.5 ～ 23.9
超重	24.0 ～ 27.9
肥胖	≥ 28

四、测量腰围

（1）目的　测量和评价老年人腰部脂肪堆积（中心型肥胖），并用于计算腰围 / 臀围（WHR）。

（2）器材　尼龙带尺。

（3）测量　受试者自然站立，双肩放松，双臂交叉抱于胸前。测量人员面对受试者，将带尺经脐上 0.5~1.0 厘米处（肥胖者可选择腰部最粗处）水平绕一周。带尺围绕腰部的松紧度要适宜（使皮肤不产生明显凹陷）。带尺上与"0"点相交的数值即为测量值。记录以厘米为单位，保留小数点后一位。

（4）注意　测量人员应当严格控制带尺的松紧度。测试时，受试者的被测部位要充分裸露或着单薄衣服，不能有意挺腹或收腹。

（5）评价　老年男性的腰围应当控制在 <85 厘米，老年女性的腰围应当控制在 <80 厘米。

成人中心型肥胖分类

分类	腰围值/（厘米）
中心型肥胖前期	85 ≤ 男性腰围 <90
	80 ≤ 女性腰围 <85
中心型肥胖	男性腰围 ≥ 90
	女性腰围 ≥ 85

五、测量臀围

（1）目的　用于计算腰围 / 臀围（WHR）。

（2）器材　尼龙带尺。

（3）测量　受试者自然站立，双肩放松，双臂交叉抱于胸前。测量人员立于受试者侧前方，将带尺沿臀大肌最突起处水平围绕一周。带尺围绕臀部的松紧度要适宜（使皮肤不产生明显凹陷）。带尺上与"0"点相交的数值即为测量值。记录以厘米为单位，保留小数点后一位。

（4）注意　测量人员应当严格控制带尺的松紧度。测试时，男性受试者只能穿短裤，女性受试者穿短裤、背心或短袖衫。测量时，受试者不能有意识地挺腹或收腹。

六、计算腰围 / 臀围（WHR）

（1）目的　评价老年人的身体成分，判断发生心血管疾病等慢性病的风险。

（2）公式　WHR= 腰围 / 臀围。

（3）评价　60 ～ 69 岁的老年人，判断患病危险性的标准是：男性 WHR ≥ 1.03，女性 WHR ≥ 0.90。

七、测量静息心率

（1）目的　了解心率是否正常。

（2）器材　秒表。

（3）步骤　受试者静坐 10 分钟以上。测量人员将食指、中指和无名指放在受试者一侧手腕桡动脉（或颈动脉）搏动处，至少测量 30 秒动脉脉搏，然后换算成 1 分钟脉搏记录，以此间接代表心率。此为心率的间接测量法。

（4）评价　成年人一般为 60 ～ 100 次 / 分钟，节律整齐；低于 60 次 / 分钟为窦性心动过缓，高于 100 次 / 分钟为窦性心动过速。

八、测量静息血压

（1）目的　了解血压是否正常。

（2）器材　水银血压计、听诊器。

（3）步骤　测量前嘱受试者安静休息10～15分钟。令受试者坐于测量人员的右侧，右臂自然前伸平放于桌面上，手掌向上，使血压计零位与受试者心脏和右臂袖带处于同一水平。然后将袖带松紧适宜地缠绕在被测量者的上臂上，离肘窝2～3厘米。取听诊器的体件（感音胶质薄膜）平放在肘窝肱动脉搏动处，轻轻地压住动脉，使测量人员可听到脉搏声音。拧紧螺栓，打气入袋使水银柱上升，直到听不到肱动脉搏动声时，再打气升高20～30毫米汞柱。扭开螺栓开关，缓慢放气，下降速率以2～6毫米汞柱/秒为宜，放气至第一次听到"嗵、嗵"声的动脉音，此时水银柱上的数值（高度）即为收缩压。继续放气，使压力继续下降，可以听到原来的动脉音逐渐增强，并变得清晰，不久又突然减弱或消失。动脉音减弱或消失的一瞬间，血压计水银柱上的数值即为舒张压。

（4）注意　袖带缠绕松紧要合适，并与心脏处于同一水平上；如需重复测量时，须将压脉带内的空气放尽，使压力降至零（水银柱到零），而后再加压测量。

（5）评价　成年人正常收缩压为90～140毫米汞柱，舒张压为60～90毫米汞柱。

成年人血压评价标准　　　　　　　　　　　　　单位：毫米汞柱

类别	收缩压	舒张压
正常血压	<120	<80
正常高值	120～139	80～89
高血压 1级高血压（轻度） 2级高血压（中度） 3级高血压（重度）	≥140 140～159 160～179 ≥180	≥90 90～99 100～109 ≥110
单纯收缩期高血压	≥140	<90

注：当测量的收缩压和舒张压分属不同的级别时，则以较高的分级为准。

任务2 评估自理老年人学练运动健身项目的强度与环境

经过运动健身的安全性评估后，康体指导师小王认为李奶奶可以参加运动健身活动，且经过体适能客观指标的测量，了解了李奶奶的运动素质能力的优势和不足。接下来，康体指导师向老年人讲解在锻炼过程中如何通过心率、自我感觉等简单指标监控自身的身体状况，一旦出现不适需要及时进行处理。另外，康体指导师会在训练中加强保护，防止老年人发生跌倒等运动伤害事故。

【任务实施】

一、任务流程

任务分析 ⟶ 工作准备 ⟶ 步骤操作 ⟶ 效果评价

二、实施步骤

（一）任务分析

1.主要情况分析

序号	主要情况分析
1	老年人已通过运动健身的安全性评估
2	通过体适能测试，已了解老年人运动素质能力的优势和不足

2.主要目标措施及依据

主要目标措施	依据
结合实际运动情况，为其制订个性化的运动医务监督方案	根据老年人自身情况，进行必要的运动强度和环境评估，实施必要的运动保护，降低伤病概率，避免意外发生

（二）工作准备

1.物品准备

序号	名称	单位	数量
1	健身器材	套	1
2	秒表	个	1
3	桌子	张	1
4	椅子	把	若干
5	训练方案（计划）	份	1
6	情况记录表	份	1
7	签字笔	支	1

序号	名称	单位	数量
8	记录本	本	1
9	一次性水杯	个	若干
10	氧气袋	个	1
11	急救箱	个	1
12	体外心脏除颤仪	台	1
13	饮水机	台	1

2. 环境与人员准备

序号	环境与人员	准备
1	环境	室内环境：一张桌子、若干把椅子、一台饮水机，干净、整洁、安全，空气清新、无异味。运动器材设施完好，布局合理，场地平整无杂物 室外环境：运动器材设施完好，布局合理，场地平整无杂物。温度适宜，空气质量良好
2	康体指导师	着装整齐，熟练掌握指导老年人健身运动的方法，熟练掌握对老年人运动进行医务监督的方法
3	急救人员	必要时，需安排具有资质的急救人员在场，并配备急救设备或制订急救预案，开辟急救通道
4	自理老年人	神志清醒，情绪稳定，身心放松。自带毛巾、水瓶（水杯）。需要穿合适的运动鞋、运动服，并确定运动前身体状况良好，无不适。刚从室外进入室内的老年人需静坐休息10～15分钟

（三）步骤操作

步骤	内容	评估自理老年人学练运动健身项目的强度与环境的技能操作要求
工作前准备	沟通与观察	（1）沟通。康体指导师接待李奶奶，请李奶奶坐下，倒半杯水递给老年人，开始与李奶奶聊家常，接下来告知训练方案（计划）的内容和注意事项 （2）观察。从老年人进屋开始，观察老年人行走是否正常，坐下时是否顺畅，接水杯时动作是否正常；观察老年人说话时呼吸是否顺畅等。刚从室外进入室内的老年人需要静坐休息10～15分钟
步骤1	运动环境评估	检查、评估运动健身环境条件，主要包括器械的稳定性、安全性、标准性以及空气流通性等
步骤2	测试登记	测试静息心率和血压
步骤3	热身活动	根据训练计划的内容实施
步骤4	正式训练	在实施训练计划的过程中，测试运动心率，观察交谈难度和出汗状况，注意场地设施的安全状况，进行必要的运动保护
步骤5	放松活动	根据训练计划的内容实施，结束时测试心率
步骤6	整理记录	整理记录有关表格和问题
步骤7	沟通	叮嘱老年人回家后注意体重、食欲、睡眠状况，第二天早晨测试晨脉和血压，并做好相关记录
注意事项		讲解要言简意赅；结合老年人的实际情况，在训练过程中给予语言提示和必要的辅助；着重注意老年人的安全保护，观察老年人运动过程中的身体反应。如老年人有任何不适感觉，应立即停止运动并及时处置

（四）效果评价

老年人锻炼的有效性和风险控制中重要的一个环节是运动强度的控制，可通过以下指标来监督运动强度。

（1）通过控制运动心率来控制运动强度。中等强度体力活动的靶心率是锻炼者最大心率的50%～70%。如果要进行剧烈运动，其靶心率区间是最大心率的70%～85%。最大心率的计算公式，对老年人建议采用208−0.7×年龄。

（2）通过观察交谈难度来监督运动强度。在运动中如果可以轻松交谈，为低强度运动；

如果进行交谈时感到吃力，为中等强度以上的运动。

（3）通过观察出汗状况来监督运动强度。老年人锻炼时，以微微出汗为宜，这时反映运动强度已达到中下水平；体质好的老年人可以达到明显出汗，但是不提倡运动到大汗淋漓。

通过对运动环境进行评估，可以达到以下效果。

（1）避免出现因环境条件造成不必要的伤害，如器械不稳定、不安全造成的关节损伤或肌肉损伤等情况。

（2）总结每次运动环境的布置，将运动流程做到流畅化、程序化、安全化等。

（3）提高老年人对于运动环境的舒适度和满意度，增进老年人的运动健身效果。

【相关知识】

一、运动中的心率监测

运动中的心率（脉搏）监测需要有一个短暂的停顿，然后找到脉搏测量位置（桡动脉或颈动脉，建议采用桡动脉），轻轻按压即可感到波动。一般采用记录 10 秒脉搏，然后乘以 6 的方式计数。为提高准确度，如果在开始计数和停止计数时都摸到一次波动，只记录一次，而不要算作两次。如果所测得的心率在所设定的靶心率范围内，表明运动强度是合理的。

二、运动中发生呼吸困难的处理方法

运动中的呼吸困难可以表现为气短、喘息、剧烈咳嗽，原因可能是运动过于剧烈、运动性哮喘、心脏病发作等。因此，运动中出现呼吸困难首先需要判断其发生的原因，如果排除运动强度的因素，往往可能是比较严重的情况，需要及时找医生或专业急救人员进行处理。

如果是由于运动导致的呼吸困难，往往是因为呼吸过浅、频率过快、寒冷刺激。这时可以通过降低呼吸频率，采用"两步一吸、两步一呼"的方式进行呼吸。如果是在寒冷季节进行户外运动采用嘴呼吸时，要注意将舌头抵住上腭，让空气从舌头两侧流过，其目的在于增加吸入空气的温度和湿度，降低对胃肠道的刺激，减少发生呼吸肌痉挛的可能。

三、运动中发生头晕的处理方法

运动中出现头晕多见于中暑。如果在炎热季节锻炼，突然感到头晕、不出汗、出现恶心呕吐现象时，要考虑中暑的可能，这时需要尽快到阴凉处休息；如果头晕加重，需要及时找专业急救人员进行处理。

导致运动中头晕的常见原因是大脑供血不足，最为常见的状况是在运动后突然停止活动（如坐下），导致下肢静脉血液不能有效回流，大脑暂时性供血不足。一定要记住：运动后，特别是剧烈运动后，不能立即坐下、蹲下、躺下或站立不动，要通过慢走、慢跑使下肢肌肉收缩来保证血液回流，减少运动后头晕情况的发生。

四、运动中发生肌肉痉挛的处理方法

导致运动中肌肉痉挛（抽筋）的常见原因有寒冷刺激、疲劳、出汗过多、用力过猛。发

生肌肉痉挛时可以适当补充运动饮料，然后对痉挛肌肉进行缓慢用力地牵拉，使痉挛肌肉维持在持续拉长的状态 15 ～ 20 秒，多数痉挛会缓解。随后再对痉挛肌肉进行按摩、热敷等，做进一步放松处理。

五、运动中发生中暑先兆的处理方法

中暑先兆发生在炎热季节，是由高温环境引起的，以体温调节中枢功能障碍、汗腺功能衰竭和水、电解质丢失过多为特点。根据发生机制不同可以分为热射病、热痉挛和热衰竭。主要处理方法是脱离热源或热环境，降低体温，补充水和电解质。根据类型不同还需要降低头部和体内温度、缓解肌肉痉挛、促进血液回流。

六、运动中发生心绞痛的处理方法

运动中发生心绞痛的原因可以分为两大类：稳定型和非稳定型。稳定型心绞痛只在运动时发生，停止运动或减轻运动强度，症状会明显缓解；非稳定型心绞痛则是无发生规律，在安静时也会发生，往往是心脏病发作的前兆。心绞痛的个体差异很大，现场处理需要专业人员，锻炼者最好通过体检来进行确认，根据医生建议安排锻炼方式。

心绞痛和心脏病发作的感觉很像，但是心绞痛可以通过停止运动或服用硝酸甘油而缓解，因为这是由于动脉供给心肌的血液不足；心脏病发作是由于动脉硬化导致狭窄，若处理不当，后果严重。

七、运动中发生腹痛的处理方法

腹痛是运动过程中一种常见的症状，在耐力项目中发生率较高，其中 1/3 的人查不出发病原因，而仅与运动训练有关。其发生与缺乏锻炼、准备活动不充分、身体疲劳、呼吸过浅过快、饥饿有关。

运动性腹痛的发生原因复杂，与肝脏淤血、呼吸肌痉挛、胃肠道痉挛、腹内疾病（如肝炎、溃疡病、慢性阑尾炎）有关，还有一部分原因不明。

对运动性腹痛的处理取决于发生的性质，对能查明原因的需要及时消除病因。对运动中发生的腹痛首先应当减速，并加深呼吸，用手持续按压疼痛部位。如果仍然疼痛，应当暂时停止运动，按压合谷、内关等穴位，多数腹痛会缓解。

八、运动中发生关节扭伤的处理方法

关节扭伤可能会伤及韧带、肌肉、关节软骨，在锻炼中要积极预防这类损伤，因为这些组织一旦损伤愈合很困难。通过关节相关部位的静力性练习可以提高关节的稳定性，减少这类损伤的发生。

如果发生扭伤，首先需要进行 15 ～ 20 分钟的冷敷（可用自来水、冰袋等），然后一定要进行加压包扎（采用弹力绷带进行 24 小时有一定压力的缠绕，以减轻肿胀），休息 2 ～ 3 天，在休息时要把受伤肢体抬高放置。

九、运动环境评估方法

1. 评估地面是否平整，地面是否光滑。
2. 评估运动器材是否安全，特别是易损部件。
3. 评估运动空间的空气流通性。
4. 评估急救药等安全用品是否齐全。
5. 评估运动区域转移条件，包括转移用具、出入门宽度等。
6. 评估附近是否有具备急救条件的医院。
7. 评估附近的交通条件等。

任务3 评估自理老年人学练运动健身项目的有效性

【任务情境】

　　李奶奶经过运动健身的安全性评估后，康体指导师小王认为李奶奶可以参加运动健身活动。为了解李奶奶的运动素质能力的优缺点，小王特意安排李奶奶进行一次体适能测试，以便使制订的运动干预计划具有针对性，规避一些运动风险。经过一段时间的运动健身后，定期再进行相关测试，目的是对运动健身计划进行调整，从而保证运动健身的有效性。

【任务实施】

一、任务流程

任务分析 → 工作准备 → 步骤操作 → 效果评价

二、实施步骤

（一）任务分析

1. 主要情况分析

序号	主要情况分析
1	经过安全性评估认定，老年人可以参加运动健身活动
2	为老年人进行初次体适能指标的评估测试
3	定期进行体适能指标相关测试

2. 主要目标措施及依据

主要目标措施	依据
评估自理老年人的力量、耐力、柔韧性、灵活性、动态平衡等	对自理老年人进行体适能水平的评估，是制订训练计划的首要条件，也是检验运动有效性的参照指标

（二）工作准备

1. 物品准备

序号	名称	规格	单位	数量
1	直背椅子	座位高度43厘米	把	若干
2	桌子		张	1
3	秒表		个	1
4	哑铃（男性用）	3.6千克（8磅）	副	1
5	哑铃（女性用）	2.3千克（5磅）	副	1
6	直尺	45厘米长	把	1
7	卷尺		个	1

序号	名称	规格	单位	数量
8	圆锥体		个	1
9	计数器		个	1
10	美纹纸胶带		卷	1
11	测试记录表		份	1
12	签字笔		支	1
13	记录本		本	1
14	一次性水杯		个	若干
15	氧气袋		个	1
16	急救箱		个	1
17	体外心脏除颤仪		台	1
18	饮水机		台	1

2. 环境与人员准备

序号	环境与人员	准备
1	环境	室内环境：一张桌子、若干把椅子、一台饮水机，干净、整洁、安全，空气清新、无异味
2	康体指导师	着装整齐，熟练掌握老年人体适能测试和评估的方法
3	急救人员	必要时，需安排具有资质的急救人员在场，并配备急救设备或制订急救预案，开辟急救通道
4	自理老年人	神志清醒，情绪稳定，身心放松。自带毛巾、水瓶（水杯）。 需要穿合适的运动鞋、运动服，并确定身体状况良好，无不适。刚从室外进入室内的老年人需静坐休息 10～15 分钟

（三）步骤操作

步骤	内容	评估自理老年人学练运动健身项目的有效性的技能操作要求
工作前准备	沟通与观察	（1）沟通。康体指导师接待李奶奶，请李奶奶坐下，倒半杯水递给老年人，开始与李奶奶聊家常，接下来告知受试老年人测试项目的基本内容和注意事项 （2）观察。从老年人进屋开始，观察老年人行走是否正常，坐下时是否顺畅，接水杯时动作是否正常；观察老年人说话时呼吸是否顺畅等
步骤 1	测试登记	填写"老年人体适能测试记录表"的基本信息部分
步骤 2	评估下肢力量	30 秒坐站测试
步骤 3	评估上肢力量	30 秒手臂弯举测试
步骤 4	评估下肢柔韧性	椅式坐位体前屈测试
步骤 5	评估上肢柔韧性	背抓测试
步骤 6	评估灵活性和动态平衡性	2.44 米（8 英尺）起立行走测试
步骤 7	评估有氧耐力能力	2 分钟踏步测试
步骤 8	整理记录	整理记录有关表格和问题
注意事项		讲解言简意赅；结合老年人的实际，在测试过程中给予语言提示和必要的辅助；着重注意老年人的安全保护，观察老年人运动过程中的身体反应。如老年人有任何不适，应立即停止测试并及时处置

（四）效果评价

根据"老年人体适能测试评价"标准，对老年人的力量、耐力、柔韧性、灵活性、动态平衡水平进行评估。根据评估结果制订有针对性的运动健身方案，并进行指导。经过一段时间的锻炼后，定期进行再评估，以了解锻炼效果，并为调整方案提供依据。

老年人体适能测试系统

1. 主要目标

老年人运动健身的重点从以预防疾病为主转为以维持功能灵活性为主。功能性体适能测试的目的是测试老年人安全独立地开展日常活动所应有的身体能力。

2. 重要意义

适当进行体力活动并关注运动水平，可以预防很多伴随增龄而出现的常见体适能下降，甚至可逆转该现象。因此，及早发现身体不足并适当改变体育锻炼习惯尤为重要。

建立老年人体适能测试系统，可用于评估并监测老年人的身体状况，有利于在其身体素质不断下降并发展为明显的功能受限之前及时发现，并给予干预。

3. 理论基础

经常参加运动的健康人的身体功能不仅可保持较高水平，并且还有提升的可能，这适用于任何年龄，甚至包括患有慢性疾病的人。提高人的体适能和功能能力永远为时不晚。

4. 具备特性

（1）全面性　可用于评估老年人的力量、耐力、柔韧性、灵活性、动态平衡能力。

（2）可测性　连续尺度的测量，产生连续计分。

（3）普适性　大部分人能接受并完成测试，测试结果具有区分度。

（4）可行性　对测试所需设备、技术、空间要求低。

（5）可靠性　信度、效度高。

（6）可比性　具有规范的评价标准。

5. 主要用途

（1）开展研究　为纵向或前瞻性研究提供基线测试、评估干预效果，为横断面研究提供相互关系分析。

（2）评估参与者并识别风险因素　与评价标准比较，对健康水平进行评估，监测动态变化。

（3）制订运动计划　提供身体优势和劣势信息，有针对性制订运动计划。

（4）培养并设定目标　增加动力，改善运动的依从性。

（5）激励运动。

附件1

老年人体适能测试方法

一、30秒坐站测试

目的：评估下肢力量。

设备：直背椅子（座位高度 43 厘米）、秒表。

步骤：

- 让被测者坐在椅子的中间部分，双脚平放在地面上，双臂在胸前交叉。
- 听到"开始"口令后，让被测者起身形成完全站立的姿势，然后再恢复到完全坐姿状态。
- 让被测者热身进行一到两次站立，检查姿势是否正确，进行一次测试试验。
- 得分为 30 秒时间内完成站立的次数。

注意：

- 若 30 秒结束时，被测者基本已经起身站立起一半多了，那么算作一个完整的站立动作。
- 对下肢患有慢性疼痛或曾做过膝关节和髋关节置换术的高个子是禁忌项。
- 若在 30 秒的测试过程中，观察到被测者无法再继续完成后续的动作时，应立即停止。

二、30 秒手臂弯举测试

目的：评估上肢力量。

设备：43 厘米高椅子、秒表、女性用 2.3 千克（5 磅）哑铃、男性用 3.6 千克（8 磅）哑铃。

步骤：

- 让被测者坐在有直背的椅子上（略向利手侧），双脚平放在地上。
- 被测者手握重物垂放身体两侧，与地板垂直，以横握姿势抓握重物。
- 让被测者重复练习一到两次手臂弯曲动作进行热身，看看姿态是不是正确，进行一次测试试验。
- 听到"开始"口令后，让被测者完成整套运动动作，将重物推起，在 30 秒时间内完成的次数越多越好。在弯曲阶段，手掌应旋向上，然后在伸展时返回到横握姿势。在整个测试过程中，上臂必须保持不动。
- 得分为 30 秒时间内手臂弯曲的总次数。

注意：

- 整个过程中，手腕不能向前或者向后弯。
- 若被测者手腕有关节炎，不能手握重物，那么使用魔术贴固定手腕重物，在备注中标记。
- 如果被测者不能提起规定重物，那么可以使用轻一点的重物代替，女性用 1.8 千克（4 磅）、男性用 3.2 千克（7 磅）。在备注中标记。
- 若被测者从横握到手掌向上的动作有困难，可以在手臂屈曲过程中不改变横握形式。在备注中标记。
- 若在 30 秒的测试过程中，观察到被测者无法再继续完成后续的动作时，应立即停止。

三、椅式坐位体前屈测试

目的：评估下肢（主要是腘绳肌）的柔韧性。

设备：座椅高度为 43 厘米的椅子、45 厘米长的直尺。

步骤：

- 让被测者坐在椅子的前边缘。大腿根部的折叠处应与椅子座位的前边缘对齐。

- 将优势腿（优势腿是在练习试验中得分高的那条腿）向前尽量伸直，脚后跟平放在地板上，踝关节向上弯曲90°。另一条腿弯曲，稍偏向外侧，脚跟放在地板上。
- 双手交叠中指对齐，从髋关节慢慢向前倾，尽量用手够到或将手伸过脚趾头。
- 让被测者进行2次练习，2次测试，记录得分到最近的1厘米。脚趾端中点的位置代表零点，如果正好够到这个点，则计为0。如果没有够到脚趾头中点，得分记为负数（-）；如果中指能够伸过脚趾头中点，得分计为正数（+）。
- 伸直腿的膝盖必须保持挺直。

注意：
- 提醒被测者，当他们身体慢慢向前时呼气，不要屏住呼吸，同时避免身体晃动。
- 提醒被测者，伸展的程度仅仅是稍感不适，而不是伸展到感到疼痛的程度。
- 如果伸直的膝盖开始弯曲，那么让被测者慢慢返回上一动作，直到膝盖伸直为止。最大伸直状态必须保持2秒。
- 患有骨质疏松症的人，近期做过膝关节或髋关节置换术的人，或者向前伸会感到疼痛的人不能进行此项测试。
- 测试人员应在被测者伸直的那条腿的一侧蹲下，将一只手放在被测者膝盖上（轻轻地），这样如果测试人员感到被测者的膝盖开始弯曲时，可以让被测者停止测试或者必要时将被测者身体向后拉。
- 对于不能伸直膝盖的人，用测角仪量取膝关节的屈曲值，在备注栏标明。如果使用测角仪，应放置在伸直的那条腿的外侧，使中心轴位于膝关节的中点。将测角仪一臂与股骨位于一条直线上，测角仪另一臂与小腿中心位于一条直线上。
- 被测者应两条腿都进行练习，看哪条腿是自己的优势腿（即得分高的那条腿）。用得分最佳的腿进行测试。确定了优势腿后要让被测者练习2次，热热身。

四、背抓测试

目的： 评估上肢（肩关节）柔韧性。
设备： 45厘米直尺。
步骤：
- 让被测者将一只手从肩膀向下伸触及后背，另一只手臂从后腰向上伸，尽量触及后背中部。
- 让被测者练习这个测试，以便确定他的优势位置（从肩膀向下伸的优势手）。
- 进行2次练习试验作为热身运动，再进行2次正式测试，然后测量两手中指间的距离。记录最好得分。
- 记录得分精确到0.1厘米，负数（-）得分代表双手中指未能触及对方；正数（+）得分代表双手中指交叠。勾选最好的得分。

注意：
- 如果被测者感到疼痛，那么停止测试。
- 提醒被测者在伸展的过程中要有意识地呼吸。
- 提醒被测者避免反弹或者动作过快。
- 尽量快速地完成测量，这样被测者就无须保持这种不太舒服的姿势。

- 让被测者在练习过程中晃动、转动后背。
- 看看两手的中指是否在最大程度上指向对方；不移动被测者的双手，将中指调整到最佳位置；量取的始终是两手中指尖之间的距离。让被测者不要将手指抓握到一起或拉着。
- 对于患有颈部和肩部伤病或颈部、肩部有问题（肩周炎、肩袖问题、神经痛）的人，此项是禁忌。

五、2.44米（8英尺）起立行走测试

目的： 评估灵活性和动态平衡性。

设备： 座椅高度为43厘米的折叠椅、秒表、卷尺、圆锥体（或者类似的标记物）。

步骤：
- 让被测者坐到椅子的中央，双手放在大腿上，一只脚稍微靠前一点，身体稍微向前倾。
- 听到"开始"口令后，让被测者从椅子上站起来，尽量快速地走，绕过2.44米（8英尺）远处的圆锥体（从圆锥体的最远边开始测量），然后返回来坐到椅子上。
- 计时者必须在听到"开始"口令之时按下秒表，并在被测者返回并落座在椅子上的一瞬间按停秒表。
- 练习一次，然后进行两次测试试验。得分为两次测试试验中成绩最好的一次，记录得分精确到0.1秒。

注意：
- 不论被测者是否起身行走，一定要在发出"开始"口令时就按下计时器，并在被测者落座在椅子上的一瞬间按停计时器。
- 在测试过程中，测试人员要站在椅子和圆锥体之间，这样万一被测者失去平衡，可以及时地帮助他们。
- 如果需要，被测者可以借助手杖或者助行器来完成测试。
- 让那些无法从椅子上站起来的被测者以站姿开始并结束此项测试。

六、2分钟踏步测试

目的： 评估有氧耐力能力。

设备： 计数器、秒表、卷尺、美纹纸胶带。

步骤：
- 为了确定登阶高度，用美纹纸胶带来标记被测者髌骨和髂嵴之间的中点（髌骨前面突出的点），被测者可以从髌骨和髂嵴的中间拉一条绳子，然后将绳子折叠过来即得中点。
- 将美纹纸胶带移动到墙上或者过道中，以此作为指导，确定正确的登阶高度。
- 听到"开始"口令后，被测者开始原地登阶，两膝关节都得抬到正确的高度。
- 得分就是2分钟时间内完成的完整登阶次数（只计数右膝盖达到目标高度的次数）。

注意：
- 用计数器记录右膝盖达到目标高度的次数。
- 在测试过程中，有被测者重踏地板，要想办法促使其轻轻地落脚，以避免膝盖疼痛。

- 仔细观察被测者，是否有过度劳累的迹象，若有，随时停止测试。
- 测试结束后，让被测者慢慢地走一会儿来放松。
- 如果被测者无法原地登阶，允许其在前进中进行。
- 如果被测者无法将膝盖抬到正确的高度，或者仅是一侧能抬到正确的高度，那么可以让被测者休息，然后再开始，直至2分钟的时间结束。
- 如果被测者身体不稳或是有视觉障碍，允许其扶着桌子或者是靠墙站立，在这种状况下完成测试，在备注栏中标明。

附件2

老年人体适能测试评价标准

一、30秒坐站测试

老年女性30秒坐站测试评分表　　　单位：次

百分等级	60～64岁	65～69岁	70～74岁	75～79岁	80～84岁	85～89岁	90～94岁
95	21	19	19	19	18	17	16
90	20	18	18	17	17	15	15
85	19	17	17	16	16	14	13
80	18	16	16	16	15	14	12
75	17	16	15	15	14	13	11
70	17	15	15	14	13	12	11
65	16	15	14	14	13	12	10
60	16	14	14	13	12	11	9
55	15	14	13	13	12	11	9
50	15	14	13	12	11	10	8
45	14	13	12	12	11	10	7
40	14	13	12	12	10	9	7
35	13	12	11	11	10	9	6
30	12	12	11	11	9	8	5
25	12	11	10	10	9	8	4
20	11	11	10	9	8	7	4
15	10	10	9	9	7	6	3
10	9	9	8	8	6	5	1
5	8	8	7	6	4	4	0

老年男性30秒坐站测试评分表　　　单位：次

百分等级	60～64岁	65～69岁	70～74岁	75～79岁	80～84岁	85～89岁	90～94岁
95	23	23	21	21	19	19	16
90	22	21	20	20	17	17	15

百分等级	60~64岁	65~69岁	70~74岁	75~79岁	80~84岁	85~89岁	90~94岁
85	21	20	19	18	16	16	14
80	20	19	18	18	16	15	13
75	19	18	17	17	15	14	12
70	19	18	17	16	14	13	12
65	18	17	16	16	14	13	11
60	17	16	16	15	13	12	11
55	17	16	15	15	13	12	10
50	16	15	14	14	12	11	10
45	16	15	14	13	12	11	9
40	15	14	13	13	11	10	9
35	15	13	13	12	11	9	8
30	14	13	12	12	10	9	8
25	14	12	12	11	10	8	7
20	13	11	11	10	9	7	7
15	12	11	10	10	8	6	6
10	11	9	9	8	7	5	5
5	9	8	8	7	6	4	3

二、30秒手臂弯举测试

老年女性30秒手臂弯举测试评分表　　　　单位：次

百分等级	60~64岁	65~69岁	70~74岁	75~79岁	80~84岁	85~89岁	90~94岁
95	24	22	22	21	20	18	17
90	22	21	20	20	18	17	16
85	21	20	19	19	17	16	15
80	20	19	18	18	16	15	14
75	19	18	17	17	16	15	13
70	18	17	17	16	15	14	13
65	18	17	16	16	15	14	12
60	17	16	16	15	14	13	12
55	17	16	15	15	14	13	11
50	16	15	14	14	13	12	11
45	16	15	14	13	12	12	10
40	15	14	13	13	12	11	10
35	14	14	13	12	11	11	9
30	14	13	12	12	11	10	9
25	13	12	12	11	10	10	8
20	12	12	11	10	10	9	8
15	11	11	10	9	9	8	7
10	10	10	9	8	8	7	6
5	9	8	8	7	6	6	5

老年男性30秒手臂弯举测试评分表　　　　　　单位：次

百分等级	60～64岁	65～69岁	70～74岁	75～79岁	80～84岁	85～89岁	90～94岁
95	27	27	26	24	23	21	18
90	25	25	24	22	22	19	16
85	24	24	23	21	20	18	16
80	23	23	22	20	20	17	15
75	22	21	21	19	19	17	14
70	21	21	20	19	18	16	14
65	21	20	19	18	18	15	13
60	20	20	19	17	17	15	13
55	20	19	18	17	17	14	12
50	19	18	17	16	16	14	12
45	18	18	17	16	15	13	12
40	18	17	16	15	15	13	11
35	17	16	15	14	14	12	11
30	17	16	15	14	14	11	10
25	16	15	14	13	13	11	10
20	15	14	13	12	12	10	9
15	14	13	12	11	12	9	8
10	13	12	11	10	10	8	8
5	11	10	9	9	9	7	6

三、椅式坐位体前屈测试

老年女性椅式坐位体前屈测试评分表　　　　　　单位：厘米

百分等级	60～64岁	65～69岁	70～74岁	75～79岁	80～84岁	85～89岁	90～94岁
95	8.7	7.9	7.5	7.4	6.6	6.0	4.9
90	7.2	6.6	6.1	6.1	5.2	4.6	3.4
85	6.3	5.7	5.2	5.2	4.3	3.7	2.5
80	5.5	5.0	4.5	4.4	3.6	3.0	1.7
75	4.8	4.4	3.9	3.7	3.0	2.4	1.0
70	4.2	3.9	3.3	3.2	2.4	1.8	0.4
65	3.7	3.4	2.8	2.7	1.9	1.3	−0.1
60	3.1	2.9	2.3	2.1	1.4	0.8	−0.7
55	2.6	2.5	1.9	1.7	1.0	0.4	−1.2
50	2.1	2.0	1.4	1.2	0.5	−0.1	−1.7
45	1.6	1.5	0.9	0.7	0.0	−0.6	−2.2
40	1.1	1.1	0.5	0.2	−0.4	−1.0	−2.7
35	0.5	0.6	0.0	−0.3	−0.9	−1.5	−3.3
30	0.0	0.1	−0.5	−0.8	−1.4	−2.0	−3.8
25	−0.6	−0.4	−1.1	−1.3	−2.0	−2.6	−4.4
20	−1.3	−1.0	−1.7	−2.0	−2.6	−3.2	−5.1
15	−2.1	−1.7	−2.4	−2.8	−3.3	−3.9	−5.9
10	−3.0	−2.6	−3.3	−3.7	−4.2	−4.8	−6.8
5	−4.0	−3.9	−4.7	−5.0	−5.0	−6.3	−7.9

老年男性椅式坐位体前屈测试评分表

单位：厘米

百分等级	60～64岁	65～69岁	70～74岁	75～79岁	80～84岁	85～89岁	90～94岁
95	8.5	7.5	7.5	6.6	6.2	4.5	3.5
90	6.7	5.9	5.8	4.9	4.4	3.0	1.9
85	5.6	4.8	4.7	3.8	3.2	2.0	0.9
80	4.6	3.9	3.8	2.8	2.2	1.1	0.0
75	3.8	3.1	3.0	2.0	1.4	0.4	−0.7
70	3.1	2.4	2.4	1.3	0.6	−0.2	−1.4
65	2.5	1.8	1.8	0.7	0.0	−0.8	−1.9
60	1.8	1.1	1.1	0.1	−0.8	−1.3	−2.5
55	1.2	0.6	0.6	−0.5	−1.4	−1.9	−3.0
50	0.6	0.0	0.0	−1.1	−2.0	−2.4	−3.6
45	0.0	−0.6	−0.6	−1.7	−2.6	−2.9	−4.2
40	−0.6	−1.1	−1.2	−2.3	−3.2	−3.5	−4.7
35	−1.3	−1.8	−1.8	−2.9	−4.0	−4.0	−5.3
30	−1.9	−2.4	−2.4	−3.5	−4.6	−4.6	−5.8
25	−2.6	−3.1	−3.1	−4.2	−5.3	−5.2	−6.5
20	−3.4	−3.9	−3.9	−5.0	−6.2	−5.9	−7.2
15	−4.4	−4.8	−4.8	−6.0	−7.2	−6.8	−8.1
10	−5.5	−5.9	−5.9	−7.1	−8.4	−7.8	−9.1
5	−7.3	−7.5	−7.6	−8.8	−10.2	−9.3	−10.7

四、背抓测试

老年女性背抓测试评分表

单位：厘米

百分等级	60～64岁	65～69岁	70～74岁	75～79岁	80～84岁	85～89岁	90～94岁
95	5.0	4.9	4.5	4.5	4.3	3.5	3.9
90	3.8	3.5	3.2	3.1	2.8	1.9	2.2
85	2.9	2.6	2.3	2.2	1.8	0.8	0.9
80	2.2	1.9	1.5	1.3	0.9	−0.1	−0.1
75	1.6	1.3	0.8	0.6	0.2	−0.9	−1.0
70	1.1	0.7	0.3	0.0	−0.4	−1.6	−1.8
65	0.7	0.2	−0.2	−0.5	−1.0	−2.1	−2.5
60	0.2	−0.3	−0.8	−1.1	−1.6	−2.8	−3.2
55	−0.2	−0.7	−1.2	−1.6	−2.1	−3.3	−3.8
50	−0.7	−1.2	−1.7	−2.1	−2.6	−3.9	−4.5
45	−1.2	−1.7	−2.2	−2.6	−3.2	−4.5	−5.2
40	−1.6	−2.1	−2.6	−3.1	−3.7	−5.0	−5.8
35	−2.1	−2.6	−3.2	−3.7	−4.2	−5.7	−6.5
30	−2.5	−3.1	−3.7	−4.2	−4.8	−6.2	−7.2
25	−3.0	−3.7	−4.2	−4.8	−5.4	−6.9	−8.0
20	−3.6	−4.3	−4.9	−5.5	−6.1	−7.7	−8.9
15	−4.3	−5.0	−5.7	−6.4	−7.0	−8.6	−9.9
10	−5.2	−5.9	−6.6	−7.3	−8.0	−9.7	−11.2
5	−6.4	−7.3	−7.9	−8.8	−9.5	−11.3	−13.0

老年男性背抓测试评分表　　　　　　　　　　单位：厘米

百分等级	60～64岁	65～69岁	70～74岁	75～79岁	80～84岁	85～89岁	90～94岁
95	4.5	3.9	3.5	2.8	3.2	1.7	0.7
90	2.7	2.2	1.8	0.9	1.2	−0.1	−1.1
85	1.6	1.0	0.6	−0.3	−0.1	−1.2	−2.2
80	0.6	0.0	−0.4	−1.3	−1.2	−2.2	−3.2
75	−0.2	−0.8	−1.2	−2.2	−2.1	−3.0	−4.0
70	−0.9	−1.6	−2.0	−2.9	−2.9	−3.7	−4.7
65	−1.5	−2.2	−2.6	−3.6	−3.6	−4.3	−5.3
60	−2.2	−2.9	−3.3	−4.3	−4.3	−5.0	−6.0
55	−2.8	−3.5	−3.9	−4.9	−5.0	−5.6	−6.6
50	−3.4	−4.1	−4.5	−5.6	−5.7	−6.2	−7.2
45	−4.0	−4.7	−5.1	−6.3	−6.4	−6.8	−7.8
40	−4.6	−5.3	−5.7	−6.9	−7.1	−7.4	−8.4
35	−5.3	−6.0	−6.4	−7.6	−7.8	−8.1	−9.1
30	−5.9	−6.6	−7.0	−8.3	−8.5	−8.7	−9.7
25	−6.6	−7.4	−7.8	−9.0	−9.3	−9.4	−10.4
20	−7.4	−8.2	−8.6	−9.9	−10.2	−10.2	−11.2
15	−8.4	−9.2	−9.6	−10.9	−11.3	−11.2	−13.3
10	−9.5	−10.4	−10.8	−12.1	−12.6	−12.3	−13.3
5	−11.3	−12.1	−12.5	−14.0	−14.6	−14.1	−15.1

五、2.44米（8英尺）起立行走测试

老年女性2.44米（8英尺）起立行走测试评分表　　　　　　　单位：秒

百分等级	60～64岁	65～69岁	70～74岁	75～79岁	80～84岁	85～89岁	90～94岁
95	3.2	3.6	3.8	4.0	4.0	4.5	5.0
90	3.7	4.1	4.0	4.3	4.4	4.7	5.3
85	4.0	4.4	4.3	4.6	4.9	5.3	6.1
80	4.2	4.6	4.7	5.0	5.4	5.8	6.7
75	4.4	4.8	4.9	5.2	5.7	6.2	7.3
70	4.6	5.0	5.2	5.5	6.1	6.6	7.7
65	4.7	5.1	5.4	5.7	6.3	6.9	8.2
60	4.9	5.3	5.6	5.9	6.7	7.3	8.6
55	5.0	5.4	5.8	6.1	6.9	7.6	9.0
50	5.2	5.6	6.0	6.3	7.2	7.9	9.4
45	5.4	5.8	6.2	6.5	7.5	8.2	9.8
40	5.5	5.9	6.4	6.7	7.8	8.5	10.2
35	5.7	6.1	6.6	6.9	8.1	8.9	10.6
30	5.8	6.2	6.8	7.1	8.3	9.2	11.1
25	6.0	6.4	7.1	7.4	8.7	9.6	11.5
20	6.2	6.6	7.3	7.6	9.0	10.0	12.1
15	6.4	6.8	7.7	8.0	9.5	10.5	12.7
10	6.7	7.1	8.0	8.3	10.0	11.1	13.5
5	7.2	7.6	8.6	8.9	10.8	12.0	14.6

老年男性2.44米（8英尺）起立行走测试评分表　　　　　　　　　单位：秒

百分等级	60～64岁	65～69岁	70～74岁	75～79岁	80～84岁	85～89岁	90～94岁
95	3.0	3.1	3.2	3.3	4.0	4.0	4.3
90	3.0	3.6	3.6	3.5	4.1	4.3	4.5
85	3.3	3.9	3.9	3.9	4.5	4.5	5.1
80	3.6	4.1	4.2	4.3	4.9	5.0	5.7
75	3.8	4.3	4.4	4.6	5.2	5.5	6.2
70	4.0	4.5	4.6	4.9	5.5	5.8	6.6
65	4.2	4.6	4.8	5.2	5.7	6.2	7.0
60	4.4	4.8	5.0	5.4	6.0	6.5	7.4
55	4.5	4.9	5.1	5.7	6.2	6.9	7.7
50	4.7	5.1	5.3	5.9	6.4	7.2	8.1
45	4.9	5.3	5.5	6.1	6.6	7.5	8.5
40	5.0	5.4	5.6	6.4	6.9	7.9	8.8
35	5.2	5.6	5.8	6.6	7.1	8.2	9.2
30	5.4	5.7	6.0	6.9	7.3	8.6	9.6
25	5.6	5.9	6.2	7.2	7.6	8.9	10.0
20	5.8	6.1	6.4	7.5	7.9	9.4	10.5
15	6.1	6.3	6.7	7.9	8.3	9.9	11.1
10	6.4	6.6	7.0	8.3	8.7	10.5	11.8
5	6.8	7.1	7.4	9.0	9.4	11.5	12.9

六、2分钟踏步测试

老年女性2分钟踏步测试评分表　　　　　　　　　单位：次

百分等级	60～64岁	65～69岁	70～74岁	75～79岁	80～84岁	85～89岁	90～94岁
95	130	133	125	123	113	106	92
90	122	123	116	115	104	98	85
85	116	117	110	109	99	93	80
80	111	112	105	104	84	88	76
75	107	107	101	100	90	85	72
70	103	104	97	96	87	81	69
65	100	100	94	93	84	79	66
60	97	96	90	90	81	76	63
55	94	93	87	87	78	73	61
50	91	90	84	84	75	70	58
45	88	87	81	81	72	67	55
40	85	84	78	78	69	64	53
35	82	80	74	75	66	61	50
30	79	76	71	72	63	59	47
25	75	73	67	68	60	55	44
20	71	68	63	64	56	52	40
15	66	63	58	59	51	47	36
10	60	57	52	53	46	42	31
5	52	47	43	45	37	39	24

老年男性2分钟踏步测试评分表　　　　　　　　　　单位：次

百分等级	60～64岁	65～69岁	70～74岁	75～79岁	80～84岁	85～89岁	90～94岁
95	135	139	133	135	126	114	112
90	128	130	124	126	118	106	102
85	123	125	119	119	112	100	96
80	119	120	114	114	107	95	91
75	115	116	110	109	103	91	86
70	112	113	107	105	99	87	83
65	109	110	104	102	96	84	79
60	106	107	101	98	93	81	76
55	104	104	98	95	90	78	72
50	101	101	95	91	87	75	69
45	98	98	92	87	84	72	66
40	96	95	89	84	81	69	62
35	93	92	86	80	78	66	59
30	90	89	83	77	75	63	55
25	87	86	80	73	71	59	52
20	83	82	76	68	67	55	47
15	79	77	71	63	62	50	42
10	74	72	66	56	56	44	36
5	67	67	67	47	48	36	26

案例介绍

老年人体适能测试案例

刘奶奶今年66岁，近期感觉身体机能有所下降，找到相熟悉的康体指导师小王进行咨询和了解。康体师为刘奶奶进行身体机能评估，以帮助老年人制订有针对性的、科学合理的练习计划，达到增强刘奶奶身体机能的目的。具体步骤如下。

（1）询问并帮助老年人填写"基本信息登记表"。

（2）评估下肢力量——30秒坐站测试。

（3）评估上肢力量——30秒手臂弯举测试。

（4）评估下肢柔韧性——椅式坐位体前屈测试。

（5）评估上肢柔韧性——背抓测试。

（6）评估灵活性和动态平衡性——2.44米（8英尺）起立行走测试。

（7）评估有氧耐力能力——2分钟踏步测试。

经过上述体适能测试，得出以下评估结论。

（1）基础疾病为高血压、轻度脑栓塞后遗症。

（2）下肢力量尚可，但接近薄弱状态。

（3）上肢力量较好。

（4）下肢柔韧性较好。

（5）上肢柔韧性较差。

（6）灵活性和动态平衡性较差，主要表现为起立和转身阶段。

（7）有氧耐力能力较好。

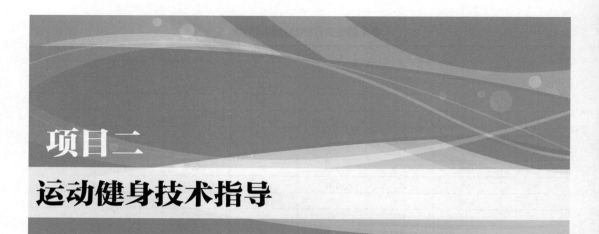

项目二

运动健身技术指导

任务1　为自理老年人讲解运动健身的原理和功效

　　李奶奶经过运动健身的安全性评估后，康体指导师小王认为李奶奶可以参加运动健身活动，且经过体适能客观指标的测量，了解了李奶奶运动能力的优缺点，为李奶奶讲解运动健身的原理和功效。

【任务实施】

一、任务流程

任务分析 ⟶ 工作准备 ⟶ 步骤操作 ⟶ 效果评价

二、实施步骤

（一）任务分析

1. 主要情况分析

序号	主要情况分析
1	经过评估，老年人已经对自己的身体机能状况有了一定的了解
2	康体指导师根据老年人的评估结果，向老年人讲解运动健身的原理和功效

2. 主要目标措施及依据

主要目标措施	依据
为自理老年人讲解运动健身的原理和功效	对自理老年人进行必要的运动健身原理和功效讲解，可以明确自理老年人的预期目标，帮助自理老年人理解练习项目

（二）工作准备

1. 物品准备

序号	名称	规格	单位	数量	备注
1	桌子		张	1	
2	椅子		把	2	
3	饮水机		台	1	
4	人体骨骼带神经血管模型	85 厘米高	个	1	模型
5	人体肌肉骨骼解剖挂图	100 厘米长	张	1	纸质版
6	签字笔		支	1	
7	记录本		本	1	
8	一次性水杯		个	若干	

2. 环境与人员准备

序号	环境与人员	准备
1	环境	室内环境：一张桌子、两把椅子、一台饮水机，干净、整洁、安全，空气清新、无异味
2	康体指导师	着装整齐，熟练掌握运动健身原理和功效的相关知识
3	自理老年人	神志清醒，情绪稳定，身心放松。自带毛巾、水瓶（水杯）。需要穿合适的运动鞋、运动服，并确定运动前身体状况良好，无不适。刚从室外进入室内的老年人需静坐休息 10 ~ 15 分钟

（三）步骤操作

步骤	内容	为自理老年人讲解运动健身的原理和功效的操作要求
工作前准备	沟通与观察	（1）沟通。康体指导师接待李奶奶，请李奶奶坐下，倒半杯水递给老年人，开始与李奶奶聊家常，接下来询问老年人本次来咨询的问题是什么，了解清楚老年人的意图之后，简单了解下老年人的身心近况。通过沟通评估老年人神志是否清楚、沟通有无障碍 （2）观察。从老年人进屋开始，观察老年人行走是否正常，坐下时是否顺畅，接水杯时动作是否正常；观察老年人说话时呼吸是否顺畅等
步骤1	讲解老年人正常衰老过程的身体形态和机能变化	分别从肌肉功能、心血管功能、肺功能、身体活动能力、身体成分和新陈代谢等方面进行讲解
步骤2	讲解运动健身的原理和功效	分别从耐力训练、抗阻训练、平衡训练、柔韧训练的角度讲解各种运动健身增进自理老年人健康的原理和功效
步骤3	整理记录	整理记录有关问题
注意事项		讲解要言简意赅，利用挂图和模型进行讲解，结合老年人的实际情况，着重表述运动健身对保持和增进自理老年人的健康效果

（四）效果评价

通过讲解，老年人了解了不同运动类型对老年人增进健康的原理和功效，提高了老年人科学健身素养水平。

运动训练对老年人健康的益处

一、耐力性运动训练对老年人健康的益处

耐力素质是指人体进行长时间运动时肌肉和内脏的工作能力。耐力性运动（又称为有氧运动）是指身体大肌群长时间持续进行的、有节奏的一种运动模式，目的是提高心血管耐力。根据运动的形式和强度，耐力性运动也能提高老年人的肌肉力量，改善平衡与活动性。有规律的耐力运动训练还能减少患其他常见的与生活方式相关的疾病（如2型糖尿病和某些癌症等）的风险，保持理想体重，并促进全面的身心健康。

二、抗阻性运动训练对老年人健康的益处

力量素质是指人体或人体的某一部分肌肉工作时克服内、外阻力的能力。抗阻性运动训练是指肌肉对抗阻力的一种运动模式。抗阻性运动训练是增强肌肉耐力、力量和爆发力最有效的方式。肌肉在这三个方面的表现是人体达到最佳的机能表现和参与很多休闲娱乐活动所必需的。抗阻性运动训练是老年人运动训练计划必需的组成部分，可以有效延缓肌肉衰老带来的系统性功能衰退。

三、平衡性运动训练对老年人健康的益处

平衡素质是指身体所处的一种姿态以及在运动或受到外力作用时能够自动调整并维持姿势的能力。平衡性运动训练是指结合增强下肢肌肉力量与降低跌倒可能性的一种运动模式。随着年龄的增长，人体保持平衡的能力逐渐降低，这种变化非常缓慢，最初可能感受不到，但是进入老年期后，平衡能力日益下降，容易发生跌倒，成为重大的健康隐患（特别是在骨骼很脆弱的情况下）。那些经常性跌倒或平衡困难的人，以及所有面临功能下降的老年人都需要进行平衡性运动训练。

四、柔韧性运动训练对老年人健康的益处

柔韧素质是指跨过关节的肌肉、肌腱、韧带等软组织的伸展能力，即关节活动的幅度。柔韧性运动训练是指用以维持或增进关节活动范围的一种运动模式。当人进入老年阶段后，变化比较明显的是人体连接骨与骨的肌肉、肌腱、韧带、关节囊等软组织部分会逐渐发生老化、变形、挛缩、粘连，进而萎缩，柔韧性相应会越来越差。柔韧性对于预防老年人跌倒、日常生活损伤、保持生活质量有十分重要的作用。

老年人运动训练的基本知识

一、耐力性运动训练的基本知识

1. 运动方式

适合老年人的耐力运动方式包括：健身快步走、休闲骑自行车、舞蹈、慢跑、划船、有氧体操、爬楼梯、隔网运动、游泳、持拍运动和徒步旅行等。

2. 持续时间

老年人每次运动持续的时间为 15～60 分钟，一般需要持续 20～40 分钟。对于中等强度的运动，每天持续 30 分钟以上；而高强度运动，每天需要持续 20 分钟左右。其中达到适宜心率的时间需在 15 分钟以上。在计算间歇性运动持续的时间时，应当扣除间歇时间。间歇运动的运动密度应当视体力而定。体力差的老年人运动密度应当比较低，体力好的老年人运动密度可以比较高。

3. 运动总量

运动量由运动强度和运动时间共同决定（运动量＝运动强度×运动时间）。在总运动量确定时，运动强度较小则运动时间需较长；反之，运动强度较大则运动时间可以较短。较大强度的运动适于年轻人和体力较好的人，较小强度的运动则适于老年人和体力较差的人。年轻人和体力较好的人可以由较高的运动强度开始锻炼，老年人和体力较差的人则应当由较小的运动强度开始锻炼。运动量应当由小到大，增加运动量时，先延长运动时间，再提高运动强度。

4. 运动强度

在运动过程中，当实测心率达到 140 次／分钟以上时，相当于大强度运动；心率在 100～140 次／分钟范围，相当于中等强度运动；心率低于 100 次／分钟，相当于小强度运动。

5. 运动频率

老年人进行中等强度的活动，每次至少需要 10 分钟，一天至少累积 30～60 分钟（多了更好），一周共 150～300 分钟。进行高强度的运动，一天至少 20～30 分钟，一周共 75～150 分钟。可以将中等强度和高强度运动结合起来，效果是一样的。

运动频率取决于运动强度和每次运动持续的时间。一般认为：每周锻炼 3～4 次（隔 1 天锻炼 1 次）的效率最高。最低的运动频率应当不低于每周锻炼 2 次。

6. 注意事项

（1）在耐力性运动训练中需要对运动量的监控提出具体要求。

（2）锻炼前要做充分的准备活动。

（3）耐力性运动训练的禁忌证包括：病情不稳定的心力衰竭和严重的心功能障碍、心肌炎、心内膜炎、严重的心律失常、不稳定型心绞痛、心肌梗死后不稳定期、严重的高血压、不稳定的血管栓塞性疾病等。

（4）患有心脏病的老年人在运动中出现以下指征时应当立即停止运动：运动时上身不适，运动中无力、头晕、气短，运动中或运动后关节疼痛或背痛等。

二、抗阻性运动训练的基本知识

1. 运动方式

有效的抗阻性运动训练要求肌肉必须克服某种类型的阻力。无论是通过举重、牵拉阻力带或是移动身体，都能达到效果。抗阻性运动训练有多种类型，老年人可以根据个人喜好、机能水平和训练预算来进行合理选择。可以将自身体重作为负荷进行训练，如蹲起、仰卧起坐或俯卧撑、侧抬腿（躺着或站立时）；也可以利用组合健身器材进行训练；还可以采用自由重量作为负荷进行训练，如哑铃和杠铃、踝部和腕部加重袋、装满沙子或水的家用容器；还可以利用阻力带和管子的负荷进行训练，如能抓握的阻力带、有拉手的橡皮管、与牢固结构相连的管子或带子。

2. 训练组数

老年人进行抗阻性运动训练时，每个部位的肌群（胸部、肩部、腹部、背部、臀部、腿部及手臂）完成 1 组（8 ～ 10 次练习）抗阻练习即可有效保持老年人的健康状况。当 1 组训练可以轻松完成时，推荐采用 2 ～ 3 组练习，能够有效改善老年人的肌肉功能。

3. 运动强度

可以根据老年人的适应情况适当增大运动负荷，而负荷增加的形式应当是以增加重复次数为主。为了抑制衰老性肌肉萎缩，推荐采用稍大强度的抗阻性运动训练。

4. 运动频率

如果以前没有任何训练经历，刚开始安排抗阻性运动训练时，建议每周安排 2 ～ 3 次，两次训练之间的间隔至少要达到 48 小时。训练的主要目的是尽快学习掌握动作技术和安全事项。如果训练年限比较长，训练经验比较丰富，也可以采用"分解训练"的策略，进一步提高训练频率。

5. 注意事项

（1）老年人进行抗阻性运动训练应当尽量进行多关节和大肌群的抗阻训练，避免小肌群或单关节肌群的练习。例如，提倡老年人进行双手举起重物的练习，不宜像年轻人那样进行单纯的肘屈伸练习。每次抗阻训练应当选择完成 8 ～ 10 种练习，对全身肌肉进行训练。

（2）老年人在进行抗阻性运动训练时，应当对其训练负荷进行即时监控，并根据老年人的反应做出及时调整。

（3）在训练中，老年人要保持正常的呼吸，掌握正确的抗阻训练技术动作，并对关节运动范围有所控制，保证在完成抗阻运动时不产生剧烈疼痛，避免受伤。

（4）为提高老年人的平衡能力和肌肉间的协调能力，应当进行一些站立位的抗阻练习。

（5）肌肉的离心收缩训练可能造成比较严重的肌肉酸痛，不适合老年人进行训练，应当避免。抗阻训练器械宜采用橡皮带、实心球，或采用克服自身体重的方式进行训练，采用杠铃等器械时应当在指导师的帮助和保护下进行训练。

三、平衡性运动训练的基本知识

1. 运动方式

目前适合所有老年人的"最佳的"平衡性运动训练的类型还不明确，已提出的建议包括一系列的锻炼，即采用不同的方式，使锻炼者在一定程度上失去平衡，但是仍在控制范围之内。适合老年人平衡性运动训练的运动方式包括太极拳（剑）、木兰拳（剑）、五禽戏、八段锦、易筋经等中国传统体育运动健身方式。

2. 运动强度

没有特殊的建议。如果老年人是在合适的强度下训练平衡能力，任何的难度增加都会造成失衡，需要循序渐进或者使用外力辅助。如果老年人能够轻松地保持稳定，则表明目前的强度不够。

3. 运动频率

一般每周进行 2 ～ 3 次训练，但是老年人如果愿意增加训练频率，在身体情况允许的前提下，可以多练几次。

4. 注意事项

如果是在小组训练中缺少有经验的指导师进行一对一辅助，老年人要能够自我监控并确保自身安全。

有效的平衡还有赖于柔韧性、躯干主要肌肉的力量，以及良好的肌肉协调性。锻炼核心肌肉，对预防老年人跌倒也十分有益。

四、柔韧性运动训练的基本知识

1. 运动方式

提高柔韧性可以采用静力性伸展、动力性伸展两种方式，每种方式又分主动性和被动性。基于指导老年人进行健身锻炼的经验，综合老年人各方面的特点，提倡老年人练习柔韧性时采取主动形式的静力拉伸，因为这种方法可以减少或消除超过关节伸展能力的危险性，防止拉伤，更重要的是缓慢伸拉不会激发牵张反射。

2. 持续时间

在达到合适的拉伸强度后，即根据自身的能力保持静止状态 10 ～ 30 秒，然后慢慢松开至放松状态。

3. 运动总量

每种姿势的柔韧性练习时间和次数应当是逐渐增加的，从最初的 10 秒练习时间，逐渐增加至 30 秒。每种姿势应当重复 3 次以上。每个部位的练习 3 ～ 4 组，每组 2 ～ 5 次即可，中间放松休息 15 ～ 30 秒。老年人每次活动的时间一般不要超过 30 分钟。

4. 运动强度

老年人进行柔韧性练习时的运动强度和用力大小，一定要在自己可以控制的范围内，因为个体的差异，用力大小应当以个人的能力来把握，以微微感到酸、胀为宜，循序渐进、持之以恒。

5. 运动频率

老年人进行柔韧性运动训练，至少应当隔天练习一次，或者每周进行 3 ～ 5 次的拉伸练习。

6. 注意事项

（1）柔韧性练习之前必须做热身练习　在进行较大强度的肌肉伸展练习前，必须做好热身活动，使身体微微出汗，以防出现未经准备突然的动作导致拉伤和疼痛等。

（2）柔韧性练习之后应当结合放松练习　每次伸展练习之后，应当做些相反方向的练习，使血液供应机能加强，有助于伸展肌群的放松和恢复，例如压腿后做几次屈膝下蹲动作。

任务2 为自理老年人独立连贯地展示标准的运动健身技术

李奶奶经过运动健身的安全性评估后，康体指导师小王认为李奶奶可以参加运动健身活动，且经过体适能客观指标的测量，了解了李奶奶运动素质能力的状况，李奶奶也了解了一定的运动增进健康的原理，接下来康体指导师要为李奶奶展示可以训练的项目。

【任务实施】

一、任务流程

任务分析 ⟶ 工作准备 ⟶ 步骤操作 ⟶ 效果评价

二、实施步骤

（一）任务分析

1. 主要情况分析

序号	主要情况分析
1	老年人经过运动健身的安全性评估和体适能客观指标测试
2	老年人了解了运动健身的原理和功效

2. 主要目标措施及依据

主要目标措施	依据
为自理老年人独立连贯地展示标准的运动健身技术	根据练习项目的不同，结合老年人对技术学习的特点，进行必要的完整展示、分解展示和重点展示，帮助自理老年人了解所要学习的技术动作

（二）工作准备

1. 物品准备

序号	名称	规格	单位	数量
1	瑜伽垫	200 厘米长、85 厘米宽	个	1
2	弹力带	8.2 千克（18 磅）	个	1
3	哑铃	1.4 千克（3 磅）	个	1
4	瑜伽球	直径 65 厘米	个	1
5	波速球	直径 58 厘米	个	1
6	辅助平衡杆	150 厘米长	个	1
7	健身用凳子	50 ～ 70 厘米高	个	1
8	体操垫	200 厘米长、120 厘米宽	个	1

序号	名称	规格	单位	数量
9	记号笔	黑色	支	1
10	一次性水杯		个	若干
11	桌子		张	1
12	椅子		把	2
13	饮水机		台	1

2.环境与人员准备

序号	环境与人员	准备
1	环境	室内环境：一张桌子、两把椅子、饮水机一台，干净、整洁、安全，空气清新、无异味
2	康体指导师	着运动装，熟练掌握增进自理老年人健康的运动健身技术动作
3	自理老年人	神志清醒，情绪稳定，身心放松。自带毛巾、水瓶（水杯）。 需要穿合适的运动鞋、运动服，并确定运动前身体状况良好，无不适。刚从室外进入室内的老年人需静坐休息 10～15 分钟

（三）步骤操作

步骤	内容	为自理老年人独立连贯地展示标准的运动健身技术的技能操作要求
工作前准备	沟通与观察	（1）沟通。康体指导师接待李奶奶，请李奶奶坐下，倒半杯水递给老年人，通过沟通评估老年人神志是否清楚，沟通有无障碍 （2）观察。从老年人进屋开始，观察老年人行走是否正常，坐下时是否顺畅，接水杯时动作是否正常，说话时呼吸是否顺畅等，确定老年人当时的身体状态
步骤 1	讲解和展示耐力性运动训练项目	
步骤 2	讲解和展示抗阻性运动训练项目	首先观看视频动画或现场完整示范，为老年人建立一个完整的工作过程，然后进行现场的分解展示，最后强调动作的重点和容易出错的地方
步骤 3	讲解和展示平衡性运动训练项目	
步骤 4	讲解和展示柔韧性运动训练项目	
步骤 5	整理记录	整理记录有关问题
注意事项		讲解要言简意赅，可利用视频/动画进行讲解展示

（四）效果评价

通过讲解展示，老年人建立了耐力性运动训练项目、抗阻性运动训练项目、平衡性运动训练项目和柔韧性运动训练项目技术动作的初步印象，提高了老年人科学健身素养水平，为后续的指导练习做准备。

【相关知识】

一、耐力性运动训练项目

1.健身快步走

可以在室外进行，也可以在室内进行。穿着运动服，快步行走 15 分钟，大约 1 千米的路程，即每分钟约 90～110 步。练习应该循序渐进，可以先从 1 千米开始，然后再根据体能状况逐渐增加距离。练习频率为1周锻炼3～4次。

2. 慢跑

慢跑时，躯干伸直、双臂自然弯曲、双手放松、头部自然直立。呼吸方法为鼻吸气，嘴呼气。跑步时，脚部中后部位先着地，然后再过渡到前脚掌，重心稍向前，双臂前后摆动，双膝不宜抬得过高。初始练习者每次练习时间保持在10～15分钟即可，每周3～4次，每次跑步的时间段以16～18点为宜，运动强度以个人主观感觉为主，以觉得不难受、不喘粗气、不面红耳赤、能边跑边说话为宜。

3. 游泳

游泳是人在水的浮力作用下产生向上漂浮，凭借浮力通过肢体有规律的运动，使身体在水中有规律运动的技能，可提高神经系统兴奋性和灵活性，改善体温调节机能，提高心血管系统和呼吸系统功能，增强机体抵抗能力，有益于身体健康。游泳时的气温和水温不宜过低，每日1次为宜，每次时间不宜过长。游泳时需防止溺水等意外伤害事故发生。

4. 徒步旅行

徒步旅行是有目的地进行中长距离的走路锻炼，参与者应根据自己的身体条件确定每日的行程，每小时走4千米左右为宜，然后到安全通风的地方休息15分钟，以恢复体力。徒步过程中要及时补水，根据设定的距离长短携带不同的必备物品，一般距离越长，所需物品配备额越多。

5. 舞蹈

舞蹈是指伴随着音乐，用身体动作完成优雅动作的艺术形式。目前被大众所喜爱的形式有很多，常见的有广场舞、交谊舞、有氧舞蹈等形式。

6. 隔网运动

隔网运动以其无对抗，容易入门，但又有一定技术难度，人们的精神投入度高，获得感较强的特点，深受人们的喜爱，常见的隔网运动有乒乓球、羽毛球、网球、排球、毽球等。

二、抗阻性运动训练项目

1. 哑铃双手手腕弯举

锻炼肌肉：前臂肌。

起始动作：坐在平凳上，手握哑铃，手臂放置于大腿上方，掌心朝下，手腕为轴，弯曲手腕，初始位置哑铃位于膝盖下方。

过程动作：充分抬高手腕，慢慢恢复到初始位置，然后重复动作。

结束动作：恢复成起始动作。

2. 哑铃手臂弯举

锻炼肌肉：前臂肌。

起始动作：站立式，两脚开立与肩同宽，两膝稍微弯曲，大臂靠近躯干，双手抓住哑铃，手心朝下。

过程动作：两手臂以肘关节为中心弯曲并抬高手臂，高度约到胸部位置。返回时，速度稍慢些，保持手臂略微弯曲。

结束动作：恢复成起始动作。

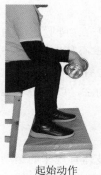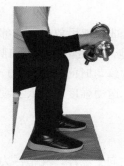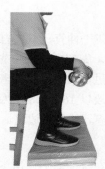

起始动作　　　　　　　　过程动作　　　　　　　　结束动作

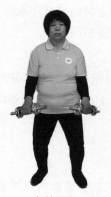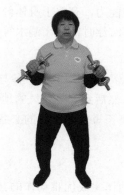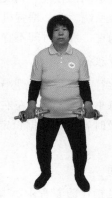

起始动作　　　　　　　　过程动作　　　　　　　　结束动作

3. 哑铃手腕翻转

锻炼肌肉：前臂肌。

起始动作：双手抓住哑铃，站立，膝盖稍微弯曲。

过程动作：双手反握同时上拉，然后腕翻转成正握杠铃后再下放。

结束动作：恢复成起始动作。

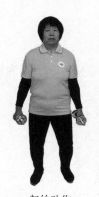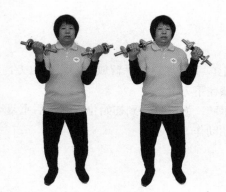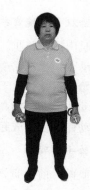

起始动作　　　　　　　　过程动作　　　　　　　　结束动作

4. 锤式哑铃臂弯举

锻炼肌肉：前臂肌。

起始动作：站立式，两脚开立与肩同宽，两膝稍微弯曲，大臂靠近躯干，双手像平时握住锤子一样，握住哑铃，并放在身体两侧，掌心相向。

过程动作：以肘关节为轴心，弯曲手臂，抬高哑铃。返回时，保持手臂略微弯曲。

结束动作：恢复成起始动作。

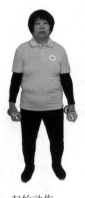 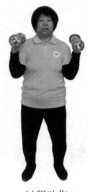 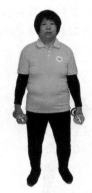

起始动作　　　　　　过程动作　　　　　　结束动作

5. 弹力带单臂弯曲手腕

锻炼肌肉：前臂肌。

起始动作：弹力带一端低位固定，单手抓住弹力带，掌心朝上。站立式，保持膝盖稍微弯曲，并保持身体稳定。

过程动作：以手腕为轴，大臂紧贴躯干，前臂与大臂保持约 90°垂直，充分弯曲手腕，拉到最高点。返回时，速度要缓慢，以防拉伤。

结束动作：恢复成起始动作。

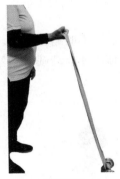 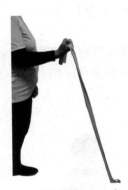 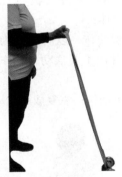

起始动作　　　　　　过程动作　　　　　　结束动作

6. 弹力带双手腕弯曲

锻炼肌肉：前臂肌。

起始动作：弹力带一端低位固定，双手抓住弹力带，两掌心朝上。站立式，保持膝盖稍微弯曲，并保持身体稳定。

过程动作：以手腕为轴，大臂紧贴躯干，前臂与大臂保持约 90°垂直，充分弯曲手腕，拉到最高点。返回时，速度要缓慢，以防拉伤。

结束动作：恢复成起始动作。

7. 锤式弯举

锻炼肌肉：肱二头肌。

起始动作：站立式，两脚开立与肩同宽，两膝稍微弯曲，大臂靠近躯干，直立身体并锤式握住两个哑铃，两手掌心向身体躯干。

过程动作：以肘关节为轴心，弯曲手臂，以抬高哑铃。抬高的过程中，前臂外旋，在哑铃快到肩部位置时候，掌心向上，返回时前臂内旋，最低点时掌心朝向躯干。动作过程中，注意肘部保持不动，切勿甩动手臂。

结束动作：恢复成起始动作。

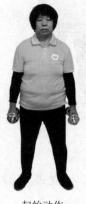 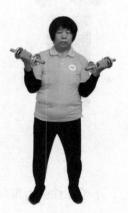 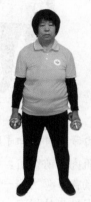

起始动作　　　　　　　　过程动作　　　　　　　　结束动作

8. 坐姿哑铃弯举

锻炼肌肉：肱二头肌。

起始动作：坐在板凳上，双脚分开，身体略微前倾，单臂抓住哑铃，另一手放在膝盖上以稳定身体。

过程动作：以肘关节为轴心，将哑铃向肩膀弯举。还原动作后，手肘略微弯曲，动作过程中身体不要摆动。动作过程中哑铃尽可能抬高并靠近自己身体，使运动圆弧尽量接近180°。

结束动作：恢复成起始动作。

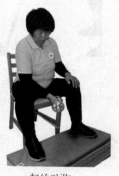 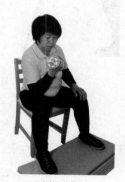 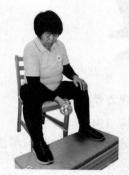

起始动作　　　　　　　　过程动作　　　　　　　　结束动作

9. 弹力带双臂弯拉

锻炼肌肉：肱二头肌。

起始动作：站立式，两脚开立与肩同宽，两膝稍微弯曲，大臂靠近躯干，掌心朝上，前臂与大臂保持约90°垂直，弹力带一端低位固定，双手抓住弹力带。

过程动作：充分向胸部位置弯举手臂，保持肘部的位置。返回时，保持手臂略微弯曲。然后重复动作。

结束动作：恢复成起始动作。

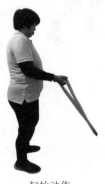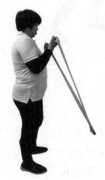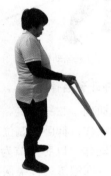

起始动作　　　　　　　　过程动作　　　　　　　　结束动作

10. 弹力带单臂弯拉

锻炼肌肉：肱二头肌。

起始动作：站立式，两脚开立与肩同宽，两膝稍微弯曲，大臂靠近躯干，掌心朝上，前臂与大臂保持约90°垂直，弹力带一端低位固定，单手抓住弹力带。

过程动作：充分向胸部位置弯举手臂，保持肘部的位置。返回时，保持手臂略微弯曲。然后重复动作。该动作比较适合独立强化弱侧手臂肌肉。

结束动作：恢复成起始动作。

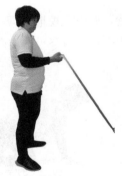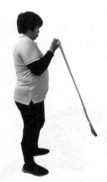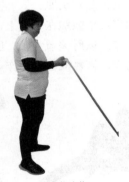

起始动作　　　　　　　　过程动作　　　　　　　　结束动作

11. 背身弹力带弯拉

锻炼肌肉：肱二头肌。

起始动作：两腿前后开立，呈高姿弓箭步，背对弹力带固定位置，单手抓握弹力带，掌心朝前，大臂略微向后打开。

过程动作：保持肘、肩的位置固定，以肘关节为轴心，手和前臂向肩部弯拉。返回时，速度稍慢，保持手臂稍微弯曲。

结束动作：恢复成起始动作。

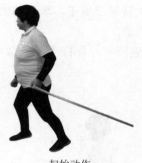
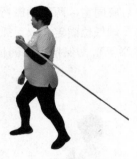
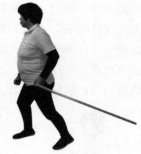

起始动作　　　　　　　过程动作　　　　　　　结束动作

12. 仰卧臂屈伸

锻炼肌肉：肱三头肌。

起始动作：仰卧平躺位，双手打开与肩同宽，双手握住两个哑铃，掌心朝向脚的方向。

过程动作：以肘关节为轴，双臂向头部方向弯曲，哑铃降低到头部两侧，然后再恢复到起始动作。在锻炼过程中保持肩部和肘部的位置固定。

结束动作：恢复成起始动作。

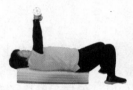
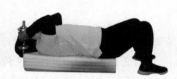
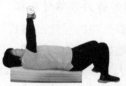

起始动作　　　　　　　过程动作　　　　　　　结束动作

13. 跪姿臂屈伸

锻炼肌肉：肱三头肌。

起始动作：单膝跪在平凳上，用一手支撑、一手抓住哑铃，两眼平视地面。

过程动作：以肘关节为轴，肘部位置尽量固定，向后伸手臂，手臂尽可能抬高点。

结束动作：恢复成起始动作。

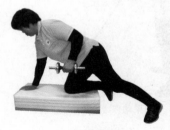
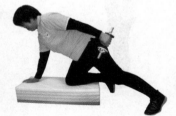
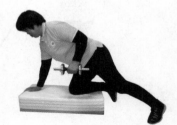

起始动作　　　　　　　过程动作　　　　　　　结束动作

14. 仰姿反屈伸

锻炼肌肉：肱三头肌。

起始动作：双手置于平凳之上，双手支撑住身体，双脚自然分开，脚后跟自然放置于地面上。

过程动作：两臂弯曲，让上身下降，直到手臂弯曲成直角。返回时，保持手臂略微弯曲。

结束动作：恢复成起始动作。

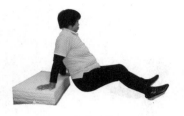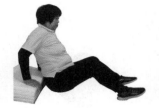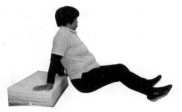

起始动作　　　　　　　　　过程动作　　　　　　　　　结束动作

15. 弹力带下拉

锻炼肌肉：肱三头肌。

起始动作：站立式，两脚开立与肩同宽，两膝稍微弯曲，大臂靠近躯干，掌心朝内相对，前臂与大臂保持约 90°垂直，弹力带一端高位固定，双手抓住弹力带。

过程动作：以肘关节为轴，手臂向下、向后拉伸弹力带。

结束动作：恢复成起始动作。

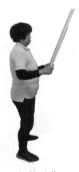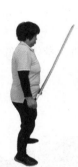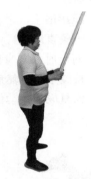

起始动作　　　　　　　　　过程动作　　　　　　　　　结束动作

16. 仰卧弹力带双臂屈伸

锻炼肌肉：肱三头肌。

起始动作：仰卧在平凳上，弹力带一端低位固定，双手抓住弹力带另一端。

过程动作：以肘关节为轴，向上伸手臂，恢复到准备状态时速度要稍慢。在锻炼过程中保持肩部和肘部的位置固定。

结束动作：恢复成起始动作。

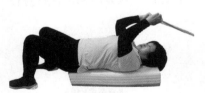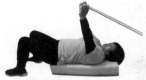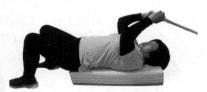

起始动作　　　　　　　　　过程动作　　　　　　　　　结束动作

17. 直立俯卧撑

锻炼肌肉：胸肌。

起始动作：两手间距略宽于肩部，撑在直立的墙体上。双脚离墙体一步，依靠双手和两个脚的脚尖保持平衡，保持身体在一条直线上。

过程动作：两个肘部向身体外侧弯曲，身体降低到贴近墙体。收紧腹部，保持身体在一条直线上，持续 1 秒，然后恢复原状。

结束动作：恢复成起始动作。

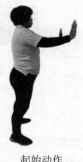 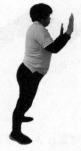 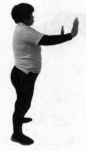

起始动作　　　　　　　过程动作　　　　　　　结束动作

18. 跪膝俯卧撑

锻炼肌肉：胸肌。

起始动作：跪在地上，手臂和躯干呈约 90° 夹角，双手指尖朝向前外侧，双腿弯曲，身体从头到膝盖在一条直线上。

过程动作：两个肘部向身体外侧弯曲，身体降低到基本靠近地板。收紧腹部，保持身体在一条直线上，持续 1 秒，然后恢复原状。

结束动作：恢复成起始动作。

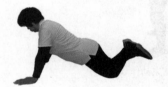 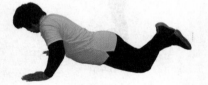 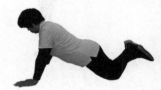

起始动作　　　　　　　　　过程动作　　　　　　　　　结束动作

19. 上斜俯卧撑

锻炼肌肉：上胸肌。

起始动作：两手撑在 50 ～ 70 厘米高的平台上。依靠双手和两脚尖保持平衡，保持头、脖子、后背、臀部以及双腿在一条直线上。

过程动作：两个肘部向身体外侧弯曲，身体降低到触及平台边缘。收紧腹部，保持身体在一条直线上，持续 1 秒，然后恢复原状。

结束动作：恢复成起始动作。

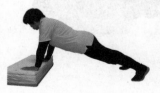 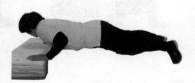 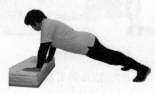

起始动作　　　　　　　　　过程动作　　　　　　　　　结束动作

20. 宽距俯卧撑

锻炼肌肉：胸大肌。

起始动作：双臂垂直于地面，双手支撑身体，两腿向身体后方伸展，依靠双手和两个脚的脚尖保持平衡，保持头、脖子、后背、臀部以及双腿在一条直线上。

过程动作：两个肘部向身体外侧弯曲，身体降低到基本靠近地面。收紧腹部，保持身体在一条直线上，持续1秒，然后恢复原状。

结束动作：恢复成起始动作。

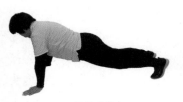 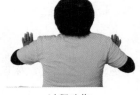 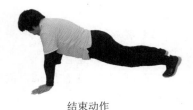

起始动作　　　　　　　　　过程动作　　　　　　　　　结束动作

21. 弹力带单臂上拉

锻炼肌肉：上胸肌。

起始动作：单膝跪地，弹力带一端低位固定，一手抓住弹力带另一端。保持臀部稳定和膝盖稍微弯曲。让肘部指向侧面。

过程动作：以肩关节为轴，向躯干方向拉动手臂，直到胸部高度，缓慢恢复到准备状态，如此反复进行。做动作时保持手腕和肘关节固定。

结束动作：恢复成起始动作。

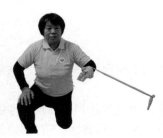 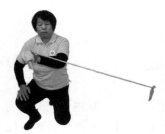 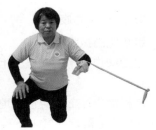

起始动作　　　　　　　　　过程动作　　　　　　　　　结束动作

22. 弹力带双臂上拉

锻炼肌肉：上胸肌。

起始动作：站立式，两脚开立与肩同宽，两膝稍微弯曲，左右各固定一条弹力带，双手各握住弹力带，掌心朝内。

过程动作：以肩关节为轴，移动双臂，直到双手在胸部高度，缓慢恢复到准备状态，如此反复进行。注意保持肘部固定。

结束动作：恢复成起始动作。

23. 仰卧抬腿

锻炼肌肉：腹直肌。

起始动作：仰卧在平凳上（图中略），双手抓住头部旁边的平凳边缘。大腿与平凳呈直角。

过程动作：弯曲腰部和提高臀部。头部需要保持固定在平凳上。

结束动作：恢复成起始动作。

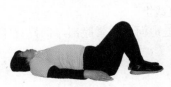 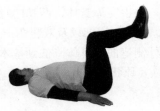 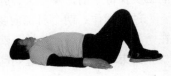

起始动作 　　　　　　　　　过程动作 　　　　　　　　　结束动作

24. 背起

锻炼肌肉：竖脊肌。

起始动作：压住腿部，面朝下，身体自然伸直，俯卧在地面上，双手置于下巴或抱头后侧。

过程动作：腰部用力挺起上身，使得头部挺起到最大高度，稍作停留后慢慢下落，手臂接近地面时再次挺起。

结束动作：恢复成起始动作。

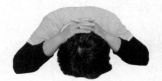 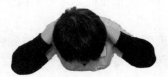 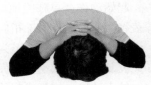

起始动作 　　　　　　　　　过程动作 　　　　　　　　　结束动作

25. 仰卧位卷腹

锻炼肌肉：腹直肌。

起始动作：平躺在垫子上，双腿弯曲。双手自然平放两侧或放于胸前，下背部始终贴紧垫面。

过程动作：上半身慢慢地离开地面，感觉腹肌充分发力，使得腹部卷起到最高点，停顿2秒后身体下落，呼气。下落到肩部着地，头部不贴地的程度再起身。做的时候下背部始终不离开垫面。

结束动作：恢复成起始动作。

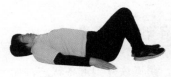 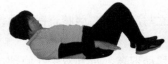 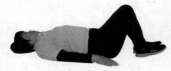

起始动作 　　　　　　　　　过程动作 　　　　　　　　　结束动作

26. 单臂哑铃侧屈

锻炼肌肉：腹斜肌。

起始动作：站立式，两脚开立与肩同宽，两膝稍微弯曲，用一只手握住哑铃，保持手臂伸直，掌心朝内，另一只手叉腰。

过程动作：身体向哑铃一侧弯曲，弯约30°，然后还原动作。做动作的时候，保持臀部不要摆动。

结束动作：恢复成起始动作。

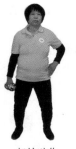
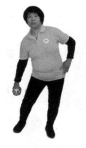
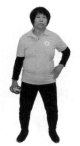

起始动作　　　　　　　过程动作　　　　　　　结束动作

27. 哑铃站姿转体

锻炼肌肉：腹斜肌。

起始动作：站立式，两脚开立与肩同宽，两膝稍微弯曲，用两只手各握住哑铃，保持手臂伸直，掌心朝内。

过程动作：手臂伸直，左右扭转腰部，不要移动臀部所在的位置。

结束动作：恢复成起始动作。

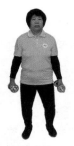
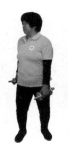
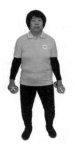

起始动作　　　　　　　过程动作　　　　　　　结束动作

28. 弹力带侧屈

锻炼肌肉：腹斜肌。

起始动作：站立式，两脚开立与肩同宽，两膝稍微弯曲，低位固定一条弹力带，单手握住弹力带，掌心朝内，保持手臂伸直。

过程动作：身体向一侧弯曲，另一只手保持发力平衡。

结束动作：恢复成起始动作。

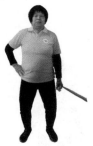
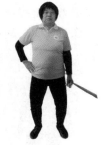

起始动作　　　　　　　过程动作　　　　　　　结束动作

29. 双手站立式哑铃划船

锻炼肌肉：背阔肌。

起始动作：站立式，两脚开立与肩同宽，两只手各握住哑铃，弯曲膝盖和髋关节，稍前倾。保持背部挺直，手臂稍微弯曲。

过程动作：用肩部抬起双臂，保持肘部略高于躯干，然后返回准备状态，过程中保持手臂稍微弯曲，如此反复。

结束动作：恢复成起始动作。

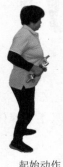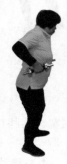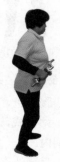

起始动作　　　　　　　过程动作　　　　　　　结束动作

30. 单手跪姿哑铃划船

锻炼肌肉：背阔肌。

起始动作：一条腿跪在垫子上，并用一只手支撑。另一只脚放在旁边，手握牢哑铃。

过程动作：上臂抬高至与垫面平行，保持手臂稍微弯曲。

结束动作：恢复成起始动作。

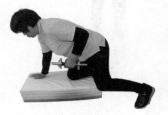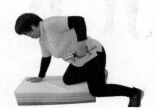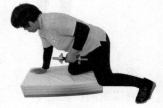

起始动作　　　　　　　过程动作　　　　　　　结束动作

31. 站立式双手哑铃耸肩

锻炼肌肉：斜方肌。

起始动作：站立式，两脚开立与肩同宽，两只手各握住哑铃，掌心朝内，身体挺直。

过程动作：尽力向上提肩，缓慢下落，在最高点时稍作停留。

结束动作：恢复成起始动作。

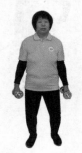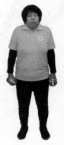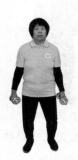

起始动作　　　　　　　过程动作　　　　　　　结束动作

32. 哑铃绕肩

锻炼肌肉：斜方肌。

起始动作：站立式，两脚开立与肩同宽，两只手各握住哑铃，掌心朝内，身体挺直。

过程动作：以肩关节为轴，做划圆运动。

结束动作：恢复成起始动作。

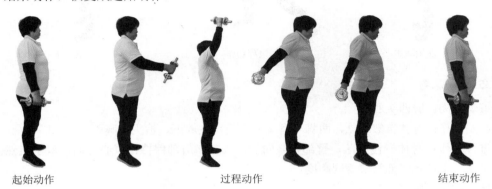

起始动作　　　　　　　　　　过程动作　　　　　　　　　　结束动作

33. 站立位弹力带手臂外旋拉动

锻炼肌肉：冈下肌。

起始动作：站立式，两脚开立与肩同宽，两膝稍微弯曲，弹力带一端平行固定，远离固定侧手抓住弹力带另一端，大臂紧贴躯干，前臂与大臂接近垂直。

过程动作：外旋转肩部拉动弹力带。肘部位置保持不变。

结束动作：恢复成起始动作。

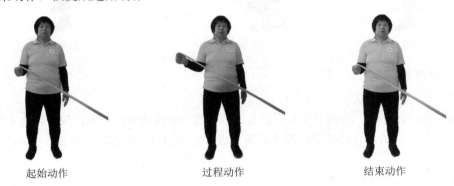

起始动作　　　　　　　　　过程动作　　　　　　　　　结束动作

34. 徒手前弓步

锻炼肌肉：股四头肌。

起始动作：身体自然站立，两脚与肩宽，双手自然放下，抬头挺胸。

过程动作：抬起一只脚，向前迈一大步，身体下压至前脚小腿和大腿成约 90°，双手自然前伸保持平衡。

结束动作：恢复成起始动作。

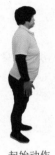
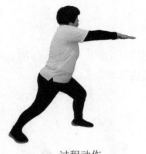
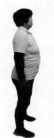

起始动作　　　　　　过程动作　　　　　　结束动作

35. 徒手深蹲

锻炼肌肉：股四头肌。

起始动作：身体自然站立，两脚与肩宽，双手自然放下，抬头挺胸。

过程动作：身体慢慢下落，臀部稍微向后，头部和肩部保持在重心方向，双手自然前伸保持平衡，下落至臀部与膝盖同高度。

结束动作：恢复成起始动作。

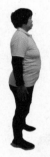
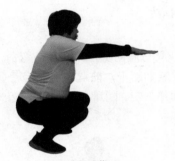
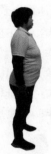

起始动作　　　　　　过程动作　　　　　　结束动作

36. 哑铃深蹲

锻炼肌肉：股四头肌。

起始动作：站立式，两脚开立与肩同宽，双手抓住哑铃放身体两侧，保持膝盖稍微弯曲。

过程动作：深蹲，直到膝盖弯曲为直角。保持背部挺直，臀部向后移动，返回时，保持膝盖轻微弯曲。

结束动作：恢复成起始动作。

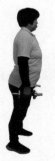
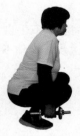
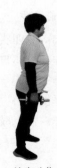

起始动作　　　　　　过程动作　　　　　　结束动作

37. 哑铃硬拉

锻炼肌肉：大腿后侧肌肉。

起始动作：站立式，两脚开立与肩同宽，两膝稍微弯曲，两手握住哑铃，保持双臂伸直，并放在大腿前。

过程动作：弯曲髋关节，降低躯干。保持背部挺直，稍微弯曲膝盖。

结束动作：恢复成起始动作。

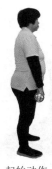 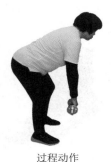 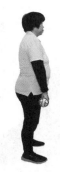

起始动作   过程动作   结束动作

38. 徒手弓步蹲

锻炼肌肉：股四头肌。

起始动作：双脚一步距离自然站立，双手自然放下，挺胸向前看。

过程动作：身体慢慢往下，同时一脚向前移动至前面的大腿与小腿约成90°，后面的腿自然弯曲，双手前伸保持平衡。

结束动作：恢复成起始动作。

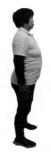 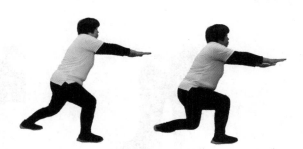 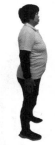

起始动作   过程动作   结束动作

39. 弹力带俯卧双腿屈伸

锻炼肌肉：大腿后侧肌肉。

起始动作：俯卧垫子上，两条弹力带一端低位固定，另一端固定于脚踝处，保持一定的张力。

过程动作：双腿弯曲，弯曲膝盖抬高踝关节。返回时速度稍慢，保持膝盖轻微弯曲。

结束动作：恢复成起始动作。

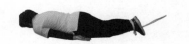

起始动作

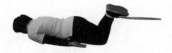

过程动作

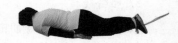

结束动作

40. 提踵

锻炼肌肉：小腿肌肉。

起始动作：站立式，两脚开立与肩同宽，双手自然放置于体侧。

过程动作：通过脚踝发力，尽可能提高踵部。返回时踝关节保持弯曲。

结束动作：恢复成起始动作。

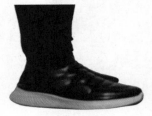

起始动作

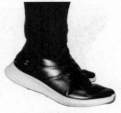

过程动作

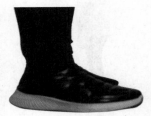

结束动作

41. 哑铃坐姿提踵

锻炼肌肉：小腿肌肉。

起始动作：坐在结实的凳子上，凳子的高度约与小腿等高，将哑铃放在膝盖上，用手扶好哑铃。

过程动作：尽可能提起脚后跟，然后放下，放下时速度稍慢，且待脚后跟将要着地时马上做下一个。

结束动作：恢复成起始动作。

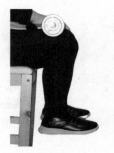

起始动作

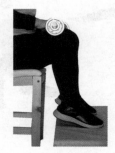

过程动作

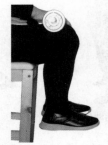

结束动作

42. 农夫走

锻炼肌肉：小腿肌肉。

起始动作：站立式，两脚开立与肩同宽，双手各握一个哑铃放置于体侧。

过程动作：提踵，踮起脚尖，向前走。

结束动作：恢复成起始动作。

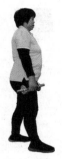
起始动作

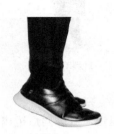
过程动作

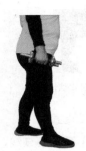
结束动作

三、平衡性运动训练项目

1. 平地金鸡独立

单手扶着椅子背以作保护，提起左脚，右脚单脚独立，保持 10 秒，然后放下休息 10 秒，再换左脚单脚独立。独立的时间可逐渐延长，辅助保护也可以逐渐撤掉。

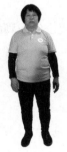
起始动作

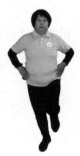
过程动作

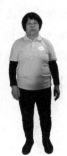
结束动作

2. 无固定金鸡独立

动作同"平地金鸡独立"，不同的是单脚站在体操垫、软垫或者沙滩等无固定的支撑面上。但要注意初期练习时，一定要做好辅助支撑，做好安全防护。

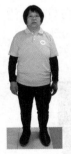
起始动作

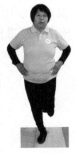
过程动作

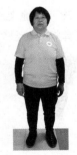
结束动作

3. 向前走直线

在地上画一条直线，沿着直线前进，右脚向前迈出约一脚的长度，然后左脚，要求左脚脚跟碰触到右脚脚尖，依次往复进行，行进约 10 米。

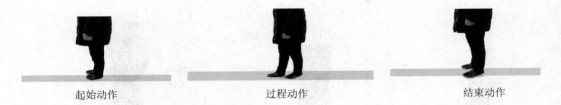

起始动作 过程动作 结束动作

4. 倒退走直线

在地上画一条直线，沿着直线倒退走，右脚向后迈出约一脚的长度，然后左脚，要求左脚脚尖碰触到右脚脚跟，依次往复进行，倒退约 10 米。

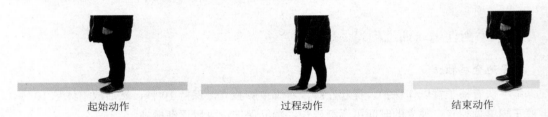

起始动作 过程动作 结束动作

5. 单手持重物向前走直线

单手持一哑铃，在地上画一条直线，沿着直线前进，右脚向前迈出约一脚的长度，然后左脚，要求左脚脚跟碰触到右脚脚尖，依次往复进行，行进约 10 米。

过程动作

6. 单手持重物后退走直线

单手持一哑铃，在地上画一条直线，沿着直线倒退走，右脚向后迈出约一脚的长度，然后左脚，要求左脚脚尖碰触到右脚脚跟，依次往复进行，倒退约 10 米。

过程动作

7. 波速球站立

波速球软面朝上，练习者双腿站直立在上面。开始阶段，双手可扶着辅助平衡杆，初期可以站立约 20 秒，后期可逐渐脱离辅助平衡杆，站立约 1 分钟，然后下来休息。站立的时间可随着平衡能力的增长而延长。

8. 波速球上原地踏步走

波速球软面朝上，练习者双腿站直，立在上面，站稳之后进行原地踏步。开始阶段，双手可扶着辅助平衡杆，后期可逐渐脱离辅助平衡杆，原地踏步 1 分钟左右，然后下来休息。

9. 瑜伽球座位

练习者端坐于瑜伽球上，开始时可以双脚着地，随着平衡能力的提升，逐渐将双脚抬起。一定要在具备良好的辅助保护下进行，练习时长为 1～3 分钟。

四、柔韧性运动训练项目

1. 双手压肩

双手于头顶伸直，扶在墙上，头部自然直立，两脚与墙面之间的距离适当。下压时以肩为轴，体前屈直臂压肩。

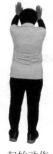 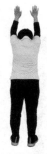 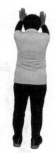

起始动作　　　　　　　　　过程动作　　　　　　　　　结束动作

2. 单手压肩

保持身体直立，左侧手臂尽量往里收，掌心朝向身体后方，右侧手臂辅助按压左侧手臂，每次停留 20 秒左右，左右各 5 次。

3. 手指部位

紧握拳头，然后缓慢张开，直至最大伸展状态。

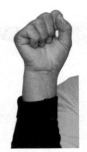 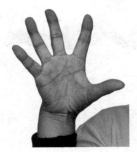 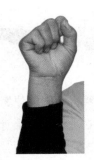

起始动作　　　　　　　　　过程动作　　　　　　　　　结束动作

4. 手腕部位

站立式，两脚开立与肩同宽，双手体前合掌，掌心相对，大臂与躯干成约90°夹角，前臂与大臂夹角约90°，向内挤压双掌。

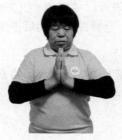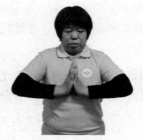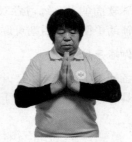

起始动作　　　　　　　过程动作　　　　　　　结束动作

5. 背部伸展

站立式，两脚开立与肩同宽，双手体前十指交叉，掌心翻转朝向前方，两手臂伸直，与躯干夹角约90°，双臂向前推，保持背部伸展状态，停留约10秒，然后恢复，如此往复进行约10次。

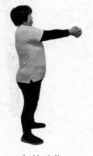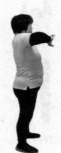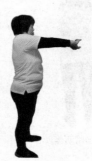

起始动作　　　　　　　过程动作　　　　　　　结束动作

6. 下背部伸展

俯卧状态，缓慢用手臂撑起上半身，保持髋关节以下紧贴地面，同时下半身放松。初始练习时可以在胸前放置枕头等用于辅助支撑。

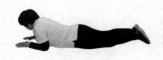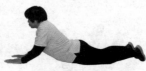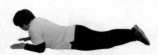

起始动作　　　　　　　过程动作　　　　　　　结束动作

7. 蝶式大腿部伸展

坐在地面上，上身保持自然直立，双手握住脚踝，两脚脚心相对，双膝缓慢而有节奏地向下颤动。

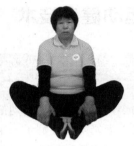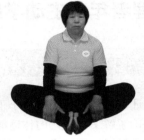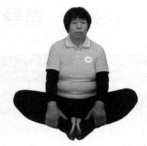

起始动作   过程动作   结束动作

8. 站立式小腿部伸展

站立式，两脚开立与肩同宽。右脚前脚掌踩在高于地面 5 ~ 10 厘米的物体上，左腿站直，重心向前，让小腿部位产生拉伸的感觉，停留 5 ~ 10 秒，恢复放松状态。如此往复进行约 10 次，然后换左侧腿进行练习。

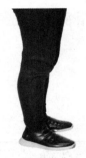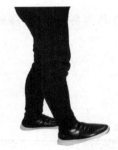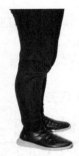

起始动作   过程动作   结束动作

任务3　指导自理老年人主动学练运动健身技术

【任务情境】

李奶奶经过运动健身的安全性评估后，康体指导师小王认为李奶奶可以参加运动健身活动，且经过体适能客观指标的测量，了解了李奶奶的体适能状况，李奶奶也了解了一定的运动增进健康的原理，还看了康体指导师展示的技术动作。接下来，康体指导师指导并协助李奶奶进行相关技术动作的练习。

【任务实施】

一、任务流程

任务分析 ⟶ 工作准备 ⟶ 步骤操作 ⟶ 效果评价

二、实施步骤

（一）任务分析

1. 主要情况分析

序号	主要情况分析
1	老年人初步了解了运动项目
2	准备指导并协助老年人开展运动健身项目

2. 主要目标措施及依据

主要目标措施	依据
康体指导师能够指导自理老年人主动学练运动健身技术	康体指导师需要具备良好的关于运动健身的相关理论知识，具备较强的实践操作能力

（二）工作准备

1. 物品准备

序号	名称	规格	单位	数量
1	运动计划表		份	1
2	秒表		个	1
3	白色手套		副	1
4	黑色签字笔		支	1
5	A4 记录纸		张	若干
6	标准急救医药箱		组	1
7	免洗洗手液		瓶	1
8	便携式除颤仪		组	1

序号	名称	规格	单位	数量
9	记号笔	黑色	支	1
10	一次性水杯		个	若干
11	桌子		张	1
12	椅子		把	2
13	饮水机		台	1
14	运动器材		套	1

2.环境与人员准备

序号	环境与人员	准备
1	环境	室内运动环境：一张桌子、两把椅子、饮水机一台，干净、整洁、安全，空气清新、无异味，运动项目器材完备
2	康体指导师	穿着运动装，熟练掌握增进自理老年人健康的运动健身技术动作
3	自理老年人	神志清醒，情绪稳定，身心放松。自带毛巾、水瓶（水杯）。需要穿合适的运动鞋、运动服，并确定运动前身体状况良好，无不适。刚从室外进入室内的老年人需静坐休息 10～15 分钟

（三）步骤操作

步骤	流程	指导自理老年人主动学练运动健身技术的技能操作要求
工作前准备	沟通与观察	（1）沟通。康体指导师接待李奶奶，请李奶奶坐下，倒半杯水递给老年人，通过沟通评估老年人神志是否清楚，沟通有无障碍 （2）观察。从老年人进屋开始，观察老年人行走是否正常，坐下时是否顺畅，接水杯时动作是否正常，说话时呼吸是否顺畅等，确定老年人当时的身体状态
步骤1	运动前筛查	测量老年人血压、心率、血氧饱和度等客观指标，问询用药史
步骤2	记录	如实记录老年人运动前筛查情况。如身体情况允许，可进行后续的练习；如老年人身体情况不允许，停止后续的练习安排，根据老年人的身体情况，择期进行练习
步骤3	热身活动	带领老年人进行必要的热身活动
步骤4	展示运动项目	根据制订的锻炼计划，向老年人展示将要练习的项目，逐项进行展示，不可一次性全部展示
步骤5	讲解运动项目	根据制订的锻炼计划，按照练习进度，为老年人讲解运动项目的技巧、方法、注意事项等
步骤6	指导和协助老年人进行练习	根据制订的锻炼计划，按照老年人锻炼的项目，指导和协助老年人锻炼纠正其动作，做辅助练习、安全保护等，及时提醒老年人组间休息和补充水分
步骤7	整理记录	整理记录有关问题
注意事项		展示时动作要标准，讲解要言简意赅，指导动作时抓住重点，协助练习要眼快手快，安全保护意识要强

（四）效果评价

通过指导和协助老年人练习，老年人掌握了耐力性运动训练项目、抗阻性运动训练项目、平衡性运动训练项目和柔韧性运动训练项目的技术动作，提高了老年人健身能力，增强了老年人的身体健康水平。

1. 指导法

（1）语言法　是体育教学中运用各种形式的语言指导学生学习，达到教学要求的方法。

（2）直观法　是体育教学中通过一定的直观方式，作用于人体感觉器官、引起感知的一种教学方法。

（3）完整法　是从动作的开始到结束，不分部分和段落，完整、连续地进行教学和练习的方法。

（4）分解法　是从掌握完整动作出发，把完整的动作按其技术结构分成几段或按身体活动的部位分成几个部分，逐段或按部分进行教学和练习，最后完整地掌握动作的方法。

（5）预防和纠正错误动作法　是为了防止和纠正练习者在练习中出现的动作错误所采用的方法。

（6）讲解法　用语言向练习者说明动作名称、要领和方法的一种表述形式。运用讲解法时注意讲解目的明确、内容正确，要抓住关键点，简明扼要地进行讲解，讲解要注意时机和形式。

（7）示范法　通过具体的动作示范，让练习者直接感知所要学习的技术动作的顺序、节奏、结构和要领的方法。做示范时注意要有明确的目的，示范正确，把握示范时的方向和位置等。

2. 协助法

协助练习是帮助练习者进行运动健身，在做协助工作时要掌握和注意以下几点。

（1）以保护练习者和自身安全为目的。

（2）掌握练习动作的正确原理和技术。

（3）掌握正确的协助距离。

（4）以人为本，发生事故时首先要保护练习者。

（5）协助者强调自身的协助作用，不可越俎代庖。

（6）注意把握关键点。

案例介绍

根据工作项目一案例中的评估结果，康体指导师和李奶奶共同选择了初始练习阶段的运动健身项目，选择项目如下。

1. 热身活动

健身快步走或慢跑、徒手操。

2. 基本活动项目

（1）下肢力量练习项目

① 徒手前弓步

主要锻炼肌肉：股四头肌。

起始动作：身体自然站立，两脚与肩宽，双手自然放下，抬头挺胸。

过程动作：抬起一只脚，向前迈一大步，身体下压至前脚，小腿和大腿成约90°，双手自然前伸保持平衡。

② 徒手深蹲

主要锻炼肌肉：股四头肌。

起始动作：身体自然站立，两脚与肩宽，双手自然放下，抬头挺胸。

过程动作：身体慢慢向下，臀部稍微向后，头部和肩部保持在重心方向，双手自然前伸保持平衡，下落至臀部与膝盖同高度。

③ 弹力带俯卧双腿屈伸

主要锻炼肌肉：大腿后侧。

起始动作：俯卧在垫子上，两条弹力带一端低位固定，另一端固定于脚踝处，保持一定的张力。

过程动作：双腿弯曲，弯曲膝盖抬高踝关节。返回时速度稍慢，保持膝盖轻微弯曲。

（2）上肢柔韧性练习项目

① 双手压肩：双手头顶伸直，扶在墙上，头部自然直立，两脚与墙面之间的距离适当，下压时以肩为轴，体前屈直臂压肩。

②单手压肩：保持身体直立，左侧手臂尽量往里收，掌心朝向身体后方，右侧手臂辅助按压左侧手臂，每次停留 20 秒左右，左右各 5 次。

③背部伸展：站立式，两脚开立与肩同宽，双手体前十指交叉，掌心翻转朝向前方，两手臂伸直，与躯干约 90° 夹角，双臂向前推，保持背部伸展状态，停留约 10 秒，然后恢复，如此往复进行约 10 次。

（3）平衡性运动训练项目

① 平地金鸡独立：单手扶着椅子背以作保护，提起左脚，右脚单脚独立，保持 10 秒，然后放下休息 10 秒，再换左脚单脚独立。独立的时间可逐渐延长，辅助保护也可以逐渐去掉。

② 无固定金鸡独立：动作同①，不同的是单脚站在体操垫、软垫或者沙滩等无固定的支撑面上。初期练习时，一定要做好辅助支撑，做好安全防护。

③ 波速球站立：波速球软面朝上，练习者双腿站直，立在上面，开始阶段，双手可扶着辅助平衡杆。初期可以站立 20 秒左右，后期可逐渐脱离辅助平衡杆，站立约 1 分钟，然后下来休息。站立的时间可随着平衡能力的增长而延长。

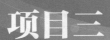

项目三

运动健身活动组织

任务1　为自理老年人群制订运动健身类健康活动计划

━━━━━━【任务情境】━━━━━━

李奶奶经过运动健身的安全性评估后，康体指导师小王认为李奶奶可以参加运动健身活动，且经过体适能客观指标的测量，小王全面掌握了李奶奶的运动能力。接下来，小王为李奶奶及其他相似状况的老年人制订了运动健身计划。

━━━━━━【任务实施】━━━━━━

一、任务流程

任务分析 ──→ 工作准备 ──→ 步骤操作 ──→ 效果评价

二、实施步骤

（一）任务分析

1.主要情况分析

序号	主要情况分析
1	老年人经过运动健身的安全性评估和体适能客观指标的测量
2	康体指导师了解老年人运动素质能力的情况
3	康体指导师根据评估和测量的结果为老年人制订适合的运动健身计划

2.主要目标措施及依据

主要目标措施	依据
制订适合老年人自身情况的运动健身计划	老年人经过运动健身的安全性评估和体适能客观指标的测量，相关数据将作为健身计划的重要参考

（二）工作准备

1. 物品准备

序号	名称	单位	数量
1	运动健身的安全性评估报告	份	1
2	体适能客观指标	份	1
3	电脑	台	1
4	打印机	台	1
5	签字笔	支	1
6	A4 白纸	张	若干

2. 环境与人员准备

序号	环境与人员	准备
1	环境	正常办公环境，干净、整洁、安全，空气清新、无异味
2	康体指导师	着装整齐，熟悉并掌握撰写运动健身计划的相关知识

（三）步骤操作

步骤	内容	为自理老年人群制订运动健身类健康活动计划的技能操作要求
工作前准备	获取相关材料	从健康档案中取得本次参与活动的老年人的运动健身安全性评估和体适能客观指标的测量报告
步骤1	阅读和记录	康体指导师认真阅读本次参与运动健身活动的老年人的运动健身安全性评估和体适能客观指标的测量报告，并记录关键的内容，为后续撰写运动健身计划做准备。如遇有表达不清的地方，可以请来原始材料数据采集者或者老年人本人进行问询
步骤2	撰写运动健身计划	康体指导师根据从老年人的运动健身安全性评估和体适能客观指标的测量报告中获取的关键内容，撰写运动健身计划
步骤3	演练运动健身计划	撰写完毕后，进行运动健身计划的演练。如在演练中，遇到不妥之处，及时进行记录
步骤4	完善运动健身计划	根据演练中记录的不妥之处，进行适当的修改和完善，最终确定完善的运动健身计划
步骤5	报批、备案	将修改完善后的运动计划及时向上级部门进行报批和备案
步骤6	存档	将报批后的运动健身计划存入档案一份，以便日后查阅
注意事项		撰写运动健身计划时，要考虑全面细致，突出评估指标关键点，表述要清楚明了、言简意赅，需详细叙述的部分应进行必要的叙述

（四）效果评价

本次撰写的运动健身运动训练计划，能够满足该群体的活动需求。

---------------- 【相关知识】 ----------------

制订运动健身项目健康习练计划

1. 制订一个基本的运动健身项目健康习练计划

① 以安全为出发点。

② 考虑运动参与者的年龄、性别、人数。

③ 确定运动参与者的练习目的。

④ 评估运动参与者的身体能力。

⑤ 了解运动参与者的疾病史、用药情况。

⑥ 考虑运动环境的影响。

⑦ 选择运动方式。

⑧ 选择运动器材。

⑨ 设定运动时长。

⑩ 选择运动项目的数量。

⑪ 设定运动强度。

⑫ 设定运动频率。

⑬ 确定运动项目组间休息时间与运动强度的关系等。

2. 制订周期性训练计划

在制订周期性训练计划之前，身体健康评价水平是训练制订的依据，要根据老年人的健康水平，制订相关训练计划。通过基础数据量化信息，调整一些重要的变量，例如速度、频率、时间和有效的练习形式。

制订周期性训练计划最重要的生理原则是：身体的强壮要建立在基础稳固的前提下，稳定性是所有体育运动的基础，训练中稳定性先于力量训练，力量训练先于爆发力训练。训练计划实施过程中要考虑环境（冷热条件）、当日时间、个体压力水平等。如果存在身体疼痛，请立刻停止，并及时调整训练计划。

周期性训练计划一般按照时间段，可分为：年训练计划→月训练计划→周训练计划→日（次）训练计划。

（1）年训练计划　主要确定本年度的主体训练目标、训练纲要等，是由各个月训练计划组成。

时间	训练目标	训练纲要
1 月		
2 月		
3 月		
4 月		
5 月		
6 月		
7 月		
8 月		
9 月		
10 月		
11 月		
12 月		

（2）月训练计划　根据年度计划安排的月训练目标，制订各个周的训练目标、训练纲要、训练内容等，是由各个周计划组成。

时间	训练目标	训练纲要	训练内容
第 1 周			
第 2 周			
第 3 周			
第 4 周			

（3）周训练计划　根据月计划制订的周训练目标、训练主要内容，制订每一次的具体训练计划，安排每次的训练目标、训练项目、训练时间等。

时间	训练目标	训练项目	训练时间
星期一			
星期二			
星期三			
星期四			
星期五			
星期六			
星期日			

（4）日（次）训练计划　根据周计划，制订每天（每次）的训练技术动作、训练时长、训练间歇时间、训练强度等。

时间	训练技术动作	训练强度	训练时长	训练间歇时间

示例：

根据前面评估的结果，按照康体指导师和李奶奶等人群选择的运动健身项目，为老年人制订了 1 周的运动健身计划。

周期过程为：下肢力量练习项目→上肢柔韧性练习项目→平衡性运动训练项目。

具体计划如下：

下肢力量练习计划（星期一）

训练项目	锻炼肌肉	每组重复次数	组数	组间隔	备注
徒手前弓步	股四头肌	10 次，每侧 5 次	4	1 分钟	
徒手深蹲	股四头肌	10 次，每侧 5 次	4	1 分钟	
弹力带俯卧双腿屈伸	大腿后侧肌肉	10 次	4	1 分钟	

上肢柔韧性练习计划（星期三）

训练项目	每次维持时间	组数	组间隔	备注
双手压肩	30 秒	3	30 秒	
单手压肩	20 秒	5	30 秒	速度放慢，以身体舒适为主
背部伸展	10 秒	10	5 秒	

平衡性运动训练项目（星期五）

训练项目	每次维持时间	组数	组间隔	备注
平地金鸡独立	10 秒	10	10 秒	
无固定金鸡独立	10 秒	10	10 秒	速度放慢，以身体舒适为主
波速球站立	20 秒	5	30 秒	

任务2　为自理老年人群制订运动健身活动方案

根据康体指导师小王为李奶奶制订的运动健身计划，接下来要结合老年人的时间安排、实际场地条件等情况，为李奶奶及与其情况相同的老年人制订相应的运动健身项目活动策划方案。

【任务实施】

一、任务流程

任务分析 ⟶ 工作准备 ⟶ 步骤操作 ⟶ 效果评价

二、实施步骤

（一）任务分析

1. 主要情况分析

序号	主要情况分析
1	康体指导师已根据评估和测量的结果为老年人制订适合的运动健身计划
2	根据健身计划制订活动策划方案

2. 主要目标措施及依据

主要目标措施	依据
撰写适合老年人情况的运动健身项目活动策划方案	根据参与者的健康评估报告和制订的运动健身项目健康习练计划书，撰写运动健身活动方案

（二）工作准备

1. 物品准备

序号	名称	规格	单位	数量
1	老年人的安全性评估报告		套	1
2	老年人的体适能客观指标评估报告		套	1
3	老年人的运动健身计划		套	1
4	电脑		台	1
5	打印机		台	1
6	白纸	A4	张	若干
7	签字笔	黑色	支	2

2. 环境与人员准备

序号	环境与人员	准备
1	环境	正常办公环境，干净、整洁、安全，空气清新、无异味
2	康体指导师	着装整齐，熟悉并掌握撰写运动健身策划方案的相关知识

（三）步骤操作

步骤	内容	为自理老年人群制订运动健身活动方案的技能操作要求
工作前准备	获取相关材料	从健康档案中取得本次参与运动健身活动老年人的健康评估报告和健康练习计划书
步骤1	阅读和记录	康体指导师认真阅读本次参与运动健身活动老年人的健康评估报告和健康练习计划书，并记录关键的内容，为后续撰写方案做准备。如遇有表达不清的地方，可以请来原始材料数据采集者或者老年人本人进行问询
步骤2	撰写策划方案	康体指导师根据从健康报告和健康练习计划书上获取的关键内容，进行方案的撰写
步骤3	预演策划方案	撰写完毕后，进行运动健身活动的预演。如在预演中遇到不妥之处，及时进行记录
步骤4	完善策划方案	根据预演中记录的不妥之处，进行适当的修改和改进，最终确定完善的运动健身策划方案
步骤5	报批、备案	将修改完善后的策划方案，及时向上级部门进行报批和备案
步骤6	存档	将报批后的策划方案存入档案一份，以便日后查阅
注意事项		撰写策划方案时，要考虑全面细致，表述要清楚明了，言简意赅，需详细叙述的部分应进行必要的叙述

（四）效果评价

本次撰写的运动健身策划方案，能够满足活动需求。

【相关知识】

撰写自理老年人运动健身项目活动策划方案的基本格式

一个策划方案主要包括：封面、标题、活动背景、活动目的和意义、活动时间、活动地点、活动主题、组织单位、经费预算和资源需要、传播渠道的设置、效果预测、活动中应注意的问题及细节。

封面：封面应注明以下三点。①活动名称的全称，突出策划的是什么活动，是总体方案还是分项方案，是策划方案还是实施方案。②策划人姓名，隶属的单位、职位。③策划方案完成日期。

标题：策划方案名称就是策划活动的主题，必须具体清楚，一目了然。如"北京市朝阳区第十届老年运动会活动策划方案""健康运动之旅策划方案""健康之家老年运动明星评选策划方案""老年运动健康知识宣传活动策划方案"等。

活动背景：这部分内容应根据策划方案的特点在以下项目中选取内容重点阐述，具体项目有基本情况简介、活动负责人及主要参与者（注明组织者、参与者姓名、单位等信息）、活动开展原因、社会影响，以及相关目的动机。如果活动有主办单位、承办单位和协办单位，那就要一一介绍，有媒体合作方还要介绍媒体合作方。活动背景中很重要的一部分还应说明活动的环境特征，主要考虑环境的内在优势、弱点、机会及威胁等因素。

活动目的和意义：应用简洁明了的语言将具体化的目的要点表述清楚，让人明确活动举办的最终的目的是什么；在陈述目的要点时，该活动的核心构成或策划的独到之处及由此产生的意义都应该明确写出。

活动时间：在活动时间上除了点明活动开始的时间外，还应点明活动分段的时间、结束的时间。

活动地点：主要应点明活动的报到地点和主要活动的举办地点。如果有分项活动，还应点名分项活动的分会场地点。

活动主题：活动主题就是举办本次活动的中心思想，活动的主题必须十分鲜明，并能够用简明扼要的语言将其表达出来。有些活动比较复杂，用一两句话很难将活动的主题概括出来，因此还可以用活动的宗旨或举办原则之类的方式予以补充。

组织单位：主办单位、承办单位、协办单位统称组织单位。应该是先列"主办单位"再列"承办单位"，然后是"协办单位"。有些活动为了显示主管部门的重视程度，还可列明特别支持单位和赞助单位。

经费预算和资源需要：活动的各项费用在根据实际情况进行具体、周密的计算后，用清晰明了的形式列出。同时列出所需人力资源、物力资源，可以列为已有资源和需要资源两部分。

传播渠道的设置：要在确定传播对象的基础上选择传播沟通渠道，决定何时进行、如何进行，要对各类媒体进行考察评估，分析普及状况和受众成分，同时考察其使用条件和费用，不失时机地决定日程和频度。

效果预测：从内容和影响的范围考虑，有经济效果、心理效果、社会效果；从产生效果的时间来看，有即时效果、近期效果和长期效果。

活动中应注意的问题及细节：内外环境的变化不可避免地会给方案的执行带来一些不确定性因素。因此，当环境变化时应有应变措施，周密考虑活动中可能发生的突发事件，并拿出后备方案。如有附件，可以附于策划方案后面。一个大策划方案，可以有若干子策划方案。

自理老年人运动健身主要锻炼的身体素质包括耐力、力量、灵敏度、平衡性、柔韧性、速度等方面，根据为他们所制订的健康锻炼计划、参与人数等，撰写的运动健身项目活动策划方案也会有所不同。

任务3　组织自理老年人群开展运动健身类活动

根据康体指导师小王做的运动健身计划、项目策划书，接下来为李奶奶及与其情况相同的老年人组织实施运动健身项目。

一、任务流程

任务分析 ⟶ 工作准备 ⟶ 步骤操作 ⟶ 效果评价

二、实施步骤

（一）任务分析

1. 主要情况分析

序号	主要情况分析
1	老年人的健身计划和相对应的策划方案已经完善
2	组织老年人进行运动健身项目类健康促进活动

2. 主要目标措施及依据

主要目标措施	依据
组织老年人进行运动健身项目	根据为老年人制订的运动健身计划，按照相对应的运动健身项目策划书进行运动健身项目的组织和实施

（二）工作准备

1. 物品准备

序号	名称	单位	数量
1	运动健身计划书	份	1
2	运动健身项目策划书	份	1

2. 环境与人员准备

序号	环境与人员	准备
1	环境	运动环境，干净、整洁、安全，空气清新、无异味
2	康体指导师	着装整齐；熟悉并掌握耐力、力量、灵敏度、平衡性、柔韧性和速度素质相关实操知识；提前与老年人沟通，了解老年人健康状况
3	自理老年人	神志清醒，情绪稳定，身心放松。自带毛巾、水瓶（水杯） 需要穿合适的运动鞋、运动服，并确定运动前身体状况良好，无不适。刚从室外进入室内的老年人需静坐休息 10 ～ 15 分钟

（三）步骤操作

步骤	内容	组织自理老年人群开展运动健身类活动的技能操作要求
工作前准备	沟通与观察	（1）沟通。与老年人进行必要的沟通，确定老年人的身份、身体健康状态等 （2）观察。观察老年人的状态、微表情以及肢体动作等。通过观察评估老年人神志是否清楚，意愿是否明显
步骤1	确定运动健身计划	确定老年人身份之后，调取相对应的运动健身计划
步骤2	确定运动健身项目策划方案	确定运动健身计划之后，调取相对应的确定运动健身项目策划方案
步骤3	准备场地器材	按照运动健身计划，准备好相应的运动环境和设施设备
步骤4	组织老年人进行运动健身	按照运动健身项目策划方案，组织老年人进行运动健身项目的练习，严格按照制订的运动健身项目计划执行，但也要注意观察老年人运动健身时的实时身体状态，如出现不适应立即停止练习
步骤5	放松整理活动	带领老年人进行放松整理活动
步骤6	整理记录	运动健身结束后，及时记录组织过程中的情况
注意事项		组织要科学有效，节奏安排适合；观察老年人的精神状态和身体情况

（四）效果评价

通过组织老年人进行运动健身项目，老年人能够顺利完成运动计划，并且保障计划实施过程中的顺畅性。

【相关知识】

组织开展运动健身类活动的方法

一、锻炼耐力素质的活动组织

（一）组织形式

1. 户外体育区域活动
2. 小型比赛活动
3. 远足活动

（二）活动内容

1. 户外体育区域活动

这类活动是指根据环境因地制宜，结合老年人的生理、心理特点及基本动作等进行的活动。

2. 小型比赛活动

小型比赛以社区或者爱好者协会为单位进行的体育活动的延伸和补充，是老年人放松身心、陶冶情操、感知运动意义的有效手段。

3. 远足活动

远足活动是由发起人或组织人组织进行的集体步行到某一目的地，以锻炼身体耐力、磨炼意志品质为目的的一项体育活动。包括个人远足和团队远足，如郊游、参观等。

二、锻炼力量、灵敏度、平衡性、柔韧性、速度素质的活动组织

（一）组织形式

1. 户外体育区域活动
2. 小型比赛活动

（二）活动内容

1. 户外体育区域活动

这是指根据环境，老年人的生理、心理特点及基本动作等，因地制宜地在各种不同的场地进行的活动。

2. 小型比赛活动

小型比赛以社区或者爱好者协会为单位进行的体育活动的延伸和补充，是老年人放松身心、陶冶情操、感知运动意义的有效手段。

案例介绍

老年人群开展运动健身活动案例

一、案例背景

某养老院根据年度工作计划和老年人需求，近期计划尝试引入老年人运动健身服务项目，时间为一周，以期提高老年人体质健康水平，改善老年人运动功能。

二、案例分析

开展老年人运动健身活动，首先要根据老年人身心健康状况和需求，以及机构自身的基础条件，设定老年人运动健身活动周期计划和单次活动方案，同时注意方案制订的安全性、科学性和有效性。

三、运动健身计划的制订

周期过程为：下肢力量练习项目→上肢柔韧性练习项目→平衡性运动训练项目。
具体计划如下：

1. 下肢力量练习计划（星期一）

训练项目	锻炼肌肉	每组重复次数	组数	组间隔	备注
徒手前弓步	股四头肌	10次，每侧5次	4	1分钟	
徒手深蹲	股四头肌	10次，每侧5次	4	1分钟	
弹力带俯卧双腿屈伸	大腿后侧肌肉	10次	4	1分钟	
坐姿负重分腿	大腿侧面肌肉	10次	4	1分钟	

2. 上肢柔韧性练习计划（星期三）

训练项目	每次维持时间	组数	组间隔	备注
双手压肩	30 秒	3	30 秒	速度放慢，以身体舒适为主
单手压肩	20 秒	5	30 秒	
背部伸展	10 秒	10	5 秒	

3. 平衡性运动训练项目（星期五）

训练项目	每次维持时间	组数	组间隔	备注
平地金鸡独立	10 秒	10	10 秒	速度放慢，以身体舒适为主
无固定金鸡独立	10 秒	10	10 秒	
波速球站立	20 秒	5	30 秒	

四、运动健身方案的制订（一次活动）

（一）活动背景

为了贯彻落实"积极应对人口老龄化"的国家战略以及《"健康中国2030"规划纲要》有关要求，遵循×××养老院"健康养老、快乐养老、长寿养老"的办院宗旨，根据年度工作计划和老年人迫切需求，制订本方案。

（二）活动目的、意义

本次活动旨在增加老年人的身体基础体能，提高老年人运动健康水平，延缓老年人衰老进程，提高老年人生活质量。

（三）活动时间

×××年××月××日。

（四）活动地点

×××养老院运动健身中心。

（五）活动的主题

"运动促进健康，健身增进快乐"。

（六）主办单位

×××养老院。

（七）承办单位

×××养老院×××部门。

（八）主要参与者

康体指导师、若干老年人等。

（九）经费预算

办公用品 200 元、交通费 1000 元、场地租赁费 500 元、宣传费用 500 元、其他 500 元。

（十）传播渠道

通过社区工作群进行宣传，养老院内部宣传等渠道进行。

（十一）效果预测

增强参与老年人的身体基础体能，促进参与老年人的身体健康，提高生活质量。

（十二）活动流程

时间	地点	事项	负责人
9:00 至 9:10	健身中心大堂	举行开幕式	×××
9:10 至 9:30	健身中心大堂	项目介绍及准备活动	×××
9:30 至 9:50	健身中心操房	讲解并带领老年人练习无器械下肢力量运动项目	×××
9:50 至 10:10	健身中心器械区	讲解并带领老年人练习有器械下肢力量运动项目	×××
10:10 至 10:20	健身中心操房	整理活动、放松练习	×××

（十三）注意事项

（1）要求全程有医务人员在场。

（2）要求随时关注老年人肢体、面部和语言表现，发现异常及时停止练习。

参考文献

[1] 方子龙, 陆一帆. 老年体育活动指导师实务培训[M]. 北京: 中国劳动社会保障出版社, 2015.

[2] 《中国高血压防治指南》修订委员会. 中国高血压防治指南2018年修订版[J]. 心脑血管病防治, 2019, 19(1): 1-44.

[3] 罗伯塔· E. 瑞克里, C. 杰西·琼斯. 老年人体适能测试手册[M]. 2版. 安江红, 谭京京, 孙金秋, 译. 北京: 人民体育出版社, 2017.

[4] 邹文开, 赵红岗, 杨根来. 失智老年人照护职业技能教材（初级）[M]. 北京: 化学工业出版社, 2019.

[5] 邹文开, 赵红岗, 杨根来. 失智老年人照护职业技能教材（中级）[M]. 北京: 中国财富出版社, 2019.

[6] 邹文开, 赵红岗, 杨根来. 失智老年人照护职业技能教材（高级）[M]. 北京: 中国财富出版社, 2020.

教育部第四批1+X证书制度
老年康体指导职业技能等级证书系列教材

老年康体指导
职业技能教材（初级）

游戏活动服务

北京中民福祉教育科技有限责任公司　组织编写

杨根来　邹文开　王胜三　赵红岗　总主编

迟玉芳　主　编

唐东霞　副主编

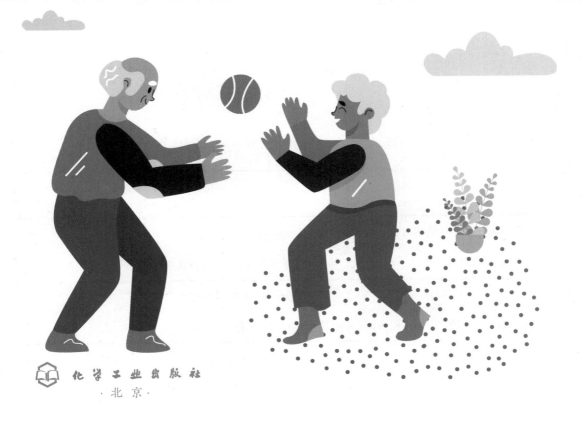

化学工业出版社
·北京·

内容简介

"老年康体指导职业技能等级证书"是教育部遴选认定的第四批 1+X 证书之一，由第二批职业教育培训评价组织——北京中民福祉教育科技有限责任公司组织编写。

作为考取"老年康体指导职业技能等级证书"的指定配套教材，《老年康体指导职业技能教材》（初级）由 5 个分册组成，分别为中国传统体育健康服务（配有二维码）、运动健身服务、游戏活动服务、音乐照护服务和身心活化服务。

本书面向居家社区养老机构、养老院等服务机构，以及医养结合机构、医疗机构老年病科、社区体育文化活动中心、老年大学等的相关岗位，可供包括但不局限于社会体育指导员、社区工作者（师）、养老护理员、失智老年人照护员、老年照护师（员）、护理协调员、老年病护士及护士长、养老服务咨询员（顾问、专员、客服）等作为教材或培训用书使用。

责任编辑：章梦婕　李植峰　　　　　　　　文字编辑：陈小滔
责任校对：宋　玮　　　　　　　　　　　　装帧设计：张　辉

出版发行：化学工业出版社（北京市东城区青年湖南街13号　邮政编码100011）
印　　装：中煤（北京）印务有限公司
787mm×1092mm　1/16　印张27½　字数652千字　2024年2月北京第1版第2次印刷

购书咨询：010-64518888　　　　　　售后服务：010-64518899
网　　址：http://www.cip.com.cn
凡购买本书，如有缺损质量问题，本社销售中心负责调换。

"游戏活动服务"分册编审人员名单

主　　编　　迟玉芳

副 主 编　　唐东霞

编写人员　　迟玉芳　　唐东霞　　张良悦　　曹雅娟

　　　　　　孙　涛　　王　壮　　李建楠　　刘　斌

　　　　　　刘永强

主　　审　　张仁民　　谭美青

游戏活动服务

　　游戏是一种自发的，在某种条件约束之下进行的具有娱乐性的特殊活动。老年游戏活动是对老年人身心健康有积极作用的娱乐性活动。老年人参与性较高的游戏活动包含破冰游戏、结构游戏、康健游戏、益智游戏等。这些活动均具有调节情绪、促进身体康健、建立社交网络等积极作用。康体指导师按照老年人的身心状况及其参与游戏活动的需求进行游戏活动服务是具有现实意义的。

　　为促使老年人安全、有效地参与游戏活动，康体指导师要进行老年游戏活动健康评估，要做好包括游戏活动设计原理与功效讲解、游戏技术展示、游戏参与指导在内的游戏活动技术指导，也应做好游戏环境选设、人员安排、物资使用与选择、游戏开展评价等管理工作，从而确保游戏组织实施。同时，为促使老年人能够可持续地参与游戏活动，康体指导师还有必要进行游戏计划制订、游戏方案制订。

📚 知识目标

1. 掌握为自理老年人参加游戏活动进行健康评估的相关知识。
2. 掌握为自理老年人参加游戏活动进行理论讲解的相关知识。
3. 掌握为自理老年人参加游戏活动进行技术示范的相关知识。
4. 掌握为自理老年人参加游戏活动进行技能指导的相关知识。
5. 掌握为自理老年人组织游戏活动服务的相关知识。

🎯 技能目标

1. 能为自理老年人参加游戏活动进行健康评估。
2. 能为自理老年人参加游戏活动进行理论讲解。
3. 能为自理老年人参加游戏活动进行技术示范。
4. 能为自理老年人参加游戏活动进行技能指导。
5. 能为自理老年人组织游戏活动。

🎓 素养目标

1. 积极关注老年人身心健康，树立正确的健康促进理念。
2. 具有理解、尊重、关爱老年人的价值观。
3. 具有良好的语言表达、沟通协调、组织管理能力。

目　录

项目一

为自理老年人开展游戏活动进行健康评估

任务1 为自理老年人参与游戏活动进行安全性评估

【任务情境】

某养老机构有 10 位身体能力完好的自理老年人，喜爱运动，非常关心自己的身体健康，参与游戏活动的积极性高。为确保老年人参加游戏活动的安全，需要对影响老年人参加活动的各方面因素进行安全性评估。

【任务实施】

一、任务流程

任务分析 ⟶ 工作准备 ⟶ 步骤操作 ⟶ 效果评价

二、实施步骤

（一）任务分析

1. 主要身心状况及健康问题

序号	主要身心状况及健康问题
1	身体能力完好，生活可以自理
2	智力正常、参与游戏积极性高
3	喜爱运动，非常关心身体健康

2. 主要目标措施及依据

序号	主要目标措施	依据
1	判断老年人精神状态、感知觉与沟通能力、社会参与、平衡能力状况，为策划与开展老年人游戏服务活动提供依据	《老年人能力评估》（MZ/T 039—2013）闭目直立试验方法
2	提高康体指导师游戏服务的安全防范意识，降低老年人参与活动的风险	自理老年人参与游戏活动安全评估表：自理老年人参与游戏身体能力评估表（表1-1）、自理老年人游戏活动环境安全评估表（表1-2）、自理老年人游戏活动策划安全评估表（表1-3）、自理老年人游戏组织安全评估表（表1-4）

（二）工作准备

1. 物品准备

序号	名称	规格	单位	数量
1	评估量表	自理老年人游戏活动安全评估表：《老年人能力评估》（MZ/T 039—2013）（部分内容）、自理老年人参与游戏身体能力评估表、自理老年人游戏活动环境安全评估表、自理老年人游戏活动策划安全评估表、自理老年人游戏组织安全评估表	份	根据参与活动的老年人数量确定
2	笔	黑色中性笔	支	
3	桌椅	符合适老化需求	套	
4	评分统计表表	记录评估分值	份	

2. 环境与人员准备

序号	环境与人员	准备
1	环境	干净、整洁、安全，空气清新
2	康体指导师	着装整齐；熟悉并掌握为自理老年人参与游戏活动进行安全性评估相关知识；提前与老年人家属进行沟通，了解老年人健康状况
3	自理老年人	神志清醒，情绪稳定，身心放松

（三）步骤操作

步骤	内容	为自理老年人参与游戏活动进行安全性评估
步骤1	评估前准备	（1）工作准备。准备评估工具，做好评估工作安排。提前了解老年人基本信息和身体状况：通过查阅资料或询问老年人、老年人家属，了解老年人基本信息、既往病史、用药史等 （2）沟通与观察。与老年人及老年人家属提前进行沟通，说明评估原因和方法。观察老年人精神状态、参与意愿等
步骤2	自理老年人参与游戏身体能力评估	（1）观察评估自理老年人神志是否清醒、情绪是否稳定 （2）进行自理老年人身体能力评估：依据《老年人能力评估》（MZ/T 039—2013）进行老年人日常生活能力、精神状态、感知觉与沟通、社会参与评估 （3）根据评估结果确定自理老年人是否能够参加活动，确定可以参加的活动项目
步骤3	游戏活动环境安全评估	（1）询问自理老年人场地的条件（包括地面、光线、空间、温度、空气、色彩、噪声等）是否达到其要求，是否满意 （2）自理老年人对场地软硬件设施、使用工具、场地与住址距离、一起参加游戏老年人等环境因素的认可度 （3）评估活动环境是否有合理的使用权限，是否影响其他人 （4）确认使用工具质量完好，无使用风险 （5）征得家属同意，并告知风险。检查沟通记录和家属确认信息 （6）现场勘查急救及安全设施设备

步骤4	游戏活动策划安全评估	（1）游戏目标设计符合自理老年人身心特点要求 （2）游戏内容设计符合自理老年人身心特点，能够被老年人接受 （3）游戏动作设计符合自理老年人身心特点，动作不复杂 （4）游戏规则不复杂，易于被老年人接受 （5）有明确的游戏活动时间安排，并在合理范围之内 （6）游戏地点设计符合自理老年人身心特点 （7）检查是否执行游戏策划方案；现场询问自理老年人对游戏流程的满意度 （8）有护理员等工作人员对半自理老年人进行照护，且工作人员具有责任心、专业技能较强等 （9）游戏物资充足、卫生，符合适老化要求等 （10）游戏安全预案考虑自理老年人身体状况、活动组织实施等相关的安全问题，并准备了针对自理老年人的急救设备及设施。可检查应急方案及培训记录
步骤5	游戏活动组织安全评估	（1）照护人员的安排是否合理。观察游戏过程，确保老年人游戏服务率100% （2）是否分工明确，评估工作人员的尽责情况。现场核对游戏活动策划方案中员工职责、分工与实际是否一致 （3）是否完成安全防护准备工作 （4）是否已经做好风险防范培训与考核。培训内容包含老年人不稳定心理照护、疾病突发处理、活动关系维护等
步骤6	整理	（1）收集各项评估量表，并打分，完成自理老年人游戏活动安全性评估表（表1-5） （2）根据最终得分得出评估结论，完成自理老年人游戏活动安全性评估结果表（表1-6）
注意事项		（1）操作评估前，应已熟悉自理老年人的情况，以便开展评估 （2）评估要客观、公正

（四）效果评价

通过安全性评估，为游戏活动目标、内容、时间、地点、人员安排、流程、安全预案等方面的策划提供依据，保障老年游戏活动开展的科学性与安全性。

【相关知识】

一、了解游戏

1. 游戏的起源

（1）源于生产劳动　游戏和劳动都是人类世界的活动。游戏是劳动的产物，没有一种形式的游戏不是以某种严肃的工作为原型的。

（2）源于社会风俗　民间许多游戏是围绕特定节日、包含特定文化内容的。

（3）源于军事战争　在诸多种类的游戏中，有不少是和战争紧密联系的，如风筝、摔跤、射箭等项目。

（4）源于祭祀活动　祭祀活动是礼仪文化的重要组成部分，而民间也有许多节庆游戏来自这种原始的祭祀仪式，这类游戏往往都围绕特定的节日开展，最负盛名的游戏就是"龙舟竞赛"。

2. 基本概念

（1）游戏　是一种人类自发地在某种条件约束之下进行的具有娱乐性的特殊活动。

（2）体育游戏　以体育运动为主要活动载体，具有一定教育意义和竞赛规则的娱乐性活动。

（3）操作游戏　指利用各种材料构造各种物品的活动。

（4）智力游戏　是依据一定的智育任务设计、以智力活动为基础、有规则的娱乐活动。

3.相关理论

（1）精力过剩说　生物个体的能量一部分用来满足生存所需，多余的精力累积起来会对生物个体造成压力，必须以适当的方式消耗掉，游戏则是消耗多余精力的有效方式。

（2）松弛消遣说　有机体经过长时间艰苦的工作之后，丧失大量精力，身心疲惫。游戏能使机体消除紧张，恢复精力。

（3）弗洛伊德的游戏思想　游戏的"补偿说"和"发泄说"。游戏的时期是短暂的，游戏的动机遵循"唯乐原则"。

（4）社会文化历史学派的游戏理论　游戏是社会反应性的活动。游戏是有目的、有计划的活动。

（5）游戏觉醒理论　环境刺激是觉醒的重要源泉。机体具有维持体内平衡过程的自动调节机制。

4.游戏的特征

第一，游戏是内部动机支持的行为，是自发自愿的。

第二，游戏是令人愉快、有趣的活动。

第三，游戏有一定的规则，规则是来自游戏的需要。

第四，游戏是自由自在的行为，在形式与内容上具有多变性。

第五，游戏与非游戏活动之间存在联系。

二、自理老年人参与游戏活动安全性评估

老年人的身体状况、游戏开展环境、游戏策划、游戏组织的实际情况均会影响老年人参加游戏活动的安全性，因此本书对自理老年人的安全性评估包含了自理老年人身体能力评估、游戏活动环境安全评估、游戏活动策划安全评估、游戏活动组织安全评估的内容。在实际的工作过程中，老年人参与游戏身体能力评估可查询并参考有效老年人身体能力评估数据，也可重点评估老年人的认知能力、定向能力、社会交往能力，确定其参与游戏活动的身体能力。

（一）老年人参与游戏活动的评估范围

适合自理老年人参与的游戏活动可分为破冰游戏、结构游戏、康健游戏、益智游戏等，这些活动均需进行安全性评估。

破冰游戏是一种打破人际交往的陌生、疏远氛围，仿佛打破严冬厚厚的冰层，让参与者迅速熟悉，拉近人际距离的游戏。主要类型有熟悉声音、名字、性格、特点、家乡等的认识游戏，如年龄排队、抛小玩偶等；强调团队间合作和竞争的游戏，如"你划我猜""脚掌传物""口传圆圈""歌曲对抗"等。

结构游戏又称建构游戏，是指利用各种结构材料（木头、塑料、金属、报纸、沙石、植物等）进行各种构造活动，以反映现实生活的游戏。主要类型有积木游戏、拼图游戏、拼棒游戏、手工游戏、绘画游戏、园艺游戏等。

（二）老年人参与游戏活动安全性评估流程

自理老年人游戏活动安全评估流程表由"自理老年人参与游戏身体能力评估表""自理老年人游戏活动环境安全评估表""自理老年人游戏活动策划安全评估表""自理老年人游戏组

织安全评估表"四个具体表格构成,其中"自理老年人参与游戏身体能力评估表"要参考《老年人能力评估》(MZ/T 039—2013)中的部分内容来实现评分,具体参看附件。

自理老年人游戏活动安全评估流程如下:

第一,依据表 1-1 ~ 表 1-4:对自理老年人参与游戏活动进行评估,将评分结果依次填入表 1-5,得出最终评估分。

第二,评估人员根据表 1-5 最终评分分值,参照表 1-6,得出最终结论。

(三)老年人参与游戏活动身体能力评估

老年人身体能力评估属于老年人参与游戏活动安全性评估的主要内容,所依据的主要标准是民政部颁发的民政行业标准中的《老年人能力评估》(MZ/T 039—2013) 标准。自理老年人身体能力评估的指标包括日常生活活动、精神状态、感知觉与沟通、社会参与四大维度,以及在这四大一级指标下所涵盖的 22 个二级指标。老年人参与游戏身体能力情况,主要分为能力完好、轻度失能、中度失能、重度失能四个等级。参加老年游戏活动的自理老年人的身体能力评估评分等级主要是"能力完好"。

评估等级为能力完好的老年人,其判断能力及思维能力、感知觉与沟通能力正常,且身体能够自理生活,益智类及结构类游戏可正常参与,评分为 40 分;因为老年人身体功能退化,参加康健类游戏存在风险,故降低 5 分,评分为 35 分。

(四)老年人参与游戏活动环境安全评估

老年人的健康状况与生存环境有着密切的关系,当老年人没有能力调节和适应环境变化时,就会导致疾病的发生。在组织老年人参与活动时,要重视对老年人的活动环境进行评估,通过评估可有效减少影响老年人活动的不良物理因素和社会因素。选择安全、方便、适用、舒适、美观的老年人活动环境,有利于活动的顺利开展,有助于补偿老年人机体缺损的功能。

老年人活动环境的评估包括对物理环境和社会环境的评估。物理环境评估主要是对老年人活动的室内环境和室外环境的评估;社会环境包括文化背景、法律法规、社会制度、劳动条件、人际关系、社会支持、经济状况、生活方式、教育、家庭、社区等,与老年人的健康存在密切联系。本部分主要包含老年人活动的室内环境和室外环境的评估。评估方法主要是实地观察和抽样检测。

1. 老年人活动室内环境评估

老年人活动场所可分为室内和室外,室内活动场所一般选择在固定的建筑物内举办,如会议室、展览馆、活动中心、宴会厅、电影院等。这些场所经过装饰和调整可以举办不同的游戏活动。老年人活动的室内环境要安全、实用、方便、简洁、美观、柔和,以利于老年人的健康。

(1)场所方位的评估 以朝南的房间为佳,冬暖夏凉。因为老年人周身循环和体温调节机制较差,长时间呆在朝北的房间对健康不利。

(2)场所防寒防暑功能评估 由于老年人特别是高龄老年人血液循环较差,新陈代谢过程慢,既不耐热又不抗寒,因此活动场所内的温度不能太高,也不能太低。一般来说 22℃是人体最适宜的温度,冬天最好在 18℃以上,夏天在 28℃以下。

(3)场所空气质量评估 活动场所内要经常通风,保持室内空气流通。空气不通畅会使老年人感到胸闷、压抑,对心、脑等器官都不利。

(4)场所噪声评估 噪声能损伤听觉,使听力下降;刺激神经系统,引起头晕、头痛、烦躁不安；影响心血管系统，使心跳加速，血压升高。因此，收录音机、电视机等音响设备的音量要适度，不要在室内大声喧哗等。

（5）场所色彩评估　房间内的色彩对人的情绪会有一定的影响，置身于色彩明快的环境中，心情就会愉快；在色调沉闷的环境中，心情就可能抑郁。对于活动场所的色彩，墙壁颜色是一个主要方面，对老年人来说，应以中性色调为主，稍偏暖色，不适合大红大绿等强烈对比的颜色，应努力营造一个恬静、淡泊、柔和的环境。

（6）场所装饰评估　小装饰品可点缀环境、平衡房间布局、协调色彩、活跃气氛，可增强生活气息，使人赏心悦目。为此，室内可陈设一两盆花卉，如文竹、水仙等。

2. 老年人活动室外环境评估

有的老年人游戏活动适合在室外开展，为使活动顺利展开，促进老年人身心健康，应对室外环境做好如下评估。

（1）气候条件是否恶劣　老年人生理功能下降，对抗外界恶劣环境的能力明显下降，因此，应尽量避免处于雨、雪、冰雹等恶劣气候环境中。

（2）建筑物是否密乱　杂乱的建筑物环境会造成老年人心理上的不安与烦躁，使老年人缺乏安全感，易导致情绪激动。应尽可能让老年人处于布局合理、视野开阔、排列有序的环境里。

（3）是否刺激惊险　老年人不适合去使其兴奋、紧张，刺激人体交感神经，使心跳加快、血管收缩、血压升高的场所。

（4）是否人声嘈杂　在固定空间里，随着单位面积内人口密度的不断增加，人们的谈话声、吵闹声汇合在一起会构成很大的噪声。老年人久处于这样的环境里，容易产生烦躁情绪，诱发各种心脑血管疾病。

附表：

表1-1　自理老年人参与游戏身体能力评估表（0—50分）

评估内容	评估指标	康健游戏	益智类游戏	结构类游戏	评估方法
老年人参与游戏身体能力	能力完好	35分	40分	40分	与医生、家属沟通，通过评估确定老年人适合做的相关游戏活动，如果有明确医嘱及家属限制，则表1-1最终评分为0分
	无其他突发疾病风险	10分	10分	10分	
最终评分					

表1-2　自理老年人游戏活动环境安全评估表（0—20分）

评估内容	评估指标	评价依据	评分标准	评分	备注
自理老年人游戏活动环境安全评估	符合游戏所需的场地条件要求（5分）	场地宽敞干净，地面平整、无杂物、防滑，光线明亮，温湿度适宜，空气清新，色彩适宜，噪声小等	符合要求得5分，不符合要求不得分		
	在老年人认可的环境进行（5分）	调研老年人对场地软硬件设施、使用工具、场地与住址距离、一起参加游戏的老年人等环境因素的认可度			
	有合理的使用权限，不影响其他人（5分）	自有或租赁场地不影响其他老年人正常起居，公共场地在不影响他人情况下使用			
	使用工具质量完好，无使用风险（5分）	使用工具有合格证明，并检查不存在质量风险			
最终评分					

表1-3 自理老年人游戏活动策划安全评估表（0—20分）

评估内容	评估指标	评价依据	评分标准	评分	备注
自理老年人游戏活动策划安全评估	游戏目标设计符合安全性要求（2分）	游戏目标设计符合自理老年人身心特点要求	符合要求得2分，不符合要求不得分		
	游戏内容设计符合安全性要求（2分）	游戏内容设计符合自理老年人身心特点，能够被老年人接受			
	游戏动作设计符合安全性要求（2分）	游戏动作设计符合自理老年人身心特点，动作不复杂			
	游戏规则设计符合安全性要求（2分）	游戏规则不复杂，不易引起老年人情绪变化，不影响参与游戏的注意力			
	游戏时间设计符合安全性要求（2分）	有明确的游戏活动时间安排，并在合理范围之内			
	游戏地点设计符合安全性要求（2分）	老年人接受游戏活动地点安排			
	游戏流程设计符合安全性要求（2分）	检查游戏策划方案执行情况；现场询问老年人游戏流程满意度			
	游戏人员设计符合安全性要求（2分）	根据游戏人员分工安排工作人员，工作人员能够照顾到所有的老年人，工作人员具有责任心、专业技能等			
	游戏物资使用设计符合安全性要求（2分）	游戏物资充足、卫生，符合适老化要求等			
	游戏安全预案设计合安全性要求（2分）	游戏安全预案考虑老年人身体状况、活动组织实施等相关的安全问题，并有有效措施。可检查应急方案及培训记录			
最终评分					

表1-4 自理老年人游戏组织安全评估表（0—20分）

评估内容	评估指标	评价依据	评分标准	评分	备注
自理老年人游戏组织安全评估	照护人员安排合理（5分）	观察游戏过程，确保老年人游戏过程中服务率达100%	符合要求得5分，不符合要求不得分		
	分工明确，员工职责明确（5分）	现场核对游戏活动策划方案中的员工职责、分工与实际是否一致			
	具有安全防护措施，具有安全风险防范能力（5分）	有安全防护软硬件设施，工作人员具有安全防范能力			
	做好风险防范培训与考核（5分）	检查培训记录，内容包含老年人不稳定心理照护、疾病突发处理、活动关系维护等			
最终评分					

表1-5 自理老年人游戏活动安全性评估表

安全性评估内容	自理老年人身体能力评估（0—50分）	自理老年人游戏活动环境安全评估（0—20分）	自理老年人游戏活动策划安全评估（0—20分）	自理老年人游戏组织安全评估（0—20分）	自理老年人游戏活动安全性评估最终评分（0—110分）
评估得分					

表1-6 自理老年人游戏活动安全性评估结果表

评估结论	分值区间	评估评价	备注
不安全	0—49分	游戏活动取消	
有安全风险	50—79分	进行安全隐患排查后进行	
较安全	80—99分	按计划进行	
安全	100—110分	按计划进行	

任务2　为自理老年人参与游戏活动进行强度与环境评估

　　某养老机构中有 60 名自理老年人，年龄在 75 岁左右，身体状况较好，定期参加机构组织的游戏活动。为提高游戏活动实施的科学性，康体指导师为他们参与游戏活动进行强度与环境评估。

一、任务流程

任务分析 ⟶ 工作准备 ⟶ 步骤操作 ⟶ 效果评价

二、实施步骤

（一）任务分析

1. 主要身心状况及健康问题

序号	主要身心状况及健康问题
1	身体较健康，生活自理
2	喜欢运动，非常关心自己的身体健康
3	参与游戏活动进行锻炼前，没有进行活动强度评估

2. 主要目标措施及依据

序号	主要目标措施	依据
1	评估老年人活动场所的环境，确保活动环境合适	良好的环境支持有利于保障老年人参与游戏活动的效果。对游戏活动开展的环境评估可参照《老年人照料设施建筑设计标准》（JGJ 450—2018）
2	对老年人进行活动强度评估，从而选择适合老年人的游戏活动强度	依据老年人身体活动强度衡量的相关指标，可以对老年人参加游戏活动的强度进行评估

（二）工作准备

1. 物品准备

序号	名称	单位	数量	备注
1	计时器	个	1	手表也可
2	温湿度计	个	1	
3	椅子	把	若干	
4	笔	支	1	
5	音乐播放器	台	1	
6	毛巾	条	1	
7	饮用水	杯	1	

2. 环境与人员准备

序号	环境与人员	准备
1	环境	安全、整洁，空气清新、无异味
2	康体指导师	着装整齐；能够带领老年人进行游戏活动；能够进行游戏活动的环境和强度评估；指导老年人自己进行环境和活动强度的评估
3	自理老年人	神志清醒，情绪稳定，身心放松

（三）步骤操作

步骤	内容	为自理老年人参与游戏活动进行强度与环境评估
步骤1	评估前准备	工作准备。准备评估工具，做好评估工作安排；提前了解老年人基本信息和基本身体状况，通过查阅老年人身体能力评估表等相关资料或询问老年人家属，了解老年人既往病史、用药史等信息
		沟通与观察。与老年人及老年人家属提前进行沟通，说明评估原因和方法，获得老年人及家属的同意
步骤2	环境评估	自理老年人参加不同的游戏服务活动，需要的活动环境条件有所不同。一般而言，此处的环境评估，需要在安全性评估中的环境安全基础上，结合实际要开展的游戏活动主题、参与老年人的年龄和人数、环境布置要求等进行评估
步骤3	游戏活动强度评估	带领老年人进行现场活动，观察老年人参与活动情况
		游戏活动过程中的评估包括老年人对自身的评估与康体指导师对老年人的评估。老年人对自身的评估是老年人通过自我感知运动强度，评估自己适合的游戏活动强度。康体指导师对老年人的评估是康体指导师通过观察、询问、调查评估等方法，确定老年人的游戏活动强度
		康体指导师提前了解老年人年龄，计算老年人靶心率，设计合适的游戏活动，带领老年人参与
		康体指导师提前与老年人沟通，提醒老年人在活动的过程中，主动感知自己的运动强度是否合适，在哪个范围更加合适
步骤4	整理记录	整理评估表，记录老年人活动后的感受
		解答老年人提出的疑问
		根据老年人填写的评估表和参与活动情况确定活动强度
注意事项		（1）带领老年人进行游戏活动时，要时刻询问老年人的感受，注意老年人的表现，如有异常立即停止活动 （2）高血压老年人活动前要按照医嘱服用降压药，活动过程中要警惕低血压的发生 （3）糖尿病老年人运动前最好自测血糖浓度，血糖过高或过低都应避免参与游戏活动；随身带好糖果，以备不时之需。活动中及活动后，要注意有无低血糖的症状，如出现头晕、手抖、视力模糊等情况，应立即休息 （4）老年人参与游戏的强度评估，应持续进行

（四）效果评价

（1）对老年人参与游戏活动的强度进行评估，使康体指导师更明确了游戏活动策划与组织的目标、内容、方式、时间等；使老年人参与活动的安全性、有效性得到提高，并能够灵活把握进行游戏活动的时间和活动量；使康体指导师明确如何更好地为老年人参与游戏活动提供服务。

（2）对老年人参与游戏活动环境评估，使老年人在合适的环境下进行游戏活动，提高游戏活动开展的有效性。

【相关知识】

一、评估自理老年人参加游戏活动的强度

（一）自理老年人参与游戏活动身体强度的衡量

老年人参与的游戏活动强度一般不大，考虑老年人身体状况差异大，故康体指导师在老年人参加活动前，应该进行老年人参与活动强度评估。

身体强度具体表现在肌肉力量、心肺耐力、柔韧性、灵敏性和平衡能力等方面。身体活

动强度可以根据活动者的生理反应或活动的绝对物理负荷来衡量，常用衡量指标包括靶心率、最大心率百分比、自我感知运动强度、最大耗氧量百分比和代谢当量，具体参看下方身体活动强度分级表。考虑游戏活动强度评估的便捷性，主要采用靶心率、最大心率百分比、自我感知运动强度三项指标。

身体活动强度分级表

活动强度	靶心率/（次/分钟）	最大心率百分比	自我感知运动强度	代谢当量	最大耗氧量百分比
低强度	120～140	40～60	较轻	<3	<40
中强度	141～160	61～70	稍累	3～6	40～60
高强度	161～180	71～85	累	7～10	60～75
极高强度	>180	>85	很累	11～20	>75

1. 靶心率

靶心率(THR)，是运动中能获得最佳效果并确保安全的心率。靶心率测量的简易方法是根据年龄、静息心率、体力、病情等用公式推算最高心率和靶心率。如健康人采用180-年龄或静息心率+（最高心率-静息心率）×60%。

一般健康而体质较好的人群，靶心率可以控制在120～180次/分钟，又可细分为：低运动量120～140次/分钟，中运动量141～160次/分钟，大运动量161～180次/分钟。

为了安全和简便起见，中老年人或慢性病人群，靶心率大致控制在（170-年龄）～（180-年龄）。如70岁的老年人，其有氧心率一般控制在（170-70）～（180-70）=100～110次/分钟。对刚刚开始采用运动干预的患者，则增加0.9的安全系数更保险，如同为70岁的患者，靶心率宜先控制在（170-70）×0.9～（180-70）×0.9=90～99次/分钟。

确定靶心率还应该根据老年人的健康状态、心情及当时所处环境、季节等对选择运动量会产生影响的因素进行灵活调整，在老年人感冒或患其他急性病期间或大悲大喜，天气闷热、暴晒等，运动强度和运动时间均要相应降低，心率指标亦相应降低，以确保活动者的安全。相反，随着有氧运动能力的提高，靶心率就可以作相应提高，以增强健身效果。

2. 最大心率百分比

有氧运动强度严格的界定需要通过血液生化检测来判断，但在实践中，最简单的界定方法是通过了解运动中的心率来判断。健康成年人安静状态下的正常心率为60～100次/分钟，心率与活动强度在一定范围内呈线性关系。人体最大心率可以用公式估计，即最大心率=220-年龄（岁），或最大心率=207-0.7×年龄。最大心率百分比是活动中身体的靶心率与最大心率的百分比值。

在运动中有氧运动心率有一个特定的范围，而且最好还要使心率维持在这个特定范围内一定的时间，才能获得理想的锻炼效果。因为心率过慢，健身效果差；但心率过快，又存在对健康的威胁。只有在运动中维持适宜的心率，才能取得较好的健身效果。每个人的健康程度和体质状态不同，健身运动时的有氧心率范围也就不同。一般，越接近有氧心率范围的高限，训练效果越好，这需要一个循序渐进的过程。

对于大多数成年人，只有中等强度和高强度的身体活动相结合才能获得较为理想的健康效益，因此目前推荐最大心率百分比60%与85%为运动强度的有效界值和安全界值。

由于运动后心率下降较快，一般采取终止运动后立即测10秒脉搏数，然后乘以6，表示1分钟脉率，这和运动中的心率非常接近。

3. 自我感知运动强度

自我感知运动强度是以受试者的自我感觉来评价运动负荷的心理学指标，它以个体主观用力和疲劳感的程度来判断身体活动的强度。

自我感知运动强度可分为 10 级，其中 0 级表示休息状态；1 ～ 2 级为运动强度很弱或弱；3 ～ 4 级为运动强度温和；5 ～ 6 级为中等运动强度；7 ～ 8 级为有疲惫感；9 ～ 10 级为非常疲惫。其中 5 ～ 6 级表示自我感知达到中等强度，此时心跳和呼吸加快，用力但不吃力，可以随着呼吸的节奏连续说话，但不能放声歌唱，如同尽力快走时的感觉。

（二）对自理老年人参与游戏活动的身体强度进行评估时的注意事项

第一，活动量安排上，老年人身体健康状况和运动能力的个体差异较大，所以适合每个老年人的活动强度都不一样，要因人而异、量力而行。

第二，活动时间安排上，一般建议老年人每天进行 30 ～ 60 分钟中等强度的身体活动。身体状况良好的老年人可适当增加强度或活动时长；身体状况较差的可适当减少，尽量不低于 10 分钟。

第三，活动频率安排上，鼓励老年人每天都做一些身体活动，可根据身体状况和喜好，调整每日的活动内容。

（三）自理老年人游戏活动强度评估表

自理老年人游戏活动强度评估表可参考下面的游戏活动强度表，根据游戏活动类别和游戏活动强度主要考虑的指标进行设计。

投篮 游戏活动强度评估表

老年人姓名：***　　　　性别：女　年龄：80　护理级别：自理

游戏进行时间	热身运动	0 ～ 5 分钟	6 ～ 10 分钟	11 分钟～结束
老年人主观感受	轻松	轻松	较轻松	稍累
靶心率/（次/分钟）	75	80	100	120
面部表情	愉快	愉快	严肃	稍痛苦
面色、出汗情况	未出汗	面色红润，未出汗	面色红润，微出汗	汗水较明显
肢体运动状况	灵活、动作到位	灵活、动作到位	动作缓慢，无力	跟不上节拍

二、自理老年人参加游戏活动的环境评估

自理老年人参加游戏活动的环境应在满足本项目任务 1 的安全性基础上，根据游戏活动的类别、人数、年龄、对环境布置的要求等进行有针对性的创设。主要评估要点如下。

1. 根据游戏活动主题为老年人创设游戏活动区

为促使老年人更大程度地感受游戏活动的氛围，从而被吸引到游戏活动中，康体指导师应根据每次的游戏活动主题创设符合的环境，如手工游戏活动要考虑手工活动的具体类型选择合适的游戏器材，表演游戏活动要根据表演内容布置场地和设计行走通道等。可根据实际条件情况与结合游戏活动主题固定布置游戏活动区或者场所，并将老年人的游戏活动成果、器具、参与活动的照片等布置在游戏场地中，这样更能营造老年人参与游戏活动的氛围，吸引其参与活动，促使老年人持续参加游戏活动。

2. 根据参与活动的人数选择场地和布置场地

每次老年游戏活动参与的老年人不宜过多，要留出足够的行走通道和每位老年人参与游戏的有效空间。如在桌面上进行的游戏活动，要保证桌面足够大，尤其是要使用纸、笔、剪刀等器材时，要布置、设计好桌面操作区和工具区。

3. 根据自理老年人的年龄情况布置场地

参加游戏活动的自理老年人，因年龄不同，需要康体指导师的辅助程度不一样。一般高龄自理老年人需要辅助的程度大，因此，要为年龄大的老年人留出足够大的位置，方便康体指导师有针对性地进行游戏活动服务。

4. 结合老年人的环境布置要求进行环境创设

为了使每一位老年人都欣然参加游戏服务活动，康体指导师可提前询问老年人对环境布置的要求与对使用器具的要求，以便更好地满足老年人需求，从而进行环境创设。

附件：老年人能力评估

老年人能力评估表（A）

A.1 姓名		
A.2 评估编号	□□□□□□□	
A.3 评估日期	□□□□年 □□月 □□日	
A.4 评估原因	1 第一次评估　2 常规评估　3 状况变化后重新评估　4 其他 _____	□
A.5 性别	1 男　2 女	□
A.6 出生日期	□□□□年 □□月 □□日	
A.7 身份证号	□□□□□□□□□□□□□□□□□□	
A.8 社保卡号	□□□□□□□□	
A.9 民族	1 汉族　2 少数民族 _____	□
A.10 文化程度	1 文盲　2 小学　3 初中　4 高中/技校/中专　5 大学专科及以上　6 不详	□
A.11 宗教信仰	0 无　1 有 _____	□
A.12 婚姻状况	1 未婚　2 已婚　3 丧偶　4 离婚　5 未说明的婚姻状况	□
A.13 居住情况	1 独居　2 与配偶/伴侣居住　3 与子女居住　4 与父母居住　5 与兄弟姐妹居住 6 与其他亲属居住　7 与非亲属关系的人居住　8 养老机构	□
A.14 医疗费用支付方式	1 城镇职工基本医疗保险　2 城镇居民基本医疗保险　3 新型农村合作医疗 4 贫困救助　5 商业医疗保险　6 全公费　7 全自费　8 其他	□/□/□/□
A.15 经济来源	1 退休金/养老金　2 子女补贴　3 亲友资助　4 其他补贴	□/□/□/□
A.16 疾病诊断	A.16.1 失智	0 无　1 轻度　2 中度　3 重度	□
	A.16.2 精神疾病	0 无　1 精神分裂症　2 双相情感障碍　3 偏执性精神障碍　4 分裂情感障碍 5 癫痫所致精神障碍　6 精神发育迟滞伴发精神障碍	□
	A.16.3 慢性疾病		
A.17 近30天内意外事件	A.17.1 跌倒	0 无　1 发生过1次　2 发生过2次　3 发生过3次及以上	□
	A.17.2 走失	0 无　1 发生过1次　2 发生过2次　3 发生过3次及以上	□
	A.17.3 噎食	0 无　1 发生过1次　2 发生过2次　3 发生过3次及以上	□
	A.17.4 自杀	0 无　1 发生过1次　2 发生过2次　3 发生过3次及以上	□
	A.17.5 其他		
A.18 信息提供者的姓名		
A.19 信息提供者与老年人的关系		
A.20 联系人姓名		
A.21 联系人电话		

老年人能力评估表（B）

合同编号：　　　　姓名：　　　　性别：　　　　年龄：　　　　房间号：

B.1 日常生活活动评估表

项目	评分	评分标准
B.1.1 进食：指用餐具将食物由容器送到口中、咀嚼、吞咽等过程	□分	10分，可独立进食（在合理的时间内独立进食准备好的食物）
		5分，部分需帮助（进食过程中需要一定帮助，如协助把持餐具）
		0分，需极大帮助或完全依赖他人，或有留置营养管
B.1.2 洗澡	□分	5分，准备好洗澡水后，可自己独立完成洗澡过程
		0分，在洗澡过程中需他人帮助
B.1.3 修饰：指洗脸、刷牙、梳头、刮脸等	□分	5分，可自己独立完成
		0分，需他人帮助
B.1.4 穿衣：指穿脱衣服、系扣、拉拉链、穿脱鞋袜、系鞋带	□分	10分，可独立完成
		5分，部分需帮助（能自己穿脱，但需他人帮助整理衣物、系/扣鞋带、拉拉链）
		0分，需极大帮助或完全依赖他人
B.1.5 大便控制	□分	10分，可控制大便
		5分，偶尔失控（每周<1次），或需要他人提示
		0分，完全失控
B.1.6 小便控制	□分	10分，可控制小便
		5分，偶尔失控（每天<1次，但每周>1次），或需要他人提示
		0分，完全失控，或留置导尿管
B.1.7 如厕：包括去厕所、解开衣裤、擦净、整理衣裤、冲水	□分	10分，可独立完成
		5分，部分需帮助（需他人搀扶去厕所、需他人帮忙冲水或整理衣裤等）
		0分，需极大帮助或完全依赖他人
B.1.8 床椅转移	□分	15分，可独立完成
		10分，部分需帮助（需他人搀扶或使用拐杖）
		5分，需极大帮助（较大程度上依赖他人搀扶和帮助）
		0分，完全依赖他人
B.1.9 平地行走	□分	15分，可独立在平地上行走45米
		10分，部分需帮助（因肢体残疾、平衡能力差、过度衰弱、视力等问题，在一定程度上需他人搀扶或使用拐杖、助行器等辅助用具）
		5分，需极大帮助（因肢体残疾、平衡能力差、过度衰弱、视力等问题，在较大程度上依赖他人搀扶，或坐在轮椅上自行移动）
		0分，完全依赖他人
B.1.10 上下楼梯	□分	10分，可独立上下楼梯（连续上下10～15个台阶）
		5分，部分需帮助（需扶着楼梯、他人搀扶，或使用拐杖等）
		0分，需极大帮助或完全依赖他人
B.1.11 日常生活活动总分	□分	上述10个项目得分之和
B.1.12 日常生活活动分级	□级	0级能力完好：总分100分
		1级轻度受损：总分65～95分
		2级中度受损：总分45～60分
		3级重度受损：总分≤40分

B.2 精神状态评估表

B.2.1 认知功能	测验	"我说三样东西，请重复一遍，并记住，一会儿会问您：苹果、手表、国旗"
		（1）画钟测验："请在这儿画一个圆形时钟，在时钟上标出 10 点 45 分"
		（2）回忆词语："现在请您告诉我，刚才我要您记住的三样东西是什么？" 答：_____、_____、_____（不必按顺序）
	评分 □分	0 分，画钟正确（画出一个闭锁圆，指针位置准确），且能回忆出 2～3 个词
		1 分，画钟错误（画的圆不闭锁，或指针位置不准确），或只回忆出 0～1 个词
		2 分，已确诊为认知障碍，如老年失智
B.2.2 攻击行为	□分	0 分，无身体攻击行为（如打 / 踢 / 推 / 咬 / 抓 / 摔东西）和语言攻击行为（如骂人、语言威胁、尖叫）
		1 分，每月有几次身体攻击行为，或每周有几次语言攻击行为
		2 分，每周有几次身体攻击行为，或每日有几次语言攻击行为
B.2.3 抑郁症状	□分	0 分，无
		1 分，情绪低落、不爱说话、不爱梳洗、不爱活动
		2 分，有自杀念头或自杀行为
B.2.4 精神状态总分	□分	
B.2.5 精神状态分级	□级	0 级能力完好：总分为 0 分
		1 级轻度受损：总分为 1 分
		2 级中度受损：总分 2～3 分
		3 级重度受损：总分 4～6 分

B.3 感知觉与沟通评估表

B.3.1 意识水平	□分	0分，神志清醒，对周围环境警觉
		1分，嗜睡，表现为睡眠状态过度延长。当呼唤或推动患者的肢体时可唤醒，并能进行正确的交谈或执行指令，停止刺激后又继续入睡
		2分，昏睡，一般的外界刺激不能使其觉醒，给予较强烈的刺激时可有短时的意识清醒，醒后可简短回答问题，当刺激减弱后又很快进入睡眠状态
		3分，昏迷，处于浅昏迷时对疼痛刺激有回避和痛苦表情；处于深昏迷时对刺激无反应（若评定为昏迷，直接评定为重度失能，可不进行以下项目的评估）
B.3.2 视力： 若平日带老花镜或近视镜，应在佩戴眼镜的情况下评估	□分	0分，能看清书报上的标准字体
		1分，能看清楚大字体，但看不清书报上的标准字体
		2分，视力有限，看不清报纸大标题，但能辨认物体
		3分，辨认物体有困难，但眼睛能跟随物体移动，只能看到光、颜色和形状
		4分，没有视力，眼睛不能跟随物体移动
B.3.3 听力： 若平时佩戴助听器，应在佩戴助听器的情况下评估	□分	0分，可正常交谈，能听到电视、电话、门铃的声音
		1分，在轻声说话或说话距离超过2米时听不清
		2分，正常交流有些困难，需在安静的环境或大声说话才能听到
		3分，讲话者大声说话或说话很慢，才能听见部分内容
		4分，完全听不见
B.3.4 沟通交流： 包括非语言沟通	□分	0分，无困难，能与他人正常沟通和交流
		1分，能够表达自己的需要及理解别人的话，但需要增加时间或给予帮助
		2分，表达需要或理解有困难，需频繁重复或简化口头表达
		3分，不能表达需要或理解他人的话
B.3.5 感知觉与沟通分级	□级	0 能力完好：意识清醒，且视力和听力评为0分或1分，沟通评为0分
		1 轻度受损：意识清醒，但视力或听力中至少一项评为2分，或沟通评为1分
		2 中度受损：意识清醒，但视力或听力中至少一项评为3分，或沟通评为2分；或嗜睡，视力或听力评定为3分及以下，沟通评定为2分及以下
		3 重度受损：意识清醒或嗜睡，但视力或听力中至少一项评为4分，或沟通评为3分；或昏睡/昏迷

B.4 社会参与评估表

B.4.1 生活能力	□分	0分，除个人生活自理（如饮食、洗漱、穿戴、二便）外，能料理家务（如做饭、洗衣）或当家管理事务
		1分，除个人生活自理外，能做家务，但欠好，家庭事务安排欠条理
		2分，个人生活能自理，只有在他人帮助下才能做些家务，但质量不好
		3分，个人基本生活事务能自理（如饮食、二便），在督促下可洗漱
		4分，个人基本生活事务（如饮食、二便）需要部分帮助或完全依赖他人帮助
B.4.2 工作能力	□分	0分，原来熟练的脑力工作或体力技巧性工作可照常进行
		1分，原来熟练的脑力工作或体力技巧性工作能力有所下降
		2分，原来熟练的脑力工作或体力技巧性工作明显不如以往，部分遗忘
		3分，对熟练工作只有一些片段保留，技能全部遗忘
		4分，以往的知识或技能全部磨灭
B.4.3 时间/空间定向	□分	0分，时间观念（年、月、日、时）清楚；可单独出远门，能很快掌握新环境的方位
		1分，时间观念有些下降，年、月、日清楚，但有时相差几天；可单独来往于近街，知道现住地的名称和方位，但不知回家路线
		2分，时间观念较差，年、月、日不清楚，可知上半年或下半年；只能单独在家附近行动，对现住地只知名称，不知道方位
		3分，时间观念很差，年、月、日不清楚，可知上午或下午；只能在左邻右舍间串门，对现住地不知名称和方位
		4分，无时间观念；不能单独外出
B.4.4 人物定向	□分	0分，知道周围人们的关系，知道祖孙、叔伯、姑姨、侄子侄女等称谓的意义；可分辨陌生人的大致年龄和身份，可用适当称呼
		1分，只知家中亲密近亲的关系，不会分辨陌生人的大致年龄，不能称呼陌生人
		2分，只能称呼家中人，或只能照样称呼，不知其关系，不辨辈分
		3分，只认识常同住的亲人，可称呼子女或孙子女，可辨熟人和生人
		4分，只认识保护人，不辨熟人和生人
B.4.5 社会交往能力	□分	0分，参与社会，在社会环境有一定的适应能力，待人接物恰当
		1分，能适应单纯环境，主动接触人，初见面时难让人发现智力问题，不能理解隐喻语
		2分，脱离社会，可被动接触，不会主动待人，谈话中很多不适词句，容易上当受骗
		3分，勉强可与人交往，谈吐内容不清楚，表情不恰当
		4分，难以与人接触
B.4.6 社会参与总分	□分	上述5个项目得分之和
B.4.7 社会参与分级	□级	0级能力完好：总分0～2分
		1级轻度受损：总分3～7分
		2级中度受损：总分8～13分
		3级重度受损：总分14～20分

老年人能力评估报告（C）

合同编号：　　　　　姓名：　　　　性别：　　　年龄：　　　　房间号：

C.1 一级指标分级	C.1.1 日常生活活动：□级	C.1.2 精神状态：□级
	C.1.3 感知觉与沟通：□级	C.1.4 社会参与：□级
C.2 老年人能力初步等级	0 能力完好　1 轻度失能　2 中度失能　3 重度失能	□
C.3 等级变更依据	1 有认知障碍／失智、精神疾病者，在原有能力级别上提高一个等级	
	2 近 30 天内发生过 2 次及以上跌倒、噎食、自杀、走失者，在原有能力级别上提高一个等级	
	3 处于昏迷状态者，直接评定为重度失能	
	4 若初步等级确定为"3 重度失能"，则不考虑上述 1～3 中各情况对最终等级的影响，等级不再提高	□
C.4 老年人能力最终等级	0 能力完好　1 轻度失能　2 中度失能　3 重度失能	□

评估员签名 ＿＿＿＿＿＿＿、＿＿＿＿＿＿　　　　　　　　　日期 ＿＿＿＿年 ＿＿＿月 ＿＿＿日

信息提供者签名 ＿＿＿＿＿＿＿　　　　　　　　　　　　　日期 ＿＿＿＿年 ＿＿＿月 ＿＿＿日

注：老年人能力初步等级划分标准
0 能力完好：
日常生活活动、精神状态、感知觉与沟通分级均为 0，社会参与分级为 0 或 1。
1 轻度失能：
日常生活活动分级为 0，但精神状态、感知觉与沟通中至少一项分级为 1 及以上，或社会参与的分级为 2；
或日常生活活动分级为 1，精神状态、感知觉与沟通、社会参与中至少有一项的分级为 0 或 1。
2 中度失能：
日常生活活动分级为 1，但精神状态、感知觉与沟通、社会参与均为 2，或有一项为 3；
或日常生活活动分级为 2，且精神状态、感知觉与沟通、社会参与中有 1～2 项的分级为 1 或 2。
3 重度失能：
日常生活活动的分级为 3；
或日常生活活动、精神状态、感知觉与沟通、社会参与分级均为 2 或以上；
或日常生活活动分级为 2，且精神状态、感知觉与沟通、社会参与中至少有一项分级为 3。

任务3 为自理老年人参与游戏活动进行有效性评估

【任务情境】

某养老机构中有 50 名自理老年人，年龄在 75 岁左右，身体状况较好，定期参加机构组织的游戏活动。为提高游戏活动实施的科学性，康体指导师为他们参与游戏活动进行有效性评估。

【任务实施】

一、任务流程

任务分析 ⟶ 工作准备 ⟶ 步骤操作 ⟶ 效果评价

二、实施步骤

（一）任务分析

1. 主要身心状况及健康问题

序号	主要身心状况及健康问题
1	能够自理，智力正常
2	神志清醒，活动量少
3	上肢肌肉力量有所减弱

2. 主要目标措施及依据

主要目标措施	依据
为自理老年人参与游戏活动进行有效性评估	确保老年人参加游戏活动的有效性，是发挥游戏活动促进老年人健康的前提条件之一。依据"自理老年人参与游戏活动有效性评估量表"进行评估

（二）工作准备

1. 物品准备

序号	名称	规格	单位	数量	备注
1	评估量表	"老年人参与游戏身体能力评估评分表""自理老年人参与游戏活动有效性评估量表""自理老年人参与游戏效果评估表""自理老年人参与游戏活动有效性评分表""自理老年人参与游戏活动有效性评估结果表"	份	根据参与活动的老年人数量确定	
2	笔	黑色中性笔	支		
3	桌椅	符合老年人身体状况需求	套		
4	评分统计表表	记录每个老年人评估后分值	份		

2. 环境与人员准备

序号	环境与人员	准备
1	环境	干净、整洁、安全，空气清新、无异味
2	康体指导师	着装整齐；熟悉并掌握为老年人进行有效性评估的技能要求和相关知识；提前与老年人家属沟通，了解老年人健康状况等
3	自理老年人	神志清醒，情绪稳定，身心放松

（三）步骤操作

步骤	内容	为自理老年人参与游戏活动进行有效性评估
步骤1	评估前准备	（1）工作准备。准备评估工具，做好评估工作安排。提前了解老年人基本信息和基本身体状况：通过查阅资料或询问老年人、老年人家属，了解老年人基本信息、既往病史、用药史等信息 （2）沟通与观察。康体指导师来到老年人旁边，说明来意。通过观察评估老年人能否参加有效性评估活动
步骤2	老年人参与游戏有效性评估	（1）老年人身体能力评估情况。本部分内容在老年人参与游戏活动安全性评估中已经进行，视情况直接参考结果即可 （2）老年人参与游戏时的身体精神状态。通过观察、沟通，判断老年人身体状况、精神状态、社交能力是否符合参与游戏的条件等 ① 老年人身体状况。根据游戏目的，对肌肉的练习、手眼协调等身体能力进行有效性评估，如"请您模仿我的动作，进行上肢上举、下落、屈伸和转臂……" ② 老年人精神状态。如评估老年人能否正常交流，思路是否清晰，符合游戏活动开展要求；老年人社交能力是否良好；老年人能否与其他老年人进行正常交流 （3）游戏理解能力。为老年人简要讲一下游戏内容及规则，通过询问评估老年人是否能够理解。如："爷爷/奶奶，我为您讲一个游戏，您看看这个游戏有没有需要完善的地方，好么？" （4）游戏参与配合意愿。评估在游戏过程中老年人之间是否互相配合，积极参与，具有团队精神，老年人理解并可以完成游戏动作。"爷爷/奶奶，您愿意和大家一起按照游戏规则要求参与活动么？""这个游戏的动作是这样的，您看可以接受么？" （5）游戏熟练程度。观察老年人参与游戏过程，判断是否能够独立完成活动游戏内容
步骤3	老年人参与游戏效果评估	（1）老年人游戏参与满意度评估。可以通过观察参与行为表现、询问参与感受等方式对老年人参加游戏的满意度进行评估。如老年人在参加活动的过程中，能够较容易地完成活动内容、面带笑容、乐于交流，从一定程度上可反映老年人对活动的开展比较满意 　询问的参考内容如下 "您觉得游戏内容安排能够接受吗？"（"您觉得游戏简单还是复杂，自己掌握了吗？"） "关于游戏的讲解，您能够听明白吗？" "您觉得场地安排合适吗？" "您觉得游戏时间安排合适吗？您有没有感到疲劳？" "您觉得游戏环境还舒适吗？" "您对工作人员的仪容仪表还满意吗？" "您参加游戏开心吗？" （2）游戏对老年人健康促进的有效性评估。根据游戏的实施情况及询问老年人感受，来判断游戏是否有助于老年人的身心健康
步骤4	整理记录	（1）对老年人的配合表示感谢 （2）对有效性评估量表进行打分 （3）得出评估结论
注意事项		（1）有条件的情况下为老年人提前进行身体能力评估 （2）评估使用语言要清晰、简洁、客观、准确 （3）在实际的工作过程中，可根据游戏活动目标、内容和实施需要等具体情况，简化评估内容

（四）效果评价

（1）通过有效性评估，了解老年人对游戏活动各方面的评价，便于及时改进。

（2）通过有效性评估，对组织游戏的各个环节进行复盘。

（3）通过有效性评估，充分了解老年人对游戏的适应程度，并进行游戏活动实施的合理化调整。

一、老年人游戏活动有效性评估的意义

（1）通过评估准确掌握老年人对游戏活动的需求与意见，充分调动老年人的参与积极性，逐步使老年人由被动参与转变为主动参与。

（2）通过评估使游戏活动的预期目标按计划实现，使策划与组织管理有效，使老年人游戏活动设计的手段得到优化。

（3）通过评估游戏活动的目的、实施过程、效果、作用等内容，并对其进行全面系统分析，总结各种经验和教训，为后续老年人游戏活动策划和组织实施提供依据。

（4）通过评估提供详实资料和数据给利益相关者，为提升活动形象、塑造老年人活动品牌提供支持。

二、老年人游戏活动有效性评估的原则

（1）客观公正，科学规范　以有效性评估量表为评估依据，逐步统一工作规程和操作要求，保证结果真实准确。坚持中立公正立场，客观真实地反映自理老年人参与游戏活动的有效性结果。

（2）诚信为本、透明公开　评估各方应恪守诚心、践行承诺，确保质量评估过程中的质量信息和数据真实有效，确保评估过程和评估结论向老年人、养老机构和社会公众公布。

（3）尊重主体、积极改进　评估应在制订和评估过程中，充分尊重评估对象的意愿，保护老年人的隐私。评估过程和评估结论应以游戏活动改进为目的，持续提升组织游戏活动的有效性，满足老年人的养老要求和期望。

三、老年人游戏活动有效性评估人员安排

（1）确定评估人员　至少3名工作人员同行进行评估工作，要求评估人员着装整齐，提前到达活动地点，熟悉环境及老年人身体精神状态；掌握为老年人进行有效性评估的技能要求和相关知识；具有客观公正的态度，坚持中立公正立场。

（2）明确评估人员的分工　由2名工作人员负责现场评估，确定某评估项的最终得分，另1名工作人员及时记录得分情况。如工作人员评分有分歧时，3名工作人员可以进行协商得出最终该项得分。

（3）做好检查记录　评估人员做出评估后要及时准确记录结果，以免结果不实。

四、老年人游戏活动有效性评估的流程

自理老年人游戏活动有效性评估流程表由"老年人参与游戏身体能力评估评分表""完全自理老年人参与游戏有效性评估量表""游戏活动策划组织有效性评估量表""游戏中工作人员服务有效性评估量表""游戏后自理老年人参与游戏的满意度评估表"五个具体表格构成，其中"老年人参与游戏身体能力评估评分表"要依据《老年人能力评估》（MZ/T 039—2013）来实现评分。如已经进行了老年人参与游戏身体能力评估，本部分可直接采用相关评分，也

可根据实际需要进行复评。

自理老年人游戏活动有效性评估流程如下。

第一，依据"老年人参与游戏身体能力评估评分表""自理老年人参与游戏有效性评估量表""自理老年人参与游戏效果评估表"对自理老年人参与游戏活动有效性进行评估，将评分结果依次填入："自理老年人参与游戏活动有效性评分表"，得出最终评估分。

第二，评估人员根据"自理老年人参与游戏活动有效性评分表"的最终评分分值，参照"自理老年人参与游戏活动有效性评估结果表"，得出最终结论。

在实际工作过程中，可根据游戏活动目标、内容和实施需要等具体情况，简化评估内容。

附表：

自理老年人参与游戏有效性评估量表（0—70分）

评估内容	评估指标	评估依据	评分标准	评估方法	评分	备注
游戏前老年人参与有效性评估	老年人参与游戏身心状态（30分）	老年人精神状态。无情绪低落、排斥现象，主动配合工作人员	存在情绪低落现象及排斥参与行为为0分，反之为10分	观察、询问		
		老年人身体状况。过程循序渐进，对肌肉的练习、手眼协调等身体能力起到促进康复作用，能够独立完成	能够独立完成相关评估动作的为10分，不能够独立完成的为0分	根据游戏目的，对老年人进行专项测试		
		老年人社交能力。通过参与游戏，提升了老年人社交能力，有主动沟通欲望和倾向	有主动交流行为的为10分，反之为0分	观察、询问		
	游戏理解程度（10分）	老年人通过听取讲解及参与培训，能够理解游戏活动目的及方法。	能够理解游戏活动目的及方法为10分，不能够掌握的为0分	询问		
	游戏配合接受程度（10分）	在游戏过程中老年人之间互相配合，积极参赛，具有团队精神	相互配合、积极参与为10分，无配合意识及行为为0分	现场查看		
	游戏熟练程度（10分）	老年人能够独立完成游戏活动	能够独立完成游戏活动的为10分，需辅助才能完成为5分，不能完成为0分	现场查看		
合计评分						

自理老年人参与游戏效果评估表（0—60分）

评估内容	评估指标	评估依据	评分标准	评估方法	评分	备注
自理老年人参与游戏效果评估	游戏讲解满意度（10分）	工作人员具有良好的沟通能力，得到老年人肯定	满意为10分，一般为5分，不满意为0分			
	场地安排满意度（10分）	场地安排合理	满意为10分，一般为5分，不满意为0分			
	游戏时间安排满意度（10分）	时间安排合理，老年人身体无疲劳感	满意为10分，一般为5分，不满意为0分	现场询问		
	游戏环境安排满意度（10分）	游戏环境舒适	满意为10分，一般为5分，不满意为0分			
	工作人员表现满意度（10分）	工作人员工作表现良好	满意为10分，一般为5分，不满意为0分			
	游戏对老年人健康促进的有效性评估（10分）	游戏过后老年人心情愉悦，身体素质提高	满意为10分，一般为5分，不满意为0分			
合计评分						

自理老年人参与游戏活动有效性评分表

有效性评估内容	老年人参与游戏身体能力评估（0—50分）	自理老年人参与游戏有效性评估（0—70分）	自理老年人参与游戏效果评估（0—60分）	自理老年人参与游戏活动有效性评分（0—180）
评估得分				

自理老年人参与游戏活动有效性评估结果表

评估结论	分值区间	评估评价	备注
效果较差	0—99分	游戏活动取消	
效果一般	100—149分	进行游戏活动优化	
效果较好	150—180分	按计划进行	

项目二

为自理老年人开展游戏活动进行技术指导

任务1　为自理老年人讲解游戏活动增进健康的原理和功效

【任务情境】

某养老机构自理老年人中有15位老年人对参加游戏活动的兴趣不高。他们大多身体健康，部分存在慢性病，但生活可以自理；因现如今社交网络有所变化，给其造成一定的困扰，参加社会活动变少。为增进老年人参与老年游戏活动的积极性，康体指导师在游戏活动开展前为该养老机构的15位自理老年人进行游戏活动增进健康的原理和功效的讲解。

【任务实施】

一、任务流程

任务分析 ⟶ 工作准备 ⟶ 步骤操作 ⟶ 效果评价

二、实施步骤

（一）任务分析

1. 主要身心状况及健康问题

序号	主要身心状况及健康问题
1	身体较健康，部分老年人存在慢性病，但生活可以自理
2	智力正常
3	社交网络有所变化，造成一定的困扰
4	社会活动参与变少

2. 主要目标措施及依据

主要目标措施	依据
在活动开展前讲解活动增进健康的原理和功效，提高老年人参加游戏的积极性	参加游戏活动可增进健康。通过讲解游戏活动的原理和功效，提高老年人对游戏活动的科学健康认知，促使老年人主动积极参与游戏活动

（二）工作准备

1. 物品准备

序号	名称	规格	单位	数量	备注
1	游戏器具			根据参与活动的老年人数量确定	
2	笔	黑色中性笔	支	1	
3	签到表		张	1	
4	反馈表			根据参与活动的老年人数量确定	

2. 环境与人员准备

序号	环境与人员	准备
1	环境	干净、整洁、安全，空气清新、无异味
2	康体指导师	仪表良好，着装整齐、干净；具备为自理老年人进行活动参与评估的能力；具有为自理老年人讲解游戏活动增进健康的原理和功效的能力；具有服务老年人的爱心、耐心，具备尊老、爱老的基本服务素养；已提前与老年人家属沟通服务事项，了解老年人健康状况、爱好等
3	自理老年人	神志清醒，情绪稳定，身心放松

（三）步骤操作

步骤	内容	为自理老年人讲解游戏活动增进健康的原理和功效
步骤1	康体指导师自我介绍	"爷爷奶奶们，大家好！我是社区服务中心的康体指导师XXX，下面由我为大家介绍下……游戏和游戏的功效，希望通过我的讲解，大家会感兴趣，欢迎大家参加游戏活动。"
步骤2	游戏简要介绍	"爷爷奶奶，今天我们玩的游戏名称是……。这个游戏的玩法是……。游戏中我们会用到……器具。游戏规则是……"
步骤3	游戏促进健康原理及功效介绍	"爷爷奶奶，今天的游戏的功效是……" 游戏功效举例：提高我们的身体素质，锻炼记忆力、反应力，让我们更加健康长寿
步骤4	总结并引导参与游戏	"爷爷奶奶，大家听了游戏的介绍，是不是觉得游戏还挺有意思的？""那接下来，我们一起玩游戏吧！"
	注意事项	提前了解参加活动的老年人的情况，介绍符合老年人需求的游戏 游戏功效讲解要简明扼要，有针对性

（四）效果评价

通过为自理老年人讲解游戏活动增进健康的原理和功效，老年人了解了游戏活动的益处，参与兴趣提高。

【相关知识】

一、游戏的功效

（1）增进老年人身心健康　运动类游戏不仅能够强健老年人的体魄，还可以减轻老年人精神上的压力，当游戏取胜过关时，能舒缓老年人的情绪，使其心情开朗，从而使老年人有一个健康的心态。

（2）预防老年失智　益智类游戏有助于促进海马体灰度的产生，锻炼老年人的思考能力和反应能力，可以让老年人的大脑功能变得活跃。

（3）帮助老年人康复疾病　玩游戏可以转移患者的痛苦，并且还可以被用来进行物理治疗或者帮助提高患者的体力，加快康复的进度。

（4）调整和改善情绪　老年人可以在参与游戏的过程中遇到新鲜的人和事，减少了因独处产生的孤独寂寞的情绪。

二、游戏讲解的目的

（1）使老年人了解该游戏的作用及益处，激发老年人参与游戏的兴趣。

（2）使老年人初步了解游戏的名称及规则，为后续更好地参与游戏做准备。

（3）使老年人熟悉工作人员及伙伴，为其顺利进行游戏做好铺垫。

三、游戏讲解的注意事项

（1）站位得当　康体指导师进行游戏讲解时应站在老年人都能听得清、看得见的地方。若老年人呈纵队或横队时，康体指导师应站在中间讲解，一般不要站在纵队前面讲解。如果是圆圈队形，康体指导师应站在圆弧线上或跨前一两步处讲解，而不应站在圆心处讲解。

（2）讲解前先集中老年人的注意力　因为做游戏是一件开心的事，部分老年人会很兴奋，跃跃欲试。由于老年人的注意力可能会集中在游戏的参与或讨论中，不自觉地对康体指导师的讲解失去注意力。因此，在讲解前，必须设法集中老年人的注意力，以免部分人没听清而影响整个游戏的进行。

（3）音量充足，讲解全面　由于老年人大多听力水平下降，康体指导师需要较大音量或借助扩音器保证每位老年人听得清楚。另外，游戏开始后不能中途停下来再讲，因此要求康体指导师在游戏进行之前，尽可能一次性地将游戏的进行方法及规则充分讲清楚。

（4）讲解要抓住关键，突出重点、难点　首先，康体指导师在讲解时要根据不同项目内容和要求，抓住游戏规则的关键所在。其次，讲解要精练，对于游戏的重点环节部分，力求讲得透彻，讲在点子上，使老年人明确游戏的关键。

（5）讲解要科学准确、生动形象　讲解的内容必须正确，具有科学性，力求用最精练的语言（术语）、最短的时间，把该游戏的概念、要领直观形象地讲明白，把各种活动有层次地交代清楚，使老年人一听就懂，便于理解、记忆。

（6）讲解形式要多样化　康体指导师可采用不同的形式讲解，对于比较简单的游戏，可用直陈法讲解；对于复杂的游戏应用分段法讲解。可集中讲解，也可分散讲解。

任务2 为自理老年人独立连贯地展示游戏技术

自理老年人参与一定的游戏活动，能够维护身体功能，提高社会参与度。某养老机构自理老年人中有 15 位老年人参加社会活动变少，为增进老年人参与老年游戏活动的积极性，康体指导师在游戏活动开展前为其进行游戏活动增进健康的原理和功效的讲解，激发了他们参加游戏活动的兴趣。现在康体指导师为这 15 位自理老年人独立连贯地展示游戏技术，帮助他们从总体上了解游戏活动，并为参加游戏活动做准备。

【任务实施】

一、任务流程

任务分析 ⟶ 工作准备 ⟶ 步骤操作 ⟶ 效果评价

二、实施步骤

（一）任务分析

1. 主要身心状况及健康问题

序号	主要身心状况及健康问题
1	身体较健康，部分老年人存在慢性病，但生活可以自理
2	智力正常
3	社交网络有所变化，造成一定的困扰
4	社会活动参与变少

2. 主要目标措施及依据

主要目标措施	依据
为自理老年人独立连贯地展示游戏	老年人认知能力减弱，康体指导师在展示老年游戏技术和内容时要充分考虑老年人特点和认知规律。老年人了解完整的游戏技术，是为参加游戏活动做了很好的准备，也进一步提高参与游戏的兴趣

（二）工作准备

1. 物品准备

序号	名称	规格	单位	数量	备注
1	游戏器具			根据参与活动的老年人数量确定	
2	笔	黑色中性笔	支	1	
3	签到表		张	1	
4	反馈表			根据参与活动的老年人数量确定	或调查表

2. 环境与人员准备

序号	环境与人员	准备
1	环境	干净、整洁、安全，空气清新、无异味
2	康体指导师	仪表良好，着装整齐、干净；具备为自理老年人进行活动参与评估的能力；具有讲解示范游戏、布置游戏场地、为老年人协调分组的能力；具备总结与反思的素养；具有服务老年人的爱心、耐心，具备尊老、爱老的基本服务素养；已提前与老年人家属沟通服务事项，了解老年人健康状况、爱好等
3	自理老年人	神志清醒，情绪稳定，身心放松

（三）步骤操作

步骤	内容	为自理老年人独立连贯地展示游戏
步骤1	游戏器具展示及使用方法讲解	"爷爷奶奶们，接下来给大家展示游戏中使用的器具。" "它们的使用方法是……" "在使用的过程中，要注意……" "大家可以试一下。"
步骤2	游戏规则详细讲解	"今天我们玩的游戏规则，我详细和大家说下……"
步骤3	游戏展示	"爷爷奶奶，我们先来玩一次游戏，大家有不明白的地方随时可以提问。" "游戏展示后，我们会和大家一起练习，大家不用担心。"
注意事项		过程中，全程照顾到所有的老年人，使所有老年人能看到展示的游戏器具，初步了解使用方法和注意事项 游戏规则讲解要简明扼要，有针对性 游戏展示时节奏要慢一些，过程中观察老年人，评估其接受程度，必要时可以重复进行，并告知接下来还会给老年人进行练习的时间 游戏设计要遵循科学性、安全性、个性化、循序渐进的原则

（四）效果评价

通过为自理老年人独立连贯地展示游戏，老年人初步了解了游戏器具的使用方法和游戏的过程，并进一步提高了参加游戏活动的兴趣。

【相关知识】

一、游戏展示的含义

游戏展示指的是在游戏开展之前，康体指导师将整个游戏完整地向老年人示范一遍，让老年人由感性认识上升为理性认识，了解游戏的结构、顺序、形象以及要领和方法，从而使老年人更好地参与游戏，康体指导师顺利地组织实施游戏。

二、游戏展示的意义

（1）使老年人更加直观地感受该游戏的作用及益处，进一步激发老年人参与游戏的兴趣。

（2）使老年人直观感受游戏的玩法及规则，为后续更好地参与游戏做准备。

（3）使老年人熟悉康体指导师及伙伴，为其顺利进行游戏做好铺垫。

三、游戏展示的注意事项

（1）展示目的要明确　展示的目的是使老年人了解某种游戏的具体规则，告诉老年人这种游戏的结构、玩法是什么。所以，在游戏展示中，康体指导师应根据老年人的实际情况进行展示，讲清老年人观察展示的重点。抓住重点、突出难点，使老年人尽快地明白如何根据自己的情况顺利完成游戏。

（2）展示的动作、方向要正确　展示的目的是要给老年人作范例，这就得让全体老年人都听得见、看得到。因此，康体指导师的示范不仅要规范，还要特别注重示范的位置和方向。示范的位置要根据老年人的位置来选择，示范的方向应照顾到所有老年人的视线范围。

（3）展示的形式要多样化　示范要根据老年人的实际情况，做重点完整示范、分解示范以及正常速度和放慢速度的示范。如游戏较简单，康体指导师就先用正常速度示范一次完整的游戏；如游戏较难，就要分解步骤，逐渐让老年人充分理解并掌握游戏的规则和玩法。

任务3 指导自理老年人学练游戏技术

　　康体指导师在为某养老机构 15 位自理老年人讲解游戏活动增进健康的原理、功效和为他们独立连贯地展示游戏之后，老年人对参加该游戏活动已经有了很大的兴趣，也基本理解了游戏规则。在此基础上，康体指导师指导并协助自理老年人学练游戏活动。

一、任务流程

$$任务分析 \longrightarrow 工作准备 \longrightarrow 步骤操作 \longrightarrow 效果评价$$

二、实施步骤

（一）任务分析

1. 主要身心状况及健康问题

序号	主要身心状况及健康问题
1	身体较健康，部分老年人存在慢性病，但生活可以自理
2	智力正常
3	社交网络有所变化，造成一定的困扰
4	社会活动参与变少

2. 主要目标措施及依据

主要目标措施	依据
指导并协助自理老年人学练游戏活动，使他们能够顺利参与游戏活动	康体指导师依据游戏规则、玩法，根据老年人的身体情况带动老年人学练游戏活动

（二）工作准备

1. 物品准备

序号	名称	规格	单位	数量	备注
1	游戏器具			根据参与活动的老年人数量确定	
2	笔	黑色中性笔	支	1	
3	签到表		张	1	
4	反馈表			根据参与活动的老年人数量确定	或调查表

2.环境与人员准备

序号	环境与人员	准备
1	环境	干净、整洁、安全，空气清新、无异味
2	康体指导师	仪表良好，着装整齐、干净；具备为自理老年人进行活动参与评估的能力；具有讲解示范游戏的能力，具有组织并带动老年人进行游戏的能力，具备布置游戏场地的能力，具有指导老年人参与游戏的能力，具有观察记录游戏过程的能力；具有总结反思的素养，具有服务老年人的爱心、耐心，具备尊老、爱老的基本服务素养；已提前与老年人家属沟通服务事项，了解老年人健康状况、爱好等
3	自理老年人	神志清醒，情绪稳定，身心放松

（三）步骤操作

步骤	内容	指导自理老年人学练游戏技术
步骤1	游戏练习导入	康体指导师按照游戏规则，进行游戏分组；做好游戏学练必要的准备 "爷爷奶奶，大家按照分组，开始进行游戏练习。过程中，有康体指导师全程参与协助，请放心。"
步骤2	游戏热身活动	"爷爷奶奶，游戏开始之前我们先来做一个小小的热身运动。"
步骤3	游戏练习指导	（1）游戏动作练习 "爷爷奶奶，我们一起来练习一下这个游戏的主要动作。" 康体指导师再次示范具体动作，随后老年人练习，康体指导师协助并指导，过程中注意老年人安全防护。根据老年人练习效果，调节练习次数，如有需要安排老年人喝水和休息。游戏活动过程中，可询问老年人练习感受，从而判断老年人掌握情况 （2）练习游戏 "爷爷奶奶，大家对游戏的主要动作已经熟悉了，接下来我们一起尝试进行一下。" （3）游戏练习感受分享 让老年人互相谈谈在游戏中的感受，用于改善游戏策划方案
步骤4	开展游戏	"爷爷奶奶，通过练习大家已经掌握了游戏的玩法，接下来我们就按照游戏规则，来玩一下游戏吧。"
注意事项		游戏前评估、掌握老年人的身体及心理状况 在练习过程中，注意做好安全措施，以免发生危险 全程照顾到所有的老年人，使所有老年人能参与游戏练习 康体指导师进行指导时，语言要准确、合理，语速要适当，音量要合适，要有耐性 指导过程中要评估老年人接受程度，必要时重复进行指导，对于接受能力略差的老年人，在游戏开展过程中，应作为重点协助对象 游戏中多用鼓励语言，注意观察老年人反应，如有不耐烦的情况耐心指导 使用的工具要及时清洁，每次使用前要确保工具能够正常使用 游戏指导要遵循科学性、安全性、个性化、循序渐进的原则 上述游戏练习指导步骤，可根据具体的游戏进行调节

（四）效果评价

通过指导并协助自理老年人学练游戏，老年人能够顺利参与游戏活动。

（1）本次游戏过程老年人全程比较配合，游戏过程循序渐进，老年人身体得到了有效锻炼。

（2）通过该游戏，增进了老年人之间的交流，有效调动了老年人的情绪，同时，有针对性地锻炼了老年人的记忆力、注意力和思维能力。

【相关知识】

一、游戏开展原则

1.针对性

根据皮亚杰的认知发展四阶段说，各年龄阶段都各有其特征，因此"因材施教、因龄而教"的原则尤为重要。只有针对老年人年龄、性别、身心特点设计游戏活动，才能达到预期目的。

2. 循序渐进

循序渐进原则的"序"，包括游戏方法的逻辑顺序、老年人身体功能曲线变化的顺序、老年人认识能力发展的顺序，因而在游戏实施过程中，对应老年人的身心特点，应有一个"由表及里、由浅入深、由易到难"的过程。

3. 创新性

为保持老年人参加的积极性，游戏要具有创新性。康体指导师要根据老年人参与游戏的情况，科学创编游戏活动，使游戏具有吸引力。

4. 趣味性

游戏的趣味性是吸引老年人参与的关键，属于游戏的本质属性。康体指导师要善于挖掘老年人的兴趣所在。在游戏开展初期，适当弱化游戏难度，激发老年人参与兴趣，发掘老年人在游戏过程中所展现的潜能。

5. 安全性

老年游戏活动坚持"安全第一"，要将安全性原则渗透到游戏的每一环节。部分游戏具有一定的运动技能要求，游戏虽不强调运动技能的完成效果，但在运动类游戏中老年人容易兴奋，自体控制能力减弱，存在一定的风险，最易发生安全事故。

二、带领老年人学练游戏的注意事项

1. 强调纪律性、组织性

在进行游戏学练的过程中，要注重强调游戏的组织纪律性，按照游戏规则进行，要始终保持执行游戏规则的自觉性。

2. 选择合适的游戏项目，关注老年人状态

为提高老年人参与游戏的热情，要根据游戏参与人、游戏时间、游戏开展地点来选择最合适的游戏项目。另外，在游戏过程中康体指导师要善于观察老年人体力和情绪的变化，及时调整游戏节奏和力量，使老年人有足够的体力参加游戏。

3. 安全至上，防止运动损伤事故的发生

不管任何游戏都必须要防止损伤事故的发生。游戏中之所以会发生运动事故，究其原因，通常是由于游戏前组织不够严密，准备不够充分，或者思想上没有引起足够的重视。所以，必须要从思想上高度重视起来，同时采取相应的有效措施来加以预防。

4. 游戏后要及时给予信息反馈

康体指导师在游戏中起着重要的作用，不仅要运用正确的方法指引老年人进行游戏，掌握负荷适合的游戏量，当结束游戏的时候，还应该对老年人的表现给予客观准确的评价反馈。

5. 康体指导师需要有更强的责任感

责任感是考量康体指导师综合素质的一个重要指标，要全心全意对老年人，尤其要多关心身体素质较差或者游戏水平较低的老年人。通过为这些老年人设计一些力所能及、简单易

行的游戏活动来体现工作的责任感，使他们的体质得到锻炼，也能享受来自集体的温暖。

三、游戏计分

游戏开展使用计分表参考如下。

游戏计分表

组别	姓名	计分		
		第一轮	第二轮	第三轮
第一组	老年人 1			
	老年人 2			
第二组	老年人 3			
	老年人 4			
第三组	老年人 5			
	老年人 6			
第四组	老年人 7			
	老年人 8			
第五组	老年人 9			
	老年人 10			
……	……			

四、游戏观察记录

游戏观察记录表参考如下。

游戏观察记录表

游戏名称：	
游戏观察者：	
游戏时间：	
游戏地点：	
观察对象	姓名：
	性别：
	年龄：
老年人行为描述	
老年人行为分析	
改进措施	

项目三

为自理老年人组织游戏活动

任务1　为自理老年人制订游戏活动习练计划

────────────── 【任务情境】 ──────────────

　　某老年公寓的自理区入住40多位老年人，年龄在67～75岁，精神状态、感知觉与沟通交流能力较好。部分老年人对机构活动的参与性较高，兴趣爱好各不相同。康体指导师为了营造积极的机构氛围，将根据他们的能力和需求，量身制订游戏活动习练计划。

────────────── 【任务实施】 ──────────────

一、任务流程

$$\boxed{任务分析} \longrightarrow \boxed{工作准备} \longrightarrow \boxed{步骤操作} \longrightarrow \boxed{效果评价}$$

二、实施步骤

（一）任务分析

1. 主要身心状况及健康问题

序号	主要身心状况及健康问题
1	日常生活活动能力完好，生活可以自理
2	精神状态、感知觉与沟通交流能力较好
3	社会参与的愿望不一致
4	兴趣爱好不一

2. 主要目标措施及依据

序号	主要目标措施	依据
1	调研老年人的兴趣、需要	游戏活动习练计划要具有针对性
2	制订游戏活动习练计划	不同类型的游戏会对老年人起到不同的作用；增强活动策划、组织、带动的有效性

（二）工作准备

1. 物品准备

序号	名称	单位	数量	备注
1	各类型游戏道具	套	若干	
2	纸笔	套	1	沟通记录

2. 环境与人员准备

序号	环境与人员	准备
1	环境	干净、整洁、无障碍的室内活动室，团体活动组合桌，适老椅若干
2	康体指导师	着装整齐；熟悉并了解各种游戏的玩法；提前与老年人、家属、护理人员等多方面沟通，了解老年人当天的身心状况
3	自理老年人	神志清醒，情绪稳定，身心放松

（三）步骤操作

步骤	内容	制订游戏活动习练计划
工作前准备	沟通	康体指导师已经了解了老年人的基本信息、身体状况和以往参加活动情况 康体指导师来到老年群体旁边，说明来意。"爷爷奶奶们好！我们即将为大家安排每周的游戏活动，想先了解你们的想法，根据你们的兴趣和要求，再安排游戏活动。我们共同来商量一下哦！"
步骤1	展示游戏	康体指导师来到老年人中间，依次展示各类游戏道具、成品和玩法。带领老年人初步体验，并随时解答老年人疑问
步骤2	调研记录	康体指导师跟老年人一对一或一对二交流 需求调研："您主要想锻炼哪方面的能力啊？" 兴趣调研："您对哪个（些）游戏活动特别感兴趣？愿意尝试参与吗？" 时间调研："您什么时间段参加游戏活动最合适？" 正确记录老年人的上述信息
步骤3	制订计划	康体指导师根据调研结果，制订一周游戏活动习练计划
步骤4	张贴计划	康体指导师把习练计划用彩色海报的形式张贴在自理区公共活动室、入口、通道等醒目的地方
注意事项		为保证沟通的有效性，每次参与游戏展示和需求调研的老年人数量不宜过多，10～15人为一批，可分批多次进行 游戏活动计划执行一段时间后，应及时收集老年人的反馈，并动态调整

（四）效果评价

（1）通过展示讲解，老年人初步了解了不同类型的游戏，并产生参与的意愿。

（2）游戏活动习练计划契合老年人的需求，受到老年人欢迎。

一、游戏活动习练计划

游戏活动习练计划可以表格的方式呈现。游戏活动习练计划表内容要素包括游戏活动类型、名称、时间，还可增加康体指导师的姓名、联系方式，方便老年人联系、咨询。

在开始实施习练计划后，康体指导师应对老年人的反应状态有连续的观察和记录，根据反馈信息，再次与老年人沟通，定时动态调整活动计划。

二、周游戏活动习练计划

周游戏活动习练计划有两种安排方法。一种是游戏活动主题周，一周安排六天，空余一天休息。每天上下午各组织一次游戏，游戏时间 20 ~ 60 分钟。这六天要穿插不同类型的游戏，尽可能做到种类丰富；上下午的游戏要动静结合。制订习练计划时可以留出自由活动的时间，以便针对老年人的个性化需求进行设计。具体参看下表。

自理老年人游戏活动周习练计划安排

	周一	周二	周三	周四	周五	周六	周日
上午 9:00—9:40	破冰游戏 抛小玩偶	康健游戏 保龄球	益智游戏 超市购物	结构游戏 拼图	益智游戏 棋牌	结构游戏 园艺	自由活动
下午 15:00—15:40	结构游戏 积木	益智游戏 组字能手	破冰游戏 年龄排队	康健游戏 磁力钓鱼	破冰游戏 脚掌传物	结构游戏 搭建纸塔	

习练目标：通过多种游戏类型，拉近老年人之间的距离，营造快乐有趣的机构氛围，增强长者的空间建造、思维记忆、逻辑运算等能力，促进肢体训练，达到身心健康的目的。

另一种是游戏与其他活动类型（中国传统体育、音乐照护、身心活化、运动健身）混合安排。习练计划也要根据活动的功能性、强度等特点进行合理安排。具体参看下表。

自理老年人各类游戏活动周习练计划安排（一）

	周一	周二	周三	周四	周五	周六	周日
上午 9:00—10:00	中国传统体育	音乐照护	身心活化	中国传统体育	运动健身	音乐照护	自由活动
下午 15:00—15:40	结构游戏积木	益智游戏 组字能手	结构游戏园艺	益智游戏 超市购物	破冰游戏 脚掌传物	康健游戏 趣味运动	

习练目标：通过游戏与其他活动类型的组合，在养老机构内打造可持续的游戏活动课程，促进入住老年人的身心健康，达到乐享老年生活的目的。

自理老年人各类游戏活动周习练计划安排（二）

	周一	周二	周三	周四	周五	周六	周日
上午 9:00—9:20	康健游戏 夹弹珠	破冰游戏 彩虹伞	康健游戏 趣味运动	康健游戏 套圈	破冰游戏 脚掌传物	破冰游戏 歌曲对抗	自由活动
9:20—10:00	中国传统体育	音乐照护	身心活化	中国传统体育	运动健身	音乐照护	
午休							
下午 15:00—15:40	结构游戏 积木	益智游戏 组字能手	结构游戏 手工游戏	益智游戏 超市购物	结构游戏豆 子画	益智游戏 棋牌	

习练目标：以简短的游戏自然带出主要活动，让老年人尽快投入，达到暖场作用，令活动设计变得顺畅连贯。

三、月游戏活动习练计划

在一个月内，每周同一天的游戏活动类型一致，但根据活动目标具体选择游戏，可以安排重复强化的游戏，或安排连续性、进阶难度的游戏，也可以安排完全不同的游戏。

周次	具体时间段	游戏类型	习练目标	游戏名称
第一周				拼图游戏
第二周			强化同类型游戏的不同玩法，由部分到整体，由简单到复杂，持续性锻炼手部精细动作和空间想象能力	积木游戏
第三周	周一下午 15:00—15:40	结构游戏		积塑游戏
第四周				拼棒游戏
第五周				组合游戏"打造心目中的乐园"

四、游戏活动习练计划表的形式

游戏活动习练计划表的形式包含采用海报制作、彩色手绘等方式，尽可能图片化、卡通化，重点突出，增加对老年人的吸引力。制作好的活动安排表张贴在老年人必经之处的布告栏上，要醒目清晰，使老年人都能看清。

任务2　为自理老年人撰写游戏活动策划方案

某老年公寓自理区的康体指导师在制订好阶段性的游戏活动习练计划之后，开始着手完备每一个游戏的实施过程。如何策划才能更受老年人的欢迎？什么样的规则更容易被理解和接受呢？

【任务实施】

一、任务流程

任务分析 —→ 工作准备 —→ 步骤操作 —→ 效果评价

二、实施步骤

（一）任务分析

1. 主要身心状况及健康问题

序号	主要身心状况及健康问题
1	日常生活活动能力完好，生活可以自理
2	精神状态、感知觉与沟通交流能力较好
3	社会参与的情况不一致
4	兴趣爱好不一

2. 主要目标措施及依据

主要目标措施	依据
撰写单个游戏活动策划方案	结合游戏活动开展的具体需要，依据游戏活动策划方案的撰写规范进行书写

（二）工作准备

1. 物品准备

序号	名称	单位	数量	备注
1	电脑	台	1	电脑展示或实物展示皆可
2	不同游戏类别的图片	套	1	

2. 环境与人员准备

序号	环境与人员	准备
1	环境	开阔整洁的室内外运动场，适老椅若干
2	康体指导师	着装整齐；熟悉并了解游戏活动的玩法和环节；提前与老年人、家属、护理人员等多方面沟通，了解老年人当天的身心状况
3	自理老年人	神志清醒，情绪稳定，身心放松

（三）步骤操作

步骤	内容	撰写游戏活动策划方案
工作前准备	沟通	活动前，康体指导师来到老年群体旁边，说明来意。"爷爷奶奶们好！对于即将每天开展的游戏活动，怎么做你们最感兴趣？我们共同来商讨一下哦！"
步骤1	展示游戏	康体指导师来到老年人中间，依次展示和解说各种游戏的玩法，带领老年人初步体验，并随时解答老年人疑问
步骤2	记录调研	康体指导师跟老年人一对多交流 兴趣调研："您对哪个（些）康健游戏特别感兴趣？您主要想锻炼身体的哪部分？"正确记录老年人的信息
步骤3	制订活动策划方案	康体指导师根据调研结果，制订游戏活动策划方案，具体策划案的制订内容参看下面相关知识
	注意事项	活动的前期调研中，不仅要了解老年人的兴趣，也要挖掘和引导老年人的兴趣

（四）效果评价

游戏活动策划方案符合文本规范、全面清晰、易于操作。

【相关知识】

老年人活动策划方案是为了让老年人活动顺利进行，对老年人活动全局进行战略策划及具体安排。把策划过程用文字完整地记录下来就是老年人活动策划与组织方案的撰写。撰写老年人活动策划与组织方案需要掌握策划方案的基本结构和基本要求。

一、游戏活动策划方案的定义

游戏活动策划方案指的是为游戏活动所制订的书面计划，具体游戏规则、步骤等。对具体将要进行的游戏活动进行书面计划，对每个步骤进行简要分析，有助于带领者和老年人理解并执行，以确保游戏活动的顺利进行。

二、游戏活动策划方案的基本构成要素和设计思路

游戏活动策划方案基本构成要素包含游戏类型、游戏名称、游戏目的、游戏对象、游戏道具、游戏规则、游戏开展安全注意事项。

游戏类型	明确类别，如康健游戏、破冰游戏、结构游戏、益智游戏，或其他游戏类型
游戏名称	简洁明了，指向清晰，如"套圈""夹弹子""保龄球""投篮""磁力钓鱼"等
游戏目的	（1）游戏目的在方案策划时，尽可能用正向的语言表达，如"锻炼……""增强……""改善……""促进……""提高……"等句式。常见的游戏目的有：锻炼老年人的手部精细动作、锻炼老年人的腿部肌力、增强老年人对日常活动的把控能力、改善老年人的孤僻消沉情绪、促进养老机构内人际关系网络的搭建、提高老年人对院内生活的兴趣和参与性 （2）对于策划者来说，思路要清晰，要清楚玩游戏的目的，理清想要达到的效果，才能决定选用哪一个游戏最适合。游戏带领者必须清楚知道，以前好玩的游戏并不一定完全适合这一次的活动。游戏只是一个工具，如果运用不当，就不能产生应有的效果。因此，带领者要多花点时间和心思才能理清目的，设计和选用适当的游戏
游戏对象	（1）由于不同能力的活动对象参与游戏的效果不一，为了设计出对老年人有意义的游戏，应尽可能做到分类组织。比如自理老年人、轻度失智老年人、卧床老年人、中度失能老年人、高龄老年人、聋哑老年人等不同的群体，对游戏的要求难易程度不一样，游戏设计的功能和重点也应有所侧重 （2）在游戏文书中，要对参与对象及其数量进行界定和说明

游戏道具	（1）对游戏中需要用到的活动材料或活动器材（道具），要注明数量 （2）游戏道具应为在生活中较容易找到的或由日常用品改造而得，选用无毒无味、安全的游戏道具
游戏规则	（1）游戏规则：在设计游戏之初，根据参与对象的特点、能力、需要，康体指导师策划的一套游戏步骤、竞赛规则和玩法 （2）游戏规则的总体要求：游戏规则的设计和表达要符合老年人的认知水平和活动能力、表达习惯等 （3）游戏规则的改造更新：无论游戏本身趣味性多高，若同一批参与者玩的次数太多，都容易令游戏失去新鲜感。所以，带领者要尝试将游戏多加变化，增添新意，使参与者在同一个游戏中有新体验、新刺激及新乐趣。常见的改造方法如下 a. 由简易到复杂，先让参与者体验简单的玩法，当熟练掌握之后，慢慢增加复杂或进阶版的复杂的游戏玩法 b. 将两个游戏混合在一个游戏中进行，当然，游戏带领者同时要培养处理两个游戏混合所增加的复杂性的能力 c. 在进行一些游戏时，游戏带领者应鼓励参与者给予意见或建议去改变游戏的玩法与规则。由于有参与设定游戏的机会，活动参与者会变得更乐于参与，这不仅可激发参与者的创意和能力，也会使游戏更合他们的需要。亦可让老年人自行定下一些挑战目标，例如在限定时间内完成等，会更激发起老年人参与这个游戏的意愿
注意事项	（1）由于游戏器械里包括有水的道具，活动中要提醒老年人动作轻柔，如有溅出，工作人员立即将水渍擦干净，以防老年人滑倒 （2）注意空间的动线设计，单方向通行，谨防老年人出入拥挤 （3）活动中如果老年人有畏难情绪，工作人员应及时鼓励，或主动援助 （4）遵循趣味性原则，游戏追求人人参与，人人有奖 （5）在团队中努力营造合作快乐的氛围，尽可能关注到每一位参与者的感受，细心观察、积极回应 ……

三、游戏策划方案案例

（一）"磁力钓鱼"游戏策划方案

游戏类型：康健游戏。

游戏名称：磁力钓鱼。

游戏目的：锻炼参与者的手眼协调能力，尤其是上肢力量；培养参与者的专注力。

游戏对象：自理老年人 5 ~ 10 位。

游戏道具：磁铁、自制"鱼"（鱼形的玩具，可以用生活用品或小积木代替）、自制鱼竿若干（每轮次中每位老年人一根鱼竿）。

游戏规则：

（1）用鱼竿在划定的区域内钓"鱼"。

（2）"鱼"可以是直接能发的奖品，也可以是用于兑换的奖品。

注意事项：

（1）自制"鱼"时，磁铁和物品要绑牢。

（2）如果老年人手抖或眼力不好，康体指导师要肯定鼓励，从旁协助完成任务。

（二）"神笔马良"游戏策划方案

游戏类型：破冰游戏。

游戏名称：神笔马良。

游戏目的：增强老年人的动手动脑能力，增加机构的趣味性，考验组内的默契程度。

游戏对象：自理老年人 6 ~ 10 位。

游戏道具：彩笔、大白纸（或白板）。

游戏规则：

（1）将参与者随机分成两组。每组出两人，抽签画动物。

（2）每人画一笔，第一人先画，第二人在第一人的基础上再画一笔，然后让本组活动参与者猜画的是什么，猜对即加分。

注意事项：

（1）画画的主题可以改变，如动物、植物、生活用品等随处可见、适合表现的主题皆可。

（2）每个人只能画一笔，连续的笔画即为一笔，动作停顿即为这一笔结束。

（三）"搭建纸塔"游戏策划方案

游戏类型：结构游戏。

游戏名称：搭建纸塔。

游戏目的：训练老年人的创意想象能力，增强组内成员的合作性。

游戏对象：自理老年人 8～12 位。

游戏道具：报纸若干堆和宽胶带。

游戏规则：

（1）为每组发放数量一样的报纸和胶带。

（2）各组限时内利用报纸和胶带建造一高塔，以最高一组获胜。

注意事项：

（1）给够老年人讨论和搭建的时间，带领者灵活处理，并伺机帮助。

（2）每组皆可颁发奖项，鼓励参与者积极动手动脑，如"最高奖""最有创意奖""最稳健奖""最默契奖"等。

（四）"超级购物"游戏策划方案

游戏类型：益智游戏。

游戏名称：超级购物。

游戏目的：加强老年人的计算能力和沟通能力。

游戏对象：自理老年人 8～10 位。

游戏道具：物品实物（或彩色图片）、道具钞票（每人一套）、小白板、白板笔。

游戏规则：

（1）工作人员将道具钞票分发给参与者。

（2）参与者轮流扮演购物消费者和店铺老板。"消费者"根据需要购买自己想要的物品，"店铺老板"给出物品的价格。在购买中请他们计算每样物品花了多少钱、共消费多少钱、还剩多少钱。

注意事项：

（1）注意维护老年人的自尊心，如果计算失误或思考过长的时候，请其他参与者友情提醒。

（2）在游戏的进阶版中，康体指导师可以引导参与者说出自己以往购物的故事。

（五）老年 DIY 比萨游戏策划方案

1. 活动介绍

（1）活动主题　动动手，动动脑，开心娱乐。

（2）活动背景　比萨具有种类多样、做法简单的特点，在全球颇受欢迎。我国老年人生活饮食大多以中餐为主，XX 社区举办此次活动可以帮助老年人了解国外饮食文化，丰富老年生活。

（3）活动目的

① 提高老年人的动手能力及协调能力。

② 在分工合作中，使老年人体验分工合作的幸福和乐趣。

③ 拓展老年人的饮食文化知识及餐饮制作技能。

（4）活动时间　2020 年 9 月 8 日上午 7：00—11：00。

（5）活动地点　社区活动中心的活动室。

（6）活动对象　社区老年人及其他社区愿意参加的老年人（共 50 人）。

特别注明：有各种传染病、认知功能障碍及处于疾病急性期的老年人谢绝报名。

（7）主办单位和承办单位　XX 政府、XX 社区。

（8）活动人员安排

部门	主要职责
负责人组（12 人）	（1）各部派一名负责人，随时向总负责人汇报本部的情况，并协助总负责人 （2）活动结束后，召集各个部门分享活动心得，并做好记录，以便下次活动更好地开展
策划部（4 人）	（1）负责策划书撰写、完善，及时根据社区要求更改完善策划书，细化活动流程准则 （2）做好详细的财务登记及各部门上交材料的存档，确保活动按照原定计划顺畅进行 （3）做好活动现场记录，随时跟踪完善活动流程及相关细节，并能处理突发状况 （4）控制时间安排，统计活动结果，协调裁判做好结果分析与整理
物资部（3 人）	（1）根据策划案合理算出各类物资（活动道具、奖品、奖状、水、宣传品、点心等）的金额，完成一份详细的预算表（要交给策划部审核） （2）根据预算表购买物资 （3）根据现场实际情况发放物资，回收可重复使用的物资（配合道具部） （4）做好物资的储存，完成一份物资消耗表（交给策划部）
道具部（6 人）	（1）根据策划部的活动流程表及时摆放和撤回道具（配合物资部） （2）活动结束后及时清理现场 （3）在休息环节给活动人员发放补给食物 （4）配合物资部购买活动的道具等
设备部（2 人）	（1）租用与维修音响、麦克风与摄像机等设备 （2）现场调试和控制音响、麦克风 （3）拍摄老年人在现场的精彩瞬间（给宣传部）
礼仪部（3 人）	（1）培训主持人，根据流程表写好主持词 （2）培训颁奖人并制订颁奖路线 （3）培训 6 名裁判
外联部（4 人）	（1）负责联系老年人们的亲属，做好参与活动人员及观众座位安排 （2）联络赞助商，尽最大可能为活动争取赞助 （3）邀请有关部门领导讲话，并担任活动裁判 （4）邀请社区领导讲话并作活动裁判
宣传部（8 人）	（1）将活动通知送达相关负责人，做好报名资料的收集、整理工作，并交给策划部 （2）设计并制作报名表、调查表、海报、横幅等 （3）整理老年人在活动现场的精彩瞬间图片，并做后期活动宣传
安全保卫部（3 人）	（1）修订安全保卫工作方案，并负责组织实施 （2）制订安全保卫措施和应对突发事件预案，尤其关注老年人身体状态 （3）指定、协调和督促其他部门做好安全保卫工作
综合保障部（含医疗队）（3 人）	（1）修订完善综合保障工作方案，并负责组织实施 （2）负责活动期间饮食卫生、防疫防病和医疗保障工作 （3）加强用电安全的检查 （4）及时提供活动期间的天气信息和应对方案 （5）随时关注老年人身体情况动向

部门	主要职责
社会动员和志愿者工作部（无固定人员）	（1）修订完善社会动员与志愿者招募工作方案，并负责组织实施 （2）负责志愿者的招募与培训工作 （3）根据各部门的需要，安排、调配志愿者 （4）负责活动观众服务和啦啦队的组织工作 （5）配合开展社区宣传工作 （6）在活动未开始前安排志愿者接待到场的老年人及家属、观众
现场部（10人）	（1）安排主持人工作，负责现场流程客串，应急协调 （2）现场布置，包括桌签、禁示等摆放 （3）现场协调参与者出场秩序 （4）活动结束后整理活动现场

2.活动策划

（1）活动前期（8月1日—9月1日）

① 活动宣传工作及方式：利用宣传板、横幅、调查表、社区网络进行宣传。制作活动调查表，发放给老年人进行选择（电子版与纸质版都需要），以便保证老年人的参与度与活动的趣味性（要及时收回发放出去的调查问卷）。

老年人比萨制作大比拼游戏活动调查问卷表

注：问卷采用不记名方式，问卷所获数据仅用于研究，对您的个人信息保密。感谢您能抽出几分钟时间来参加本次答题，现在我们就马上开始吧！

1.您愿意参加此次活动吗？

A.愿意（　　　）

B.不愿意（　　　）

C.看时间安排（　　　）

2.您喜欢吃比萨吗？

A.喜欢（　　　）

B.不喜欢（　　　）

C.一般（　　　）

3.您喜欢什么形状的比萨？

A.圆形（　　　）

B.三角形（　　　）

C.心形（　　　）

D.正方形（　　　）

E.其他_____

4.您喜欢什么口味的比萨？

A.水果（　　　）

B.海鲜（　　　）

C.鸡肉（　　　）

D.牛肉（　　　）

E.培根（　　　）

F. 其他_____

5. 您对本次活动还有更好的建议吗？

_____

_____

_____

_____

　　本次竞赛活动设立团队合作奖（一等奖、二等奖、三等奖各1名）、团队优秀奖（2名）、个人能力突出奖（10名）、个人积极参与奖（20名）。奖品丰厚，等待您的参与！

注：个人赛得分也加入团队赛总分

备注：奖品设置

团队奖品：

一等奖：洗洁精＋洗衣粉＋环保购物袋2个＋挂钩2个＋牙刷2个。

二等奖：洗衣粉＋环保购物袋2个＋牙刷2个。

三等奖：环保购物袋2个＋挂钩2个＋牙刷2个。

团队优秀奖：洗衣粉＋环保购物袋2个＋挂钩2个。

个人奖品：

个人能力突出奖：环保购物袋2个＋牙刷1个。

个人积极参与奖：环保购物袋2个＋挂钩1个。

② 参赛人员报名（满足条件的前50名老年人）

两种报名方式：现场报名，地址 ××社区活动室门口；电话报名，报名电话×××××××××××。

××社区老年人比萨制作大比拼活动报名表

姓名	性别	年龄	联系电话	紧急联系人		信息来源
				姓名	联系电话	

③ 参赛人员分组方式：5人一组，把自理老年人与非自理老年人混合分组（共10组）。

④ 评委裁判邀请：共8名裁判，分别为街道有关科室领导、社区领导、6名志愿者。

（2）活动期（9月1日—9月8日）

① 活动内容：道具与物资购买、观众及观众座位的确定、现场布置、活动时间的确定、活动结束场地的整理。

② 活动流程表：

活动日期	活动时间	环节	活动内容	人员	物资
9月1日—9月7日	8:00—18:00（自由调配）	购买道具与物资	购买活动所需的道具与物资	物资组与道具组	横幅1个、洗衣粉50袋、洗洁精30瓶、环保购物袋100个、挂钩500个、牙刷40个、彩带若干、音响2个、话筒2个、摄像机2台、计时器、马克笔3支（黑色）、A4纸一包、水15箱、高筋面粉10斤（1斤=500克）、低筋面粉5斤、牛奶1箱、黄油2斤、盐1包、糖1袋、西红柿20斤、洋葱10斤、培根2斤、马苏里拉奶酪10斤、比萨草60g、罗勒60g、菠萝1个、比萨刀10个、筷子10双、盆等
9月1日—9月7日	8:00—18:00（自由调配）	打电话	通知参加活动的老年人及其家属，观众	外联部	电话与电话单
9月7日	8:00—18:00（自由调配）	布置现场	布置活动现场，摆放道具，准备发酵面团	全体部门	横幅与活动道具、彩带、音响、话筒、摄像机
9月8日	7:00—8:00	观众入场	参赛老年人、观众、有关领导和社区领导入场	志愿者工作部	
9月8日	8:00—8:10	开幕仪式	领导上台讲话，活动开始	政府与社区领导	话筒、音响
9月8日	8:30—8:50	知识讲解	主持人介绍比萨的来历	参与活动老年人、全体工作人员	
9月8日	8:50—9:20	操作讲解	介绍原材料及工具、比萨的做法、注意事项 （一）制作比萨酱过程 1. 西红柿洗净、去皮，切成细末。洋葱洗净、去皮，切成细末。蒜拍碎，剁成蒜茸 2. 锅中加入适量黄油，小火融化。加入蒜茸，炒出香味。加入洋葱末，翻炒片刻。加入西红柿细末 3. 边翻炒边用铲背压压，使西红柿和洋葱更融合，也更黏稠。待西红柿软烂以后，调入1茶勺食盐、1大勺白糖、2大勺番茄酱，翻炒均匀 4. 调入比萨草和罗勒，翻炒均匀。此时，锅中会有少许汤汁，可盖上盖子煮5分钟左右（中间要经常打开盖子搅拌），煮至比萨酱黏稠无汤汁时，即可关火 （二）制作比萨皮过程 1. 将发好的面团放到抹了油的比萨盘上，排气，用保鲜膜盖上，醒发20分钟 2. 拿出放到案板上擀成和比萨盘大小的圆饼，放到比萨盘上，用手从中间慢慢往边上推，整理成中间略薄，边沿略厚状 3. 用叉子在饼底叉出几排小眼，防止饼底膨胀 （三）烤制比萨 1. 饼皮上抹匀比萨酱	参与活动的老年人、道具部、物资部、志愿者工作部	制作比萨的各种原料和工具

活动日期	活动时间	环节	活动内容	人员	物资
9月8日	8:50—9:20	操作讲解	2. 将饼皮放入已预热的烤箱中层；以上下火均为185摄氏度，烤10分钟 3. 放入自己设计的馅料（如培根、火腿、鸡肉等） 4. 加入马苏里拉奶酪 5. 烤箱设定上火210摄氏度、下火200摄氏度，比萨烤15分钟左右	参与活动的老年人、道具部、物资部、志愿者工作部	制作比萨的各种原料和工具
9月8日	9:20—10:30	比萨制作	分组进行比萨制作，每组5人，每组制作5种不同口味的比萨 每组分发西红柿5个、洋葱3个、蒜2头、比萨草5克、罗勒5克、黄油100克、番茄酱适量、胡椒粉适量、食盐适量、白糖适量、马苏里拉奶酪500克、发面团1000克，其他馅料由各组自行设计后自取	参与活动的老年人、全体工作人员	制作比萨的各种原料和工具
9月8日	10:30—11:00	比萨介绍及打分	每组派1名代表介绍本组作品，评委品尝后打分，平均分最高组获胜	参与活动的老年人、全体工作人员	比萨成品、评分表
9月8日	11:00—11:20	颁奖典礼	给获奖的团队和个人颁奖	参与活动的老年人与礼仪部	奖品与奖状
9月8日	11:20—11:30	讲结束语	有关领导与社区领导讲结束语	政府领导与社区领导	话筒、音响
9月8日	11:30—12:30	整理现场	整理活动现场，回收可利用道具与物资	全体工作人员	扫把、畚斗、拖把

（3）活动后期

① 开活动分享会，并做记录（9月8日15：00—16：00）。

② 根据活动分享会的记录做后期宣传并存档（9月11日—9月15日）。

活动经费明细及赞助商

项目	费用/元	明细	赞助单位
比萨制作原料及工具	350	高筋面粉10斤、低筋面粉5斤、牛奶1箱、黄油2斤、盐1包、糖1袋、西红柿20斤、洋葱10斤、培根2斤、马苏里拉奶酪10斤、比萨草60g、罗勒60g、菠萝1个、火腿5个、金枪鱼罐头5罐、鸡肉罐头5罐、比萨刀10个、筷子10双、烤箱等	XX比萨店
补给能量物品	500	矿泉水15箱、点心（200人的量）、水果、果盘	社区居民委员会、XX政府
前期宣传费	1000	复印的调查表、报名表、志愿者费用，水，饭	社区居民委员会、XX政府
奖品	500	洗衣粉50袋、洗洁精30瓶、环保购物袋100个、挂钩500个、牙刷4个	XX超市
设备	500	音响2个、话筒2个、摄影机2台	XX影像店
布置现场物品	100	横幅1个、彩带若干	XX广告公司
活动道具	150	积木3套、马克笔3支（黑色）、A4纸一包	XX超市
总计		3100	

3. 活动安全预案

（1）确保本次活动期间不发生影响活动有序进行的事端。

（2）尽量避免本次活动期间现场发生意外的事故，并对可能发生的事故做好应对措施。

（3）确保本次活动人员安排合理。

4. 事故预案处理

（1）现场维护秩序的有关人员不得擅自离岗。

（2）参加活动的每位工作人员都应该服从现场秩序人员所作出的决定和命令。

（3）活动负责人管理好本部门的活动人员，有事向总负责人汇报。

（4）活动组织者维持现场秩序，加强纪律管理。

（5）若老年人有突发状况应及时通知综合保障部进行查看，必要时要拨打 120。

5. 备注

若活动当天突遇自然因素或者其他问题，要调整活动时间，并及时通知参与人员，各阶段各岗位安排到位，无特殊情况不得离岗。

任务3 为自理老年人组织游戏活动

【任务情境】

根据前期制订的每周游戏活动习练计划，某老年公寓自理区的康复指导师已经带领自理区十多位老年人组织过积木、积塑等结构游戏的单个游戏活动。在游戏过程中，发现老年人精神状态较好，感知觉和沟通能力也不错，并十分期待下一次活动，有较强的社会参与愿望。只是部分老年人手部精细动作有欠缺。本周一 15:00—15:40，将组织老年人实施结构的组合游戏——搭建老年康娱乐园，进一步锻炼老年人的动手能力，创造力和合作能力。

【任务实施】

一、任务流程

任务分析 ⟶ 工作准备 ⟶ 步骤操作 ⟶ 效果评价

二、实施步骤

（一）任务分析

1. 主要身心状况及健康问题

序号	主要身心状况及健康问题
1	日常生活活动能力完好，生活可以自理，部分老年人手部精细动作有欠缺
2	精神状态较好
3	感知觉与沟通交流能力较好
4	有社会参与的愿望

2. 主要目标措施及依据

主要目标措施	依据
组织实施单次结构游戏活动	游戏活动组织方法、流程、步骤等

（二）工作准备

1. 物品准备

序号	名称	规格	单位	数量	备注
1	积木	体积中等，颜色鲜艳，以三角形、长方形、圆形为主	个	100	
2	积塑	胶粒、齿形积塑、花片、趣味插子等形状	个	50	
3	拼棒	不同长度、不同颜色的塑料棒	个	300	

2. 环境与人员准备

序号	环境与人员	准备
1	环境	老年人熟悉、舒适、无障碍的室内环境，团体活动组合桌、适老椅若干
2	康体指导师	熟悉结构游戏的内容和技巧；尊重老年人的意愿，提前了解老年人是否愿意参与该项活动
3	自理老年人	神志清醒，情绪稳定，身心放松，能配合完成训练

（三）步骤操作

步骤	内容	为自理老年人组织游戏活动
步骤1	活动开场	康体指导师介绍："各位爷爷奶奶好，我是……今天给大家带来前几周同一时间咱们玩过的建构游戏。希望大家仍然投入最大的热情哦！前几周，我们做的是单项的结构游戏，我们玩了积木、积塑，还有拼棒。今天我们请各位把前几周学到的游戏搭建方法都用上，咱们把每个作品组合在一起，搭建一座属于我们自己的老年康娱乐园。"
步骤2	活动讲解	游戏规则是：请每位爷爷奶奶选取积木、积塑、拼棒中的任意一种材料，搭建你见过或者自己发明创造的康娱设施，比如跷跷板、滑梯、吊环、单杠、双杠、步道、花园、椅子等 康体指导师可以进行开放性思维引导，如："这些是为各位爷爷奶奶准备的游戏材料，请大家想一想它们能搭建出哪些建筑物？""爷爷奶奶还能想到什么呢？大家可以尽情发挥创造力，让我们的手指动起来！大脑活跃起来！" 进行游戏合作引导。如："爷爷奶奶可以跟周围的人商量分工以后再搭建，也可以每个人随意搭建之后，我们再自由组合！所以这个组合游戏更锻炼大家的创造力和合作能力哦！爷爷奶奶能听明白吗？"
步骤3	活动示范	康体指导师带领大家回顾积木、积塑、拼棒的搭建方法，如结构的基本技能是排列、对称、盖顶、加高等 康体指导师拿出三种结构材料，示范如何在康娱乐园的主题下，找到搭建思路，把材料组合成新的寓意
步骤4	活动开展	参与者自由搭建、组合，康体指导师和志愿者从旁鼓励、指导，积极互动 对于构建困难的老年人，为他们准备好彩色的图片做参考；引导构建困难的老年人从平面过渡到立体；辅助手指不够灵活的老年人完成一些穿插、拼接的工作 对于能力较强、动作较快的老年人，从旁鼓励，并邀请他们为其他有困难的老年人提供讲解和帮助 引导不善于交流的老年人跟周围的老年人互动组合，并阐释新的意义 建筑物组合完成之后，为作品和老年人拍照纪念
步骤5	分享感受	让老年人分享他们作品的名称和用法，分享他们在游戏中的感受，增进他们之间的感情
步骤6	整理、记录	（1）康体指导师和老年人一同把物品整理收起 （2）记录活动时间及参与人数 （3）记录老年人在游戏过程中的表现及情绪的变化，用于及时调整下次活动方案
	注意事项	（1）操作前评估、掌握老年人的情况 （2）活动中确保老年人安全，防止意外情况的发生，必要时需家属或护理人员陪同 （3）游戏中多用鼓励语言，注意观察老年人反应，如有不耐烦的情况耐心指导

（四）效果评价

积木、积塑、拼棒等组合游戏，满足了自理老年人的创造需求，培养了老年人的注意力、观察力，加强了老年人手指精细动作锻炼，延缓其认知功能衰退。

━━━━━━━━━━━ 【相关知识】 ━━━━━━━━━━━

一、游戏策划组织有效性评价

1. 游戏宣传

活动宣传是否到位，如游戏宣传人数、游戏预约人数、游戏实到人数情况等。游戏宣传方式是否为老年人易接受的。

2. 游戏目标

游戏活动目标设定是否有效，老年人能否完成游戏目标。

3. 游戏主题

游戏主题是否符合老年人参与游戏的需求。

4. 游戏内容

老年人能否接受游戏内容安排，是否有兴趣参与游戏。

5. 游戏时间

游戏时间安排是否符合老年人参与游戏的时间要求，时间长短是否合适；时间点安排上，老年人是否均有时间参加等。时间安排是否合理，游戏能否按照计划进行，无需延迟。游戏流程安排是否合理，是否在合适的时间安排休息等。

6. 游戏场地

观察活动现场，场地是否宽敞、平整无杂物，使用方便，无障碍，能够促进活动正常开展。

7. 游戏人员安排

观察活动现场，是否有效进行人员安排，每位老年人都能得到照护；康体指导师是否熟练掌握游戏，能够有效带动游戏活动，进行良好的展示、指导、组织等。

8. 游戏动作设计

游戏动作难度是否符合老年人身体状况、心理接受程度等方面要求。

9. 游戏物料

游戏物品准备是否种类齐全、数量充足。检查游戏活动物料、设备、质量合规，均有正规标签，在保质期内，使用目的符合游戏活动要求。

10. 预算控制

预算是否充足合理，符合游戏开展要求，能够做到节约开支。

11. 外界支持

是否与家属交流沟通，得到支持的答复。提前与家属沟通，并得到允许。"您好，请问您是 X 爷爷 / 奶奶的家属吗，X 爷爷 / 奶奶参加×× 活动，您是否了解并同意爷爷 / 奶奶持续参加呢？"。

12. 游戏创新

游戏活动是否不循规蹈矩，有创新思维和环节，得到老年人较好反馈。"您好，爷爷 / 奶奶，今天参加的活动和上次有不一样的地方吗，是不是更新颖更活泼一些，这些创新您喜欢吗？"

13. 安全保障

观察活动现场，是否有安全保障、应急预案、保障措施，无安全事故发生。

14. 活动审批

活动策划案撰写是否完整，活动是否获得相关负责领导的支持，并得到审批。

二、游戏中工作人员服务有效性评估

1. 专业服务能力

工作人员是否具有良好的游戏服务能力，能够进行游戏展示、指导，协助老年人参加游戏活动。

2. 综合素养

工作人员是否具有良好的语言表达、沟通、协调能力，能够与老年人进行良好的交流，理解老年人的服务需求，并提供服务。

3. 现场分工合作

人员是否安排合理，分工明确。工作人员之间是否相互配合、相互帮助、团队意识强。工作人员是否遵循游戏策划案中的职责分工，能够服从游戏组织者的现场安排。

4. 工作积极性

工作人员是否积极性高、亲切热情，能够主动询问老年人感受，提出合理化修改意见。

自理老年人游戏活动策划组织有效性评估量表（0—140分）

评估内容	评估指标	评估依据	评分标准	评估方法	评分	备注
游戏组织有效性评估	游戏宣传（20分）	通知人数	通知人数为计划参与人数的80%及以下为0分，81%～99%为3分，100%为5分	核对计划人数，现场进行比对		
		预约参加人数	预约参加人数为计划参与人数的70%及以下为0分，71%～95%为3分，96%以上为5分	核对计划人数，现场进行比对		
		实到人数	预约参加人数为计划参与人数的40%及以下为0分，41%～70%为3分，71%以上为5分	核对计划人数，现场进行比对		
		老年人对于游戏宣传的接受程度	能够接受为5分，不能接受为0分	现场询问		

评估内容	评估指标	评估依据	评分标准	评估方法	评分	备注
游戏组织有效性评估	游戏目标（10分）	游戏活动目标设定有效，老年人已完成游戏目标	对比游戏活动策划书目标与最后效果，完成目标为10分，没完成目标为0分	现场询问，查看策划书		
	游戏主题（10分）	游戏主题符合老年人参与游戏的需求	查看游戏策划书的游戏主题，询问老年人对游戏主体的认可度，认可为10分，不认可为0分			
	游戏内容（10分）	老年人接受游戏内容安排，有兴趣参与游戏	询问老年人对游戏内容是否感兴趣，感兴趣为10分，不感兴趣为0分			
	游戏时间（10分）	游戏时间安排符合老年人参与游戏的时间要求，老年人均有时间参加，且时间长短合适。时间安排合理，游戏能够按照计划进行，无需延迟。游戏流程安排合理，在合适的时间安排休息	观察游戏过程中老年人接受程度及游戏时间执行结果，合理安排为10分，不合理为0分	现场询问		
	游戏场地（10分）	活动现场宽敞、地面平整无杂物，使用方便，无障碍，能够促进活动正常开展	游戏场地符合要求为10分，不合理为0分			
	人员安排（10分）	有效进行人员安排，每个老年人都能得到照护；康体指导师能够带动游戏活动，包括良好地进行展示、指导、组织等	人员安排合理为10分，不合理为0分	现场观察		
	游戏动作（10分）	游戏动作难度符合老年人身体状况、心理接受程度等	询问老年人接受程度，接受为10分，不接受或有异议为0分			
	游戏物料（10分）	游戏物品种类齐全、数量充足。检查游戏活动物料、设备、质量合规，均有正规标签，且在保质期内，使用目的符合游戏活动要求	符合要求为10分，不符合为0分	现场检查		
	预算控制（10分）	游戏活动经费能够控制在预算之内，预算充足，符合游戏开展要求	查看策划方案预算，满足活动要求为10分，不满足为0分			
	外界支持（10分）	提前与家属沟通，并得到支持	支持为10分，不支持为0分	现场询问		
	游戏创新（10分）	游戏活动不循规蹈矩，能根据老年人现场的需求、反应，适时调整活动内容，有创新思维和环节，得到老年人较好反馈	有创新环节为10分，没有为0分	现场询问、观察		
	安全保障（10分）	有安全保障应急预案、保障措施，无安全事故发生	有安全预案为10分，反之为0分	观察活动现场、查看纸质资料		
	活动审批	活动策划案撰写完整，活动获得相关领导的审批	支持，之前所得分数有效；不支持，之前所得分数无效			
合计评分						

评估内容	评估指标	评估依据	评分标准	评估方法	评分	备注
游戏中工作人员服务有效性评估	专业服务能力（10分）	工作人员具有良好的游戏服务能力，能够进行游戏展示、指导，协助老年人参加游戏活动	工作人员具有良好的游戏服务能力为10分，反之为0分	现场观察、查看证件		
	综合素养（10分）	具有良好的语言表达、沟通、协调能力，能够与老年人进行良好的交流，理解老年人的服务需求，并提供服务	服务到位，沟通表达能力强，并得到老年人认可为10分，反之为0分	现场观察、询问		
	现场分工合作（10分）	人员安排合理，分工明确。工作人员之间相互配合、相互帮助，团队意识强。工作人员遵循游戏策划案中的职责分工，能够服从游戏组织者的现场安排	分工合理为10分，反之为0分	现场观察		
	工作积极性（10分）	工作人员积极性高，亲切热情，能够主动询问老年人感受，提出合理化修改意见	有积极主动的服务行为及态度为10分，反之为0分			
合计评分						

三、老年游戏活动的带领技巧

1. 从游戏目的着手选择游戏

活动策划的初学者经常犯一个毛病，就是还未弄清楚开展团体游戏的目的，便随意选用曾经玩过且认为好玩的游戏。其实，游戏能否配合或达到目的才是最重要的，活动策划者必须要清楚游戏的目的，了解玩游戏的对象特点，理清想要达到的效果后，才能选出最适合本次活动的游戏。如打破初次见面隔阂时选用破冰游戏、引出活动主题时选用前奏游戏、带动场内气氛时选用暖场游戏、促进团队培养共同合作能力时选用团队游戏、促进大脑思维运作能力时选用益智游戏等。康体指导师必须清楚知道，以前好玩的游戏并不一定完全适合这一次的目的。游戏只是一个工具，如果运用不当，就不能产生应有的效果。

2. 对游戏要有掌控力

游戏通常短而小巧，康体指导师可以灵活运用。有的游戏设计与组织只是为了达到某种特定的效果，如在活动初期或一个老年小组刚建立的时候，工作人员希望通过游戏达到破冰效果。很多游戏会以聚会的形式组织，当聚会活动开展到中间阶段时，参与者渐渐疲惫或失去专注力，此时可以适时穿插合适的暖场游戏使他们放松，在该活动结束前，可以运用个别游戏帮助大家总结及分享在活动中的得失感受，营造气氛。总之，康体指导师应该善于调动游戏，掌控全场活动的气氛。

3. 巧妙设置游戏奖励

常常有人问："老年人会愿意参加这些看似很简单很童趣的活动（游戏）吗？""如果老年人不愿意参与活动（游戏），有什么机制或方法可以吸引他们加入吗？"除了上文说到的方法之外，对参与游戏的人给予奖励是最直接有效的。奖品最好是老年人日常生活中的必需品，或者与老年人的生活息息相关的物品，这些奖品会在一定程度上使他们有动力参与活动（游戏）。当然，也不一定每一次参与活动（游戏）都要立即发放奖品，可以采用积分制或代币制，也就是说，把参加活动（游戏）的过程、结果与积分或代币对等起来，一定的积分或代币在该活动机构内可以自由兑换礼物，对于老年人来说，通过自己的参与换得了礼物，是非常有成就感的。游戏奖励的制度化，有利于游戏活动常态化，有助于提升机构、社区的活动氛围。

中国游戏服务案例

游戏活动实施案例一

【游戏类型】

破冰游戏

【游戏名称】

击鼓传花

【游戏情境】

某老年大学的声乐班向社会招收了 23 位 70 岁左右的老年人，老年人之间大多不认识。康体指导师为减少他们之间的陌生感，专门在课前组织了一次破冰游戏。

【游戏目标】

序号	主要游戏目标
1	打破老年人之间的隔阂、陌生感，活跃场内气氛
2	促进彼此之间的认识和了解
3	创造机会让老年人展现特长，实现自我价值
4	培养老年人对人的观察能力和记忆能力

（一）游戏流程

初步评估 → 游戏准备 → 步骤操作 → 总结评估

（二）实施步骤

1. 初步评估

评估角度	评估描述
活动能力评估	生理因素：日常生活活动能力完好，听力、说话等语言交流无障碍
	心理因素：兴趣班内的老年人主动性较高
	社会因素：社会参与性较高，有些老年人结伴而来，彼此间认识
环境评估	按照本书项目一中环境评估要求进行评估，环境评估良好
活动策划评估	按照本书项目一中活动策划评估要求进行评估，活动策划评估良好
安全性评估	按照本书项目一中活动准备要求进行评估，安全性评估良好

2. 游戏准备

（1）主要物品准备

序号	名称	规　格	单位	数量
1	鼓、鼓槌	大鼓、小鼓皆可，或者用其他会发出声音的乐器、音乐播放器替代	套	1
2	花球	花球、皮球、玩偶皆可	个	1
3	音乐播放器	CD、音响、电脑等	套	1
4	签到本、笔	具有记录功能，老年人签名	套	1
5	记录本	及时记录老年人活动的情绪反应、活动过程中的表现，尤其是优势和困难点	本	1
6	奖品	根据人数，每人皆有	个	若干

（2）环境与人员准备

序号	环境与人员	准备
1	环境	室内或室外皆可，开阔宽敞，明亮安静，安全整洁，空气清新，有适老椅若干，围成一圈
2	康体指导师	仪表良好，着装整齐、干净 具备为自理老年人进行活动参与评估的能力；具有讲解示范游戏、布置游戏场地、为老年人协调分组的能力；具备总结与反思的素养；具有服务老年人的爱心、耐心，具备尊老、爱老的基本服务素养；已知晓该游戏的实施过程和注意事项，能灵活处理各种突发情况；在条件允许的情况下，事先与老年人家属沟通，确定其意愿、并有能力进行相关游戏；事先选几位才艺突出、愿意展示的老年人，沟通并使其提前做好才艺展示的准备
3	自理老年人	神志清醒，情绪稳定，身心放松

3. 步骤操作

步骤	"击鼓传花"活动内容
步骤1 问候沟通	"各位声乐班的同学们，上午好啊！我是康体指导师……今天我们一起玩一个大家熟悉的'击鼓传花'游戏。"

步骤2 游戏讲解	（1）介绍游戏名称和游戏目标 "同学们，咱们这个声乐班刚刚组建，大部分学员之间还相互不认识。所以，我们用这个游戏来开启认识之旅，通过游戏使大家相互熟悉起来。" （2）介绍游戏道具 "今天要用到大鼓和花球，哪位'大力士'愿意主动承担敲花鼓的重任？" （3）介绍游戏规则 "大家围成一个圈，敲花鼓的蒙眼站在圆圈中心。" "当鼓声响起的时候，由我先开始传花球，我把花球传给旁边的第一位同学，第一位同学依次往旁边传花球。" "鼓声可长可短，鼓声暂停时，花球在谁的手上，就由谁来自我介绍，包括姓名、年龄、家乡、住址、爱好等个人情况，自我介绍后再为大家进行一个简短的才艺表演。" "当其他成员自我介绍的时候，其余的同学要努力记住他（她）们。当花球再次落到已经介绍过的同学手上时，就请这位同学把花球转给其他从未接过花球或者未自我介绍的同学，并由接到花球的同学进行自我介绍和才艺展示。" "如果已经进行过自我介绍的同学又递给了已经进行过自我介绍和才艺展示的同学，就说明没有记清楚，要接受再一次才艺表演的奖励机会哦！" "同学们，这就是我们今天进行的击鼓传花游戏的规则，大家听明白了么？"
步骤3 游戏展示	康体指导师用一两个词条带领大家先体验一下，并确认每位老年人都理解了游戏的规则和玩法（可视情况与介绍游戏规则同时进行）
步骤4 具体实施	确保每个成员都有自我介绍和展示的机会（无论是被击鼓传花传到的，还是被其他成员转花球转上的），最后还可根据当次游戏的表现，选出"最佳才艺奖"和"最深印象奖"等奖项
步骤5 游戏结束	（1）总结并分享游戏感受 "各位同学，通过'击鼓传花'游戏，我们彼此之间有了更多的了解，下面哪位爷爷奶奶能够分享此次参加游戏的感受？" "感受可以包括：通过游戏能认出多少同学？对咱们班上同学的才艺有什么感受……" （2）预告下次游戏活动 "通过'击鼓传花'游戏，我们初步认识了班上的同学，下周我们继续组织'年龄排队'游戏，把咱们几十位同学的年龄大小摸排一下，大家就会在游戏中越来越了解彼此啦！" "我简要说下'年龄排队'游戏的规则，大家先了解下，下次会再具体讲述。" "年龄排队"的游戏规则：全体活动参与者分散站立，不得开口说话，只能利用身体语言互相沟通。康体指导师要求活动参与者按年龄的大小站队。全组要以最快速度排好次序，可以用分组形式比速度
步骤6 整理评估	（1）康体指导师陪同老年人一起整理收纳物品，签字 （2）康体指导师把老年人在游戏过程中的表现及情绪的变化记录下来，用于指导下次修改和调整训练方案
注意事项	（1）对于相对内向的同学，要给予一视同仁的关注。在游戏过程中如遇到老年人不愿意展示才华的情况，不能勉强，要尊重他们如何自我介绍的权利 （2）游戏中多用鼓励语言，及时赞赏。活动中注意营造互相支持、正向回应的氛围 （3）这个声乐班的老年人在低龄、中龄段，平常比较活跃乐观，可能不愿意别人称呼他们为"老年人"或"爷爷奶奶"，最好采用声乐班学生的身份，称呼他们为"同学""成员"

4. 总结评估

评估角度	评估结果
环境安全评估	活动在老年大学的声乐教室开展，开阔明亮，有充足的椅子 小组活动有足够的空间，动线设计合理，环境安全
准备工作评估	物品和人员的准备工作充分，符合游戏活动开展要求
照护及参与人员评估	（1）康体指导师 安排指定的康体指导师，在活动前和活动中，全过程与活动对象交流顺畅，活动带动完成度好 （2）参与活动老年人 本次"击鼓传花"游戏，参与者全程积极性高，无论是有才艺展示的参与者，还是简单做自我介绍的参与者，成员之间都能做到互相捧场、积极回应，使游戏迅速暖场。游戏满意度测评结果显示，活动参与者对该破冰游戏非常认可 老年人表示对下次进一步了解彼此的活动很期待，游戏目标达成，强度和有效性评估达标

游戏活动实施案例二

破冰游戏

脚掌传物

某社区居家养老服务中心迎来了2位新搬入小区的老年人，康体指导师邀请他们参与中心白天的康娱活动。本次活动参与者有12位自理老年人，包括中心10位常来活动的老年人和2位新搬来的老年人。

序号	主要游戏目标
1	增加老年人之间的合作能力和默契程度
2	为新老成员搭建社区关系网络
3	锻炼腿、脚肌肉和腰部力量

（一）游戏流程

初步评估 ⟶ 游戏准备 ⟶ 步骤操作 ⟶ 总结评估

（二）实施步骤

1. 初步评估

评估角度	评估描述
活动能力评估	生理因素：日常生活活动能力完好，听力、说话等语言交流无障碍
	心理因素：中心原有的10位老年人是常客，参与活动意愿较强。2位新入小区的老年人有观望和陌生心理
	社会因素：常来中心的老年人形成了较密切的邻里关系
安全性评估	安全性评估良好
环境评估	环境良好
活动策划评估	活动策划良好

2. 游戏准备

（1）主要物品准备

序号	名称	规　格	单位	数量
1	易拉罐或矿泉水瓶	空的	个	2
2	签到本	具有记录功能，老年人签名	本	1
3	记录本	及时记录老年人活动的情绪反应、活动过程中的表现，特别是优势和难点	本	1

（2）环境与人员准备

序号	环境与人员	准备
1	环境	在老年人熟悉的居家养老服务中心的活动室，有无障碍设施，明亮安静，安全整洁，空气清新，有适老椅若干
2	康体指导师	仪表良好，着装整齐、干净 具备为自理老年人进行活动参与评估的能力；具有讲解示范游戏、布置游戏场地、为老年人协调分组的能力；具备总结与反思的素养；具有服务老年人的爱心、耐心，具备尊老、爱老的基本服务素养；已知晓该游戏的实施过程和注意事项，能灵活处理各种突发情况；在条件允许的情况下，事先与老年人家属沟通，确定其意愿、并有能力进行相关游戏
3	自理老年人	神志清醒，情绪稳定，身心放松

3. 步骤操作

步骤	"脚掌传物"活动内容
步骤1 问候沟通	"爷爷奶奶，上午好啊！我们两位是社区的康体指导师……今天我们一起玩一个'脚掌传物'的游戏。"
步骤2 游戏讲解	（1）介绍游戏名称和游戏目标 "今天的游戏是'脚掌传物'，这个游戏将锻炼大家的合作能力，提高大家的默契程度。" （2）介绍游戏道具 "今天的游戏道具是空的易拉罐（或矿泉水瓶）。" （3）介绍游戏规则 将成员分为两队，每队六位老年人 各队员坐在椅子上，一字排开。两位康体指导师同时将一个空易拉罐放入每个队伍第一位队员的脚上，第一个队要用双脚将易拉罐传给第二个队员。以此类推，最快传到最后一位成员的一队获胜 全过程不可用手帮助。如有掉落，康体指导师提示队员捡起，从队伍最开始往后传
步骤3 游戏展示	两位康体指导师先示范，再邀请两位老年人体验传递一次，确认每位老年人都了解了游戏的规则和玩法（可视情况与介绍游戏规则同时进行）
步骤4 游戏练习与指导	康体指导师指导老年人技术要领，尽可能用两只脚的内侧中间夹住易拉罐的中部。左右传递时，老年人之间的距离不宜过近，臀部原地不动，利用腰部力量，双腿并拢，双脚悬空位移。等下一位老年人夹稳之后，前一位老年人再松脚，过程中不要着急 为了让老年人更好地掌握这套动作，在老年人正式游戏比赛前，给老年人充分的时间练习、体验
步骤5 游戏结束	（1）分享游戏感受 "爷爷奶奶们，今天大家玩得开心吗？哪位爷爷奶奶愿意分享一下参与这个游戏的感受呢？" （2）下次游戏活动预告 "这周我们玩了'脚掌传物'，后续我们会带来更多有趣的游戏，希望今天第一次来的两位长辈成为我们中心的常客，跟社区的其他老年人也成为好伙伴。我们下周再见，常来常往哦！"
步骤6 整理评估	（1）康体指导师（或照护人员）陪同老年人一起整理收纳物品、整理垃圾、双方活动签字 （2）康体指导师（或照护人员）把老年人在游戏过程中的表现及情绪的变化记录下来，可用于指导下次活动、修改和调整训练方案
注意事项	（1）易拉罐和矿泉水瓶的瓶身比较滑，在老年人做体验尝试时，及时评估老年人完成动作的难度 （2）如果自理老年人的能力很强，道具可换成更小的羽毛球，甚至是乒乓球，提高难度。如果老年人腿部能力不足，道具可换成大皮球、用报纸揉成的大纸团（篮球大小），便于老年人夹稳传送 （3）该游戏对腰部、腿部、双脚肌肉有锻炼功能，在正式带领该游戏前，最好做一些下肢操

4. 总结评估

评估角度	评估结果
环境安全评估	居家养老服务中心的活动室有无障碍设施，开阔明亮 分组活动有足够的空间，动线设计合理，环境安全
准备工作评估	准备工作充分，符合游戏活动开展要求
照护及参与人员评估	（1）康体指导师　有两位康体指导师，各照顾两队的活动，合作分工好，交流顺畅，活动圆满完成 （2）参与活动老年人　本次"脚掌传物"游戏，参与对象自述很新奇、很有意思，娱乐性和趣味性强。在欢乐的游戏集体氛围中，两位新老年人的社区融合感强，很快与其他老年人融洽相处 游戏目标达成，强度和有效性评估达标

游戏活动实施案例三

【游戏类型】

益智游戏

【游戏名称】

找不同

【游戏情境一】

王爷爷，75岁，丧偶，身体健康有活力，由于年龄较大，长期独自居家，思维变得迟缓，判断力下降。

【游戏目标】

序号	主要游戏目标
1	培养老年人的专注力和反应能力
2	锻炼老年人对色彩、形状等的识别能力
3	提高老年人对参与活动的兴趣和自信心

【游戏实施】

（一）游戏流程

初步评估 ⟶ 游戏准备 ⟶ 步骤操作 ⟶ 总结评估

（二）实施步骤

1. 初步评估

评估角度	评估描述
老年人活动能力评估	生理因素：能力完好，思维略迟缓，反应速度和判断力下降
	心理因素：长期一个人居家，比较孤独
	社会因素：有邻居和朋友，每天买菜时外出，偶尔串门
环境评估	按照本书项目一中环境评估要求进行评估，环境良好
活动策划评估	按照本书项目一中活动策划评估要求进行评估，活动策划良好
安全性评估	按照本书项目一中活动准备要求进行评估，安全性评估良好

2. 游戏准备

（1）主要物品准备

序号	名称	规格	单位	数量
1	图卡	长60cm、宽50cm的彩色硬纸画（或较大尺寸的适合老年人视力状况的彩色图卡），图卡表面光滑，附膜，涂画方便、痕迹可擦	张	48
2	笔	红色马克笔（容易擦拭）	支	6
3	计时器	具有正计时及倒计时功能，屏幕显示时间	个	1
4	计分表	具有计分功能，显示老年人得分情况	个	1
5	签到本	具有记录功能，老年人签名	本	1
6	记录本	及时记录老年人活动的情绪反应、活动过程中的表现，尤其是优势和难点	本	1

（2）环境与人员准备

序号	环境与人员	准备
1	环境	在老年人熟悉的家中环境，屋内有干净的活动桌面和椅子。明亮安静，安全整洁，空气清新
2	康体指导师	仪表良好，着装整齐、干净 具备为自理老年人进行活动参与评估的能力；具有讲解示范游戏、布置游戏场地的能力；具备总结与反思的素养；具有服务老年人的爱心、耐心，具备尊老、爱老的基本服务素养；已知晓该游戏的实施过程和注意事项，能灵活处理各种突发情况；在条件允许的情况下，事先与老年人家属沟通，确定其意愿、并有能力进行相关游戏
3	自理老年人	神志清醒，情绪稳定，身心放松

3. 步骤操作

步骤	"找不同"个体活动内容
步骤1 问候沟通	"王爷爷，您好啊！今天早晨看您容光焕发，气色很好呢！我是社区的康体指导师（或照护人员）……今天我们一起玩一个'找不同'的游戏。"
步骤2 游戏讲解	（1）介绍游戏名称和游戏目标 "今天的游戏是'找不同'，这个游戏需要我们很专注哦，它能够锻炼咱的反应速度，增加对颜色和形状的辨识度等，对我们的思维能力很有帮助。" （2）介绍游戏道具 "这个游戏需要用到图卡和马克笔（向爷爷一一展示）。" （3）介绍游戏规则 "这个游戏的玩法就是从两张相似的图里找出它们不同的地方。您找到一处，就用笔圈出一处。咱们可以先用两组图试玩几次。当您逐渐适应这个玩法之后，我们尝试一下在规定的时间内，比如5分钟之内，把两组图中的'不同'全部找出来，好吧？"
步骤3 游戏展示	康体指导师（或照护人员）拿出两张不同的图卡，并尝试带领王爷爷找出一两处不同，并请王爷爷亲自用马克笔圈出来（可视情况与介绍游戏规则同时进行）
步骤4 游戏练习与指导	第一步：整体浏览图片，熟悉图片 第二步：从上面开始查找不同 第三步：从左边开始查找不同 第四步：全面检查有无遗漏
步骤5 游戏结束	（1）分享游戏感受 "王爷爷，今天游戏时间差不多喽，您觉得'找不同'的游戏有趣吗？下次有没有信心再来挑战这个游戏呢？" 王爷爷表达游戏感受…… （2）下次游戏活动预告 "王爷爷，下周我们在社区活动中心准备带领这个游戏，邀请您和其他的几名老年人一起来玩这个，好吧？到时候我们就给大家分组，进行团队之间的比赛，还会限定时间。下周会更有挑战性哦，您一定要来参加我们的活动，我会提前一天再提醒您的。"
步骤6 整理评估	（1）康体指导师（或照护人员）陪同老年人一起整理收纳物品、双方活动签字 （2）康体指导师（或照护人员）把老年人在游戏过程中的表现及情绪的变化记录下来，用于修改和调整下次训练方案
注意事项	（1）在训练过程中注意做好安全措施，以免老年人出现意外情况 （2）游戏中多用鼓励语言，及时肯定活动对象的点滴进步。注意观察老年人反应，如有不耐烦的情况耐心指导，并适时帮助

4. 总结评估

评估角度	评估结果
环境安全评估	在老年人熟悉的家中环境，屋内有干净的活动桌面和椅子，环境安全
准备工作评估	准备工作充分，符合游戏活动开展要求
照护及参与人员评估	有指定的康体指导师（照护人员），职责明确，活动完成度好 本次"找不同"游戏王爷爷全程配合，参与性高，在游戏规则介绍的时候就表现出了较高的兴趣。活动实施过程，王爷爷一开始对"找不同"有一定困难，在康体指导师（或照护人员）的耐心指导和给予一定的提示之后，能较快地找到目标 王爷爷自述很有成就感，游戏目标达成，强度和有效性评估达标

【游戏情境二】

社区活动中心组织了一次益智游戏——"找不同"比赛，邀请了六名社区老年人参加。有些老年人，如王爷爷玩过这个游戏；有些老年人尚未接触过这个游戏。六名自理老年人身体状况都不错，表示愿意参加活动。

【游戏目标】

序号	主要游戏目标
1	培养老年人的专注力和反应能力
2	锻炼老年人对色彩、形状等的识别能力
3	提高老年人对参与活动的兴趣和自信心
4	帮助老年人结识朋友，建立社会支持网络

【游戏实施】

（一）游戏流程

初步评估 ⟶ 游戏准备 ⟶ 步骤操作 ⟶ 总结评估

（二）实施步骤

1. 初步评估

评估角度	评估描述
老年人活动能力评估	生理因素：能力完好，日常生活活动能力较强
	心理因素：个别老年人长期独自居家，比较孤独；有个别老年人积极乐观
	社会因素：六位老年人都居住在本社区，之前打过照面，有互相认识的，但不熟悉
环境评估	按照本书项目一中环境评估要求进行评估，环境良好
活动策划评估	按照本书项目一中活动策划评估要求进行评估，活动策划良好
安全性评估	按照本书项目一中活动准备要求进行评估，安全性评估良好

2.游戏准备

（1）主要物品准备

序号	名称	规格	单位	数量
1	图卡	长60厘米、宽50厘米的彩色硬纸画（或较大尺寸的适合老年人视力状况的彩色图卡），图卡表面光滑、涂画方便、痕迹可擦	张	48
2	笔	红色马克笔（容易擦拭）	支	6
3	计时器	具有正计时及倒计时功能，屏幕显示时间	个	1
4	计分表	具有计分功能，显示老年人得分情况	个	1
5	签到本	具有记录功能，老年人签名	本	1
6	记录本	及时记录老年人活动的情绪反应、活动过程中的表现，尤其是优势和难点	本	1

（2）环境与人员准备

序号	环境与人员	准备
1	环境	社区活动中心的室内场地，宽敞、安全整洁、通风良好、空气清新，有团体活动桌和适老椅若干
2	康体指导师	仪表良好，着装整齐、干净 具备为自理老年人进行活动参与评估的能力；具有讲解示范游戏、布置游戏场地、为老年人协调分组的能力；具备总结与反思的素养；具有服务老年人的爱心、耐心，具备尊老、爱老的基本服务素养；已知晓该游戏的实施过程和注意事项，能灵活处理各种突发情况；在条件允许的情况下，事先与老年人家属沟通，确定其有意愿，并有能力进行相关游戏
3	自理老年人	神志清醒，情绪稳定，身心放松

3.步骤操作

步骤	"找不同"团体游戏活动内容
步骤1 问候沟通	"爷爷奶奶，下午好啊！欢迎大家来到社区活动中心，你们每一位的到来对我们都很重要！我是社区的康体指导师（或照护人员）……今天我们一起玩一个'找不同'的游戏。"
步骤2 游戏讲解	（1）介绍游戏名称和游戏目标　"今天的游戏是'找不同'，有些爷爷奶奶之前可能玩过这个游戏，知道这个游戏需要我们很专注，它能够锻炼大家的反应速度，增强对颜色和形状的辨识度等，对思维能力很有帮助。没有玩过的爷爷奶奶也不要紧张，我们一起多尝试几次，就会掌握方法了。" （2）介绍游戏道具　"这个游戏需要用到图卡和马克笔（向老年人们一一展示）。" （3）介绍游戏规则　"这个游戏的玩法就是从两张相似的图里找出它们不同的地方。每找到一处，就用笔圈出一处。" "今天的活动呢，我们是团队作战。6名老年人分为两组，每3人一组，通过抽签决定分组情况。" "每个组每一次要选出一个代表来跟另一组的队员进行比赛，从两张相似的图里找出不同的图形，并圈出来。找到几个不同，就得几分。5分钟内谁找的多，谁的分数就高。" "我们一共比三轮，每轮换不同的人参赛，所有的人都参加。每次比赛中场休息2分钟。三轮比赛的得分相加，就是各小组的最终成绩哦！" "找不同"游戏计分表 {表格}

"找不同"游戏计分表

组别（组名）	姓名	得分	总分
第一组	老年人1		
	老年人2		
	老年人3		
第二组	老年人4		
	老年人5		
	老年人6		

步骤	内容
步骤3 游戏展示	康体指导师（或照护人员）拿出两张不同的图卡，随机请一位老年人找出一两处不同，并让其亲自用马克笔圈出来（可视情况与介绍游戏规则同时进行）
步骤4 游戏练习 与指导	（1）先给出一组图片，让所有老年人都试试眼力，在体验中指导游戏技巧 （2）指导游戏技巧 第一步：整体浏览图片，熟悉图片 第二步：从上面开始查找不同 第三步：从左面开始查找不同 第四步：全面检查有无遗漏 （3）游戏根据从简单到复杂的难易程度安排，确保老年人适应一个难度水平的玩法之后，再进阶到下一个难度水平

步骤5 游戏结束	（1）分享游戏感受 "爷爷奶奶们，今天游戏时间过得好快啊，在愉快的气氛中我们就要结束今天的'找不同'游戏了。你们玩得如何呀？下次有没有信心再来挑战最高级别难度的'找不同'游戏呢？……奶奶，你们组赢了，您有什么经验要分享吗？"（抓住某一个点，邀请参加活动的个别老年人分享游戏感受，提问要具体，有针对性。） （2）下次游戏活动预告 "下周我们还在这里带领大家做游戏，欢迎你们邀请身边的朋友一起来参与哦！我们的活动很丰富，各种类型都有，大家持续来参加，对促进我们的身体健康是很有帮助的哦！"
步骤6 整理评估	（1）康体指导师（或照护人员）与老年人们一起整理收纳物品、活动双方签字 （2）康体指导师（或照护人员）把老年人们在游戏过程中的表现及情绪的变化记录下来，用于修改和调整下次训练方案
注意事项	（1）在训练过程中注意做好安全措施，以免老年人出现意外 （2）游戏中多用鼓励语言，及时肯定活动对象的点滴进步。注意观察老年人反应，如有不耐烦的情况耐心指导，并适时给予帮助 （3）游戏中以趣味性为主，竞争性适当减弱

4. 总结评估

评估角度	评估结果
环境安全评估	在老年人熟悉的社区，活动中心有活动所需的团体活动桌和适老椅，环境安全
准备工作评估	准备工作充分，符合游戏活动开展要求
照护及参与人员评估	有指定的康体指导师（照护人员），职责明确，活动完成度好 本次"找不同"团体游戏，六名参与者兴趣盎然，在游戏过程中，既有竞争意识，也有合作意识，活动氛围热烈 因游戏难度从简单进行到中等难度，参与者掌握较好，信心满满 既锻炼了观察能力和反应速度，又进一步促进了社区老年人们的沟通，游戏目标达成，强度和有效性评估达标

游戏活动实施案例四

益智游戏

【游戏名称】

说反话

【游戏情境】

某老年公寓的自理区入住多位老年人，年龄在 70 ～ 75 岁不等。康体指导师准备组织一次益智游戏活动，参与者 14 名。

【游戏目标】

序号	主要游戏目标
1	锻炼老年人的反应能力以及灵敏性
2	培养老年人的逆向思维
3	让老年人充分发挥想象力，创造各种词语和玩法

【游戏实施】

（一）游戏流程

初步评估 ⟶ 游戏准备 ⟶ 步骤操作 ⟶ 总结评估

（二）实施步骤

1. 初步评估

评估角度	评估描述
活动能力评估	生理因素：日常生活活动能力完好，听力、说话等语言交流无障碍 心理因素：一半老年人主动参与活动，一半老年人是被邀请的，个别老年人一开始有排斥心理
	社会因素：自理区内老年人平常活动有一定的交流，互相认识
环境评估	按照本书项目一中环境评估要求进行评估，环境良好
活动策划评估	按照本书项目一中活动策划评估要求进行评估，活动策划良好
安全性评估	按照本书项目一中活动准备要求进行评估，安全性评估良好

2. 游戏准备

（1）主要物品准备

序号	名称	规　格	单位	数量
1	词条卡片	三个字的词条卡片 30 张，四个字的词条卡片 20 张，五个字的词条卡片 10 张，反义词词条 20 张	张	80
2	白板和白板笔	根据室内空间大小选择，便于老年人看清	套	1
3	白纸、笔	A4 大小白纸，水性黑笔	套	14
4	签到本	具有记录功能，老年人签名	本	1
5	记录本	及时记录老年人活动的情绪反应、活动过程中的表现，尤其是优势和困难点	本	1

（2）环境与人员准备

序号	环境与人员	准备
1	环境	在老年人熟悉的机构活动室，明亮安静，安全整洁，空气清新。屋内有团体活动桌和适老椅若干
2	康体指导师	仪表良好，着装整齐、干净 具备为自理老年人进行活动参与评估的能力；具有讲解示范游戏、布置游戏场地、为老年人协调分组的能力；具备总结与反思的素养；具有服务老年人的爱心、耐心，具备尊老、爱老的基本服务素养；已知晓该游戏的实施过程和注意事项，能灵活处理各种突发情况；在条件允许的情况下，事先与老年人家属沟通，确定其有意愿、并有能力进行相关游戏
3	自理老年人	神志清醒，情绪稳定，身心放松

3. 步骤操作

步骤	"说反话"活动内容
步骤1 问候沟通	"爷爷奶奶，上午好啊！我是社区的康体指导师（或照护人员）……今天我们一起玩'说反话'的游戏。"
步骤2 游戏讲解	（1）介绍游戏名称和游戏目标　"今天的游戏是'说反话'，这个游戏的要求跟平时的游戏不一样，它需要咱们反着思考问题，反着说，反着做，就是不听指挥。比如我说一个词语'新年好'，你们要反答并且要抢答，说出'好年新'。这个游戏专门用于锻炼咱们的反应速度和逆向思维的能力，通过这个游戏我们看看今天哪位爷爷奶奶的反应速度快！" （2）介绍游戏道具　"我事先为这个游戏准备了一些词条（展示小卡片），一会儿你们也可以自己创造一些词条，我们一起玩。" （3）介绍游戏规则　游戏有如下玩法 ①正话反说：康体指导师说一个词，参与者就立即反说一遍，比如"新年好"，游戏者要立即说出"好年新"，看看哪位参与者反应最快。带领者从三个字开始说起，第二轮四个字，第三轮五个字，循序渐进 ②反义词：康体指导师说一个词，参与者就立即说出这个词条的反义词，比如漂亮和丑陋、聪明和愚蠢、白天和黑夜等 ③反口令：康体指导师发出指令，需要参与者反向执行。比如康体指导师说向前走，参与者就向后退；康体指导师说向左走，参与者向右走；康体指导师说蹲下，参与者站着不动；康体指导师指着左眼，参与者要指右眼；康体指导师指左耳朵，参与者指右耳朵；康体指导师指左胳膊，参与者指右胳膊，以此类推。在玩的时候要不断加快速度
步骤3 游戏展示	康体指导师用一两个词条带领大家先体验一下，并确认每位老年人都了解了游戏的规则和玩法（可视情况与介绍游戏规则同时进行）
步骤4 游戏练习与指导	（1）正话反说　这个游戏最初可以集体参与，避免反应速度慢的老年人没有参与感，知道答案的无需举手，在座位上直接说出来。四个字和五个字的词条难度加大，每个词条读之后，康体指导师最好给一定的时间思考，对于反应比较慢的老年人，鼓励他们用各自的纸笔写下来，然后再反向读出来。也可以把大家错漏较多的词条写在白板上，带领老年人从后往前读一遍 （2）反义词　这个游戏可以分组开展，以两组竞争的方式说出反义词，看哪组更快更准确，活动带领者在白板上计分。带领者先用准备好的词条带领活动，然后由一组出词，另一组答 （3）反口令　上一个"反义词"游戏赢的这一组，优先享有"反口令"游戏的出题权，由他们出题，另一组集体执行反向动作，出错三次的组员被淘汰 游戏三个部分可以单独玩，也可以按以上顺序，从集体到小组，从合作到竞争，从简单到复杂，从口头到行动来开展，游戏难度、强度和游戏时间、长度，视参与者的情况而灵活决定

步骤5 游戏结束	（1）分享游戏感受 "爷爷奶奶们，'说反话'也很有趣吧？接下来请大家谈谈玩游戏的感受吧……" （2）下次游戏活动预告 "这周大家玩了'说反话'游戏，下周我们还在这里等大家，我们邀请您再来玩游戏，也希望您邀请今天没来参加活动的朋友一起来玩。下周的游戏叫作'交通灯'，是在这个游戏的基础上改造的升级版，欢迎大家来体验。" '交通灯'的游戏规则：康体指导师准备红色、绿色、黄色卡片，模仿交通灯的规则，当游戏带领者把红色卡片贴在白板上时，参与者不能执行指令；当绿色卡片出现时，参与者必须正常执行指令；当黄色卡片出现时，无论带领者发出什么指令，参与者都要停下，不能做任何动作 这个游戏比'说反话'游戏更能综合地锻炼正向思维和逆向思维的能力，要求您迅速地判断具体的情境
步骤6 整理评估	（1）康体指导师（或照护人员）陪同老年人一起整理收纳物品，双方活动签字 （2）康体指导师（或照护人员）把老年人在游戏过程中的表现及情绪的变化记录下来，用于修改和调整下次训练方案
注意事项	（1）在训练过程中注意做好安全措施，以免老年人出现意外情况 （2）游戏中多用鼓励语言，及时肯定活动对象的点滴进步，维护老年人的自尊心和自信心 （3）注意观察老年人反应，如有不耐烦的情况耐心指导，并适时帮助。游戏难度、强度和游戏时间、长度，视参与者的情况而灵活决定

4. 总结评估

评估角度	评估结果
环境安全评估	自理区活动室有无障碍设施，有干净的活动桌面和椅子 分组活动有足够的空间，动线设计合理，环境安全
准备工作评估	准备工作充分，符合游戏活动开展要求
照护及参与人员评估	有指定的康体指导师，有志愿者和照护人员各负责两组，职责明确，主次得当，交流顺畅，活动完成度好 本次"说反话"游戏，老年人全程积极性高，整体氛围良好，充满了欢声笑语。有X名老年人反应速度很快，将一开始的游戏节奏带快了。重点邀请几位不太发言的老年人，放慢速度，用白板书写予以提示，最终每位成员都参与了活动。康体指导师照顾到其余老年人的困难，及时调整节奏。老年人表示对下次进阶版活动很期待，游戏目标达成，强度和有效性评估达标

游戏活动实施案例五

【游戏类型】

康健游戏

【游戏名称】

运乒乓球

【游戏情境】

某校召开一年一度离退休老年人趣味运动会。康体指导师将报名的 80 多名老年人根据日常生活能力分成了不同的游戏组别。面对较低龄和自理老年人组别，康体指导师为他们策划了有一定运动量和难度的运乒乓游戏，参与者约 30 ～ 40 名。

【游戏目标】

序号	主要游戏目标
1	锻炼老年人的手臂、手腕等多处肌肉
2	锻炼老年人身体平衡能力、眼手协调能力
3	训练老年人对颜色的识别能力

【游戏实施】

（一）游戏流程

初步评估 → 游戏准备 → 步骤操作 → 总结评估

（二）实施步骤

1. 初步评估

评估角度	评估描述	
老年人活动能力评估	生理因素：日常生活活动能力完好，语言交流无障碍	
	心理因素：主动参与游戏活动	
	社会因素：部分老人相互认识，曾经为同事	
安全性评估	按照本书项目一中安全性评估要求进行评估，安全性评估良好	
环境评估	按照本书项目一中环境评估要求进行评估，环境良好	
活动策划评估	按照本书项目一中活动策划评估要求进行评估，活动策划良好	

2. 游戏准备

（1）主要物品准备

序号	名称	规格	单位	数量
1	乒乓球拍	双面粘胶的乒乓球拍，胶无脱落	把	10
2	乒乓球	彩色（四个颜色）	个	30个×2组
3	纸盒	跟乒乓球颜色对应的纸盒	套	4个×2组
4	签到本	具有记录功能，老年人签名	本	1
5	记录本	及时记录老年人活动的情绪反应、活动过程中的表现，特别是优势和难点	本	1

（2）环境与人员准备

序号	环境与人员	准备
1	环境	在学校的室内体育场，开阔宽敞、明亮通风，安全整洁，屋内有供休息的活动桌和适老椅若干
2	康体指导师	仪表良好，着装整齐、干净 具备为自理老年人进行活动参与评估的能力；具有讲解示范游戏、布置游戏场地、为老年人协调分组的能力；具备总结与反思的素养；具有服务老年人的爱心、耐心，具备尊老、爱老的基本服务素养；已知晓该游戏的实施过程和注意事项，能灵活处理各种突发情况；在条件允许的情况下，事先与老年人家属沟通，确定其有意愿，并有能力进行相关游戏 需要配备4名志愿者（工作人员）协助组织；康体指导师和志愿者（工作人员）已充分沟通并在赛前试验过，知晓该游戏的实施过程和注意事项
3	自理老年人	神志清醒，情绪稳定，身心放松

3. 步骤操作

步骤	"运乒乓球"活动内容
步骤1 问候沟通	"各位上午好！我是康体指导师……这个趣味体育游戏的名字叫作'运乒乓球'。"
步骤2 游戏讲解	（1）介绍游戏名称和游戏目标　"大家之前都打过乒乓球，它是一种相对激烈的运动。我们今天来进行的是'运乒乓球'体育游戏，以趣味性为主。这个游戏主要锻炼咱们的手臂、手腕等多处肌肉力量，也锻炼大家的身体平衡能力、眼手协调能力。" （2）介绍游戏道具　"毫无疑问，这个游戏要用的道具就是乒乓球拍和球了。只不过咱们今天要用的不是白色的比赛用球，而是彩色的乒乓球。我们有黄色、蓝色、绿色、桃红色四种颜色的球，在赛道的对面也有相应颜色的纸箱。" （3）介绍游戏规则　"我们把大家按人数平均分成两组，15～20人一组，竖着站成两列。因为这个游戏参加的人比较多，每组能分到5个乒乓球拍，前5名成员先使用。要求是手持球拍，把乒乓球放在球拍正中间，然后又快又稳地把球送到对面的相应颜色的纸盒里，然后把手上的拍子交给志愿者，自己从赛道旁边再走回你们组的队伍里。每一组都有30个球，当所有成员都完成一次运球任务后，有些可能要运送两次，你们可以挑选最厉害的成员继续运球。" "如果球在中途掉落，会有志愿者给你们及时地捡球，你们只需在掉球的地方原地等待，然后等球来了，再继续运，直到完成任务为止。但是球的颜色是随机的，你们要根据最后运球的颜色来决定放进哪个颜色的盒子里，不能投错了纸箱，投错颜色则不计分。两组比速度，同样数量的球，看哪组最快完成，快的一组胜出，可以得到这个项目的奖励。"
步骤3 游戏展示	两位工作人员在两个赛道里进行了一轮展示，并确认每位同学都了解了游戏的规则和玩法（可视情况与介绍游戏规则同时进行）
步骤4 游戏练习与指导	游戏的难点在于手臂和手腕的肌肉控制力，为了让球稳在小小的球拍内，要尽可能保持一个姿势，哪怕在运球走或小跑的过程中。稳第一，快其次，否则球要是掉落了再捡，更浪费时间 这个运球游戏在考验运球稳健的基础上，增加了色彩的识别能力，增加了一定难度 玩游戏时，亦可采用平时的白色、黄色的乒乓球直接运，亦可在赛道上增加一些障碍，比如拦起来的绳子，要求跨越绳子再往前走；比如赛道内站一个人，要求围着这个人转一圈再继续往前走。赛道的长度也决定了游戏的难度，所以游戏的难度、强度都视参与者的情况而灵活决定
步骤5 游戏结束	发放奖品、分享游戏感受："各位同学，我们两组都完成了任务，现在给大家发放相应的奖品哦！无论输赢，都为大家的齐心协力、尽心尽力而鼓掌！大家觉得玩这个游戏困难吗，谁来谈谈活动的感受呢？"（如果没有人主动分享，康体指导师挑选游戏过程中完成度最好的，或是掉球最少、趣味性效果最好的来谈具体感受）

步骤6 整理评估	（1）工作人员整理收纳物品 （2）康体指导师把老年人在游戏过程中的表现及情绪的变化记录下来，用于修改和调整下次训练方案
注意事项	（1）两组的赛道要有一定的距离，终点处的彩色纸盒必须每组都有，而不是共有，谨防老年人在运动过程中交叉碰撞，出现意外情况。反复提醒老年人求稳不求快 （2）游戏中多用鼓励语言，及时肯定活动参与者的点滴进步，提高老年人的自尊心和自信心 （3）注意观察老年人的反应，如有不耐烦的情况耐心指导，并适时帮助。游戏难度、强度和游戏时间、长度，视参与者的情况而灵活决定 （4）桌椅放在体育场四周，便于老年人中途休息

4. 总结评估

评估角度	评估结果
环境安全评估	室内体育场开阔宽敞、明亮通风，屋内有供休息的活动桌和适老椅若干。分组活动有足够的空间，动线设计合理，环境安全
准备工作评估	工作人员的团队沟通和游戏道具准备充分，符合游戏活动开展要求
照护及参与人员评估	有指定的康体指导师做游戏主持人，有四名志愿者各负责两组的起点和终点。职责明确，主次得当，交流顺畅，活动完成度好 本次"运乒乓球"游戏，参与者全程积极性高，既有竞技性，又有娱乐精神，各组的骨干力量突显了主要作用 游戏目标达成，强度和有效性评估达标

游戏活动实施案例六

【游戏类型】

康健游戏

【游戏名称】

打"保龄球"

【游戏情境】

某校召开一年一度的离退休老年人趣味运动会。康体指导师将报名的80多名老年人根据日常生活能力分成了不同的游戏组别。面对较低龄和自理老人组别，康体指导师为他们策划了有一定运动量和难度的保龄球游戏，参与者30～40名。

【游戏目标】

序号	主要游戏目标
1	锻炼老年人的手臂、手腕等多处肌肉
2	锻炼老年人身体平衡能力、眼手协调能力
3	增强老年人的团队意识，培养老年人乐观开朗的性格及挑战精神

【游戏实施】

（一）游戏流程

初步评估 —→ 游戏准备 —→ 步骤操作 —→ 总结评估

（二）实施步骤

1. 初步评估

评估角度	评估描述	
老年人活动能力评估	生理因素：日常生活活动能力完好，语言交流无障碍	
	心理因素：主动参与游戏活动	
	社会因素：部分老人之间认识，曾经为同事	
安全性评估	安全性评估良好	
环境评估	环境良好	
活动策划评估	活动策划良好	

2. 游戏准备

（1）主要物品准备

序号	名称	规　格	单位	数量
1	空矿泉水瓶	装50毫升水的550毫升矿泉水瓶	个	20
2	皮球	直径为22厘米皮球	个	2
3	音响	充电功能，蓝牙功能，优盘播放功能，高频达30千赫兹	个	1
4	签到本	具有记录功能，老年人签名	本	1
5	记录本	及时记录老年人活动的情绪反应、活动过程中的表现，尤其是优势和难点	本	1

（2）环境与人员准备

序号	环境与人员	准备
1	环境	在学校的室内体育场，开阔宽敞、明亮通风、安全整洁，屋内有供休息的活动桌和适老椅若干
2	康体指导师	仪表良好，着装整齐、干净 　　具备为自理老年人进行活动参与评估的能力；具有讲解示范游戏、布置游戏场地、为老年人协调分组的能力；具备总结与反思的素养；具有服务老年人的爱心、耐心，具备尊老、爱老的基本服务素养；已知晓该游戏的实施过程和注意事项，能灵活处理各种突发情况；在条件允许的情况下，事先与老年人家属沟通，确定其有意愿、并有能力进行相关游戏 　　需要配备4名志愿者（工作人员）协同组织；康体指导师和志愿者（工作人员）已充分沟通并在赛前试验过，知晓该游戏的实施过程和注意事项
3	自理老年人	神志清醒，情绪稳定，身心放松

3. 步骤操作

步骤	打"保龄球"活动内容
步骤1 问候沟通	"各位上午好啊！我是康体指导师……这个趣味体育游戏的名字叫'打保龄球'。大家之前有没有打过保龄球的，是不是打得最好呢？"
步骤2 游戏讲解	（1）介绍游戏名称和游戏目标　"今天'打保龄球'游戏是以趣味性为主的体育游戏。这个游戏主要锻炼咱们的手臂、手腕等多处肌肉力量，也锻炼大家的身体平衡与手眼协调能力。" "游戏过程中，要是想取得好的成绩，需要大家展现出团队合作精神哦。" （2）介绍游戏道具　"我们用小皮球和装满水的矿泉水瓶代替真正的保龄球设备。皮球比较轻，方便大家抓握。在赛道目的地将8或10个矿泉水瓶摆成三角形或者一排。" （3）介绍游戏规则　"游戏参赛队划分上，我们把大家按人数平均分成两组，15～20人一组，竖着站成两列。" "场地布置上，保龄球赛道5米长，赛道两侧放置重量合适的纸砖、泡沫等遮挡物，避免皮球跑出赛道。" "具体操作动作上，每人单手将皮球抛出击倒这些矿泉水瓶，每人一次只推出一个球，剩下不倒的矿泉水瓶交给后面的组员相继击打，把矿泉水瓶全部击倒为完成任务。" "每组玩五轮，工作人员给各组分别计时。最后五轮的用时总和就是你们组的成绩。用时最短的组获胜。"
步骤3 游戏展示	康体指导师和志愿者先给大家做示范，并确认每位老年人都了解了游戏的规则和玩法（可视情况与介绍游戏规则同时进行）
步骤4 游戏练习 与指导	康体指导师帮助选择最佳角度线，确定站立位置 　　在正确的位置上站好后，投球前在心理上和情绪上必须进行自我调节。调节的方法为集中—放松—集中—深呼吸—起步 　　为了确保身体平衡和步幅自然，1、2、3步的幅度和节奏要一致。身体重心下沉，目视前方的矿泉水瓶目标，身体要正，手脚配合应高度协调。康体指导师协助老年人多次体验 　　参加活动的退休老年人进行推球练习，康体指导师进行指导，要照顾到所有的参加人员，使他们都能有机会参与练习 　　"大家练习得差不多了，接下来我们进行比赛，看看有没有哪位同学特别厉害，能一次性把矿泉水瓶全部击倒的！"

步骤5 游戏开展	按照游戏规则组织参赛队进行游戏，康体指导师及其他工作人员协助开展。完成计时、安全防护等游戏活动组织任务 保龄球游戏计分表

组别	轮次	全倒用时	总用时
第一组	第一轮		
	第二轮		
	第三轮		
	第四轮		
	第五轮		
第二组	第一轮		
	第二轮		
	第三轮		
	第四轮		
	第五轮		

步骤6 游戏结束	分享游戏感受："今天我们有好几位全中球员，技术太高超了，能不能请×××跟大家分享一下玩这个游戏的窍门？"
步骤7 整理评估	（1）康体指导师和志愿者整理收纳物品 （2）康体指导师把老年人在游戏过程中的表现及情绪的变化记录下来，用于修改和调整下次训练方案
注意事项	（1）康体指导师游戏操作前要初步评估、掌握老年人的情况。在训练过程中注意做好安全措施，以免老年人出现意外 （2）两组的赛道要有一定的距离，防止两组老年人往返时发生碰撞 （3）为了防止球到处乱跑、游戏中途全场捡球的情况，比赛前可用海绵、纸砖等在赛道边上围出两堵矮墙

4. 总结评估

评估角度	评估结果
环境安全评估	体育场开阔明亮、PVC 地板对老年人的活动更安全 分组活动有足够的空间，动线设计合理，环境安全
准备工作评估	工作人员的团队沟通和游戏道具准备充分，符合游戏活动开展要求
照护及参与人员评估	有指定的康体指导师做游戏主持人，有四名志愿者各负责两组的起点和终点。职责明确，主次得当，交流顺畅，活动完成度好 本次打"保龄球"游戏，参与者全程积极性高，对肌肉的训练、手眼协调能力提高起到了重要的作用。既有竞技性，又有娱乐性，各组的骨干力量突显了主要作用 游戏目标达成，强度和有效性评估达标

游戏活动实施案例七

【游戏类型】

结构游戏

【游戏名称】

搭建纸塔

【游戏情境】

某社区组织 12 名男性自理老年人（年龄在 70 ～ 78 岁不等）参加社区日间照料中心组织的某主题活动。在活动前，康体指导师带领这 12 名老年人进行一个游戏。

【游戏目标】

序号	主要游戏目标
1	培养老年人的创意想象能力
2	提高老年人的空间思维能力
3	增强老年人的团队合作能力

【游戏实施】

（一）游戏流程

初步评估 ⟶ 游戏准备 ⟶ 步骤操作 ⟶ 总结评估

（二）实施步骤

1. 初步评估

评估角度	评估描述
活动能力评估	生理因素：日常生活活动能力完好，听力、说话等语言交流无障碍 心理因素：一半老年人主动参与活动，一半老年人是被邀请的，个别老年人一开始有排斥心理，认为男性不好意思玩游戏 社会因素：这群退伍军人在微信上有群，平常活动有一定的交流，生活中走动不多
环境评估	按照本书项目一中环境评估要求进行评估，环境良好
活动策划评估	按照本书项目一中活动策划评估要求进行评估，活动策划良好
安全性评估	按照本书项目一中活动准备要求进行评估，安全性评估良好

2. 游戏准备

（1）主要物品准备

序号	名称	规　　格	单位	数量
1	报纸	新报纸	份	若干
2	胶带	6～8厘米宽，透明	卷	2
3	剪刀	安全剪刀	把	2
4	电脑、投影仪	播放 PPT	套	1
5	签到本	具有记录功能，老年人签名	本	1
6	记录本	及时记录老年人活动的情绪反应、活动过程中的表现，尤其是优势和难点	本	1

（2）环境与人员准备

序号	环境与人员	准备
1	环境	在老年人熟悉的社区服务中心活动室，明亮安静，安全整洁，空气清新，屋内有团体活动桌和适老椅若干
2	康体指导师	仪表良好，着装整齐、干净 　　具有为自理老年人进行活动参与评估的能力；具有讲解示范游戏、布置游戏场地、为老年人协调分组的能力；具备总结与反思的素养；具有为老年人服务的爱心、耐心，具备尊老、爱老的基本服务素养；已知晓该游戏的实施过程和注意事项，能灵活处理各种突发情况；在条件允许的情况下，事先与老年人属沟通，确定其有意愿、并有能力进行相关游戏
3	自理老年人	神志清醒，情绪稳定，身心放松

3. 步骤操作

步骤	"搭建纸塔"活动内容
步骤1 问候沟通	"各位同志，上午好啊！我是社区的康体指导师（或照护人员）……今天我们一起玩一个'搭建纸塔'的游戏。"
步骤2 游戏讲解	（1）介绍游戏名称和游戏目标　"今天的游戏是'搭建纸塔'，这个游戏的要求是大家发挥创意，用报纸和胶带建造出属于我们自己的塔。这个游戏可以锻炼咱们的创意想象能力、构造能力、合作能力。" （2）介绍游戏道具　"各组分到的有十份报纸、一卷胶带、一把剪刀。" （3）介绍游戏规则　将全体成员分成2组，每组4人。为每组发放数量一样多的报纸，每组一卷胶带和剪刀 　　各组在20分钟内，利用报纸和胶带建造一座塔。要求塔的底部不能粘贴在地面上，在评选奖项之前，纸塔不能倒塌。各组完成之后，请各组成员和作品一起拍照留念，并以"搭建最高塔"或"搭建最有创意塔"等为每组评奖
步骤3 游戏展示	康体指导师简单示范如何将报纸卷、折、粘贴，组成简单的造型，并确认每位老年人都了解了游戏的规则和玩法（可视情况与介绍游戏规则同时进行）
步骤4 游戏练习与指导	（1）通过 PPT，先给大家展示名塔图片，如意大利比萨斜塔、埃及金字塔、法国埃菲尔铁塔、西安大雁塔、上海东方明珠塔等。用"猜猜看"的游戏方式，看看老年人中有没有知道答案的，康体指导师再进行该塔的科普、欣赏 （2）欣赏完名塔之后，请各组尝试构思造型，并搭建纸塔，最后为之命名。康体指导师进入到两组中，指导报纸的卷法、折法、撕法、粘贴，用报纸做成圆球、做长棍等技巧 （3）游戏过程中，康体指导师在一旁，必要时进行协助
步骤5 游戏结束	（1）分享游戏感受　"各位爷爷们，今天大家都积极创新，搭建了各种造型的纸塔，表现都非常好。接下来请各组派出'建筑师'代表来分享下纸塔的名字、寓意、搭建感受……" （2）下次游戏活动预告　"这周大家'搭建纸塔'，下周我们还在这里等大家，请大家再来跟我们一起活动活动，同时希望您邀请更多的战友一起来这里聚聚。"
步骤6 整理评估	（1）康体指导师（或照护人员）陪同老年人一起整理收纳物品，双方活动签字 （2）康体指导师（或照护人员）把老年人在游戏过程中的表现及情绪的变化记录下来，可用于修改和调整下次训练方案
注意事项	（1）给够老年人讨论和搭建的时间，带领者灵活处理，并适时帮助 （2）以鼓励为主，每组皆颁发奖项，鼓励参与者积极动手动脑，如"最高奖""最有创意奖""最稳健奖""最默契奖"等

4. 总结评估

评估角度	评估结果
环境安全评估	活动室具备无障碍设施，有干净开阔的活动桌面和椅子 分组活动有足够的空间，动线设计合理，环境安全
准备工作评估	准备工作充分，符合游戏活动开展要求
照护及参与人员评估	每组安排两位康体指导师和志愿者分别负责，全程参与游戏活动，帮助出点子、搭建纸塔等 过程中，康体指导师与老年人交流顺畅，积极引导每一位老年人参与到活动中来。"搭建纸塔"游戏，抓住男性老人动手能力强的特点，使他们更加有兴趣参加游戏。通过本次游戏活动强化了老年人的合作意识，锻炼了思维能力和动手操作能力 活动结束后，老年人表示对下次活动很期待，游戏目标达成，强度和有效性评估达标

游戏活动实施案例八

结构游戏

【游戏名称】

组合盆栽

【游戏情境】

街道妇联组织辖区内的老年人参加以园艺植物为主体的结构游戏，第一次招募了 10 名奶奶，年龄在 65 ～ 73 岁不等。

【游戏目标】

序号	主要游戏目标
1	锻炼老年人的反应能力以及灵敏性
2	培养老年人的逆向思维
3	让老年人充分发挥想象力，创造各种词语和玩法

【游戏实施】

（一）游戏流程

初步评估 ——→ 游戏准备 ——→ 步骤操作 ——→ 总结评估

（二）实施步骤

1. 初步评估

评估角度	评估描述
活动能力评估	生理因素：日常生活活动能力完好，听力、说话等语言交流无障碍 心理因素：大多数老年人主动参与活动，个别老年人是被组织邀请的，担心不会做、做不好，担心被同伴取笑等 社会因素：一半老年人常来参加活动互相认识，另一半居住得较分散，第一次参加由街道妇联组织的老年人活动
环境评估	按照本书项目一中环境评估要求进行评估，环境良好
活动策划评估	按照本书项目一中活动策划评估要求进行评估，活动策划良好
安全性评估	按照本书项目一中活动准备要求进行评估，安全性评估良好

2. 游戏准备

（1）主要物品准备

序号	名称	规格	单位	数量
1	花盆	彩塑塑料花盆、带花托	个	10
2	混合营养土	根据花盆大小选择营养土	斤	若干
3	剪刀、小铲子	适合盆花种植即可	套	14
4	沙、小贝壳	沙：彩色、干净、细腻 小贝壳：干净、小颗粒	把	若干
5	手套、桌布	一次性、白色透明	袋	1
6	观叶植物	网纹草、袖珍椰子、文竹等	棵	若干
7	签到本	具有记录功能，老年人签名	本	1
8	记录本	及时记录老年人活动的情绪反应、活动过程中的表现，尤其是优势和难点	本	1

（2）环境与人员准备

序号	环境与人员	准备
1	环境	在老年人熟悉的机构活动室，屋内有干净的活动桌面和椅子，明亮安静，安全整洁，空气清新
2	康体指导师	仪表良好，着装整齐、干净 具有为自理老年人进行活动参与评估的能力；具有讲解示范游戏、布置游戏场地、为老年人协调分组的能力；具备总结与反思的素养；具有为老年人服务的爱心、耐心，具备尊老、爱老的基本服务素养；已知晓该游戏的实施过程和注意事项，能灵活处理各种突发情况；在条件允许的情况下，事先与老年人家属沟通，确定其有意愿，并有能力进行相关游戏
3	自理老年人	神志清醒，情绪稳定，身心放松

3. 步骤操作

步骤	"组合盆栽"活动内容
步骤1 问候沟通	"各位奶奶们，上午好啊！我是社区的康体指导师……今天我们一起玩'组合盆栽'游戏。"
步骤2 游戏讲解	（1）介绍游戏名称和游戏目标　"'组合盆栽'游戏是将2种以上不同的花卉植物搭配组合后栽培在同一个容器内，以展现不同植物的观赏特色。也被称作'迷你小花园'"。 "根据植物材料不同可划分为观叶植物组合盆栽、观花植物组合盆栽、观果植物组合盆栽、多肉植物组合盆栽等。" "我们今天做的是观叶植物组合盆栽，以观叶植物为主，重点突出植物体量、叶形、色彩和质感的协调与变化。" "这个园艺活动能锻炼大家的手部精细动作，学会通过一定的方式使用大自然的材料，建造出符合自己审美特点的小花园。" （2）介绍游戏材料　"'组合盆栽'游戏会用到花盆、混合营养土、剪刀、手套、桌布、小铲子、网纹草、袖珍椰子、彩色沙、小贝壳等。" （3）介绍游戏规则　"本次游戏，每位奶奶都完成一个组合盆栽。盆栽组合后，大家共同分享设计与种植感受，工作人员会为每位奶奶和作品合影。" "组合盆栽的制作过程主要有以下六步：第一，根据喜好构思盆栽组合样式；第二，选择合适的几种植物，给植物分株，剪去多余的根系、黄叶等；第三，按种植顺序插入空盆中，一边插入植物，一边用小铲子把土填上，直到所有的植物根系都埋入土壤为止；第四，将彩色沙粒和小贝壳撒在花盆土的最表面，出于美观，可用彩色沙粒和小贝壳完全覆盖下方的黑土；第五，给盆栽浇水；第六，给盆栽命名。"
步骤3 游戏展示	康体指导师用活动前自己完成的一个组合盆栽做展示（可视情况与介绍游戏规则同时进行） "各位奶奶，这是我之前做好的组合盆栽，命名为'假日海滩'。"
步骤4 游戏指导	（1）游戏前指导　康体指导师在游戏前，进行必要的技术指导 "以观叶植物为主的盆栽，要观察植物体量、叶形、色彩和质感的协调与变化。一般将高的植物放在盆的后面，矮的放在前面，高矮搭配。同一盆中，要有叶片形状的变化和不同色彩的组合。" "植物分株时要多加小心，多余的、过长的须根可以用剪刀小心剪短。" "要了解各种植物的种植习性，有些植物耐旱，不能多浇水，有些植物喜水，每天需浇透；有些植物喜光，有些不喜欢阳光直射，所以选择植物时，一定要选择习性相似的，才能组合在同一盆里。" "我们今天选择的网纹草和袖珍椰子都是不能多浇水的，浇多了会烂根，因此一般采用干透浇透原则，一周浇一两次即可，避免太阳直射或长时间暴露在阳光下。" （2）游戏中指导　游戏过程中，每名康体指导师协助1～2名老年人完成组合盆栽的操作

步骤5 游戏结束	（1）分享游戏感受 "各位奶奶，今天大家都太厉害了，在短短时间内，设计并种植出了一盆漂亮的组合盆栽。各位奶奶在种植的时候，一定有很多的想法，有很多的感受，请每位奶奶都带着您的作品，走到我们中间来，为我们介绍一下吧……" （2）下次游戏活动预告 "这周大家玩了'组合盆栽'游戏，大家今天可以把作品带回去。下周，我们将带领大家制作植物铭牌，相当于以更加别致的方式呈现组合盆栽的名称，并标注种植的日期和种植人。" "植物铭牌就是用彩色小木块、贝壳、石子等组合成有创意的造型，为自己动手栽种的植物命名，记录制作的日期等信息，赋予组合盆栽全新的意义。" "植物铭牌插在花盆里，我们这个组合盆栽才算完工哦！所以下周同一时间，我们还邀请您再来继续创造您的作品。我们不见不散。"
步骤6 整理评估	（1）康体指导师（或照护人员）陪同老年人一起整理收纳物品，双方签字 （2）康体指导师（或照护人员）把老年人在游戏过程中的表现及情绪的变化记录下来，用于修改和调整下次训练方案
注意事项	（1）结构游戏用到的材料繁杂，在游戏前，工作人员要做好铺桌布、材料分类放置在活动桌面等准备工作 （2）游戏中多用鼓励语言，无论组合什么造型，都是创造力和动手能力的体现 （3）在同一主题和同一训练目标下，设计相关的、连续性的结构游戏，可以让参与者有盼头、有悬念，提高他们参与活动的兴趣

4. 总结评估

评估角度	评估结果
环境安全评估	活动室通风明亮，有干净宽阔的活动桌面和椅子 分组活动有足够的空间，动线设计合理，环境安全
准备工作评估	结构游戏所需的材料纷繁零碎，此次园艺活动，准备工作充分，符合游戏活动开展要求
照护及参与人员评估	有指定的康体指导师，有三名志愿者和照护人员，工作人员和老年人的配比是1：2，能很好地指导老年人参与游戏。此次活动交流顺畅，活动完成度好 本次"组合盆栽"活动，老年人投入、认真、专注，游戏一个小时完成，无中途退出，全部老年人从始到终参与。部分老年人平时有种花的爱好，在游戏中自觉担当了游戏指导员的角色，为个别铲土、分株有困难的老年人提供了帮助 老年人表示对下周继续完成作品很期待，游戏目标达成，强度和有效性评估达标

参 考 文 献

[1] 雷湘竹.学前儿童游戏[M].上海: 华东师范大学出版社, 2014.

[2] 唐东霞.老年活动策划与组织 [M]. 南京: 南京大学出版社, 2019.

[3] 邹文开, 赵红岗, 杨根来.失智老年人照护职业技能教材（初级）[M]. 北京: 化学工业出版社, 2019.

[4] 邹文开, 赵红岗, 杨根来.失智老年人照护职业技能教材（中级）[M]. 北京:中国财富出版社，2019.

[5] 邹文开, 赵红岗, 杨根来.失智老年人照护职业技能教材（高级）[M]. 北京: 中国财富出版社，2020.

[6] 屠其雷.康复护理技术基础[M]. 北京: 中国纺织出版社, 2021.

[7] 化前珍.老年护理学[M]. 北京: 人民卫生出版社, 2006.

教育部第四批1+X证书制度
老年康体指导职业技能等级证书系列教材

老年康体指导
职业技能教材（初级）

音乐照护服务

北京中民福祉教育科技有限责任公司　组织编写

杨根来　邹文开　王胜三　赵红岗　总主编

韩　菊　石晓燕　秦　琴　刘　燕　主　编

裘　云　黄月娇　副主编

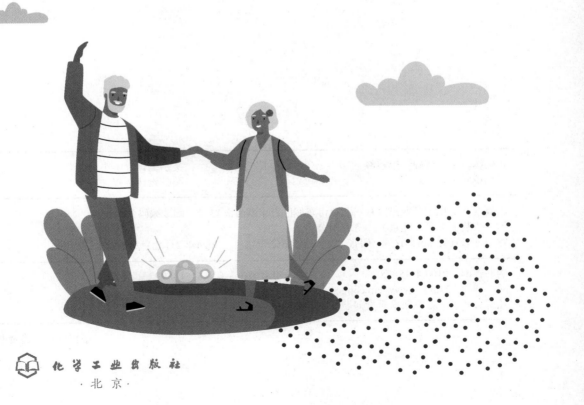

化学工业出版社
·北京·

内容简介

"老年康体指导职业技能等级证书"是教育部遴选认定的第四批 1+X 证书之一，由第二批职业教育培训评价组织——北京中民福祉教育科技有限责任公司组织编写。

作为考取"老年康体指导职业技能等级证书"的指定配套教材，《老年康体指导职业技能教材》（初级）由 5 个分册组成，分别为中国传统体育健康服务（配有二维码）、运动健身服务、游戏活动服务、音乐照护服务和身心活化服务。

本书面向居家社区养老机构、养老院等服务机构，以及医养结合机构、医疗机构老年病科、社区体育文化活动中心、老年大学等的相关岗位，可供包括但不局限于社会体育指导员、社区工作者（师）、养老护理员、失智老年人照护员、老年照护师（员）、护理协调员、老年病护士及护士长、养老服务咨询员（顾问、专员、客服）等作为教材或培训用书使用。

责任编辑：章梦婕　李植峰　　　　　　　　　　文字编辑：陈小滔
责任校对：宋　玮　　　　　　　　　　　　　　装帧设计：张　辉

出版发行：化学工业出版社（北京市东城区青年湖南街13号　邮政编码100011）
印　　装：中煤（北京）印务有限公司
787mm×1092mm　1/16　印张27½　字数652千字　2024年2月北京第1版第2次印刷

购书咨询：010-64518888　　　　　　售后服务：010-64518899
网　　址：http://www.cip.com.cn
凡购买本书，如有缺损质量问题，本社销售中心负责调换。

"音乐照护服务"分册编审人员名单

主　　编　韩　菊　石晓燕　秦　琴　刘　燕

副 主 编　裴　云　黄月娇

编写人员　韩　菊　石晓燕　秦　琴　刘　燕

　　　　　裴　云　黄月娇　刘记红　张海霞

　　　　　史东东　刘瑞峰　张甜侬　杨　林

　　　　　向春艳　谢　扬　余凤玲　陈　琳

　　　　　张　震　刘永强

主　　审　张仁民　谭美青

音乐照护服务

音乐照护是运用音乐的特性，在专业人士的带动下，配合特定设计的身体康复以及促进言语训练的动作，从而获得身体活化、心情愉悦效果的服务活动。音乐照护不分对象、不分地点、在任何时间都能以音乐为引导，达到身心健康照护的目的。

音乐照护尤其注重心与心的沟通，强调活动中以引导成员间整体互动为重点，运用音乐调动起整场活动的起、承、转、合，激活成员本身具有的生命力，增强人与人之间的信赖关系。

音乐照护被广泛用于团体及个人照护中，并在社区推动中起到关爱社区居家老年人的关键作用。学习音乐照护、掌握音乐照护的规定曲目（包括古典乐、流行音乐、自创曲目等），可以带给参与活动者个人层次的身心成长。

知识目标

1. 掌握为自理老年人开展音乐照护活动进行健康评估的相关知识。
2. 掌握为自理老年人开展音乐照护活动进行理论讲解的相关知识。
3. 掌握为自理老年人开展音乐照护活动进行技术示范的相关知识。
4. 掌握为自理老年人开展音乐照护活动进行技能指导的相关知识。
5. 掌握为自理老年人组织音乐照护活动的相关知识。

技能目标

1. 能为自理老年人开展音乐照护活动进行健康评估。
2. 能为自理老年人开展音乐照护活动进行理论讲解。
3. 能为自理老年人开展音乐照护活动进行技术示范。
4. 能为自理老年人开展音乐照护活动进行技能指导。
5. 能为自理老年人组织开展音乐照护活动。

素养目标

1. 具备尊老、爱老品质，能够以老年人为中心。
2. 具备良好的服务礼仪、沟通能力及服务意识。

目　录

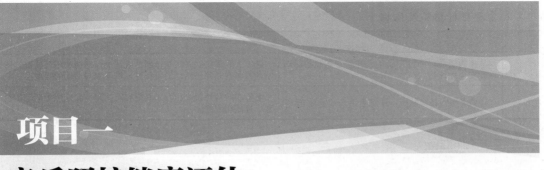

项目一

音乐照护健康评估

任务1 评估自理老年人健康基本状况

【任务情境】

小张是刚进入某老年服务中心工作的护理工作人员。她发现在老年服务中心有一位沉默寡言的李奶奶，生活可以自理，却经常一个人坐在椅子上，很少和别人交流。记得第一次见到这位奶奶时，她正在落地窗边看着外面车水马龙的街道，看上去很孤独。当其他老年人在一起开展活动时，李奶奶也很少参加，但会很有兴趣地观看。有一次，老年服务中心的老年人们聚在一起开展音乐照护活动，当邀请坐在一旁观看的李奶奶参加时，她却摆摆手说："我不行，我不懂音乐。"

请音乐照护康体指导师了解李奶奶的基本情况，并对开展音乐照护活动进行调查。

【任务实施】

一、任务流程

任务分析 ⟶ 工作准备 ⟶ 步骤操作 ⟶ 效果评价

二、实施步骤

（一）任务分析

1. 主要身心状况及健康问题

序号	主要身心状况及健康问题
1	身体情况相对较好，生活可以自理
2	沉默寡言，性格内敛，在人际交往中较为被动
3	日常娱乐活动较为单一，缺乏尝试新事物的勇气
4	对音乐照护活动有兴趣，但因不懂音乐，所以害怕加入

2. 主要目标措施及依据

序号	主要目标措施	依据
1	从疾病层面，为自理老年人开展音乐照护活动进行安全性评估	老年人躯体疾病（疾病诊断、既往史、病情和用药情况）影响其参与音乐照护活动的可行性，以及参与活动的强度
2	评估老年人精神状况，了解老年人音乐喜好	老年人的精神状况和音乐喜好影响其参与音乐照护活动的内容、方式和程度

（二）工作准备

1. 物品准备

序号	名称	规格	单位	数量	备注
1	评估记录表		份	1	
2	中性笔		支	1	

2. 环境与人员准备

序号	环境与人员	准备
1	环境	干净、整洁、安全、隐蔽，空气清新、无异味
2	音乐照护康体指导师	（1）洗手、着装整齐 （2）提前查阅老年人健康档案
3	自理老年人	神志清醒，情绪稳定，身心放松

（三）步骤操作

步骤	内容	音乐照护活动开展调查
工作前准备	沟通与观察	（1）沟通。音乐照护康体指导师来到老年人旁边，说明来意："爷爷 / 奶奶好！我们准备开展音乐照护活动，想了解一下您的基本状况。" （2）观察。通过观察，评估老年人神志是否清楚、意愿是否明显
步骤1	从疾病层面评估	音乐照护康体指导师先查阅健康档案，再补充提问 音乐照护康体指导师来到老年人旁边，说："爷爷 / 奶奶，为了让您安全地参与音乐照护活动，希望您能够如实告知我们您的身体是否有 ×× 疾病以及用药情况。" （注意：环境的隐蔽性，保护老年人隐私）
步骤2	从精神状态层面评估	"接下来，您需要配合我们完成一些动作和回答问题。我说，您答，我来记。" 依次进行认知功能、攻击行为、抑郁症状的评估 （注意：语言清晰明了，语速适中，同时观察老年人的表情，根据评估量表逐一完成相应项目）
步骤3	整理记录	（1）记录评估结果 （2）告知老年人评估结果 （3）解答老年人相关疑问
注意事项		评估过程中要时刻注意老年人状态，及时处理一些突发情况 评估过程中，评估者应注意个人态度，要耐心细致，体现人文关怀

（四）效果评价

（1）通过评估，音乐照护康体指导师了解老年人的基本情况，并为开展音乐照护活动的相关内容做好准备。

（2）老年人了解自身参与音乐照护活动的部分内容，对自己是否能够参与音乐照护活动有一定的认知。

1. 老年人健康档案

姓名：		性别：		民族：		年龄：		出生年月：	
身份证号：							婚姻状况：		
医保类型：					文化程度：				
联系电话：				联系人：			关系：		
籍贯：		户口地址：					现居住地址：		
退休前职业：				身高：			体重：		
血压：							脉搏：		
营养状况：							其他：		
病情诊断：									
现病史：									
既往史：									
并发症及具体描述：									
兴趣爱好：									

音乐偏好：
□红歌　□民歌　□迪斯科　□校园歌曲　□流行歌曲　□摇滚　□古典乐　□戏曲　□歌剧　□音乐剧　□其他

2. 简要精神状况评估

1 认知功能	测验	"我说三样东西，请重复一遍，并记住，一会儿会问您。苹果、手表、国旗。" 画钟测验："请在这儿画一个圆形时钟，在时钟上标出 10 点 45 分。" 回忆词语："现在请您告诉我，刚才我要您记住的三样东西是什么？" 答：_____、_____、_____（不必按顺序）
	评分 □分	0分，画钟正确（画出一个闭锁圆，指针位置准确），且能回忆出 2～3 个词
		1分，画钟错误（画的圆不闭锁，或指针位置不准确），或只回忆出 0～1 个词
		2分，已确诊为认知障碍，如老年失智
2 攻击行为	评分 □分	0分，无身体攻击行为（如打/踢/推/咬/抓/摔东西）和语言攻击行为（如骂人、语言威胁、尖叫）
		1分，每月有几次身体攻击行为，或每周有几次语言攻击行为
		2分，每周有几次身体攻击行为，或每日有语言攻击行为
3 抑郁症状	评分 □分	0分，无
		1分，情绪低落、不爱说话、不爱梳洗、不爱活动
		2分，有自杀念头或自杀行为
4 精神状态	评分 □分	分级：□级 0级能力完好：总分为 0 分 1级轻度受损：总分为 1 分 2级中度受损：总分 2～3 分 3级重度受损：总分 4～6 分
总分		

任务2 为自理老年人开展音乐照护活动进行安全性及强度评估

　　李奶奶运动习惯较好。她反映早上起床后会感觉肢体不灵便，每天早上会在养老中心与其他老年人打太极拳，打完太极拳后感觉肢体灵活些；晚饭后有散步的习惯，每天饭后会散步1小时左右；如厕完起身后往往感觉站立不稳，要静定2～3分钟后才能继续走路。

　　请音乐照护康体指导师对李奶奶参与音乐照护活动进行安全性及强度评估。

一、任务流程

任务分析 ⟶ 工作准备 ⟶ 步骤操作 ⟶ 效果评价

二、实施步骤

（一）任务分析

1. 主要身心状况及健康问题

序号	主要身心状况及健康问题
1	平衡功能较好
2	肢体功能活动较好，偶尔感觉有些不灵活
3	有一定的跌倒保护意识

2. 主要目标措施及依据

序号	主要目标措施	依据
1	从平衡及预防跌倒风险层面，为自理老年人开展音乐照护活动进行安全性评估	由于跌倒是老年人活动过程中常见的意外伤害事故，而平衡能力是防止跌倒的重要身体能力，相关的能力评估十分必要
2	从躯体活动能力层面，为自理老年人开展音乐照护活动进行安全性评估	躯体活动能力是老年人参与音乐照护活动的前提

（二）工作准备

1. 物品准备

序号	名称	规格	单位	数量	备注
1	评估记录表		份	1	
2	中性笔		支	1	

2.环境与人员准备

序号	环境与人员	准备
1	环境	干净、整洁、安全、安静，空气清新、无异味
2	音乐照护康体指导师	（1）洗手、着装整齐 （2）熟悉并掌握为自理老年人开展音乐照护活动进行安全性和强度评估的相关知识
3	自理老年人	神志清醒，情绪稳定，身心放松

（三）步骤操作

步骤	内容	开展音乐照护活动安全性及强度评估
工作前准备	沟通与观察	（1）沟通。音乐照护康体指导师来到老年人旁边，说明来意："爷爷／奶奶好！在参加音乐照护活动之前，需要对您的身体状况进行评估，以确保您能安全地参与活动。" （2）观察。判断老年人神志是否清楚、意愿是否明显
步骤1	从跌倒风险层面评估	音乐照护康体指导师来到老年人旁边，说："爷爷／奶奶，为了让您安全地参与音乐照护活动，我们首先要了解一下您的日常步行能力状况，希望您告知我们您近期步行时有没有出现走路不稳、头脑发昏、容易摔倒的情况，还有，平常走路时用不用一些助行器具，是什么类型的。" （注意：环境的隐蔽性，保护老年人隐私）
步骤2	从肢体运动情况层面评估	"接下来，我们要对您的肢体活动能力情况进行评估，请您配合我们完成一些动作，在这个过程中，如果出现任何不舒服的地方，请及时跟我们说。" 依次进行四肢功能、躯体功能的评估 （注意：语言清晰明了，语速适中，观察老年人表情，根据评估量表逐一完成相应项目）
步骤3	活动强度评估	"接下来，我们要对您的心肺耐力情况进行评估，请您配合我们完成六分钟的步行试验，在这个过程中，如果出现任何不舒服的地方，请及时跟我们说。" 活动前后依次进行呼吸频率、心率、血压、血氧饱和度的测量，并引导老年人完成活动后疲劳程度和身体状况的描述 （注意：语言清晰明了，语速适中，观察老年人表情，根据评估量表逐一完成相应项目）
步骤4	整理记录	（1）记录评估结果 （2）告知老年人评估结果 （3）解答老年人相关疑问
注意事项		评估过程中要时刻注意老年人状态，及时处理一些突发情况 评估过程中，评估者应注意个人态度，耐心细致，体现人文关怀

（四）效果评价

（1）通过评估，音乐照护康体指导师了解老年人的步行及跌倒风险的情况，并为开展音乐照护活动的相关内容做好准备。

（2）告知老年人自身评估结果，对自己是否能够参与音乐照护活动以及音乐照护活动的类型有进一步了解。

【相关知识】

Morse跌倒评估量表

姓名：＿＿＿＿＿　　性别：＿＿＿＿　　年龄：＿＿＿＿　　编号：＿＿＿＿＿

项目	摔倒风险评估Morse量表标准			日期			
1	跌倒的病史（包括目前入院期间和过去12个月内）	无	0				
		有	25				

项目	摔倒风险评估 Morse 量表标准			日期			
2	有第 2 个诊断，如各种综合征、眼部疾患（单盲、双盲、弱视、白内障、青光眼、复视等）、在 6 个月内有精神异常或其他（如列出多于一种内科诊断）服用了复方用药（利尿剂、导泻剂、降压药、镇静剂、镇痛剂、降糖药、散瞳剂）	无	0				
		有	15				
3	接受药物治疗	静脉输液 / 肝素帽 / 导管 / 监测器 无	0				
		有	20				
4	使用移动的辅助器材	没有 / 卧床 / 护士协助	0				
		使用拐杖 / 手杖 / 助行器	15				
		扶家具移动	30				
5	步态 / 移动	正常 / 卧床 / 轮椅	0				
		虚弱不稳	10				
		残疾 / 缺陷	20				
6	心理、精神状态	合理认知自己的活动能力	0				
		高估 / 忘记自己活动的限制性，模糊 / 定向力障碍 / 幻觉 / 烦躁，感觉障碍（如失明、头晕、耳聋）	15				
总分							
是否有跌倒风险							
签名							

危险程度	MFS 分值	措施
零危险	0 ~ 24	一般措施
低危险	25 ~ 45	标准防止跌倒措施
高危险	> 45	高危险防止跌倒措施

Morse 跌倒评分说明如下。

1. 老年人曾有跌倒（晕厥）/ 视觉障碍：老年人在入院之前或入院后曾经有跌倒（晕厥）的历史或是视觉障碍评分为 25 分，如果没有为 0 分。

2. 老年人有第 2 个或两个以上医学诊断：如果老年人有多于一个或以上医学诊断评分为 15 分，没有为 0 分。

3. 留有静脉内置管：老年人正在进行静脉内治疗（留有静脉内针管）或是使用药物治疗（麻醉药、抗组胺药、抗高血压药、镇静催眠药、抗癫痫抗痉挛药、轻泻药、利尿药、降糖药、抗抑郁抗焦虑药、抗精神病药等）均评分为 20 分，没有为 0 分。

4. 老年人使用"丁"形拐杖 / 手杖 / 助行器则评分为 15 分；行走时需要扶家具则评分为 30 分；如果老年人行走不需要任何物品辅助，步态自然，或使用轮椅，或老年人卧床休息不能起床活动，或由护士协助活动而不需要辅助评分为 0 分。

5. 老年人步态：正常步态或卧床休息，评分为 0 分，即老年人自然挺胸，肢体协调。老年人年龄超过 65 岁或存在体位性低血压，或乏力，评分为 10 分，即老年人可自行站立，但迈步时感觉下肢乏力或无力，需要辅助物品支撑。损伤步态（残疾或缺陷），评分为 20 分，即老年人主要表现为从椅子上站立困难，站立后低头，眼睛看地板，或老年人平衡差，下肢颤抖，当护士协助老年人行走时发现老年人关节强直，小步态或老年人不抬腿或拖着脚走。

6. 精神状况：老年人表现为意识障碍、躁动不安、沟通障碍、睡眠障碍，或是老年人非常自信，对护士的评估提醒漠视均为 15 分；正常为 0 分。

活动强度评估 —— 六分钟步行试验（A测试部分）

姓名		性别		年龄		住院号	
诊断							
试验日期							
步行距离							
项目		试验前			试验后		
呼吸频率							
心率							
血压							
血氧饱和度							

是否在试验中有暂停：是 否 原因：

是否提前终止了试验：是 否 原因：

试验中的其他症状：

试验结束时的其他症状：

试验数据分析：目前无理想的正常参考范围，不同研究结果有不同的建议。临床经验表明，试验前后，心率变化不超过 ± 20 次，血压在正常参考范围，血氧饱和度不低于 95%，对于老年人来说可参与当前强度的活动。

活动强度评估（B自评部分）

感谢您配合我们完成评估，请您根据您参加音乐照护活动后的疲劳程度和身体状况，找到最符合真实情况的选项进行描述。

评定项目	容易	很轻	中等	偏重	严重
您有感觉到呼吸不畅吗？	A	B	C	D	E
您有感觉到疲惫吗？	A	B	C	D	E
您有感觉到头晕吗？	A	B	C	D	E
您有感觉到头痛吗？	A	B	C	D	E
您有感觉到胸闷吗？	A	B	C	D	E
您有感觉到困倦吗？	A	B	C	D	E
您有感觉到心跳加快吗？	A	B	C	D	E
您有感觉到四肢酸痛吗？	A	B	C	D	E
您可以接受现在的活动强度吗？	A	B	C	D	E
您愿意参加下一次的活动吗？	A	B	C	D	E

每道题10分，选项A 10分，选项B 8分，选项C 6分，选项D 4分，选项E 0分，总分≤75分以及出现了两次以上的选项E者，说明活动对老年人来说强度过大，有较高的安全隐患，不建议参与当前强度的活动。

任务3 为自理老年人开展音乐照护活动进行环境评估

　　住在某养老机构的李奶奶为中国共产党党员，生活能够自理，无重特大疾病，有固定退休金，丈夫在三年前去世，有一儿一女，会定期探访。近日，养老机构拟定在一楼文体活动中心举行音乐照护活动。

　　请为李奶奶即将参加的音乐照护活动进行环境评估。

【任务实施】

一、任务流程

任务分析 ➡ 工作准备 ➡ 步骤操作 ➡ 效果评价

二、实施步骤

（一）任务分析

1. 主要身心状况及健康问题

序号	主要身心状况及健康问题
1	身体健康状况良好
2	参与活动意愿较强

2. 主要目标措施及依据

序号	主要目标措施	依据
1	从社会环境层面对李奶奶参与音乐照护活动进行评估	老年人因经济条件影响参与音乐照护活动；对于一些有宗教信仰的老年人，在活动设计时可能要规避一些宗教或个人习惯
2	从物理环境层面对现有音乐照护活动场所进行评估	物理环境的问题会给老年人参与音乐照护活动带来一些潜在性的风险

（二）工作准备

1. 物品准备

序号	名称	规格	单位	数量	备注
1	评估记录表		份	1	
2	中性笔		支	1	

2. 环境与人员准备

序号	环境与人员	准备
1	环境	干净、整洁、安全、隐蔽，空气清新、无异味
2	音乐照护康体指导师	（1）洗手、着装整齐 （2）熟悉并掌握为自理老年人开展音乐照护活动进行环境评估的相关知识
3	自理老年人	神志清醒，情绪稳定，身心放松

（三）步骤操作

步骤	内容	开展音乐照护活动进行环境评估
工作前准备	沟通与观察	（1）沟通。音乐照护康体指导师来到老年人旁边，说明来意："爷爷／奶奶好！为了即将开展的活动，我们来了解一下您的家庭成员、经济来源以及个人爱好等情况。" （2）观察。判断老年人神志是否清楚、意愿是否明显
步骤1	从物理环境层面评估	音乐照护康体指导师来到活动中心，对乐器的摆放位置、灯光的明暗程度以及座椅的稳定性等影响音乐照护活动安全性的几个方面进行评估
步骤2	从社会环境层面评估	"接下来，我们需要对您的社会环境进行评估，您可以讲一下您的家庭成员吗？您的经济状况如何？您是否有宗教信仰？您对音乐照护如何看待？之前有参与过类似活动吗？" （注意：环境的隐蔽性，注意观察老年人的情绪变化）
步骤3	整理记录	（1）记录评估结果 （2）告知老年人评估结果 （3）解答老年人相关疑问
注意事项		评估过程中要时刻注意老年人状态，及时处理一些突发情况 评估过程中，评估者应注意个人态度，耐心细致，体现人文关怀

（四）效果评价

（1）通过物理环境评估，音乐照护康体指导师了解活动场地的物理环境有无安全隐患，并为开展音乐照护活动的场地做好调整准备。

（2）通过社会环境评估，音乐照护康体指导师了解老年人的经济状况，对于参加音乐照护活动是否有经济压力，了解有无宗教信仰上的习惯，为开展音乐照护活动做出调整准备。

【相关知识】

环境评估

环境评估可以理解为预测音乐照护活动不良影响及安全隐患的过程，是确保老年人在安全环境下进行音乐照护活动的重要方法，是对活动内规划和建设项目实施后可能造成的环境影响进行分析、预测和评估，提出预防或者减轻不良环境影响的对策和措施，并进行跟踪监测的方法与制度。

1. 物理环境评估内容

□地垫边角卷起或容易打滑。

建议：移除地毯或用胶带将边缘固定。

□活动室桌椅欠牢固或有安全隐患。

建议：加强桌椅稳定性，消除安全隐患。

□活动室内地面容易打滑。

建议：定期清理水渍，更换防滑地毯，建议老年人穿防滑鞋。

□乐器放置位置较高，放置方式欠稳。

建议：治疗乐器置于安全可及位置，方便老年人放取，治疗乐器固定稳固，防止翻倒。

□活动室内桌子边角突出。

建议：治疗桌子包角，防止损伤老年人。

□活动时，老年人座位间距过小。

建议：适当增加间距，防止误伤。

□地面有线头等异物，使得老年人行动时过于小心。

建议：收起电线，固定电线放在不妨碍行走的位置。

□环境灯光昏暗。

建议：老年人对照明的要求比年轻人高2～3倍，需要改善照明，使室内光线充足。

□活动场地内放有很多不必要的设备，妨碍老年人转移。

建议：收起不必要的设备，以免阻挡老年人活动。

□无紧急急救箱。

建议：增加紧急急救箱，对于突发状况（心梗、癫痫、外伤等）及时处理。

□温度过冷或过热。

建议：温度恒温，避免过冷或过热，以防老年人生病。

□活动场地通风欠佳。

建议：增加通风及消毒设施。

□活动场地色彩明亮对比强烈或色彩昏暗。

建议：活动场地布置温馨，色彩明快。

2. 社会环境评估内容

□经济情况：是否有经济压力

建议：_____

□活动付费方式：

建议：_____

□家庭成员：

建议：_____

□家庭角色：

建议：_____

□职业：

建议：_____

□宗教信仰：

建议：_____

任务4 为自理老年人开展音乐照护活动进行有效性评估

──────────── 【任务情境】 ────────────

　　李奶奶近两个月以来睡眠质量较差，每日睡眠时间仅有 5 小时，白天精神欠佳，感觉疲劳；与周围的老年人交流较少，常常感觉生活无趣；近两年来基本未进行过家务活动。

　　请音乐照护康体指导师评估老年人目前基本状况，并同活动后期评估进行对比，判断音乐照护活动的有效性。

──────────── 【任务实施】 ────────────

一、任务流程

任务分析 ⟶ 工作准备 ⟶ 步骤操作 ⟶ 效果评价

二、实施步骤

（一）任务分析

1. 主要身心状况及健康问题

序号	主要身心状况及健康问题
1	近期睡眠欠佳，白天总没精神
2	比较沉默，与周围老年人交流较少
3	日常生活活动单一

2. 主要目标措施及依据

主要目标措施	依据
从睡眠、焦虑、抑郁等方面进行评估，为自理老年人开展音乐照护活动进行有效性评估	老年人存在失眠、内心焦虑、沉默寡言以及社会参与障碍等情况

（二）工作准备

1. 物品准备

序号	名称	规格	单位	数量	备注
1	评估记录表		份	1	
2	中性笔		支	1	

2. 环境与人员准备

序号	环境与人员	准备
1	环境	干净、整洁、安全、隐蔽，空气清新、无异味
2	音乐照护康体指导师	（1）洗手、着装整齐 （2）熟悉并掌握自理老年人的基本情况，并对老年人参与音乐照护活动进行必要的初评与末评，便于对音乐照护活动的前后效果进行对比
3	自理老年人	神志清醒，情绪稳定，身心放松

（三）步骤操作

1. 初评实施

有效性评估需要有一个老年人功能水平的基线指标，因此需要进行初期评估，可参考以下内容进行完善，相应的量表详见后文。

步骤	内容	为自理老年人开展音乐照护活动进行初期评估
工作前准备	沟通与观察	（1）沟通。音乐照护康体指导师来到老年人旁边，说明来意："爷爷/奶奶好！我们准备开展音乐照护活动，需要对您日常的睡眠状况、日常生活活动及心理状况做一些评估和记录，用来对您在音乐照护活动后的前后变化做一些对比。" （2）观察。通过观察，评估老年人神志是否清楚、意愿是否明显
步骤1	日常生活活动能力层面评估	日常生活活动处于什么水平，存在障碍的活动明细 借助工具的日常生活活动处于什么水平
步骤2	从心理状态情况层面评估	有无焦虑、抑郁情况，具体说明
步骤3	从社会参与层面评估	社会参与能力如何
步骤4	生命质量评价量表（SF-36）评定	生存质量如何
步骤5	整理记录	（1）记录评估结果 （2）告知老年人评估结果 （3）解答老年人相关疑问
注意事项		评估过程中要时刻注意老年人状态，及时处理一些突发情况 评估过程中，评估者应注意个人态度，耐心细致，体现人文关怀

2. 末评实施

末期的有效性评估需要与初期评估进行对比，了解老年人进行音乐照护后的进步情况，可参考以下流程进行完善，相应的量表与初评一致。注意：末评的日期需选择在老年人参与音乐照护活动3个月后。

步骤	内容	为自理老年人开展音乐照护活动进行末期评估
工作前准备	沟通与观察	（1）沟通。音乐照护康体指导师来到老年人旁边，说明来意："爷爷/奶奶好！您参加音乐照护活动已经3个月了，现在对您日常的睡眠状况、日常生活及心理状况做一些评估和记录，用来对比您在音乐照护前后的变化。" （2）观察。通过观察评估老年人神志是否清楚，意愿是否明显
步骤1	从日常生活活动能力层面评估	日常生活活动处于什么水平，存在障碍的活动明细 借助工具的日常生活活动处于什么水平
步骤2	从精神状态情况层面评估	精神状况如何，认知水平、睡眠情况如何
步骤3	从心理状态情况层面评估	有无焦虑、抑郁情况，具体说明
步骤4	从感知觉与沟通能力层面评估	视力、听力、交流沟通如何
步骤5	从社会参与层面评估	社会参与能力如何
步骤6	生命质量评价量表（SF-36）评定	生存质量如何
步骤7	判断老年人的进步情况	老年人治疗后的感受
步骤8	老年人主观感受评估	老年人使用自评量表，对活动进行整体评价，以及对参加活动后的进步情况进行描述
步骤9	老年人治疗一段时间的改善情况评估	根据初评，参照书写，综上评估改善情况。老年人做完音乐活动后，自身感觉如何，是否有些进步，是否建议进行下一阶段的音乐治疗

步骤	内容	为自理老年人开展音乐照护活动进行末期评估
步骤10	整理记录	（1）记录评估结果 （2）告知老年人评估结果 （3）解答老年人相关疑问
	注意事项	评估过程中要时刻注意老年人状态，及时处理一些突发情况 评估过程中，评估者应注意个人态度，耐心细致，体现人文关怀

（四）效果评价

（1）通过对比初评与末评的结果，音乐照护康体指导师掌握老年人开展音乐照护活动的效果。

（2）通过对比初评与末评的结果，老年人更加明确音乐照护活动的健康促进作用。

【相关知识】

焦虑自评量表（SAS）

指导语： 下面有二十条文字，请仔细阅读每一条，理解含义，然后根据您近一个星期的实际情况在适当的选项上划"√"，每一条文字后有四个选项，依次为A—没有或很少如此、B—偶尔如此、C—时常如此、D—绝大部分或全部时间如此。

	A	B	C	D
1. 我会比过去更容易紧张或着急	A	B	C	D
2. 我会无缘无故感到害怕	A	B	C	D
3. 我容易心里烦乱或感到惊恐	A	B	C	D
4. 我觉得我可能将要发疯	A	B	C	D
5. 我觉得一切都很好	A	B	C	D
6. 我手脚发抖打颤	A	B	C	D
7. 我因为头疼、颈痛或背痛而苦恼	A	B	C	D
8. 我觉得容易无力或疲乏	A	B	C	D
9. 我觉得心平气和，并且容易静坐	A	B	C	D
10. 我觉得心跳得很快	A	B	C	D
11. 我因为一阵阵头晕而苦恼	A	B	C	D
12. 我有晕倒发作过，或觉得要晕倒似的	A	B	C	D
13. 我吸气、呼气都感到很容易	A	B	C	D
14. 我的手脚有麻木和刺痛感	A	B	C	D
15. 我因为胃痛和消化不良而苦恼	A	B	C	D
16. 我常常要小便	A	B	C	D
17. 我的手脚常常是干燥温暖的	A	B	C	D
18. 我会脸红发热	A	B	C	D
19. 我容易入睡并且一夜睡得很好	A	B	C	D
20. 我会做噩梦	A	B	C	D

计分： 正向计分题，A、B、C、D 按 1、2、3、4 分计；反向计分题，按 4、3、2、1 计分。

反向计分题号：5、9、13、17、19。

评定： 采用 1～4 制计分，评定时间为过去一周内。统计方法是把各题的得分相加为粗分，粗分乘以 1.25，四舍五入取整数即得到标准分。分值越小越好，临界值 T 为 50 分，分值越高，焦虑倾向越明显。其中 50～59 分为轻度焦虑，60～69 分为中度焦虑，70 分以上为重度焦虑。

抑郁自评量表（SDS）

下面有 20 条文字，请仔细阅读每一条，理解含义，每一条文字后有四个选项：

A—过去一周内，出现这类情况的日子不超过一天；B—过去一周内，有 1～2 天有过这类情况；C—过去一周内，有 3～4 天有过这类情况；D—过去一周内，有 5～7 天有过这类情况。

请选择最符合自己情况的选项。测试时间建议：5～10 分钟。

1. 我觉得闷闷不乐，情绪低沉	A	B	C	D
2. 我觉得一天之中早晨最好	A	B	C	D
3. 我会一阵阵哭出来或觉得想哭	A	B	C	D
4. 我晚上睡眠不好	A	B	C	D
5. 我吃得跟平常一样多	A	B	C	D
6. 我与异性亲密接触时和以往一样感觉愉快	A	B	C	D
7. 我发觉我的体重在下降	A	B	C	D
8. 我有便秘的苦恼	A	B	C	D
9. 我心跳比平时快	A	B	C	D
10. 我会无缘无故地感到疲乏	A	B	C	D
11. 我的头脑跟平常一样清楚	A	B	C	D
12. 我觉得经常做的事情没有困难	A	B	C	D
13. 我觉得不安而平静不下来	A	B	C	D
14. 我对将来抱有希望	A	B	C	D
15. 我比平常容易生气激动	A	B	C	D
16. 我觉得作出决定是容易的	A	B	C	D
17. 我觉得自己是个有用的人，有人需要我	A	B	C	D
18. 我的生活过得很有意思	A	B	C	D
19. 我认为如果我死了别人会生活得好些	A	B	C	D
20. 平常感兴趣的事我现在照样感兴趣	A	B	C	D

计分： 正向计分题，A、B、C、D 按 1、2、3、4 分计；反向计分题，按 4、3、2、1 计分。

反向计分题号：2、5、6、11、12、14、16、17、18、20。

结果分析： 将 20 个项目的各个得分相加，即得总粗分。总粗分的正常上限参考值为 41 分。标准分等于总粗分乘以 1.25 后的整数部分，分值越小越好。标准分正常上限参考值为 53 分。标准分 53 ～ 62 为轻度抑郁，63 ～ 72 为中度抑郁，72 分以上为重度抑郁。

匹兹堡睡眠质量指数量表（PSQI）

姓名：　　　　性别：　　　年龄：　　　科室：　　　床号：　　　住院号：

诊断：

填表提示：以下的问题仅与你过去一个月的睡眠习惯有关。你应该对过去一个月中多数白天和晚上的睡眠情况做精确的回答，要回答所有的问题。

1. 过去一个月你通常上床睡觉的时间是？上床睡觉的时间是＿＿＿＿＿＿

2. 过去一个月你每晚通常要多长时间（分钟）才能入睡？多少时间＿＿＿＿＿＿

3. 过去一个月每天早上通常什么时候起床？起床时间＿＿＿＿＿＿

4. 过去一个月你每晚实际睡眠的时间有多少？每晚实际睡眠的时间＿＿＿＿＿＿

◆从以下每一个问题中选一个最符合你的情况作答，打"√"。

5. 过去一个月你是否因为以下问题而经常睡眠不好。

（A）不能在 30 分钟内入睡：

过去一个月没有　　　　　　　　　　每周平均不足一个晚上

每周平均一或两个晚上　　　　　　　每周平均三个或更多晚上

（B）在晚上睡眠中醒来或早醒：

过去一个月没有　　　　　　　　　　每周平均不足一个晚上

每周平均一或两个晚上　　　　　　　每周平均三个或更多晚上

（C）晚上有无起床上洗手间：

过去一个月没有　　　　　　　　　　每周平均不足一个晚上

每周平均一或两个晚上　　　　　　　每周平均三个或更多晚上

（D）呼吸不舒服：

过去一个月没有　　　　　　　　　　每周平均不足一个晚上

每周平均一或两个晚上　　　　　　　每周平均三个或更多晚上

（E）大声咳嗽或打鼾声：

过去一个月没有　　　　　　　　　　每周平均不足一个晚上

每周平均一或两个晚上　　　　　　　每周平均三个或更多晚上

（F）感到寒冷：

过去一个月没有　　　　　　　　　　每周平均不足一个晚上

每周平均一或两个晚上　　　　　　　每周平均三个或更多晚上

（G）感到太热：

过去一个月没有　　　　　　　　　　每周平均不足一个晚上

每周平均一或两个晚上　　　　　　　每周平均三个或更多晚上

（H）做不好的梦：

过去一个月没有　　　　　　　　　　每周平均不足一个晚上

每周平均一或两个晚上　　　　　　　每周平均三个或更多晚上

（I）出现疼痛：

过去一个月没有　　　　　　　　　　　每周平均不足一个晚上

每周平均一或两个晚上　　　　　　　　每周平均三个或更多晚上

（J）其他，请描述：＿＿＿＿＿＿＿＿＿＿＿＿＿＿＿＿＿

过去一个月没有　　　　　　　　　　　每周平均不足一个晚上

每周平均一或两个晚上　　　　　　　　每周平均三个或更多晚上

6. 你对过去一个月总睡眠质量评价：

非常好　　　尚好　　　不好　　　非常差

7. 过去一个月，你是否经常要服药（包括从医生处方或者在外面药店购买）才能入睡？

过去一个月没有　　　　　　　　　　　每周平均不足一个晚上

每周平均一或两个晚上　　　　　　　　每周平均三个或更多晚上

8. 过去一个月你在开车、吃饭或参加社会活动时难以保持清醒状态？

过去一个月没有　　　　　　　　　　　每周平均不足一个晚上

每周平均一或两个晚上　　　　　　　　每周平均三个或更多晚上

9. 过去一个月，你在积极完成事情上是否有困难？

没有困难　　　有一点困难　　　比较困难　　　非常困难

10. 你是与老伴儿同睡一床或有室友？

没有与人同睡一床或有室友　　　　　　同伴或室友在另外房间

同伴在同一房间但不睡同床　　　　　　同伴在同一床上

◆如果你是与人同睡一床或有室友，请询问他（她）你过去一个月是否出现以下情况。

（A）你在睡觉时，有无打鼾声：

过去一个月没有　　　　　　　　　　　每周平均不足一个晚上

每周平均一或两个晚上　　　　　　　　每周平均三个或更多晚上

（B）在你睡觉时，呼吸之间有没有长时间停顿：

过去一个月没有　　　　　　　　　　　每周平均不足一个晚上

每周平均一或两个晚上　　　　　　　　每周平均三个或更多晚上

（C）在你睡觉时，你的腿是否有抽动或者有痉挛：

过去一个月没有　　　　　　　　　　　每周平均不足一个晚上

每周平均一或两个晚上　　　　　　　　每周平均三个或更多晚上

（D）在你睡觉时是否出现过不能辨认方向或混乱状态：

过去一个月没有　　　　　　　　　　　每周平均不足一个晚上

每周平均一或两个晚上　　　　　　　　每周平均三个或更多晚上

（E）在你睡觉时是否有其他睡不安宁的情况，请描述：＿＿＿＿＿＿

过去一个月没有　　　　　　　　　　　每周平均不足一个晚上

每周平均一或两个晚上　　　　　　　　每周平均三个或更多晚上

PSQI：＿＿＿＿分

量表解读：

匹兹堡睡眠质量指数是美国匹兹堡大学精神科医生 Buysse 博士等人编制的。该量表适用于睡眠障碍患者、精神障碍患者评价睡眠质量，同时也适用于一般人睡眠质量的评估。

感知觉与沟通能力

1 意识水平	□分	0 分，神志清醒，对周围环境警觉
		1 分，嗜睡，表现为睡眠状态过度延长。当呼唤或推动老年人的肢体时可唤醒，并能进行正确的交谈或执行指令，停止刺激后又继续入睡
		2 分，昏睡，一般的外界刺激不能使其觉醒，给予较强烈的刺激时可有短时的意识清醒，醒后可简短回答提问，当刺激减弱后又很快进入睡眠状态
		3 分，昏迷，处于浅昏迷时对疼痛刺激有回避和痛苦表情；处于深昏迷时对刺激无反应（若评定为昏迷，直接评定为重度失能，可不进行以下项目的评估）
2 视力：若平日戴老花镜或近视镜，应在佩戴眼镜的情况下评估	□分	0 分，能看清书报上的标准字体
		1 分，能看清楚大字体，但看不清书报内文的五号字体
		2 分，视力有限，看不清报纸大标题，但能辨认物体
		3 分，辨认物体有困难，但眼睛能跟随物体移动，只能看到光、颜色和形状
		4 分，没有视力，眼睛不能跟随物体移动
3 听力：若平时佩戴助听器，应在佩戴助听器的情况下评估	□分	0 分，可正常交谈，能听到电视、电话、门铃的声音
		1 分，在轻声说话或说话距离超过 2 米时听不清
		2 分，正常交流有些困难，需在安静的环境或大声说话才能听到
		3 分，讲话者大声说话或说话很慢，才能听见部分内容
		4 分，完全听不见
4 沟通交流：包括非语言沟通	□分	0 分，无困难，能与他人正常沟通和交流
		1 分，能够表达自己的需要及理解别人的话，但需要增加时间或给予帮助
		2 分，表达需要或理解有困难，需频繁重复或简化口头表
		3 分，不能表达需要或理解他人的话

分级：□级

0 级能力完好：意识清醒，且视力和听力评为 0 分或 1 分，沟通评为 0 分

1 级轻度受损：意识清醒，但视力或听力中至少一项评为 2 分，或沟通评为 1 分

2 级中度受损：意识清醒，但视力或听力中至少一项评为 3 分，或沟通评为 2 分；或嗜睡，视力或听力评定为 3 分及以下，沟通评定为 2 分及以下

3 级重度受损：意识清醒或嗜睡，但视力或听力中至少一项评为 4 分，或沟通评为 3 分；或昏睡 / 昏迷

社会参与能力评估

1 生活能力	□分	0 分，除个人生活自理外（如饮食、洗漱、穿戴、二便），能料理家务（如做饭、洗衣）或当家管理事务
		1 分，除个人生活自理外，能做家务，但欠好，家庭事务安排欠条理
		2 分，个人生活能自理；只有在他人帮助下才能做些家务，但质量不好
		3 分，个人基本生活事务能自理（如饮食、二便），在督促下可洗漱
		4 分，个人基本生活事务（如饮食、二便）需要部分帮助或完全依赖他人帮助
2 工作能力	□分	0 分，原来熟练的脑力工作或体力技巧性工作可照常进行
		1 分，原来熟练的脑力工作或体力技巧性工作能力有所下降
		2 分，原来熟练的脑力工作或体力技巧性工作明显不如以往，部分遗忘
		3 分，对熟练工作只有一些片段保留，技能全部遗忘
		4 分，对以往的知识或技能全部磨灭
3 时间 / 空间定向	□分	0 分，时间观念（年、月、日、时）清楚；可单独出远门，能很快掌握新环境的方位
		1 分，时间观念有些下降，年、月、日清楚，但有时相差几天；可单独来往于近街，知道现住地的名称和方位，但不知回家路线
		2 分，时间观念较差，年、月、日不清楚，可知上半年或下半年；只能单独在家附近行动，对现住地址只知地名和方位

3 时间/空间定向	□分	3分，时间观念很差，年、月、日不清楚，可知上午或下午；只能在左邻右舍间串门，对现住地址不知其他地名和方位
		4分，无时间观念；不能单独外出
4 人物定向	□分	0分，知道周围人们的关系，知道祖孙、叔伯、姑姨、侄子侄女等称谓的意义；可分辨陌生人的大致年龄和身份，可用适当称呼
		1分，只知家中有来往的近亲的关系，不会分辨陌生人的大致年龄，不能称呼陌生人
		2分，只能称呼家中人，或只能照样称呼，不知其关系，不辨辈分
		3分，只认识常同住的亲人，可称呼子女或孙子女，可辨熟人和生人
		4分，只认识保护人，不辨熟人和生人
5 社会交往能力	□分	0分，参与社会，在社会环境中有一定的适应能力，待人接物恰当
		1分，能适应单纯环境，主动接触人，初见面时难让人发现智力问题，不能理解隐喻语
		2分，脱离社会，可被动接触，不会主动待人，谈话中有很多不适词句，容易上当受骗
		3分，勉强可与人交往，谈吐内容不清楚，表情不恰当
		4分，难以与人接触
社会参与总分	□分	分级：□级 0级能力完好：总分0～2分 1级轻度受损：总分3～7分 2级中度受损：总分8～13分 3级重度受损：总分14～20分 不同老年人的问题表现各不相同，有的以情绪低落为主，有的以失眠为主，所以在开展音乐治疗前首先要明确此次治疗的目的，需要解决哪些问题，从而制订详细的音乐治疗方案

生命质量评价量表（SF-36）

1. 总体来讲，您的健康状况是：

① 非常好 ②很好 ③好 ④一般 ⑤差

2. 跟1年以前比您觉得自己的健康状况是：

① 比1年前好多了②比1年前好一些 ③跟1年前差不多 ④比1年前差一些 ⑤比1年前差多了

（权重或得分依次为1、2、3、4、5）

健康和日常活动

3. 以下这些问题都和日常活动有关。请您想一想，您的健康状况是否限制了这些活动？如果有限制，程度如何？

（1）重体力活动。如跑步、参加剧烈运动等。

① 限制很大 ②有些限制 ③毫无限制（权重或得分依次为1、2、3；下同）

（2）适度的活动。如移动一张桌子、扫地、打太极拳、做简单体操等。

① 限制很大 ②有些限制 ③毫无限制

（3）手提日用品。如买菜、购物等。

①限制很大 ②有些限制 ③毫无限制

（4）上几层楼梯。①限制很大 ②有些限制 ③毫无限制

（5）上一层楼梯。①限制很大 ②有些限制 ③毫无限制

（6）弯腰、屈膝、下蹲。①限制很大 ②有些限制 ③毫无限制

（7）步行 1500 米以上的路程。①限制很大 ②有些限制 ③毫无限制

（8）步行 1000 米的路程。①限制很大 ②有些限制 ③毫无限制

（9）步行 100 米的路程。①限制很大 ②有些限制 ③毫无限制

（10）自己洗澡、穿衣。①限制很大 ②有些限制 ③毫无限制

4. 在过去 4 个星期里，您的工作和日常活动有无因为身体健康的原因而出现以下这些问题？

（1）减少了工作或其他活动时间。①是 ②不是

（权重或得分依次为 1、2；下同）

（2）本来想要做的事情只能完成一部分。①是 ②不是

（3）想要干的工作或活动种类受到限制。①是 ②不是

（4）完成工作或其他活动困难增多（比如需要额外的努力）。①是 ②不是

5. 在过去 4 个星期里，您的工作和日常活动有无因为情绪的原因（如压抑或忧虑）而出现以下这些问题？

（1）减少了工作或活动时间。①是 ②不是

（权重或得分依次为 1、2；下同）

（2）本来想要做的事情只能完成一部分。①是 ②不是

（3）做事情不如平时仔细。①是 ②不是

6. 在过去 4 个星期里，您的健康或情绪不好在多大程度上影响了您与家人、朋友、邻居或集体的正常社会交往？

①完全没有影响②有一点影响 ③中等影响 ④影响很大 ⑤影响非常大（权重或得分依次为 5、4、3、2、1）

7. 在过去 4 个星期里，您有身体疼痛吗？

①完全没有疼痛 ②有很轻微疼痛 ③有轻微疼痛 ④有中等疼痛 ⑤有严重疼痛 ⑥有很严重疼痛（权重或得分依次为 6、5.4、4.2、3.1、2.2、1）

8. 在过去 4 个星期里，您的身体疼痛影响了您的工作和家务吗？

①完全没有影响 ②有一点影响 ③中等影响 ④影响很大 ⑤影响非常大

（如果 7 无 8 无，权重或得分依次为 6、4.75、3.5、2.25、1.0；如果 7 有 8 无，则为 5、4、3、2、1）

您的感觉

9. 以下这些问题是关于过去 1 个月里您自己的感觉，对每一条问题所说的事情，您的情况是什么样的？

（1）您觉得生活充实。

①所有的时间如此 ②大部分时间如此 ③比较多时间如此 ④一部分时间如此 ⑤小部分时间如此 ⑥没有这种感觉（权重或得分依次为 6、5、4、3、2、1）

（2）您是一个敏感的人。

①所有的时间如此 ②大部分时间如此 ③比较多时间如此 ④一部分时间如此 ⑤小部分时间如此 ⑥没有这种感觉（权重或得分依次为 1、2、3、4、5、6）

（3）您的情绪非常不好，什么事都不能使您高兴起来。

①所有的时间如此 ②大部分时间如此 ③比较多时间如此 ④一部分时间如此 ⑤小部分时

间如此 ⑥没有这种感觉（权重或得分依次为1、2、3、4、5、6）

（4）您的心理很平静。

①所有的时间如此 ②大部分时间如此 ③比较多时间如此 ④一部分时间如此 ⑤小部分时间如此 ⑥没有这种感觉（权重或得分依次为6、5、4、3、2、1）

（5）您做事精力充沛。

①所有的时间如此 ②大部分时间如此 ③比较多时间如此 ④一部分时间如此 ⑤小部分时间如此 ⑥没有这种感觉（权重或得分依次为6、5、4、3、2、1）

（6）您的情绪低落。

①所有的时间如此 ②大部分时间如此 ③比较多时间如此 ④一部分时间如此 ⑤小部分时间如此 ⑥没有这种感觉（权重或得分依次为1、2、3、4、5、6）

（7）您觉得筋疲力尽。

①所有的时间如此 ②大部分时间如此 ③比较多时间如此 ④一部分时间如此 ⑤小部分时间如此 ⑥没有这种感觉（权重或得分依次为1、2、3、4、5、6）

（8）您是个快乐的人。

①所有的时间如此 ②大部分时间如此 ③比较多时间如此 ④一部分时间如此 ⑤小部分时间如此 ⑥没有这种感觉（权重或得分依次为6、5、4、3、2、1）

（9）您感觉厌烦。

①所有的时间如此 ②大部分时间如此 ③比较多时间如此 ④一部分时间如此 ⑤小部分时间如此 ⑥没有这种感觉（权重或得分依次为1、2、3、4、5、6）

10. 不健康影响了您的社会活动（如走亲访友）。

①所有的时间如此 ②大部分时间如此 ③比较多时间如此 ④一部分时间如此 ⑤小部分时间如此 ⑥没有这种感觉（权重或得分依次为1、2、3、4、5、6）

总体健康情况

11. 请看下列每一条问题，哪一种答案最符合您的情况？

（1）我好像比别人容易生病。

①完全符合 ②基本符合 ③不能肯定 ④大部分符合 ⑤完全不符

（权重或得分依次为1、2、3、4、5）

（2）我跟周围人一样健康。

①完全符合 ②基本符合 ③不能肯定 ④大部分符合 ⑤完全不符

（权重或得分依次为5、4、3、2、1）

（3）我认为我的健康状况在变坏。

①完全符合 ②基本符合 ③不能肯定 ④大部分符合 ⑤完全不符

（权重或得分依次为1、2、3、4、5）

（4）我的健康状况非常好。

①完全符合 ②基本符合 ③不能肯定 ④大部分符合 ⑤完全不符

（权重或得分依次为5、4、3、2、1）

日常生活能力评定（IADL）

姓名：　　　　性别：　　　　年龄：　　　　诊断：

序号	项目	
1	"你能够自己使用电话吗？"包括找电话号码及接打电话	不需要任何帮助 需要一些帮忙 完全不能自己做
2	"你能够自己坐车吗？"包括自己上到正确的车，付车钱／买车票，上／下车 （假设你必须坐车去比较远的地方探望朋友／看医生等）	不需要任何帮助 需要一些帮忙 完全不能自己做
3	"你能够自己买东西吗？"包括自己挑商品、付钱 （假如你必须要到附近商店买食物或日用品）	不需要任何帮助 需要一些帮忙 完全不能自己做
4	"你能自己做饭吃吗？"包括自己准备食材、煮熟食物及放入碗柜里 （假如你必须要自己准备两餐）	不需要任何帮助 需要一些帮忙 完全不能自己做
5	"你能够自己做家务吗？"包括简单家务（如擦桌子、铺床、洗碗）及较重的家务（如拖地／窗） （假如你必须要由自己做家务）	不需要任何帮助 需要一些帮忙 完全不能自己做
6	"你能够应付简单的家居维修吗？"例如换灯泡、上紧螺丝等 （假如必须要你自己去做）	不需要任何帮助 需要一些帮忙 完全不能自己做
7	"你能够自己洗衣服吗？"包括清洗及晒自己的衫、被、床单等 （假如必须要你自己洗衫、被、床单等）	不需要任何帮助 需要一些帮忙 完全不能自己做
8	"你能够自己吃药吗？"包括能依照医嘱在正确的时间内服用正确的分量 （假如你必须要自己吃药）	不需要任何帮助 需要一些帮忙 完全不能自己做
9	"你能够自己处理财务吗？"包括日常财产的交租／水电费及到银行存取钱等 （假如必须要你自己去交租／水电费及将钱存在银行）	不需要任何帮助 需要一些帮忙 完全不能自己做
总分		

简明精神状态检查表

姓名：　　　　　性别：　　　年龄：　　　科室：　　　床号：　　　住院号：

诊断：

评 定 项 目	评分		评 定 项 目	评分	
1. 今年是哪一年	1	0	18. 用右手拿纸	1	0
2. 现在是什么季节	1	0	19. 将纸对折	1	0
3. 今天是几号	1	0	20. 放在大腿上	1	0
4. 今天是星期几	1	0	21. 说一句完整的句子	1	0
5. 现在是几月份	1	0	22. 计算：93—7	1	0
6. 你现在在哪一个省（市）	1	0	23. 计算：86—7	1	0
7. 你现在在哪一个县（区）	1	0	24. 计算：79—7	1	0
8. 你现在在哪一个乡（镇、街道）	1	0	25. 计算：72—7	1	0
9. 你现在在哪一层楼上	1	0	26. 回忆：皮球	1	0
10. 这里是什么地方	1	0	27. 回忆：国旗	1	0
11. 复述：皮球	1	0	28. 回忆：树木	1	0
12. 复述：国旗	1	0	29. 辨认：手表②	1	0
13. 复述：树木	1	0	30 按样作图	1	0
14. 计算：100—7	1	0			
15. 辨认：铅笔	1	0			
16. 复述：四十四只石狮子	1	0			
17. 按卡片❶ 闭眼睛①	1	0	总分		

① 按卡片上书写的指令动作（闭眼睛）。
② 出示手表，询问老年人是否见过这块手表。
注：评分标准，每项正确为 1 分，满分 30 分。文盲 ≥ 17 分，小学 ≥ 20 分，中学以上 ≥ 24 分。
如文盲小于 17 分、小学小于 20 分、中学以上小于 24 分即可考虑失智。

签名：

日期：

老年人主观感受评估问卷

　　非常感谢您参与我们的活动，请您抽出两分钟的时间回答以下问题，以帮助我们作出改善，为您及其他院友提供更好的服务。谢谢！

　　请根据实际情况，在相应的框内打"√"。

1. 我在活动中能有较好的参与感。

□非常同意　　　□比较同意　　　□一般　　　□比较不同意　　　□非常不同意

2. 本次音乐照护互动对我情绪起到了舒缓放松的作用。

□非常同意　　　□比较同意　　　□一般　　　□比较不同意　　　□非常不同意

3. 活动后能帮我缓和入睡时由基础病带来的不适感。

□非常同意　　　□比较同意　　　□一般　　　□比较不同意　　　□非常不同意

4. 本次音乐照护活动让我感到身心愉悦。

---

❶ 该卡片为本检查配套卡片，主要为提示动作指令用。

□非常同意　　　　□比较同意　　　　□一般　　　　□比较不同意　　　　□非常不同意

5. 此次小组活动结束后，我希望这个音乐模式能继续陪伴我。
□非常同意　　　　□比较同意　　　　□一般　　　　□比较不同意　　　　□非常不同意

6. 在本次活动中结交了新的朋友。
□非常同意　　　　□比较同意　　　　□一般　　　　□比较不同意　　　　□非常不同意

7. 负责活动的医务人员表现良好。
□非常同意　　　　□比较同意　　　　□一般　　　　□比较不同意　　　　□非常不同意

8. 活动后，让我不像之前那么无所事事了。
□非常同意　　　　□比较同意　　　　□一般　　　　□比较不同意　　　　□非常不同意

9. 活动时能让我暂时忘却所有的烦恼。
□非常同意　　　　□比较同意　　　　□一般　　　　□比较不同意　　　　□非常不同意

10. 我比之前更喜欢音乐了。
□非常同意　　　　□比较同意　　　　□一般　　　　□比较不同意　　　　□非常不同意

11. 几次活动下来，我的身体功能比以前好了。
□非常同意　　　　□比较同意　　　　□一般　　　　□比较不同意　　　　□非常不同意

12. 几次活动后，让我知道如何欣赏音乐了。
□非常同意　　　　□比较同意　　　　□一般　　　　□比较不同意　　　　□非常不同意

13. 几次活动后，我的表达比以前好多了。
□非常同意　　　　□比较同意　　　　□一般　　　　□比较不同意　　　　□非常不同意

14. 几次活动后，我发现我愿意与别人交流了，也知道如何配合别人。
□非常同意　　　　□比较同意　　　　□一般　　　　□比较不同意　　　　□非常不同意

15. 您对这次活动的安排有什么建议？（如在时间、地点或内容等方面的建议）

_____

_____

16. 您希望中心今后提供哪些方面的服务和活动？

_____

_____

17. 活动结束后，您有何感触？

_____

_____

18. 您觉得活动对您有帮助吗？主要体现在哪里？

_____

_____

_____

年　月　日

案例介绍

某国际养老中心常态化开展音乐照护活动，对 65 岁及以上生活能够自理、知情并且自愿参与音乐照护的 50 位老年人进行跟踪研究。其中男 32 人、女 18 人，平均年龄 74.28 岁。

【案例分析】

一、干预方法

由音乐照护康体指导师定期在社区居家服务中心和各养老机构对老年人进行音乐照护服务，2 次 / 周，1.5 小时 / 次，持续 12 个月。所有参与者每 3 个月开展一次身心功能检测，以了解其健康状况在活动前后的变化。

音乐照护内容、时间、频率及方法

活动内容	时间	频率	活动方法
生命体征测量	10 分钟	2 次 / 周	每次干预前后进行安全监护
音乐照护主题活动	45 分钟	2 次 / 周	根据当天老年人的身体情况开展音乐照护活动
整理运动分享感悟	20 分钟	2 次 / 周	活动结束后，对老年人活动中易疲劳的躯体部位进行适当放松，针对老年人活动过程中的表现给予反馈，提出进一步的期待；老年人间互相交流活动后的感受，给出下一次主题活动的方向

二、安全性评估

活动前对老年人进行身体健康状况调查并记录，排除因认知功能存在严重障碍无法完全理解或配合音乐照护康体指导师进行评估的老年人以及有严重基础性疾病或处于全身性疾病急性发作期（如继发性癫痫、严重心血管疾病、恶性肿瘤手术后，或严重的心肺功能衰竭等）病情者。

之后对存在跌倒风险的老年人（如平衡能力差、跌倒风险高危者）进行评估，确保活动的安全性，同时须在活动过程中对其进行重点关注和监督。

三、环境评估

在老年人进行音乐照护活动时，音乐照护康体指导师通过对老年人参与活动的物理环境进行详细评估，对风险因素提前部署以排除潜在性的安全隐患。对老年人进行详尽的社会环境方面的评估，从而确保整个活动安全顺畅地进行。

四、有效性评估

1. SAS 评估量表：有无焦虑状况评估。
2. SDS 评估量表：有无抑郁状况评估。

3. 匹兹堡睡眠质量指数量表：对失眠质量进行评估。

4. 感知觉与沟通能力：对听力、视力、交流沟通能力评估。

5. 社会参与能力评估：对社会参与情况进行评估。

6. SF-36 评定：对生存质量进行评估。

7. 日常生活能力评定：对家务劳动能力进行评估。

8. 简明精神状态检查表：对精神及认知情况进行评估。

9. 老年人主观感受评估问卷：记录老年人对活动的整体评价和参加活动后的进步情况。

在整个音乐照护活动过程中，我们发现老年人有良好的音乐活动体验，在躯体功能层面有不同程度的提升。老人们在日间的生活丰富起来之后，夜间睡眠质量也得到了进一步改善，在一定程度上可改善焦虑抑郁的状态。同时该活动通过团体协作、沟通和交流，改善了老年人的心理健康状态。

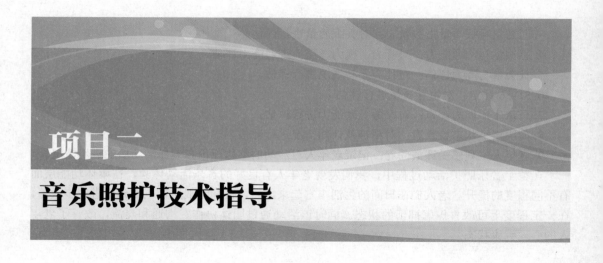

项目二

音乐照护技术指导

任务1 为自理老年人讲解音乐照护技术增进
健康的原理和功效

赵奶奶住进养老院近两个月了，还是不愿意和其他同伴讲话，更不喜欢参加养老院组织的娱乐活动，总喜欢一个人躲在房间的角落，心事重重地提不起精神，任凭服务员怎么劝说都无动于衷，还时常出现躁动难耐、惶恐不安的情绪。

听她女儿说，自从老伴去世以后，赵奶奶就经常做噩梦，一年多的时间里已经搬了两次家。其女儿无奈，只好把赵奶奶送到养老院，心想，养老院人多热闹，在这里不孤单了，慢慢就好了。可是，赵奶奶的情况并没有好转，反而愈发显得不合群。

这天，养老院里组织了一次别开生面的音乐照护活动，几个大学生志愿者带领养老院的自理老年人，跟着音乐的旋律、节奏，伴着乐器发出的动听悦耳的声音，一曲又一曲地拍打着、舞动着。只见躲在房间角落里的赵奶奶慢慢走到门口，探出头去，露出前所未有的好奇眼神，仔细观看，并情不自禁地跟着音乐拍打、舞动起来……

院长和服务人员看到这一幕，又是欣喜，又是惊奇，感叹道："音乐照护真有魔力啊！"

【任务实施】

一、任务流程

任务分析 ⟶ 工作准备 ⟶ 步骤操作 ⟶ 效果评价

二、实施步骤

（一）任务分析

1. 主要身心状况及健康问题

序号	主要身心状况及健康问题
1	日常生活自理，但情绪比较低落，有时会出现精神恍惚
2	活动量不够，缺乏兴趣爱好
3	性格内向，人际交往被动，不太愿意参加团体活动
4	对音乐照护活动有兴趣，但是又不主动加入活动团体

2. 主要目标措施及依据

序号	主要目标措施	依据
1	从身体层面为完全自理老人讲解音乐照护技术的原理和功效	音乐照护初级技能要求中，关于音乐照护技术增进身体健康的原理和功效的基本知识
2	从心理层面为完全自理老人讲解音乐照护技术的原理和功效	音乐照护初级技能要求中，关于音乐照护技术增进心理健康的原理和功效的基本知识
3	从人际关系层面为完全自理老人讲解音乐照护技术的原理和功效	音乐照护初级技能要求中，关于音乐照护技术促进老年人人际交往的原理和功效的基本知识
4	从社会参与层面为完全自理老人讲解音乐照护技术的原理和功效	音乐照护初级技能要求中，关于音乐照护技术增强老年人社会参与的原理和功效的基本知识

（二）工作准备

1. 物品准备

序号	名称	规格	单位	数量	备注
1	手摇铃		个	30	
2	响板		个	30	
3	木槌		对	30	
4	铃鼓		个	5	
5	双响筒		个	5	
6	高低音筒		个	5	
7	红蓝沙筒		个	5	
8	沙锤		个	5	
9	鸡蛋沙铃		对	5	
10	三角铁		个	5	
11	大鼓		个	1	
12	铜镲		对	1	
13	36音风铃		个	1	
14	手鼓		个	1	
15	半月铃		个	1	
16	丝巾		条	30	
17	气球伞		组	1	

注：音乐照护康体指导师自用的乐器需要自行配备，不在上表中体现。

2. 环境与人员准备

序号	环境与人员	准备
1	环境	（1）通风、宽敞平坦、光线明亮、干净、整洁、安全，空气清新、无异味 （2）活动场地开阔（以能够容纳参与活动的所有老年人围成一个大圈，同时双手打开时不碰到他人为宜）
2	音乐照护康体指导师	（1）洗手，着裤装，不宜穿领口较低的上衣，轻便易活动为宜 （2）熟悉并掌握为自理老年人独立连贯展示标准的音乐照护技术的相关知识与技能要点 （3）提前了解老年人基础信息，便于沟通
3	自理老年人	神志清醒，情绪比较稳定，身心能够放松

（三）步骤操作

步骤	内容	为自理老年人讲解音乐照护技术增进健康的原理和功效
工作前准备	沟通与观察	（1）沟通。音乐照护康体指导师来到老年人旁边，说明来意："爷爷奶奶们，早上好，今天由我来为大家开展音乐照护活动，为大家展示音乐照护活动的动作和步骤。" （2）观察。通过观察，评估老年人神志是否清楚、意愿是否明显
步骤1	讲解音乐照护技术的原理	音乐照护康体指导师站在场地中间说："音乐照护是运用音乐的特性，配合特定设计的身体康复以及促进言语训练的动作，从而获得身体活化、心情愉悦的效果，达到身心健康照护的目的。"
步骤2	讲解音乐照护技术的功效	音乐照护康体指导师继续介绍："音乐照护是利用音乐的旋律、节奏、和声、曲调等，帮助人们放松心情、减低焦虑、鼓舞精神、活化身心、增进健康的技术。"
步骤3	整理记录	（1）询问老年人感受 （2）解答老年人疑问 （3）针对性记录要注意的内容
注意事项		（1）展示过程中观察老年人情绪，注意语言表达与语速 （2）注意基本动作的标准度，口令须清晰并准确 （3）活动组织者和带领者在评价过程中要理性客观地分析、检验自己的工作成效，包括检视自己所做的、没做的、做得太多的 （4）评价过程中充分体现人文关怀

（四）效果评价

（1）通过音乐照护康体指导师的展示，帮助老年人了解音乐照护活动的内容、大致操作步骤和音乐照护技术的原理以及对身心健康的影响和功效，为自己参与活动打下基础。

（2）解答老年人参与活动中产生的疑问，有针对性地记录，提高老年人对音乐照护活动的兴趣。

（3）评价活动参与者是否达到预期目标，若未达成，原因何在，是否需要设定进一步的目标。评价的来源包括：音乐照护康体指导师的观察和记录、其他身心测量、活动参与者的主观感受描述、其他工作人员的反馈等。对老年人生理、心理方面的成效分别进行评估，可与定量和定性资料相结合。

==========【 相关知识 】==========

1. 音乐照护和音乐治疗

序号	事项	音乐照护	音乐治疗
1	目的	音乐照护与音乐治疗和一般音乐活动、音乐鉴赏或音乐教育虽然相关却大不相同。音乐照护和音乐治疗都是一种音乐的特殊运用，目的都是在于利用音乐的特性带给被实施者身心的抚慰，进而达成生理、心理、人际互动上的健康状态，改变其人际关系，安定其情绪	

序号	事项	音乐照护	音乐治疗
	音乐照护和音乐治疗的相同点和不同点		

序号	事项	音乐照护	音乐治疗
2	功效	音乐照护和音乐治疗对人的生理、心理、人际互动及灵性上的影响和功效基本是相同的，都是利用音乐的旋律、节奏、和声、曲调等帮助人们放松心情、减低焦虑、鼓舞精神、活化身心、增进健康	
3	对象	音乐照护不论男女老少、不分人群，不管对象是谁都可以参与	音乐治疗强调的服务对象是异常或病理人群
4	带领者	即使是对音乐外行的人也可以学习、参与、带动	音乐治疗师除了要有音乐的相关素养外，还需具备生理学、心理学及治疗的相关知识
5	环境	一般不受时间、地点、对象的限制	通常要在计划设定好的环境中进行，以"音乐"为特色，以"治疗"为核心
6	乐曲	音乐照护的选曲倾向于音乐的自由性、满足美的感觉，节奏简单欢快；利用身体动作来表达，注重情感的表现。本书中音乐照护的选曲主要考虑其服务对象是自理老年人	音乐治疗的选曲要根据治疗对象谨慎选择适合的音乐，音乐的风格不同，功能迥异。不同的音乐有不同的用法，放错对象，结果可能更糟。音乐治疗是以治疗的角度为重，因此选曲应着重考虑对健康的影响
7	方法与形式	音乐照护就是以音乐为表现形式，即可操作的音乐行为，如唱歌、舞蹈、乐器演奏、心理情景剧等；可以是个体或团体，通常以团体为主	音乐治疗的形式分为主动性音乐治疗和被动性音乐治疗；个别音乐治疗和团体音乐治疗。不同形式的音乐治疗，可以运用与发挥的治疗要素是不同的，需对服务对象的状况有较详细的了解和掌握，治疗师在选择方法时必须考量对象的需要与治疗目标

2. 音乐照护的相关要素及主要特征

序号	相关要素	主要特征
1	音乐照护康体指导师：是音乐照护活动中服务提供者，是受过专门训练的专业人员	用音乐引导并带动老年人实现身心活化、心情愉悦。在集体中活动可以增进一体感和凝聚力，彼此互动，激活生命力
2	音乐要素：包括节奏、旋律、和声、乐器等	音乐要素能刺激躯体反应（如放松肢体）、情绪反应（如喜怒哀乐）、心理反应（如想象与自我表达）、社会互动（如提升人际行为的适应能力）、美感和精神灵性的超越体验
3	自理老年人（个人或团体）：是接受音乐照护活动服务的人	养老院的自理老年人、社区自理老年人、有兴趣或需求的老年人
4	人际互动过程：应用音乐照护，音乐照护康体指导师和接受活动服务者建立的人际互动关系	音乐照护康体指导师营造出尊重、温暖、兴趣、关怀、了解、真诚、共情、分享、接纳、欣赏的人际互动气氛和过程
5	音乐照护的功能：音乐照护是一种音乐的特殊运用	目的在于达成生理、心理、人际互动、社会参与等健康状态
6	音乐照护的方法与形式：音乐照护的方法与形式多元又丰富，如音乐、乐器、棒钟等	以观察评估、计划组织、系统评定等专业活动为主，以音乐为特色，照护为核心

3. 音乐照护的主要技术及作用原理

序号	主要技术	作用原理
1	聆听技术	强调音乐的感染力对人身心成长潜能的激发，参与音乐活动过程中，音乐对人身心感受体验的整合过程，利用人们对音乐的审美本能，挖掘自身健康的潜在资源
2	歌曲技术	通过歌曲的聆听和演唱，或通过歌曲的讨论和再创作体验的引导过程，让活动参与者来调节身心的平衡，调整人的情绪情感，改善人的社会功能，从而获得身心舒适愉悦及康复的机会
3	器乐即兴演奏技术	强调乐器演奏的娱乐性，主要体现在通过乐器演奏的审美过程，达到抒发情感、陶冶情操、协调统合身心的目的
4	音乐形体律动技术	音乐形体律动相关原理中包括解放天性的理论，即通过一系列的方法和手段，使人身心放松，排除杂念和制约，以一种良好的、正确的表演状态投入所设定的情境中，体现人的精神活力，促进人的意识与肌体行为之间的协调，是一个不断发掘自我，重新整合自我的过程
5	音乐心理剧技术	这是一门综合性较强的技术，相对其他音乐照护技术而言，它包含了戏剧、音乐、形体、台词、舞美场景设计等多个相关因素，因此对音乐照护康体指导师各方面素质的要求也较高（初级教材不做过多介绍）

4. 音乐照护的功能及效果

人类用音乐进化自己起源于远古，原始人用人声或乐器来模仿和再现自己在自然界听到的声音，这是人类试图使自己的行为与环境协调一致的最早的一种尝试。随着历史的发展，心理学家、医学家们一直在做不懈的努力，按照音乐的生理、心理、社会效应，用音乐健身、舒缓压力、治疗疾病、提高智力、增进修养等。

音乐照护和一般音乐活动、音乐鉴赏或音乐教育虽然相关却大不相同，它是一种音乐的特殊运用，目的在于达成生理、心理、人际互动、社会参与等的健康状态，而不完全是审美或技术的训练。

一般所谓照护，通常会产生两种疑问。其一是该照护是否有用，其二是该照护为什么有用。前者和功效有关，后者和原理有关。

（1）音乐的功能　音乐的功能是相当普遍而广泛的。音乐的旋律、节奏、曲调、和声等风格不同，其功能自然也不同。青少年喜欢快节奏、强音响的摇滚乐来展现他们的心情与活力，而老年人则喜欢从怀旧歌曲中重温往日时光。在医院的候诊大厅播放轻柔的音乐，可以帮助患者及家属减轻焦虑、放松心情。

不同的音乐，应该有不同的用法，放错位置，结果可能比没有音乐更糟！如高血压患者就不宜听节奏过快的兴奋音乐，忧郁悲伤者应避免听低沉、伤感的音乐。音乐的功能应用于养老服务中，结合医疗应用，可减轻疼痛、缓解压力、降低焦虑、集中精神、转移注意力、消除疲惫、转换气氛、化解不安、提振活力、宣泄情绪、促进食欲、帮助睡眠、协助康复等。

（2）音乐功能的分类　音乐功能的分类不是一件容易的工作，不同的立场有不同的分法。例如，可以从健康状态来分，也可以依年龄层来分，还可以依音乐类型来分，重要的是分类的目的是什么。在此，我们以其对健康的影响来划分音乐的功能。

世界卫生组织（WHO）对健康给出了明确的界定："健康不仅仅是没有疾病、不体弱，而是一种躯体、心理和社会功能均良好的状态。"所以我们把音乐对健康的功能分为生理、心理、人际关系、社会参与几方面来讨论。

① 音乐与生理。音乐对生命机体生理有直接影响。音乐的节奏、韵律可以直接由人体感知而对生理机能造成影响，甚至无法听到音乐的听障患者都可以由振动来感受音乐。音乐对生理的影响是广泛且多层面的，甚至在人们意识没有觉察的情况下，也可能受影响。

② 音乐与心理。音乐对心理有强大影响，这大概是最明显、最毋庸置疑的。音乐所营造的情绪气氛和自己当时的心情接近时，就会觉得被接纳、被了解，而减少寂寞、孤单的感觉，并因此释怀、放松下来。而主动的音乐表达形式，如唱歌、击鼓等更有直接抒发情绪情感的功能，借由自我表达而增加自我肯定与自我认同。除此之外，音乐可以提供想象的空间，激发联想或促发回忆，探索潜意识的感受或意念，增强进一步的自我了解。

③ 音乐与人际关系。语言是最常用的沟通工具，但不见得是最有效的沟通工具。语言还有文化的差异性，然而音乐、绘画、戏剧等艺术却有超越文化、语言之独特的穿透力与沟通力，甚至可以跨越时空，激起人性最深层的共鸣，拉近人与人之间的距离，增强信任感，促进人际交往。

④ 音乐与社会参与。跟着音乐的节奏，身心一起运动，是对健康和快乐最好的诠释。自理老年人还有较强的社会参与愿望和能力。音乐照护生活化的动作和优美动听的音乐旋律，可帮助老年人表达超越语言的深刻情感，给生命注入美感和活力，获得更高的成就感和满足感，从而激发老年人参与社会的兴趣和愿望。

任务2 为自理老年人独立连贯地展示标准的音乐照护技术

━━━━━━━━━━ 【任务情境】 ━━━━━━━━━━

在某老年日间照料中心有30位老年人接受日间照料服务，老年人在生活上都可以完全自理。其中有13位老年人比较活跃，也很注重自我健康，平常在中心参与歌唱、书画、乐器演奏等活动；有8位老年人喜欢喝茶、看书，互相之间的沟通并不多；9位老年人睡眠不太好，白天的精神状况有点恍惚，也不太喜欢说话，常常躺在休息室的沙发上。为了让老年人们动起来，中心请音乐照护康体指导师每周来开展两次音乐照护活动。

━━━━━━━━━━ 【任务实施】 ━━━━━━━━━━

一、任务流程

任务分析 ⟶ 工作准备 ⟶ 步骤操作 ⟶ 效果评价

二、实施步骤

（一）任务分析

1. 主要身心状况及健康问题

序号	主要身心状况及健康问题
1	个别老年人睡眠状态不太好，其他老年人健康状况良好，日常生活可以完全自理
2	运动量不足，注重自身健康
3	喜欢参与团体活动
4	了解音乐照护活动增进健康的原理及功效后，对音乐照护活动很感兴趣，希望参与活动

2. 主要目标措施及依据

序号	主要目标措施	依据
1	独立连贯地展示适宜自理老年人的音乐照护技术	音乐照护初级技能要求中关于音乐照护技术的基本知识与操作要领
2	掌握音乐照护初级曲目表及操作示例	音乐照护初级技能要求中关于曲目的基础知识与操作要领
3	掌握音乐照护活动的选曲原则	音乐照护初级技能要求中关于选曲的基本知识与操作要领
4	学会运用音乐照护活动中的乐器	音乐照护初级技能要求中关于乐器的基础知识与操作要领

（二）工作准备

1. 物品准备

序号	名称	规格	单位	数量	备注
1	手摇铃		个	30	
2	响板		个	30	

序号	名称	规格	单位	数量	备注
3	木槌		对	30	
4	铃鼓		个	5	
5	双响筒		个	5	
6	高低音筒		个	5	
7	红蓝沙筒		个	5	
8	沙锤		个	5	
9	鸡蛋沙铃		对	5	
10	三角铁		个	5	
11	大鼓		个	1	
12	铜镲		对	1	
13	36音风铃		个	1	
14	手鼓		个	1	
15	半月铃		个	1	
16	丝巾		条	30	
17	气球伞		组	1	

注：音乐照护康体指导师自用的乐器需要自行配备，不在上表中体现。

2. 环境与人员准备

序号	环境与人员	准备
1	环境	（1）通风、宽敞平坦、光线明亮、干净、整洁、安全，空气清新、无异味 （2）活动场地开阔（以能够容纳参与活动的所有老年人围成一个大圈，同时双臂展开不会碰到对方为宜）
2	音乐照护康体指导师	（1）洗手，着裤装，不宜穿领口较低的上衣，轻便易活动为宜 （2）熟悉并掌握为自理老年人独立连贯展示标准的音乐照护技术的相关知识与技能要点 （3）提前了解老年人基础信息，便于沟通
3	自理老年人	神志清醒，情绪稳定，身心放松

（三）步骤操作

步骤	内容	为自理老年人独立连贯地展示标准的音乐照护技术
工作前准备	沟通与观察	（1）沟通。音乐照护康体指导师来到老年人旁边，说明来意："爷爷奶奶，早上好。今天由我来带动大家开展音乐照护活动，为大家展示音乐照护活动的动作和步骤。" （2）观察。通过观察，评估老年人神志是否清楚、意愿是否明显
步骤1	展示适宜自理老年人的音乐照护技术	（1）音乐照护康体指导师依次展示下面的音乐照护适宜技术 ①关键动作 ②结束动作 ③基本动作 （2）音乐照护康体指导师依次展示初级20首曲目
步骤2	整理记录	（1）询问老年人感受 （2）解答老年人疑问 （3）针对性记录要注意的内容
注意事项		展示过程中观察老年人情绪，注意语言表达与语速 注意基本动作的标准度，口令须清晰、准确

（四）效果评价

（1）通过音乐照护康体指导师的展示，老年人了解音乐照护活动的内容和大致操作步骤，为自己后续参与活动打下基础。

（2）解答老年人参与活动时产生的疑问，有针对性地记录，让老年人更乐意参与音乐照护活动。

1. 独立连贯地展示适宜自理老年人的音乐照护技术

（1）关键动作

① 关键动作又称为准备动作，主要用于乐曲开始时的动作。音乐照护康体指导师先将准备手势摆好，再环视老人们也都准备好了之后才说"准备"，然后乐曲即开始播放。

② 关键动作是音乐照护康体指导师与老人们的沟通媒介，随着手势之间距离的宽窄以及远近的调整，可以转化为与一位老年人建立沟通的媒介，也可以转化为与多位老年人建立沟通的窗口，这就是关键动作的魔力所在。

③ 关键动作的姿势：音乐照护康体指导师采用站姿，双脚分开与肩同宽，身体微微前倾（体现友善并易于接近的姿态），双手置于双眼两侧，慢慢往前延伸，双手像拿了一个气球一样，肩部放松勿耸肩，面带微笑。

（2）基本动作

① 基本动作的设计源自生活，运用生活即康复的原理，采用日常生活中常用的动作，搭配上音乐的特性，让老年人在活动中沉浸在欢乐的气氛中，随着音乐做着熟悉的动作，运动的同时又感觉不到累。

② 基本动作主要由手部、手腕、手臂、肩膀、腿部动作及核心动作、乐器演奏模拟动作、组合动作构成。

a. 手部动作：合掌、搓手心、搓指间、拍手、拍手背、数手指、转手指、碰指尖。

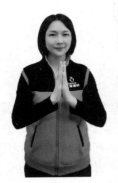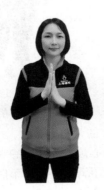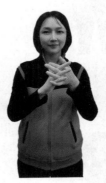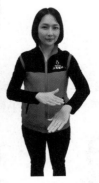

合掌　　　　　　搓手心　　　　　　搓指间　　　　　　拍手背

在生活中很多动作都需要用到手，手心、指间、手背分布着很多穴位，而且这些穴位关联着全身的器官，所以在活动中设计了很多关于手部的动作。例如搓手心、搓指间、拍手、拍手背等。

b. 手腕动作：转手腕。

转手腕这个动作在日常生活中必不可少，平常开门、开瓶盖、拧毛巾等都会用到这个动作。

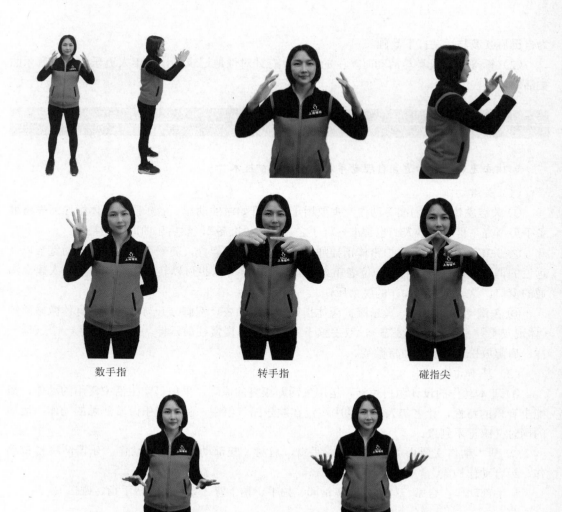

数手指　　　　　　　　　转手指　　　　　　　　　碰指尖

转手腕1　　　　　　　　　　　转手腕2

c. 手臂动作：拍手臂。

拍手臂可以刺激手臂穴位，促进血液循环，改善气血不通的症状，对于心慌气短的患者具有很好的治疗作用，还可以改善心肌炎、急性胃肠炎，对于心烦、呕吐的患者具有很好的改善作用。在拍打时，把手臂从手腕、手肘、肩膀分为两部分，每个部分就像一个音乐小节，跟随着音乐拍打节拍，不但可以促进身体健康，还可作为身体部位认知训练。

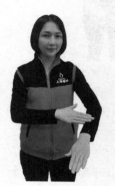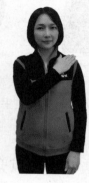

d. 肩部动作：拍肩膀。

经常久坐会导致颈椎问题，长期积累下来会有颈椎病，多拍打肩膀会对腰部以及肩部产生保健效果，对筋骨也会产生良好的保护作用，同时，拍打肩膀也会促进血液循环。

拍手臂　　　　　　　　　拍肩膀

e. 腿部动作：拍大腿、拍小腿。

拍大腿和拍小腿的动作，在曲目带动中有单独使用与组合使用两种，包含两个层面的功能：其一，拍打腿部穴位，促进血液循环；其二，身体部位认知，促进手眼协调，可达到益智目的。拍打时，以大腿根部、膝盖、脚踝为三个分界点，期间转化为两个小节，根据乐曲的特性，可均分为四拍或八拍进行拍打。

f. 核心动作：拍肚子、拍臀部。

拍肚子和拍臀部的动作，在曲目带动中常以组合出现，包含两个层面的功能：其一，经常久坐肚子会有赘肉，也会有肚子胀、排便不顺畅的问题，长期不运动，会有患高血压、高血糖、高血脂等一系列生活习惯病的可能性，拍肚子可以促进脂肪燃烧，减轻便秘，促进肠胃蠕动，促进消化，预防肛肠病的发生。久坐也会引起腰部及痔疮问题，臀部气血不通，新陈代谢不好，会使臀部循环系统不畅，发冷，废弃物和毒素易堆积在椎间盘、盆骨、腹股处，会造成腰部酸痛、腰椎间盘突出、坐骨神经痛等，多拍打臀部可以改善血液循环、促进睡眠、排出毒素。其二，身体部位认知，促进手眼协调，可达到益智目的。

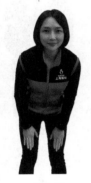 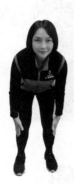 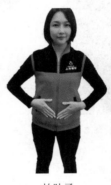 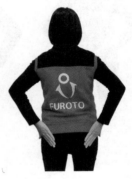

拍大腿　　　　　　　拍小腿　　　　　　　拍肚子　　　　　　　拍臀部

g. 乐器演奏模拟动作：拉小提琴、手风琴。

根据音乐的特性，将对应的小提琴、手风琴动作植入进去，可以增强活动开展的趣味性。

h. 组合动作。

组合动作主要是训练身体的协调性、控制能力（静与动、快与慢）、平衡能力、运动感知能力。

组合 A：双手摇摆、旋转。

组合 B：拍肚子、拍臀部、拍头、拍脸。

组合 C：大踏步、小踏步。

组合 D：拍手、挥手、拍手、抓手、点赞。

组合 E：加油、慢速下降。

（3）结束动作

① 结束动作主要是每首乐曲结束后做的动作，即鼓掌的动作，包含三层含义：其一表示一首曲目已经完成；其二表扬大家都做得很好；其三鼓励大家再进行下一首曲目。

② 每首曲目有开始就有结束，关键动作和结束动作可以提供时间的共有性，不论任何人都可以在做这两个动作时感受到乐曲的开始和结束，以及乐曲的长度。

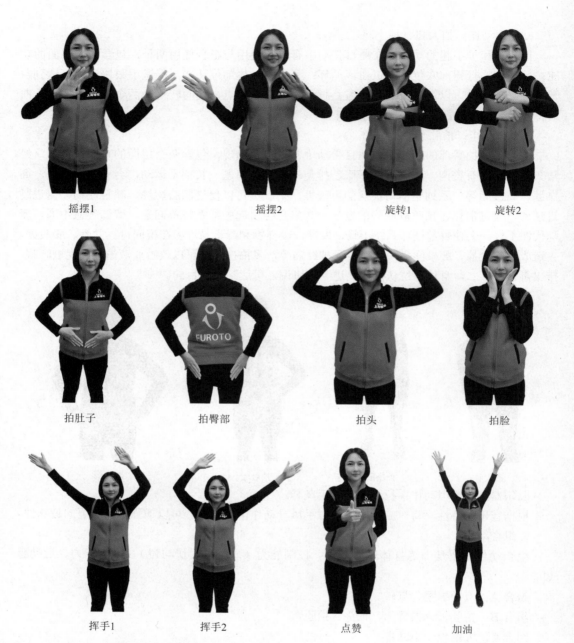

摇摆1　　　　　　摇摆2　　　　　　旋转1　　　　　　旋转2

拍肚子　　　　　　拍臀部　　　　　　拍头　　　　　　拍脸

挥手1　　　　　　挥手2　　　　　　点赞　　　　　　加油

2. 初级曲目表及单曲操作示例

序列	曲目	乐器	音乐之星[1]
1	《你好》		
2	《手指歌》		
3	《在一起》		
4	《旋转乐园》		
5	《妙转莲花》		
6	《大家一起来》		
7	《又见山里红》		

序列	曲目	乐器	音乐之星
8	《北京的金山上》		
9	《柠檬树》		
10	《打靶归来》	响板、合奏	*
11	《快乐老家》	手摇铃	
12	《杜鹃圆舞曲》	手摇铃	
13	《打起手鼓唱起歌》	手鼓、半月铃	
14	《你笑起来真好看》		
15	《校园的早晨》	小圆响板	
16	《欢迎进行曲》	响板、木槌、合奏	*
17	《运动员进行曲》	响板、木槌、合奏	*
18	《茉莉花》	丝巾	
19	《让我们荡起双桨》	手摇铃、气球伞	
20	《期待》	铃鼓	

①音乐之星是指该首曲目可以邀请做得比较好的老年人进行展示与互动，以鼓励和带动其他老年人的参与意愿，提升活动兴趣。

单曲操作示例

曲名:《你好》

（1）目的

① 观察老年人的身体及精神状态。

② 评估与掌握老年人的身体及精神状况。

③ 活动与放松身体。

④ 提高老年人间的互动率，增进感情。

（2）方法

① 请老年人坐在椅子上，仔细聆听音乐，合着音乐的节奏像打太极拳一样做合掌、搓手、放下、抬手、抬腿、抬脚的动作。

② 合着音乐的节奏给每位老年人涂上护手霜，然后请大家自己把护手霜搓匀。

（3）注意事项

① 这首曲子的旋律符合老年人自身的节奏感，建议选用此首作为开场的热身曲目，以便观察与评估老年人的身体及精神状况。

② 选用容易做到并熟悉的动作进行带动。

③ 刚开始带动，要拿捏好人与人之间的距离。

④ 带动时，音乐照护康体指导师应和着曲子走到每个老年人面前，用眼神或轻声跟老年人说"你好"。

⑤ 音乐照护康体指导师应把自己愉悦的心情传达给参与活动的老年人，如果自己的情绪不好的话，很容易传达给周围的人，所以一定要保持好心情来进行活动带动。

曲目： 你好　　　　　　　　　　　　　　　NO.　1

准备：双手合掌

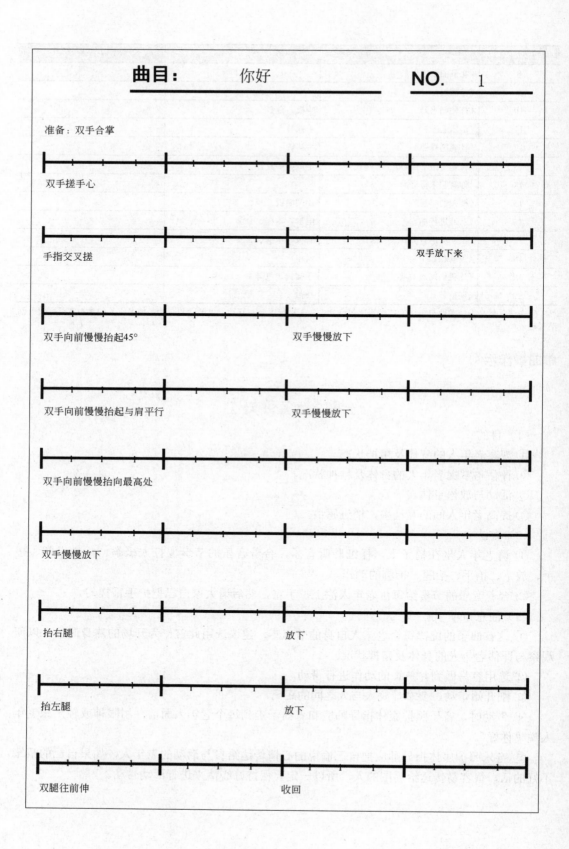

双手搓手心

手指交叉搓　　　　　　　　　　　　　　　　　　　双手放下来

双手向前慢慢抬起45°　　　　　　　双手慢慢放下

双手向前慢慢抬起与肩平行　　　　　双手慢慢放下

双手向前慢慢抬向最高处

双手慢慢放下

抬右腿　　　　　　　　　　　　　放下

抬左腿　　　　　　　　　　　　　放下

双腿往前伸　　　　　　　　　　　收回

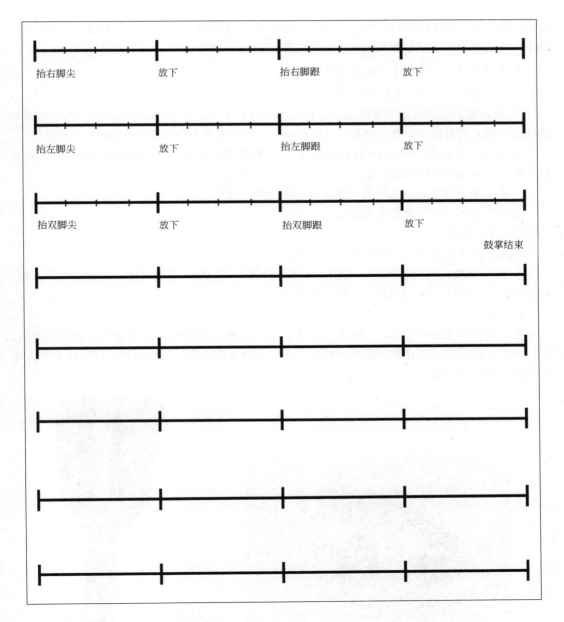

抬右脚尖　　　　　放下　　　　　抬右脚跟　　　　　放下

抬左脚尖　　　　　放下　　　　　抬左脚跟　　　　　放下

抬双脚尖　　　　　放下　　　　　抬双脚跟　　　　　放下

鼓掌结束

3. 音乐照护活动开展选曲原则——即兴选曲

（1）音乐照护活动选曲不是在活动带动前先行选好曲目进行带动的，而是在带动现场依据当时的被带动者的年龄、氛围、身体状况进行即兴选曲，带动时观察被带动者的状态及反应，像进行对话一样地选择曲目，设计适宜的带动计划，这就是音乐照护的即兴选曲原则。

（2）即兴选曲的整个流程就像组成了一首交响乐的样子。要考虑选用的曲目在静与动、解放与控制、左右脑刺激、交感神经与副交感神经的平衡，引导出老年人的可动能力，辅助老年人进行美好的音乐体验。

（3）选曲动态曲线：先根据老年人的情况选用缓慢轻松的评估曲目→轻快的曲目→节奏

感强的曲目或合奏（高潮）→选择舒缓的曲目把气氛及节奏降下来一点→节奏感强的曲目（小高潮）→选择放松的曲目把气氛降下来→结束。

4. 乐器选择——按照老年人能力与兴趣

（1）乐器的基础知识与使用技能

① 音乐照护活动开展中使用乐器的目的不是为了提升老年人的音乐技术而去进行教育和训练的，而是通过使用乐器来增加活动的趣味性，提升老年人参与活动的主动性和积极性。

② 在初级乐曲表中列出的可以合奏的曲目，都是节奏感强、容易理解的进行曲和古典乐曲，可以随着相同的旋律进行乐器演奏。

③ 要根据老年人的能力以及兴趣进行选择使用。

④ 利用乐器的演奏来欣赏音乐。

（2）常用乐器

常用乐器分为两类：打击乐器、其他乐器。

① 打击乐器：包含手摇铃、响板、木槌、铃鼓、双响筒、高低音筒、红蓝沙筒、沙锤、鸡蛋沙铃、三角铁、36音风铃、大鼓、铜镲等。

a. 手摇铃

手摇铃为摇击体鸣乐器，手柄呈半圆形，容易抓握，金属铃铛摇晃会发出清脆的声响，为摇动性打击乐器，适合旋律优美的曲目。其有各种颜色，适合音乐照护开展时供老年人进行选择，提高参与度。

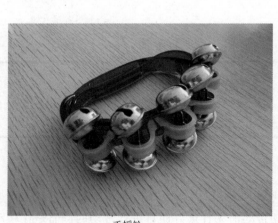

手摇铃

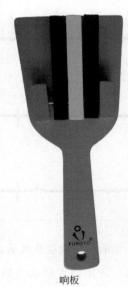

响板

b. 响板

响板为摇击体鸣乐器，木制，有一个长握柄，发声部位在前端，两侧各有三条长方形木条，摇动时，会发出清脆的"啪啪"声，为摇动性打击乐器，适合节奏感强的曲目。

c. 木槌

木槌为敲击体鸣乐器，木制或竹制，主体由两个部分组成，一个长棍和一个圆球形的头，两头碰撞会发出声响，适合开展桌面音乐照护曲目，可以增强曲目的趣味性。

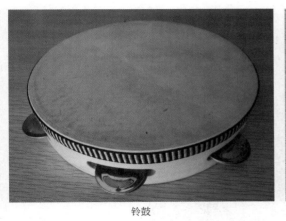

铃鼓

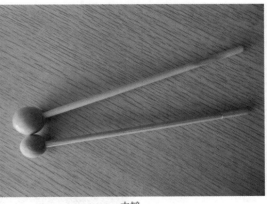

木槌

d. 铃鼓

铃鼓为膜鸣乐器，在扁圆形的木制鼓框上，单面蒙以羊皮、马皮或驴皮，皮面周围用铁钉绷紧，鼓框上开有扁圆形小长孔，装有 5～7 对铜制或铁制小钹，另有一不装小钹的圆孔作为手握部位。演奏时，多用左手持鼓，以右手手指或手掌击奏。摇动鼓身，可使小钹同时作响。多用于歌唱或舞蹈伴奏，也可用于器乐合奏。要注意的是拿铃鼓时的姿势，由于铃会晃动和发生残响，把铃鼓维持 45°的角度可以使铃声不太短或太长。

e. 双响筒

双响筒为摇击体鸣乐器，是竹制或木制的圆筒形打击乐器。圆筒中间细，两头粗。中间细的部分实心，开一圆孔，可以插入一根小棍，演奏时手持小棍，也可直接拿住中间实心部位，另一手持小木棍敲击空心筒身部位发声。双响筒声音清脆、结实，筒身两侧分别开两条细口，由于两侧开口的长短不同，演奏出的音高也不同。

f. 高低音筒

高低音筒为敲击体鸣乐器，是竹制或木制的圆筒形打击乐器，两边筒形有高低，有一个手持小棍，用小棍敲击筒身部位发出声响，适合合奏曲目使用。

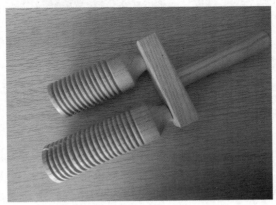

高低音筒

g. 红蓝沙筒

红蓝沙筒为摇击体鸣乐器，也称为刮筒，由实木制作而成，两端为不同颜色，一端为红色，一端为蓝色，不同的颜色设计可以引起使用者的注意，并可作为颜色认知训练用。蛙筒上有凹痕，用配套的棒子轻刮蛙筒会发出清脆的来自大自然的木质声音，手拿蛙筒轻轻摇晃，筒内沙子会发出沙沙的响声。

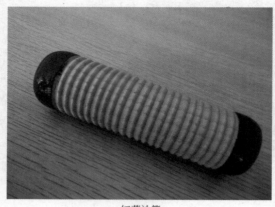

红蓝沙筒

h. 沙锤

沙锤为摇击体鸣乐器，亦称沙球，起源于南美印第安人的节奏性打击乐器。传统沙锤用一个球形干葫芦，内装一些干硬的种子粒或碎石子，以葫芦原有细长颈部为柄，摇动时硬粒撞击葫芦壁发声。也有木制、陶制、藤编和塑料制等形状类似的沙锤，内装珠子、铅丸等物，通常双手各持一只摇。

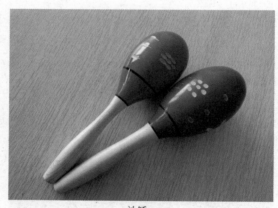

沙锤

i. 鸡蛋沙铃

鸡蛋沙铃为摇击体鸣乐器，由环保塑料制作而成，轻轻摇晃，主体会发出沙沙的声音，有多色可选，可以刺激视觉、听觉，促进手眼协调。

j. 三角铁

三角铁为敲击体鸣乐器，是用细钢条弯制成三角形的打击乐器，用一金属棒敲击，发音清脆悦耳，穿透力强，适宜作较简单的节奏敲击，也可将金属棒置于三角铁环内转动奏出"滚奏"效果。敲击三角铁不同部位，其音高音色略有不同，底边音最低，等腰上段的音较高，奏震音则反复快速敲击角隅的两边，或在三角内画圆圈轮击三边。

k. 36 音风铃

36 音风铃为敲击体鸣乐器，由 36 音音树及支架组成，在音树上方的木制横架上开一小圆孔，放置敲击用小棍，左右滑动可以发出美妙的声音，适合合奏曲目使用。

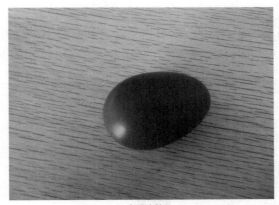

鸡蛋沙铃

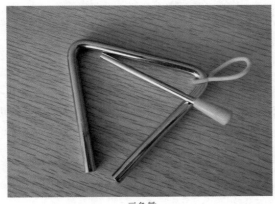

三角铁

1. 大鼓

大鼓为膜鸣乐器，又称为太鼓，即在中空的木制圆筒上张皮，以供打击的乐器。大鼓由鼓身、鼓皮、鼓圈、鼓卡和鼓槌等部分组成。大鼓属于双面膜鸣乐器，无固定音高，但可控制发音的强弱变化。用鼓槌敲击发音，随用力的变化来表现不同的音乐情绪。其音色低沉响亮，雄壮有力，用于模仿雷声和炮声时恰如其分。

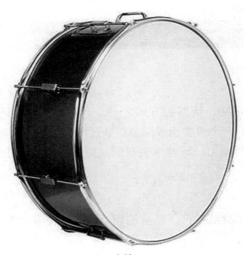

大鼓

m. 铜镲

铜镲为互击体鸣乐器，是中国的一种打击乐器，即小钹，或称镲子、铰子等。中国民间常用类型一般为黄铜镲和铁镲两种。它们是由两个圆形的铜片互相撞击发声的。

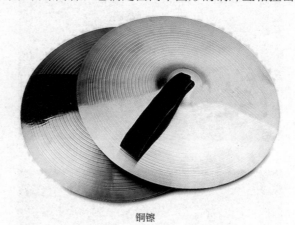

铜镲

n. 小圆响板

小圆响板为敲击体鸣乐器，无固定音高。演奏时将两片响板像贝壳一样相对着挂在拇指上，用其他四个手指轮流弹击其中一片响板，使之叩击在另一片上发声。其音色清脆、透亮，不仅可以直接为歌舞打出简单的节拍，而且可以奏出各种复杂而奇妙的节奏花样，别有一番特色。

o. 半月铃

半月铃为摇击体鸣乐器，由半月形鼓圈及铃片组成，音色清脆，有各种颜色可以选择，适合音乐照护时供老年人选择，可提高参与度。

p. 手鼓

手鼓为膜鸣乐器，是最具代表性的打击乐器，形状来源于捣碎杂粮的臼。其外形为沙漏形状，两端开口，用山羊皮包住较大的开口端，用双手拍打演奏。

② 其他：为日常生活中使用的物品，把它巧妙运动到音乐照护中，如毛巾、丝巾、报纸等。

【拓展知识】

（一）歌唱活动

歌唱是人们表达自己情绪、情感的方式之一，老年人可以通过歌唱来表达自己的思想，它是音乐照护中不可缺少的一个重要组成部分。通过歌唱，老年人不仅可以得到情感的宣泄，享受身心的愉悦，锻炼语言能力，培养审美意识，而且在现场音乐中，还能陶冶情操，完善人格。

1. 歌唱姿势

（1）人体自然直立，上身放松，下半身稳而不僵硬，使整个身心处于精神饱满、生气勃勃的状态。

（2）两脚分立如肩宽，成“丁”字形站立，支撑点可放在前脚或后脚上，以便歌唱时保持重心。

（3）腰部直立，胸部挺起，同时微收小腹，两肩平放而略向后舒展，手臂自然下垂。

（4）眼平视，颈部放松，下巴自然下垂而微向后收，切不可向前突出。脸部肌肉放松，表情自然大方。切忌皱眉、噘嘴、歪头等。

2. 歌唱的呼吸方法

歌唱时的呼吸与日常生活中说话的呼吸不大一样。歌唱时用口、鼻垂直向下吸气，将气吸到肺的底部，注意不可抬肩，吸入气息时使下肋骨附近扩张起来。腹部方面，横膈膜逐渐扩张，使腹部向前及左右两侧膨胀，小腹则要用力收缩，不扩张。背部要挺立，脊柱几乎是不动的，两侧向下和向左右扩张的，这时气推向两侧与背后并保持在那里，保持住后再缓缓将气吐出。

3. 正确的发声方法和演唱技能

引导老年人用鼻腔共鸣的方法来歌唱，避免大声喊叫，养成用自然好听的声音歌唱的好习惯，用有感情的声音歌唱。注意劳逸结合，合理用嗓。

4. 适合老年人演唱的歌曲

（1）优秀的民间歌曲及简单的少数民族歌曲。

（2）外国优秀歌曲和民间作品。

5. 歌唱的表演形式

演唱形式是指独唱、合唱、齐唱等演唱的组合形式，是演唱的表现形式。

（1）独唱　独唱是指一个人演唱歌曲，通常有伴奏。独唱作品：《在希望的田野上》《大海啊，故乡》《乌苏里船歌》《康定情歌》《八月桂花遍地开》《党啊，亲爱的妈妈》《雪绒花》《喀秋莎》《红梅花儿开》《小路》《山楂树》等。

（2）合唱　合唱是指两个或两个以上声部同时演唱歌曲的形式。合唱艺术强调的是共性，追求的是和谐、均衡、立体化的和声美，注重的是协调一致、富有变化的音色美。要求声部之间旋律的和谐，是普及性较强、参与面较广的音乐演出形式之一。合唱作品：《我的祖国》《东方红》《黄河大合唱》《我和我的祖国》《共和国之恋》《我爱你中国》《长江之歌》《同一首歌》《社会主义好》《莫斯科郊外的晚上》等。

（3）齐唱　齐唱是指两个以上的人一起整齐地演唱同一支歌曲。不同于合唱的是，合唱是由多人演唱多声部歌曲的艺术表演形式，而齐唱是大家都唱同一个旋律，也就是单声部的群唱。齐唱作品：《妈妈教我一支歌》《掀起你的盖头来》《美丽的草原我的家》《没有共产党就没有新中国》《我们走在大路上》等。

（二）韵律活动

1. 定义

韵律活动指在音乐的伴奏下以协调性的身体动作来表现音乐的活动。

2. 内容

韵律活动的内容包括在反射动作的基础上发展起来的日常生活中的基本动作，如走、跑、跳、拍手、击掌、点头等。基本是人类的自然动作，老年人在日常生活中使用和锻炼能够使之更为熟练。

3. 作用

（1）帮助、促进老年身体协调性的发展。

（2）有助于感知能力的培养。

（3）加强老年人合作意识的培养。

4. 材料选择

（1）音乐材料选择　节奏清晰，旋律优美。节奏清晰的音乐不仅能帮助老年人更好地体验音乐节奏和感受，同时还利于老年人用动作进行表现与表达。优美、动听的旋律可以吸引老年人，唤醒他们的兴趣，激发老年人积极地用肢体动作表现音乐旋律。

（2）音乐材料结构规整　音乐材料的结构规整对老年人感受音乐的整体性也会产生影响，规整的音乐材料利于老年人对音乐材料的区分。老年人根据自身不同的生活经验、音乐素养经验展示不同的表现。

（三）音乐欣赏活动

1. 定义

音乐欣赏活动是帮助老年人成为有一定水平的音乐欣赏者，使其在音乐活动中享受到乐趣，并将音乐变成生活必不可少的需要的一种审美活动。音乐照护康体指导师通过让老年人接触更多优质的音乐作品，培养、唤醒老年人的感知、理解、欣赏音乐作品的能力，从而达到精神愉悦的目的。

2. 音乐欣赏作品选择原则

音乐欣赏作品选择恰当与否，是老年人能否感受、表现准确的前提。为老年人选择音乐作品时要考虑到他们的兴趣爱好，结合生活中熟悉的内容等，具体有以下几个原则。

（1）音乐作品自身适合老年人。

（2）符合老年人的年龄特征。

（3）贴近老年人的生活，符合老年人的兴趣。

3. 音乐欣赏活动内容

（1）倾听周围环境的声音

① 自然界的声音，如风声、雨声、鸟鸣声、流水声等。

② 日常生活中的声音，如鸣笛声、炒菜声、走路声等。

③ 人体发出的声音，如歌声、拍手声、跺脚声等。

（2）适合老年人欣赏的音乐作品及分类

① 歌曲作品类：《听妈妈讲那过去的事情》《卖报歌》《小白菜》《小燕子》《茉莉花》《浏阳河》《桑吉德玛》等。

② 器乐作品类：《金蛇狂舞》《瑶族舞曲》《拉德斯基进行曲》《四小天鹅舞曲》《卡门序曲》《土耳其进行曲》《幻想曲》《动物狂欢节》等。

③ 舞剧作品类：《红色娘子军》《白毛女》《天鹅湖》等。

④ 戏曲作品类：《沙家浜》《红灯记》《奇袭白虎团》《智取威虎山》《海港》《龙江颂》。

任务3　指导并协助自理老年人学练适宜的音乐照护技术

　　某老年人服务中心有 30 位自理老年人参加团体活动，其中有 18 位比较活跃，也很注重自我健康，遵循健康的生活方式，平常在机构参与益智游戏、歌唱、书画等活动；有 5 位喜欢听音乐、看书，互相之间的沟通并不多；有 7 位患有高血压，平时血压控制稳定。社区工作者了解情况后，与老年人家属进行沟通，取得家人同意后，音乐照护康体指导师到机构指导并协助老年人学练适宜的音乐照护技术。经过前期指导师讲解音乐照护活动的健康原理和功效，展示有关技术动作，老年人普遍产生了学习音乐照护技术的动力和愿望。

【任务实施】

一、任务流程

任务分析　→　工作准备　→　步骤操作　→　效果评价

二、实施步骤

（一）任务分析

1. 主要身心状况及健康问题

序号	主要身心状况及健康问题
1	个别老年人患有高血压，生活可以自理
2	大部分老年人注重自我健康，遵循健康的生活方式
3	部分老年人在机构积极参加团体活动
4	老年人了解音乐照护活动增进健康的原理及功效后，对音乐照护活动很感兴趣，希望参与活动

2. 主要目标措施及依据

序号	主要目标措施	依据
1	指导自理老年人选择曲目	曲目选择是开展音乐照护活动的第一步；老年人主动选择自己喜爱的曲目，并达成共识，为后期活动的顺利开展提供了重要保障
2	指导自理老年人选择辅具	引导老年人自己选择辅具能有效激发老年人的主动性和积极性
3	指导自理老年人参与实务带动	老年人全身心地投入到音乐带动活动中，能有效增进身心健康
4	指导自理老年人开展歌曲讨论	活动总结和分析是开展活动的必要环节

（二）工作准备

1. 物品准备

序号	名称	规格	单位	数量	备注
1	手摇铃		个	30	
2	响板		个	30	

序号	名称	规格	单位	数量	备注
3	木槌		对	30	
4	铃鼓		个	5	
5	双响筒		个	5	
6	高低音筒		个	5	
7	红蓝沙筒		个	5	
8	沙锤		个	5	
9	鸡蛋沙铃		对	5	
10	三角铁		个	5	
11	大鼓		个	1	
12	铜镲		对	1	
13	36音风铃		个	1	
14	手鼓		个	1	
15	半月铃		个	1	
16	丝巾		条	30	
17	气球伞		组	1	

2. 环境与人员准备

序号	环境与人员	准备
1	活动环境	（1）宽敞明亮、干净整洁、安全舒适，空气清新、无异味。环境布置温馨，令人感到轻松愉悦 （2）在配备音乐播放设备、消噪耳机的活动室内开展活动，以暖色调的装饰为主 （3）活动场地开阔，以能够容纳参与活动的所有老年人围成一个大圈，同时打开双手时不碰到他人为宜
2	音乐照护康体指导师	（1）洗手，着装整齐，精神状态饱满 （2）熟悉并掌握为自理老年人开展音乐照护活动的相关知识和技术 （3）提前与老年人、家属、照护人员沟通，了解老年人的基础信息、参加活动的经历等，便于沟通和实施活动
3	自理老年人	神志清醒，情绪稳定，肢体活动度良好，身心放松 请老年人穿着舒适的衣服，排空大小便，鼓励老年人自己在活动签到本上签名。播放舒缓的音乐，进行放松静坐训练，调整呼吸

（三）步骤操作

步骤	内容	指导并协助自理老年人学练适宜的音乐照护技术
工作前准备	沟通与观察	（1）沟通。音乐照护康体指导师来到老年人旁边，微笑着打招呼，说明来意："爷爷/奶奶好！我们准备开展音乐照护活动，想邀请您参加。为了选择合适的音乐照护曲目，使您愉快地参与音乐照护活动，我们想先听听您的想法，您愿意和我们说说吗？" 老年人介绍自己的音乐喜好，平时的活动习惯等。音乐照护康体指导师认真倾听，并做好记录 （2）观察。通过观察评估老年人的面部表情、肢体活动度等，确认老年人神志清楚，肢体活动度良好，可以参加音乐照护活动 （3）解释。向老年人解释音乐照护活动的基本原理、效果，取得老年人的配合，老年人具有参与活动的意愿
步骤1	选择曲目	根据老年人的评估情况选择合适的带动曲目，如节奏的快慢、曲风的舒缓、辅具的使用 音乐照护康体指导师来到老年人旁边，说："爷爷/奶奶，刚才我们已经沟通并为您制订了合适的曲目，这些曲目动作难度不高，符合您的身体情况，您愿意看一下这些曲目的名字吗？"

步骤	内容	指导并协助自理老年人学练适宜的音乐照护技术
步骤2	选择辅具	"接下来，我们该选择活动过程中用到的辅具了，您可以根据自己的喜好来选择，选择好了之后可以把辅具先放在椅子边上，需要用的时候再拿。" 选择的辅具种类是多样的，如手摇铃、响板、木槌、木鱼、沙锤、铃鼓、三角铁、大鼓、彩色丝巾、气球伞等。鼓励老年人自主拿取喜欢的辅具，而非音乐照护康体指导师直接分发 活动中辅具设计增加了活动的趣味性。辅具不仅是康体指导师和参与者建立联系的重要工具，也是参与者在活动过程中表达心声的手段。本次干预活动中，使用了老年人生活中熟悉的简单辅具，例如丝巾、手摇铃，用来使参与者进行身体运动，有助于其手、眼、脑的协调和认知能力的维持
步骤3	实务带动	"接下来，我们开始活动，在这个过程中，如果出现任何不舒服的地方，请跟我们沟通。" 约10～15首曲目，由取得资质的音乐照护指导师引导，协助者适当协助，老年人跟随音乐进行肢体活动，舞动肢体，如拍打肩膀、手背、大腿等部位。用动人的旋律和简单的动作来促进老年人调节管理抑郁状态，释放和宣泄不良情绪，促进身心愉悦。过程中，关注参与者的活动反应和体验感受，而非仅疾病本身 活动过程中尊重且不必勉强参与者。注意观察参与者的反应，依据现场情况及时调整，并给予适当协助 音乐照护以简单、生活化、符合人体功能发展的动作为载体，以作业治疗和音乐元素来设计活动。生活化的动作，如开门、拧毛巾等，能引发老年人的主动活动，简易复健运动并协助自立，提高生活自理能力。充满童趣的动作使老年人感受生活的美好，如吹泡泡、数手指等 大多数曲子都是从关键动作开始，音乐照护康体指导师采站姿，双脚分开与肩同宽，身体微微前倾（展示友善并易于接近的姿态），双手置于双眼两侧，慢慢往前延伸，双手像拿了一个气球一样，肩部放松勿耸肩，面带微笑 音乐照护康体指导师先将准备手势摆好，环视老年人们也都准备好了之后才说"准备"，然后乐曲即开始播放。音乐照护康体指导师按照节奏说出指导语，拍手。根据轻音乐和关键动作说出口令 说清楚指令，如双手搓手心、手指交叉搓、手心向前慢慢抬起约45°、双手向前慢慢抬起与肩膀平行、双手向前慢慢抬起达到最高处等动作，随着音乐的节奏边说边做动作，活动手指、肩膀的机能，促进手眼脑的协调 带动顺序： （1）缓慢轻松的评估曲目 "奶奶好，我们先感受一下这首曲子的节奏，试着跟音乐做一下伸展动作，如果您觉得有哪里不舒服的话和我说，好吗？" 第一首一般是评估曲目，评估参与者的身体活动度。观察老年人的精神状态。同时，在轻松的氛围中使得身体活动与放松，提高互动率，增进感情 带动时，音乐照护康体指导师应着曲子走到每个老年人面前用眼神或轻声跟老年人们说"你好"。过程中可以按照自己舒服的状态去做动作，不用一定按照我们的标准做 乐曲结束后做鼓掌的动作，表示这首曲目已经完成，表扬大家都做得很好，同时鼓励大家再进行下一首曲目 （2）轻快的曲目 "刚才的曲子爷爷奶奶们做得很好，接下来这首节奏比较欢快。曲目有生活中常用的动作，欢快的节奏可以提升身体机能，促进健康。" 带动活动过程，要掌握好人与人之间的距离，距离太近容易引起老年人的反感，距离太远老年人看不清楚且听不明白 （3）节奏感稍强的曲目 "爷爷奶奶，有没有感觉慢慢地热起来了？接下来跟我一起来做这首曲子吧。" 带动的过程中观察老年人情绪，注意语言表达与语速，注意基本动作的标准度，口令需清晰并准确 （4）节奏感加强，配合乐器的曲目 开始做整场带动高潮的铺垫，选择节奏感稍强、可以配合乐器的曲目，调动气氛 "爷爷奶奶们，接下来这首曲目我们要用到乐器，大家试试看怎么拿。可以试着轻轻晃动，声音是您喜欢的吗？现在，让我们试着手握器，伴随着音乐，跟着我一起做起来。" （5）合奏曲目 合奏曲会用到多种乐器，将活动的气氛带到高潮，提高老年人的活动参与度。"爷爷奶奶们做得很好，跟着我一起加油，如果觉得累了的话，可以自己调整一下哦。" （6）优美舒缓的曲目 舒缓的音乐可以让老年人慢慢放松下来，调整并稳定情绪 音乐照护康体指导师鼓掌并鼓励老年人说："大家都做得很棒哦！请大家再继续跟着我进行下一首曲目。" （7）结束曲目 "爷爷奶奶们，这是我们最后一首乐曲了，请跟着节奏一起做。"在活动中加入与老年人互动的环节，这个动作可以增进及改善彼此之间的关系，拉近距离，让老年人放松自己
步骤4	歌曲讨论	"谢谢大家今天参与音乐照护活动，今天的乐曲大家都喜欢吗？有哪些歌词或者旋律给您留下深刻的印象呢？可以和我们聊一聊。" 了解老年人真实的感受和需求的变化，为下一次活动的开展提供依据。帮助老年人认识自身的情绪状态，联合专业人士采取个性化的辅助方法，达到进一步的治疗效果

步骤	内容	指导并协助自理老年人学练适宜的音乐照护技术
步骤5	实施反馈	"接下来，我们对您参加活动的体验进行反馈，在这个过程中，您觉得有哪些需要调整？您希望下次活动中体验哪些类型的曲目？如果愿意的话可以和我们沟通一下。" 播放轻音乐，启发老年人使用肢体和语言来表达自己参与活动的感受及收获，促进参与者之间的互动和情绪情感的分享
步骤6	整理记录	（1）记录老年人参加活动的感受、反应 （2）预约老年人下次参加活动的时间 （3）解答老年人的相关疑问
注意事项		音乐照护活动中要时刻注意老年人状态，询问老年人的感受，及时处理一些突发情况 音乐照护活动中应注意态度和蔼，耐心细致，体现人文关怀

（四）效果评价

（1）通过音乐照护指导，老年人能掌握音乐照护动作，有意愿参与活动并进行较标准的动作。

（2）老年人初步建立起了参与音乐照护活动的信心。

【相关知识】

如何选择合适的曲目是音乐照护活动中的一个关键环节，很多关于音乐照护的著作、文章都提出了具体的理论。如根据老年人的病情、心理状况、教育背景、性格、兴趣及欣赏能力等因素，合理选择不同的乐曲。中医理论中提出了五行施乐、辨证施乐的原理。还有的是以音乐为主体，把音乐的医学功能进行了具体的分类，如缓解忧郁的乐曲、振奋精神的乐曲、舒心理气的乐曲、缓解疲劳的乐曲、镇静安神的乐曲等。

众多的选曲理论，都有其合理之处，但是也要结合实际情况及经验进行选曲，在此介绍一些常见的曲目供参考使用。

1. 适合心情不安、思绪紊乱或胃肠功能失调患者的曲目

《春江花月夜》《平沙落雁》《渔舟唱晚》《梅花三弄》等民族乐曲；《浏阳河》《洪湖水浪打浪》《夏日最后的玫瑰》《可爱的家》等歌曲；《致爱丽丝》《圣母颂》《D小调弥撒曲》《花之圆舞曲》《天鹅湖选曲》《欢乐颂》等。

2. 适合焦虑、夜难入寐或高血压病患者的曲目

《流水》《风入松》《汉宫秋月》《二泉映月》《烛影摇红》《阳关三叠》等民族乐曲；《军港之夜》《草原之夜》《花非花》《渔光曲》《家乡古民歌》《小夜莺》等歌曲；《摇篮曲》《月光曲》《梦幻曲》《小夜曲》《仲夏夜之梦》《悲怆交响曲第一乐章》等。

3. 适合精神抑郁、沉闷寡欢或神经衰弱患者的曲目

《小开门》《喜相逢》《光明行》《彩云追月》等民族乐曲；《回娘家》《大路歌》《娘子军连歌》《我们的生活充满阳光》《小杜鹃》《快乐的人们》《快乐的风》等歌曲；《春之声圆舞曲》《G大调弦乐小夜曲》《卡门序曲》《蓝色多瑙河》《维也纳森林的故事》《命运交响曲》《田园交响曲》等。

在养老机构或社区中开展音乐照护联合冥想疗法，对于防治疾病、改善身体功能等方面有着显著的效果。有研究显示，冥想疗法可降低脑卒中、心脏病，甚至死亡的概率。

在开展冥想疗法时，组织者可为老年人播放节奏舒缓、悠扬的轻音乐，运用画面优美的自然风光图片对老年人进行引导。首先，请老年人闭上眼睛、深呼吸，放松全身的肌肉。其次，用画面优美的自然风光图片，如山林图片，引导老年人想象自己在清晨幽静的林间小路上，悠闲地散步，沐浴着阳光，感受着柔和的光线，听着悦耳的鸟鸣声；如草原图片，引导老年人想象自己在绿油油的草坪上散步，在盛开的花丛中，抬头望着蔚蓝的天空，朵朵的白云，感受微风的抚摸，嗅着淡淡的花香；如大海图片，引导老年人想象自己坐在沙滩上，眼前是一望无际的海水，波光粼粼，看到飞翔的海鸥，自由的鱼儿。最后，请老年人慢慢活动身体，深呼吸，睁开眼睛。

面向养老机构或社区中的老年人开展音乐疗法联合冥想疗法，可以显著改善和提高老年人的生活质量，具有较强推广价值，能够有效惠及更多老年人。

案例介绍

【案例情境】

某老年服务中心音乐照护康体指导师小明和团队接到一个新的任务，随着天气逐渐转凉，服务中心的老年人们活动参与热情有所减弱，有几位老年人偶尔会在休息或看电视时表露出一些情绪低落，中心负责人希望能够通过音乐照护来提高老年人的活动参与度，增加老年人们之间的相互了解，使他们愿意走出房间到活动室参加团体活动。

小明在活动前和爷爷奶奶们做了简短而温馨的沟通，聊了聊他们喜欢的音乐、日常的爱好、生活习惯等，还介绍了音乐照护的特点及功效，准备了老年人们喜欢的曲目，撰写了实务带动计划和方案。结合中心的活动情况和老年人喜好，初步将音乐照护活动时间定在了周日上午9：00到10：00。周六，小明去活动现场确认电脑、音响等可以正常使用，并检查了手摇铃、响板等辅具。

周日早上8：10，小明和3位小伙伴一起迎接老年人，9点活动准时开始。先后进行了8首曲目，老年人们跟着节奏拍响板、摇手摇铃，还跟着音乐哼唱，讨论歌词，交流感想。活动结束后，老年人们非常开心，小明和伙伴们以及中心的工作人员一起和老年人交流活动感受，并协助老年人回房间休息，向老年人告别，整理现场，打扫卫生。

【案例分析】

音乐可以给人们带来正向认知，优美动听、舒缓柔和的音乐可以引导参与者进入心旷神怡的意境。音乐照护活动在社区、养老机构深受认可和欢迎，如何更好地在养老照护中发挥作用，组织策划音乐照护活动者需要不断思考和探讨。本案例照护活动之所以取得明显效果，与活动的前期准备、过程中有序的组织实施、活动后及时的反馈密不可分。

对于心情低落的参与者，指导师可在活动开始前播放一些反映参与者当时心境的音乐，然后逐渐过渡并加入不同风格的音乐来慢慢引导参与者，通过观察参与者活动中的反应来发现和了解其当时的心情及状况。康体指导师在实施音乐照护活动时应遵循"评估 - 选曲 - 活动过程 - 评价"的步骤。

第一步：评估。评估的方法主要是观察法，可以选用音乐照护曲目中的《你好》对老年人的身体状态、情绪及有无异常行为进行评估，评估老年人四肢活动能力有无受限，情绪是否稳定，有无异常行为。

第二步：选曲。采用即兴选曲原则。

第三步：活动过程。邀请老年人参加音乐照护活动时，要遵从尊重、接纳、不强迫的原则，在情绪安定的状态下进行，为其营造温馨舒适的环境，活动以自愿参加为主，每次活动时间以四十分钟至一个小时为宜。主要的活动形式包括肢体律动（运用肢体配合音乐节奏的训练，以律动的方式去感受音乐，并做出主观的肢体表现）、口令提示（在曲目带动时，音乐照护康体指导师的口令是至关重要的，老年人们跟着口令准确地对上拍子，会有舒畅感及达成感）、声音表达（老年人随着音乐的节奏哼唱，促进老年人情感的表达，在团体的氛围中传递快乐的情绪）、乐器选择（老年人根据自己的喜好来选择乐器，即使是同样的乐器，由老年人自己主动拿取，也可达到自我实现的成就感）。活动过程中要与老年人进行适当的眼神、肢体以及言语的互动，让老年人可以感受到音乐照护康体指导师对他们的关注与尊重。

第四步：评价。每次训练结束，要对整个带动过程进行整理，制作成文字报告。音乐照护康体指导师、照护者和参与者能清晰地了解活动开展的不足之处，为日后制作活动方案的改进提供依据。

在音乐照护过程中，老年人出现异常情况的应对原则和方法如下。

（1）老年人在活动中随意走动　只要不干扰到活动，可以不用阻止，音乐照护康体指导师应适时和老年人有眼神和动作的互动。

（2）老年人在活动中突然起身离开　事前交代照护者注意此种情况，并陪伴老年人，询问原因。现场活动中，出现此种情况后，音乐照护康体指导师可用眼神交代照护者按照预先方法应对。

（3）老年人在活动中拉住音乐照护康体指导师，导致无法正常带动　此时，应由照护者快速进入带动现场继续带动。

（4）老年人在活动中言语或肢体攻击音乐照护康体指导师　音乐照护康体指导师示意照护者请机构护理人员将老年人带离。切记不要由老年人不认识的人将其带离，否则会引起老年人的反抗。

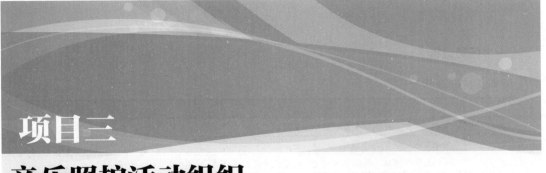

项目三
音乐照护活动组织

任务1 为自理老年人制订音乐照护活动开展计划

————【任务情境】————

某社区日间照料中心（爱老之家），自运营以来，受到了社区老年人的一致好评。"麻雀虽小，五脏俱全"，这里有医疗保健室、健康评估室、心理咨询室、棋牌室等，为老年人提供从健康服务到餐饮休闲全方位的保障。社区的老年人平日最喜欢到这里来，聊聊天、打打牌、做做手工……时不时还有志愿者来带领老年人一起活动。老年人们白天在日间照料中心生活，晚上回到自己家中，既解决了老年人独自在家的种种不便，也丰富了老年人的晚年生活。

有一天，社区的张大妈找到日间照料中心的负责人小王，说："你们这个日间照料中心办得很好，能够照顾到我们平常的很多需要，大爷大妈平日里在这儿玩得也很开心。就是你们平常组织的活动太少了，大妈们都特别喜欢音乐，你们能不能帮我们组织一些定期开展的音乐类的活动啊？"

小王听到张大妈的建议后，马上联系了音乐照护康体指导师小李，希望小李能够为社区的老年人组织音乐照护活动，并制订活动计划，定期为老年人开展音乐照护活动。

————【任务实施】————

一、任务流程

任务分析 ⟶ 工作准备 ⟶ 步骤操作 ⟶ 效果评价

二、实施步骤

（一）任务分析

1. 主要情况分析

序号	主要情况分析
1	爱老之家的老年人们有开展音乐照护活动的需求
2	爱老之家的老年人普遍身体状况较好，有活动的能力
3	爱老之家的老年人闲暇时间充足，希望能充分发挥余热
4	老年人们希望能定期开展活动，有计划、有周期，并通过活动丰富生活、愉悦身心

2. 主要目标措施及依据

序号	主要目标措施	依据
1	从需求层面和老年人特征出发，调研开展老年人音乐照护活动的要素与条件	个人参与活动的意愿是影响音乐照护活动是否能顺利开展的重要因素，也是音乐照护活动组织与设计的内驱力；老年人自身的日常生活活动能力、精神状态情况、感知觉与沟通能力、社会参与能力状况影响着他们是否能够参与音乐照护活动，以及他们能够参与活动的强度
2	为自理老年人制订音乐照护活动计划	制订计划需要遵循一定的原则和方法，保证计划落实的安全性、可行性和有效性

（二）工作准备

1. 物品准备

序号	名称	规格	单位	数量	备注
1	A4纸		份	5	
2	中性笔		支	1	

2. 环境与人员准备

序号	环境与人员	准备
1	环境	干净、整洁、安全，空气清新、无异味
2	音乐照护康体指导师	（1）洗手、着装整齐 （2）熟悉并掌握为自理老年人制订音乐照护活动计划的相关知识 （3）提前了解老年人基础信息，便于沟通
3	自理老年人	神志清醒，情绪稳定，身心放松

（三）步骤操作

步骤	内容	为自理老年人制订音乐照护活动开展计划
工作前准备	沟通与观察	（1）沟通　音乐照护康体指导师来到老年人旁边，说："爷爷奶奶大家好，我是音乐照护康体指导师小李，我们想邀请大家参加社区定期组织的音乐照护活动，想了解一下大家的需求，为大家制订一个科学合理的音乐照护活动计划，请爷爷奶奶配合我好吗？" 老年人回答："音乐照护活动是什么？" "音乐照护活动是利用音乐的特性，让大家在享受音乐的同时进行身心活化的锻炼，有助于提高大家的身体状况。" "那你要考虑到我们的身体情况制订一个合适的计划。" "爷爷奶奶请放心，咱们的活动计划都是个性定制的。" （注意：尊重老年人的个体需求，征得工作人员及老年人的同意方可进行下一步） （2）观察　（注意：观察老年人当中是否存在不愿意配合或参加的老年人）

步骤	内容	为自理老年人制订音乐照护活动开展计划
步骤1	评估	音乐照护康体指导师通过为自理老年人开展音乐照护活动进行安全性评估、有效性评估、强度与环境评估等，确认爱老之家的老年人们有参加音乐照护活动的能力 音乐照护康体指导师评估老年人参加音乐照护活动的意愿 "爷爷奶奶，音乐照护活动简单易行，不受地点、时间的限制，可以一边听音乐一边活动身体，你们愿意和我一起参加吗？" "可以，我们平常就很喜欢听音乐，能把音乐和锻炼结合起来更好了。" 通过评估，老年人有参加音乐照护活动的愿望
步骤2	确定时间	"爷爷奶奶，音乐照护活动对咱们的身心有益，最好能定期开展，持之以恒，坚持下去就会发现身心的变化。爷爷奶奶觉得咱们每周开展3次活动怎么样？" "可以，我们也希望能够经常参加这样的活动。" "好的，不过咱们也不能过于频繁和集中，要张弛有度、循序渐进，那么我们把时间定在每周的周一、周三、周五的下午3点怎么样，爷爷奶奶有时间参加吗？" "有的，我们都有时间参加。" （注意：秉持以老年人为中心及老年人自决的原则，时间的确定要征求老年人的同意）
步骤3	确定场地	"爷爷奶奶，音乐照护活动需要比较宽敞无障碍的场地，为了保障大家的健康，咱们在日间照料中心的室内活动室开展活动好吗？那里场地宽敞，光线明亮，也有电脑、音响，适合咱们活动。" "好的，就在活动室开展吧。" （注意：尽量选择室内场地，宽敞明亮、无障碍物，方便老年人活动，保障老年人安全）
步骤4	确定人数	"爷爷奶奶，音乐照护活动如何开展跟参与活动的人数也息息相关，人数不同咱们选择的活动方式也略有差异，想要参加音乐照护活动的爷爷奶奶请举手示意我好吗？" "我愿意参加！""我也想参加！" （注意：参加活动的人数影响着活动开展的节奏，每次活动的参与人数不宜过多，尽量在50人以内，以免影响活动效果。若参与活动人数较多，在制订音乐照护活动计划时应多安排康体指导师进行指导）
步骤5	确定曲目	"爷爷奶奶，音乐照护是根据音乐的节奏、特点等进行动作的编排，不同的曲目对应不同的动作，大家喜欢什么类型的乐曲呢？" "我们不太懂现在的流行歌，能不能多选一些我们那个年代的歌曲，还是老歌听起来有味道啊。" "好的，我会在音乐照护计划中多增加一些红歌和世界名曲，既有利于陶冶情操，大家也不会过于陌生。" "也不要太难，我们老胳膊老腿的跟不上节奏。" "放心吧，爷爷奶奶，音乐照护的曲目都是根据大家的身体情况量身选择的，保证所有人都能跟着一起运动。" （注意：曲目的选择要根据老年人的评估情况做出恰当的选择，不能选择老年人力不能及的曲目）
步骤6	确定乐器	"爷爷奶奶，在音乐照护活动中，我们除了跟着音乐进行肢体活动外，还会使用一些简单的乐器进行曲目合奏。通常我们会使用到的乐器有响板、鸡蛋沙铃、手摇铃、木槌等，也会使用到气球伞、毛巾、泡泡等。（向爷爷奶奶展示乐器）爷爷奶奶我给你们展示一下这些乐器的用法，你们喜欢哪一些呢？" "我喜欢手摇铃。""我喜欢响板。""……" "好的，爷爷奶奶，颜色也可以自己选择哦。" （注意：记录老年人各自的乐器偏好及颜色偏好，在制订音乐照护活动计划时作为考虑因素，并准备充足）
步骤7	制订突发问题预案	音乐照护活动的开展需要一定的场地、音响等条件，音乐照护康体指导师在制订活动计划前应该先实地查看活动现场，确保场地、音响、音效等满足活动要求，并对活动过程中可能遇到的突发问题进行预案，例如音响效果不佳、老年人有不适情况等，提前计划，避免突发情况出现时产生慌乱 （注意：对活动过程中可能出现的突发情况要考虑周到，并提前拟定应对方案）
步骤8	制订照护计划	（1）整理记录收集到的信息 （2）根据老年人的意愿制订音乐照护计划，并形成文字 （3）征求日间照料中心工作人员的同意，取得配合和支持
注意事项		音乐照护活动计划的制订要以老年人为中心，充分考虑老年人的特殊情况和整体需求 音乐照护活动计划要征得日间照料中心或养老机构的工作人员的同意，取得对方支持和配合后才可以开展

（四）效果评价

（1）音乐照护活动计划的制订是后期开展音乐照护活动的依据。

（2）在音乐照护活动计划的制订过程，通过与音乐照护康体指导师的互动，老年人对音乐照护的了解有所加深，有利于后期老年人更快地投入活动。

一、音乐照护活动计划制订的原则

音乐活动照护计划的制订是养老机构或社区中的老年人开展音乐照护活动的重要依据，需要结合养老机构、社区、居家的整体服务。只有在活动前期制订好科学、合理、可行的音乐照护活动计划，才能保证音乐照护活动顺利进行，并取得成功。在制订活动计划中要遵循以下几项原则。

1. 科学原则

音乐照护是利用音乐的特性，为老年人开展照护活动，既要让老年人感受到身心的愉悦，也要让老年人从中收获身心的健康，因此，音乐照护的活动设计必须具有科学的依据。虽然音乐照护活动可以被理解为一门艺术，但也必须在科学理论的指导下，遵循科学的程序，运用科学思维方法来进行。

2. 系统原则

坚持系统原则，就是把音乐照护活动作为一个整体来看待，而不是割裂的部分；坚持系统原则，就是把老年人作为一个全面考虑的团体来看待，而不是仅关注部分个体。强调音乐照护活动的整体性、团体性、效益性，对音乐照护活动中涉及的各个环节做好统筹安排、提前准备。

3. 可行性原则

音乐照护活动是针对老年人开展的实践活动，因此，音乐照护活动计划只有具备可行性才具有价值，否则就只是纸上谈兵。可行性原则就是要从实际情况出发，如服务对象的年龄、性别、体能、智能等方面的特点，切实可行，内容及曲目的选择必须具有吸引力和趣味性，同时也不脱离实际，具有可操作性。

4. 参与原则

音乐照护活动是针对所有老年人的，并不具有排他性，只要老年人有参与的意愿，均可以投入其中，并且参与性也是老年人活动中所追求的。因此，音乐照护活动应鼓励老年人积极参与，使老年人能整体参与并共同享受活动成果，从中感受自身的价值和重要性。这也是音乐照护活动十分注重的价值原则。

5. 以老年人为中心的原则

音乐照护活动的主体是老年人，在活动计划中，要时刻坚持以老年人为中心的原则。鼓励老年人积极参与音乐照护活动，但对于有畏难情绪或特殊困难的老年人不应强求。活动计划要从老年人的角度出发，充分考虑老年人整体的身体机能、活动水平等因素，而不能为计划而计划，想当然地设计老年人无法完成的项目。在乐曲的选择上，要站在老年人的角度，选择老年人耳熟能详或具有愉悦安神效果的乐曲。在乐器的选择上，也要充分尊重老年人自身的选择，不做过多干涉。

6. 循序渐进的原则

音乐照护活动的设计要坚持循序渐进的原则。一是在活动开展次数上，不得过于集中，应该张弛有度。二是在活动设计中，不得过于急切，要从简单的评估曲目开始，逐步加强难度，避免老年人有畏难情绪而抵触。

二、音乐照护活动计划制订的意义

1. 音乐照护活动计划为活动开展提供指导

音乐照护活动是根据科学的依据设计并实施的，提前制订活动计划，可以为实际开展起到指导作用，保证音乐照护活动的环节和流程顺利进行。

2. 音乐照护活动计划可以促使活动目标的达成

音乐照护活动的最终目的是使参与活动的老年人通过音乐的带动、身心的活动达到愉悦身心、保持康健的效果。提前制订活动计划可以促使老年人有计划、有周期地完成音乐活动，达到身心康健的目的。

3. 音乐照护活动计划减少可变因素的影响

在实际活动中，由于天气、场地、人员、参与活动的老年人等情况均不相同，容易出现可变因素。提前制订活动计划有助于减少可变因素的影响，提前对可能出现的问题及状况做好风险防范和预案安排。

三、音乐照护活动计划制订的流程

1. 征求老年人的意见

音乐照护活动是以老年人为主体的活动，在制订计划的时候也要充分考虑老年人的意愿，征得老年人的同意。

2. 评估老年人的情况

评估老年人参与活动的意愿和身体活动情况，根据身体活动能力的不同选择合适的曲目和开展方式。

3. 收集老年人的意见

通过与老年人交流，确定时间、场地、人数、曲目、乐器等信息，充分了解老年人的偏好，为老年人制订个性化的音乐照护计划。

4. 确定活动过程中可能出现的突发情况

音乐照护活动计划受天气、场地等条件制约，可能出现一些可变因素，在制订音乐照护计划时应充分考虑可能出现的突发状况，并制订预案。

5. 将音乐照护活动计划形成文字

将沟通内容整理记录，并制订音乐照护活动计划。

6. 征得工作人员同意

将音乐照护活动计划交由社区日间照料中心或养老机构工作人员审阅，征得其同意后方可开展。

四、音乐照护活动计划范例

某社区日间照料中心音乐照护活动计划

（一）基本情况

某社区日间照料中心，可以为老年人提供健康评估、心理咨询、医疗保健、娱乐活动能服务。日常在这里活动的老年人大多是周围社区的老年人，身体情况良好，闲暇时间充足，经济状况较好，有社交和活动的需求。

（二）活动时间

1. 每周开展 3 次活动，分别是周一、周三、周五下午 3 点。
2. 每次活动 40 ～ 60 分钟。

（三）活动场地

日间照料中心室内活动室。

（四）参与人数

30 人。

（五）活动曲目

参与活动老年人身体健康情况良好，可以适当选择乐曲欢快、节奏感强的曲目。每次活动时间约 40 ～ 60 分钟，可开展 15 ～ 17 首曲目，活动曲目需要根据现场情况进行选择。开展的曲目需要在活动后记录下来，记录样例如下。

曲目名称	曲目时长	乐器
1.《你好》		
2.《手指歌》		
3.《在一起》		
4.《旋转乐园》		
5.《妙转莲花》		
6.《柠檬树》		
7.《健康摇》		
8.《校园的早晨》	共计：45 分钟	小圆响板
9.《快乐老家》		手摇铃
10.《杜鹃圆舞曲》		合奏
11.《打靶归来》		
12.《打起手鼓唱起歌》		半月铃、手鼓
13.《茉莉花》		手摇铃
14.《让我们荡起双桨》		丝巾
15.《期待》		

（六）应急预案

本次活动参与人员主要为身体健康情况良好的老年人，在活动中应注意以下情况。

1. 提前准备好电脑、音响、话筒等设备，并保障电量充足，准备备用电池及充电设备，避免因电量问题活动中断。

2. 活动前应提醒老年人穿适合运动、宽松舒适的衣物，避免穿裙装，穿防滑鞋，避免跌倒。

3. 活动前乐器的准备应充足、完善，保证每位老年人都能选择到自己喜欢的乐器及颜色，避免因为乐器选择产生不快情绪。

4. 活动中老年人应保持适当距离，避免因距离过近引起跌倒。

5. 活动中曲目的安排应该循序渐进，从简单的评估曲目开始，逐步增加难度，避免老年人产生畏难情绪。

6. 本次活动有 30 位老年人参加，为保障教学效果及老年人安全，活动现场除音乐康体指导师外，另外安排一名活动助理，负责活动现场的监控，并协助教学。

7. 如在活动中，老年人出现不适，应立即停止活动，查看老年人情况，并及时告知日间照料中心或养老机构的工作人员。如有需要及时就医。

任务2 为自理老年人撰写音乐照护活动策划方案

━━━━━━━━━━━━━━ 【任务情境】 ━━━━━━━━━━━━━━

　　某社区日间照料中心，自运营以来，受到了社区老年人的一致好评。近期，社区张大妈反映老年人们想定期参加一些音乐类活动，于是日间照料中心的负责人小王联系了音乐照护康体指导师小李为社区的老年人们定期组织音乐照护活动。小李在前期已经深入日间照料中心，充分了解了老年人的需求及意见，并制订了详细的活动计划，第一次活动就从下周开始。现在小李需要为下周的活动制订一次音乐照护活动策划方案。

━━━━━━━━━━━━━━ 【任务实施】 ━━━━━━━━━━━━━━

一、任务流程

任务分析 ⟶ 工作准备 ⟶ 步骤操作 ⟶ 效果评价

二、实施步骤

（一）任务分析

1. 主要情况分析

序号	主要情况分析
1	在已收集老年人意见的基础上，完成了音乐照护活动计划
2	老年人普遍身体状况较好，有活动的能力，有活动的意愿
3	老年人对音乐照护活动不甚了解
4	下周是本次音乐照护活动计划的第一次活动

2. 主要目标措施及依据

序号	主要目标措施	依据
1	从需求层面，老年人有定期参加音乐照护活动的愿望	个人参与活动的意愿是影响音乐照护活动是否能顺利开展的重要因素，也是音乐照护活动组织与设计的内驱力
2	从日常生活活动能力、精神状态情况、感知觉与沟通能力、社会参与能力层面，老年人有参加音乐照护活动的能力	老年人自身的日常生活活动能力、精神状态情况、感知觉与沟通能力、社会参与能力状况影响着他们是否能够参与音乐照护活动，以及他们能够参与活动的强度

（二）工作准备

1. 物品准备

序号	名称	规格	单位	数量	备注
1	A4纸		份	1	
2	中性笔		支	1	
3	电脑		台	1	

2. 环境与人员准备

序号	环境与人员	准备
1	环境	干净、整洁、安全，空气清新、无异味
2	音乐照护康体指导师	（1）洗手，着装整齐 （2）熟悉并掌握为自理老年人撰写音乐照护活动策划方案的相关知识 （3）提前了解老年人基础信息，便于沟通
3	自理老年人	神志清醒，情绪稳定，身心放松

（三）步骤操作

步骤	内容	为自理老年人撰写音乐照护活动策划方案
工作前准备	完成音乐照护活动计划	音乐照护康体指导师通过收集目标对象的资料，了解老年人的需求和意愿，为老年人制订个性化的音乐照护活动计划。要将活动计划交由该机构的工作人员审阅，提前告知开展活动的时间 根据开展音乐照护活动计划的安排进行第一次音乐照护活动策划方案的撰写
步骤1	撰写音乐照护策划方案大纲	音乐照护活动是利用音乐的特性，使老年人活跃身心的一种活动，具有科学性和计划性。每次活动的安排不是随意而为，而是根据老年人的情况，有计划、有目的地进行 音乐照护策划方案是保证每一次音乐照护活动顺利进行的依据，而策划方案大纲是撰写策划方案的脉络
步骤2	列出各部分内容	音乐照护策划方案的主要内容包括标题、封面、活动背景、活动目的、活动时间、活动地点、组织结构及任务分工、主体活动策划、活动所需物品及场地、策划进度表、应急预案、其他事项、落款、附件等 （注意：音乐照护策划方案的撰写很灵活，没有固定的写作模式，只要将需要的信息描述清楚即可）
步骤3	检查各章节内容是否平衡	在一次音乐照护活动的策划方案中，主要内容为策划进度表，该表主要说明了本次活动的每个时间流程及相关事情。只有策划进度表科学合理，安排得当，在实际开展活动时才能有据可依，按计划进行 （注意：策划进度表没有固定格式，但使用表格的方式更加清晰易懂，具有逻辑性）
步骤4	调整后确定各部分内容分配	不断优化音乐照护活动策划方案各部分的内容，调整后确定各部分内容分配 （注意：各部分内容均衡，避免虎头蛇尾）
步骤5	写出第一稿策划方案	根据前期收集情况及已经完成的音乐照护活动计划，撰写第一稿音乐照护活动策划方案，并将方案交由音乐照护康体督导进行审核，确保该策划方案科学合理，具有可行性 （注意：撰写音乐照护策划方案的基础是音乐照护活动计划）
步骤6	正式撰写音乐照护活动策划方案	经过督导审阅后，进一步修改完善，并形成音乐照护活动策划方案定稿
步骤7	制作封面	制作音乐照护活动策划方案封面
步骤8	交由机构工作人员审阅	（1）将定稿的音乐照护活动策划方案交由机构工作人员 （2）征得同意后方可开展第一次活动 （3）开展活动前请机构工作人员帮忙组织老年人
注意事项		音乐照护活动策划方案的制订要以老年人为中心，充分考虑老年人的特殊情况和整体需求 音乐照护活动策划方案要征得日间照料中心或养老机构的工作人员的同意，取得对方支持和配合后才可以开展

（四）效果评价

（1）音乐照护活动策划方案的撰写基础是前期已经完成的音乐照护活动计划，根据计划撰写每次活动的策划方案。

（2）音乐照护活动策划方案是每一次活动实施的依据，应尽量详细清楚，将时间节点和活动流程表述清楚。

一、音乐照护活动策划方案

音乐照护活动策划方案是针对每一次音乐照护活动设计的全局性战略策划，具有一定的针对性，其目的是为了使本次音乐照护活动顺利开展。把策划过程用文字的形式完整地记录下来就是音乐照护活动策划方案。音乐照护活动策划方案的写法和格式较为灵活，没有固定的写作模式，其正文基本结构和基本要求可以参考后面的"音乐照护活动策划方案范例"。

二、音乐照护活动策划方案的撰写步骤

（1）撰写音乐照护策划方案大纲。
（2）列出策划方案各部分内容。
（3）检查各部分内容是否平衡、完善。
（4）调整后确定各部分内容分配。
（5）写出第一稿音乐照护活动策划方案。
（6）正式撰写策划方案。
（7）制作音乐照护活动策划方案封面。

三、音乐照护活动策划方案的写作结构和要求

1. 标题
音乐照护活动策划方案的标题应简明扼要，清晰易懂。

2. 封面
封面中应注明以下几点：本次音乐照护活动的全称；策划人的姓名、单位、职位等；策划方案完成的日期。

3. 活动背景及目的
活动背景及目的主要说明此次音乐照护活动的特性，老年人对该项活动的需求程度，最终达到什么样的目的等。表述上要层次清晰，文笔生动。

4. 理论依据
理论依据主要说明此次音乐照护活动策划方案的理论支撑来源于哪里，解释音乐照护活动如此安排的理论原因。

5. 活动时间
主要说明活动开始、结束的时间，应包含日期、星期、开始时间、结束时间。

6. 活动地点
主要说明音乐照护活动的举办地点，一般在室内进行，如有特殊需要，也可以在户外开展，但要充分保障老年人的安全。

7. 组织结构及任务分工
此次音乐照护活动实施的工作组织的结构构成，及人员组成与分工。

8. 主体活动策划

此次音乐照护活动的操作流程。

9. 活动所需物品及场地

主要说明何时何地需要何种环境布置及物品的细致安排。

10. 活动策划进度表

音乐照护活动策划进度表包括整个活动从策划到实施的全过程，何时完成何事要在进度表上标出。时间安排上要留有余地，具有可操作性。

11. 应急预案

此部分主要对可能遇到的突发状况做好预先考虑，要有明确的规避风险的意见。

12. 其他事项

活动策划人需要强调的其他问题及建议。

13. 落款

活动策划人的姓名和文本形成的时间。

14. 附件

附件主要说明音乐照护活动开展过程中需要使用的动作明细及乐器明细等。

四、音乐照护活动评估

音乐照护活动评估主要包括两大方面。一是从组织者角度出发，对音乐照护活动策划进行评估与指导，二是从老年人角度出发，对音乐照护活动参与的有效性进行评估。

1. 对老年人的评估

对老年人活动状态的关注主要涉及四大方面：情绪状态、注意状态、参与状态、交往状态。因此对活动过程中老年人进行评估可以包括以下几个方面。

① 老年人对活动的参与度。主要评价在音乐照护活动进程中，老年人注意力的集中程度以及在活动中的积极性、自主性、能动性程度等。

② 老年人的情感态度。主要评价老年人在音乐照护活动过程中的情绪状态，包括在活动中表现出来的态度、情感和动作等。

③ 老年人在活动中的互动程度。主要涉及对老年人在音乐照护活动过程中与他人交流状况的评估，包括活动中与他人的合作交流，互动的次数、形式以及有效性等。

④ 老年人在活动中的能力。主要评估音乐照护活动中老年人在能力展示水平上的表现和反应，包括活动中的语言表达能力、分析判断能力、动手操作能力以及创造性表达能力等。

2. 其他方面的评估

① 音乐照护康体指导师：音乐照护康体指导师对老年人的态度；音乐照护康体指导师的安排是否恰当；音乐照护康体指导师是否向其他工作人员解释清楚自己的分工及责任；音乐照护活动过程中音乐照护康体指导师的表现及合作情况如何；音乐照护康体指导师事前准备工作是否足够；音乐照护康体指导师的气质、风格、形象是否与活动相得益彰；音乐照护康体指导师是否对老年人有吸引力；音乐照护康体指导师表达是否清楚等。

② 音乐照护活动安排：音乐照护活动安排是否紧密围绕活动的主题；各个曲目的先后顺序是否恰当；音乐照护活动程序是否如期进行；音乐照护活动程序出现了哪些预期外的情况等。

③ 音乐照护活动场所：音乐照护活动场所的音乐是否适中悦耳；音响设备是否出现故障；音乐照护活动场所布置是否符合主题；音乐照护活动场所的温度、湿度、光线如何；音乐照护活动场所指引标志是否醒目、美观；音乐照护活动场所是否受到外部噪声的干扰等。

3. 其他事项

音乐照护活动过程中曾遇到哪些困难，将来如何避免或解决；如何加强活动的正面效果，减低负面的效果。

音乐照护活动过程中疏忽了哪些重要的事。

不同的人对于活动程序的进行情况抱有什么不同的观点等。

五、音乐照护活动策划方案范例

某社区日间照料中心音乐照护活动策划方案

（一）活动背景

随着人口老龄化程度的不断加深，人们对于如何养老的理解也越来越深刻，"健康老龄化"应运而生。它是指老年人的健康并不仅仅是身体上的健康，还包括心理上的健康和社会交往中的健康。因此，在对老年人的照护中，除了生活照料、医护服务外，生活娱乐、精神慰藉也应该是我们关注的重点。

某社区日间照料中心，老年人在这里可以享受到健康评估、心理咨询、医疗保健、娱乐活动等服务。日常在这里活动的老年人大多是周围社区的老年人，身体情况良好，闲暇时间充足，经济状况较好，有社交和活动的需求，希望能多参加一些活动娱乐身心，增进健康，同时结交朋友、拓展人际关系。

（二）理论依据——音乐照护活动理论

音乐照护是运用音乐的特性，在专业人士的带动下，配合特定设计的身体康复以及促进言语训练的动作，从而获得身体活化、心情愉悦效果的一种活动。音乐照护不分对象、不分地点、在任何时间都能以音乐为引导，达到身心健康照护的目的。

音乐照护尤其注重心与心的沟通，强调活动中以引导老年人间整体互动为重点，运用音乐调动起整场活动的起、承、转、合，激活其本身具有的生命力，增强人与人之间的信赖关系。

学习音乐照护，掌握音乐照护的规定曲目，包括古典乐、流行音乐、自创曲目等，可以带给参与活动者个人层次的身心成长，同时是一种相当良好的身体活化媒介与心灵成长的催化剂。

（三）活动目的

本次活动是某社区日间照料中心音乐照护活动的第一次活动，主要目的如下。

（1）促进老年人进一步了解音乐照护活动。

（2）使老年人在音乐照护活动中感受到趣味。

（3）通过音乐照护活动增进老年人的互动和交流。

（四）活动时间

202×年××月××日（星期×）15:00—15:40。

（五）活动场地

社区日间照料中心的室内活动室。

（六）参与人员

社区日间照料中心的老年人，共计30人。

（七）活动流程

序号	时间	内容	负责人	具体内容及注意事项
1	13:30	查看活动场地	×××	（1）活动场地应该平坦开阔、宽敞明亮、干净卫生，保证参与活动的老年人能自如地加入进来 （2）活动场地应提供必要的座椅，避免老年人因久站产生身体不适 （3）注意仔细查看场地死角，避免安全隐患
2	14:00	检查活动器材	×××	（1）音乐照护康体指导师根据活动参与人数及前期音乐活动照护计划准备合适的乐器，如乐器种类齐全、颜色丰富，力争满足所有老年人的需要 （2）将乐器摆放至适当的位置 （3）检查音乐照护活动需要的电脑、音响等设备是否正常
3	14:30	邀请老年人	×××	（1）准备就绪后，音乐照护康体指导师向老年人发出邀请，邀请有意愿的老年人共同参与 （2）对于部分内向腼腆的老年人，音乐照护康体指导师要主动与老年人沟通，询问意愿，并鼓励老年人勇于尝试 （3）对于暂时不想加入的老年人，音乐照护康体指导师不可过分强求，充分尊重老年人的自决权
4	14:50	组织老年人就位	×××	（1）音乐照护康体指导师组织老年人入场，并选择喜欢的位置就座 （2）音乐照护康体指导师组织老年人选择自己喜欢的乐器种类及颜色，并耐心解释该乐器的使用方法
5	15:00	开场	×××	（1）所有老年人就位后，音乐照护康体指导师宣布活动正式开始 （2）进行活动开场，对老年人的到来表示欢迎，通过开场吸引老年人的注意力，调动老年人的积极性
6	15:10	评估曲目	×××	（1）音乐照护康体指导师指导老年人开展评估曲目，如《你好》《手指歌》《在一起》等 （2）评估曲目可根据当天活动现场情况及参与老年人情况进行及时调整和更换
7	15:15	热场曲目	×××	（1）音乐照护康体指导师指导老年人开展热场曲目，如《旋转乐园》《妙转莲花》《柠檬树》等 （2）热场曲目可根据当天活动现场情况及参与老年人情况进行及时调整和更换
8	15:20	活力曲目	×××	（1）音乐照护康体指导师指导老年人开展活力曲目，如《快乐老家》《北京的金山上》《打靶归来》等 （2）活力曲目可根据当天活动现场情况及参与老年人情况进行及时调整和更换
9	15:30	放松曲目	×××	（1）音乐照护康体指导师指导老年人开展放松曲目，如《让我们荡起双桨》《茉莉花》《期待》等 （2）放松曲目可根据当天活动现场情况及参与老年人情况进行及时调整和更换

序号	时间	内容	负责人	具体内容及注意事项
10	15:35	结束语	×××	（1）音乐照护康体指导师对本次活动进行总结，充分表扬老年人的活动表现，并鼓励老年人下次继续参加 （2）感谢老年人的参与，与老年人道别
11	15:40	结束，整理器材及活动现场	×××	（1）收纳整理音乐照护活动器材，以备下次使用 （2）协助日间照料中心工作人员进行场地的整理和清扫

（八）活动所需物品

序号	内容	单位	数量	负责人
1	电脑	台	1	×××
2	音响	套	1	×××
3	曲目 CD	套	1	×××
4	话筒	个	1	×××
5	座椅	张	30	×××
6	手摇铃	个	30	×××
7	响板	个	30	×××
8	木槌	对	30	×××
9	铃鼓	个	5	×××
10	双响筒	个	5	×××
11	高低音筒	个	5	×××
12	红蓝沙筒	个	5	×××
13	沙锤	个	5	×××
14	鸡蛋沙铃	对	5	×××
15	三角铁	个	5	×××
16	大鼓	个	1	×××
17	铜镲	对	1	×××
18	36 音风铃	个	1	×××
19	手鼓	个	1	×××
20	半月铃	个	1	×××
21	丝巾	条	30	×××
22	气球伞	组	1	×××

（九）活动应急预案

本次活动参与人员主要为身体健康情况良好的老年人，在活动中应注意以下情况。

（1）提前准备电脑、音响、话筒等设备，并保障电量充足，准备备用电池及充电设备，避免因电量问题使活动中断。

（2）活动前应提醒老年人着适合运动、宽松舒适的衣物，避免穿裙装，着防滑鞋，避免跌倒。

（3）活动前乐器的准备应充足、完善，保证每位老年人都能选择到自己喜欢的乐器及颜色，避免因为乐器选择产生不快情绪。

（4）活动中老年人应保持适当距离，避免因距离过近引起跌倒。

（5）活动中曲目的安排应该循序渐进，从简单的评估曲目开始，逐步增加难度，避免老年人产生畏难情绪。

（6）本次活动有30位老年人参加，为保障教学效果及老年人安全，活动现场除音乐康体指导师外，另外安排一名活动助理，负责活动现场的监控，并协助教学。

（7）如在活动中，老年人出现不适，应立即停止活动，查看老年人情况，并及时告知日间照料中心或养老机构的工作人员。如有需要及时就医。

撰写人：×××

时间：202×年×月×日

任务3 为自理老年人组织开展音乐照护活动

————【任务情境】————

　　小张是某老年服务中心的音乐照护康体指导师，她发现在服务中心有一位李奶奶，生活可以自理，但却经常一个人坐在椅子上，也很少和别人交流。有一次经过李奶奶身边，听到她低声哼唱着歌曲，面带微笑看着窗户外面。她走过去，站在奶奶旁边一起看向窗外。奶奶停下来了，小张说："李奶奶，您唱得真好！"李奶奶笑笑说："我不行，就是瞎唱唱、解解闷，我挺喜欢音乐的。"这让小张觉得很高兴。她发现每次的音乐活动爷爷奶奶们都很开心，还有社区长辈们来量血压时候也会留下来一同参与活动。她准备开展一次别开生面的音乐照护活动，让李奶奶和其他爷爷奶奶一起活动，让他们更开心一些。

　　请音乐照护康体指导师组织设计一场音乐照护活动。

————【任务实施】————

一、任务流程

任务分析 ⟶ 工作准备 ⟶ 步骤操作 ⟶ 效果评价

二、实施步骤

（一）任务分析

1. 主要身心状况及健康问题

序号	主要身心状况及健康问题
1	身体情况相对较好，生活可以自理
2	比较沉默寡言，性格内向，在人际交往中较为被动
3	日常娱乐活动较为单一，缺乏尝试新事物的勇气
4	对音乐照护活动有兴趣

2. 主要目标措施及依据

序号	主要目标措施	依据
1	组织自理老年人音乐照护活动	按照照护计划和照护方案组织实施音乐照护活动，保证活动任务的完成
2	对于自理老年人音乐照护活动进行总结评价	通过调查反馈，对音乐照护活动进行结果评估，为下次活动提供支持和依据

（二）工作准备

1. 物品准备

序号	名称	规格	单位	数量	备注
1	手摇铃		个	30	
2	响板		个	30	
3	三角铁		个	30	
4	铃鼓		个	30	
5	报纸		张	50	
6	毛巾		个	30	
7	音乐U盘		套	1	
8	音响设备		套	1	
9	电脑		台	1	
10	投影仪及幕布		套	1	
11	胸麦		套	1	

2. 环境与人员准备

序号	环境与人员	准备
1	环境	活动室或者会议室，能够容纳50人及以上；干净、整洁、安全、隐蔽，空气清新、无异味
2	音乐照护康体指导师	（1）洗手、着装整齐 （2）熟悉并掌握为自理老年人开展音乐照护活动的相关知识 （3）熟悉手摇铃、响板、三角铁、铃鼓等道具的使用方法 （4）提前了解老年人基础信息，便于沟通
3	自理老年人	神志清醒，情绪稳定，身心放松
4	场地工作人员	（1）洗手、着装整齐 （2）熟悉并掌握为自理老年人开展音乐照护活动的相关知识 （3）熟悉电脑、音响、扩音器、照相机、投影仪、摄像机、连接线的使用方法 （4）提前了解老年人基础信息，便于沟通

（三）步骤操作

内容		为自理老年人组织开展音乐照护活动
活动前	准备与沟通	（1）准备 ① 活动分工：音乐照护康体指导师负责带动老年人音乐照护的操作方法。其他工作人员负责场地布置、道具准备、PPT制作、现场拍摄等 ② 乐曲曲目准备：包括评估曲、热场曲、纯音乐（欢快型、舒缓型）等 ③ 老年人围圈或者呈"U"形排列成队伍 （2）沟通与评估 ① 音乐照护康体指导师向老年人问好寒暄，询问老年人身体和精神状况。通过交谈评估老年人对音乐带动的接受程度 ② 选取老年人愿意倾听的曲目，设计适合老年人身体状况的动作 ③ 评估老年人的身心状况
活动中	步骤1	介绍活动 （1）活动的目的和意义 目的：促进老年人之间人际关系，融洽氛围，体验音乐照护，拓展业余爱好 意义：缓解老年人不良情绪，促进老年人身心愉悦，增加老年人的锻炼项目 （2）活动形式：根据所提供的道具和音乐，组建团队进行活动 （3）活动时间：40～60分钟
	步骤2	播放评估乐曲，音乐照护康体指导师进行乐曲重点说明，包括乐曲名称、乐曲背景、内容、节奏 （注意：乐曲选择老年人喜欢和适合的曲目）

内容		为自理老年人组织开展音乐照护活动
活动中	步骤3	播放欢快型音乐进行热场，音乐照护康体指导师进行乐曲介绍、道具说明、动作带领、基本动作检测 （注意：介绍涉及的动作有哪些，存在的风险提示，如身体的轻拍方式、抬头、低头、转手、拍肩、拍腿等）
	步骤4	播放节奏感强的高潮曲目 音乐照护康体指导师介绍曲目节奏，如合奏曲目，说明乐曲中会出现的主要动作以及所用道具，老年人跟着节奏和旋律体验歌曲，进行身体律动以及乐器的演奏 （注意：音乐照护康体指导师带领动作，语言清晰明了，语速适中，同时观察老年人节奏动作进行情况，根据曲目进行完成动作操作）
	步骤5	播放稍微缓和的曲目，带动老年人们跟着乐曲唱，并做动作 （注意：观察老年人表情和动作完成情况）
	步骤6	播放小高潮曲目，如使用乐器的曲目，音乐照护康体指导师介绍乐器的拿法及乐曲的主要动作，带动老年人跟着节奏享受音乐 （注意：观察老年人表情和动作完成情况）
	步骤7	播放结尾曲，舒缓放松
活动后	整理记录	（1）记录活动过程 （2）了解老年人活动满意情况 （3）解答老年人相关疑问
注意事项		活动前考虑到老年人需要，现场工作人员和志愿者对老年人分组照看 活动中要时刻注意老年人状态，及时处理一些突发情况 活动中注意具体动作的幅度，引导老年人参与，给予老年人鼓励和充分肯定 活动中认真观察和记录老年人参与程度、身心状况、人际关系反馈，及时对计划做出相应的调整 活动中应注意个人态度，耐心细致，体现人文关怀

（四）效果评价

（1）通过交流和活动满意度调查表，评估老年人对活动的满意度。

（2）通过观察老年人活动过程参与度和表现，评估活动项目设计的内容和难度。

（3）将活动的时间、形式、内容的记录与活动计划、评估、满意调查整理存档。

─────── 【相关知识】 ───────

音乐照护活动组织的原则及现场管理

1. 音乐照护活动组织的原则

（1）系统原则　强调老年人活动整体性、全局性、效益性，对各个环节做统筹安排，确定最优目标。

（2）可行性原则　要从实际出发，考虑老年人年龄、性别、家庭、智力等方面特点；内容和曲目的选择要有前瞻性、吸引力和可操作性。

（3）协调原则　活动组织人员之间相互协调，活动组织者和实际相协调，活动的形式、内容、举办地点相协调。

（4）资源原则　尽量利用现有的设备和资源，有效地利用资源，要考虑到老年人的兴趣和需要，尤其特别照顾到特殊活动对象的情况。

（5）针对性原则　要符合老年人的心理、生理特点，符合老年人的需求，安排活动节奏尽量舒缓一些。

（6）参与性原则　活动要让老年参与者有整体参与的感觉，使他们感觉到本身的价值和重要性，活动相关的群体代表全程参加活动的策划决策，并且充分听取意见和建议。

2. 活动现场管理

（1）活动的时间管理　运用类比法，又称经验比较法，合理估算活动时间。时间管理是活动进程把控和现场管理的关键，时间掌握不准确会直接影响老年人休息或者吃饭等，最好选择在白天，不要影响老年人晚上休息。

（2）活动场地的布置及管理　选择合适的场地，这种场地最好是永久性的、多功能的，适合音乐照护，可以容纳 30 人以上活动，设施设备齐全。对于出入口，一定要确保老年人畅通无阻地出入，疏散通道、急救车辆的通行区不能阻塞。

（3）活动人员管理　对于组织者、实施者、相关利益者进行培训和合理分工，科学管理和人性化管理结合，对于现场考勤、过程监控做到及时到位。

（4）活动的危机管理　活动中可能发生的突发性、不确定性、紧迫性事件，参与者出现的突发性疾病等风险及时决策和行动，做好安全防范，制订安全预案，做好安全教育，预防为先，做好危机管理。

案例介绍

【案例情境】

某老年服务中心音乐照护康体指导师小张和团队接到一个新的任务，因为季节交替，老年人们表露出一些不安的情绪，中心领导希望能够通过音乐照护来安抚老年人的心灵，增加老年人之间的相互了解。小张活动之前找了几位爷爷奶奶聊了聊他们喜欢的音乐，还介绍了音乐照护常用的乐曲，准备了老年人们喜欢的曲目，撰写了计划和方案。活动时间定在周六上午 9:00 到 9:40。周五小张去活动会议室现场确认电脑、音响等可以正常使用，检查了手摇铃、响板等道具。周六一大早小张和 3 位人员一起迎接老年人，9 点钟准时开始。先后进行了 5 首曲目，老年人们跟着节奏拍响板，摇手摇铃，还跟着音乐哼唱。活动结束了，老年人们非常开心，他们询问了老年人活动的感受，整理现场，打扫卫生，向老年人告别。

【案例分析】

音乐是以旋律、节奏、和声等表现手段表达人们对生活和客观世界的认识、感受、情感与心境的一种艺术。多年来，音乐照护在各个社区、养老机构都非常受欢迎，如何更好地在养老照护中起到作用，组织策划音乐照护活动者需要不断思考和探讨。本案例之所以取得明显效果，是因为活动事先准备得充分，并且在组织实施过程中考虑得周全。

一、活动前充分准备

（一）进行调查研究

和老年人沟通交流，了解老年人的需求和爱好，了解老年人喜欢的曲目，了解老年人的身体状况，平时的活动后，对老年人进行充分的评估，这是每一次音乐照护活动开展的前提和基础条件。

（二）撰写音乐照护计划

对于活动时间、地点安排、目标、形式、规模大小、现场布置、活动流程安排等活动所涉及的基本要素事先谋划，活动所涉及的人、财、物有预算和安排。

（三）活动实施方案

活动方案中对于活动的具体细则和步骤，进行更详细的说明，包括活动标题、内容、活动范围、人员配置分工、活动过程，对活动的效果进行预先分析和评估，对活动所有道具物品进行详细说明等。

二、活动中现场管控

在组织实施活动过程中还要充分考虑以下几个方面。

1. 提前的工作准备是基础

包括道具准备、场地准备、环境准备和人员准备。

2. 好曲目是关键

本案例中选择了《你笑起来真好看》《北京的金山上》《快乐老家》《校园的早晨》等曲目。乐曲的选择非常重要，活动刚开始的开场曲目能够把老年人带入音乐的旋律当中。在活动进行当中，选择老年人喜欢的轻快、有节奏的音乐，焕发老年人身心，调节老年人精神。在活动快结束时，选择安静平和的曲目使老年人情绪平稳、身心愉悦。

3. 活动流程的管控是重点

根据老年人的身体情况，将音乐照护活动的时间控制在40分钟左右。因此每首乐曲的时间，老年人活动和动作，老年人交流学习的时间，都要进行精心的考虑和安排。

4. 活动现场的安全风险防范是保障

虽然都是自理老年人，但是在活动过程他们仍然存在各种不确定的风险，要确保老年人从来参加活动前，到活动过程当中每个动作的进行，以及活动后离开现场都要有安全的保障，对于不可预知的不确定的风险要提前预防。

三、活动后总结评估

活动总结评估也是一个重要环节，活动结束后对于本次活动所反映出来的问题进行思考、沟通、交流、反馈，做书面总结，整理文案，便于下次活动改进。

参考文献

[1] 薛梅华. 日常生活活动量表在老年护理中的应用[J]. 中国现代护理杂志, 2010, 16(03): 336-337.

[2] 阿尔茨海默病名词审定委员会. 阿尔茨海默病名词[M]. 北京: 科学出版社, 2018.

[3] 恽晓平. 康复疗法评定学[M]. 北京: 华夏出版社, 2005.

[4] 李春波, 何燕玲. 健康状况调查问卷SF-36的介绍[J]. 国外医学: 精神病学分册, 2002(02): 116-119.

[5] 吴幸如, 黄创华. 音乐治疗十四讲[M]. 北京: 化学工业出版社, 2010.

[6] 张刃. 音乐治疗[M]. 北京: 机械工业出版社, 2019.

[7] 蒋存梅. 音乐心理学[M]. 上海: 华东师范大学出版社, 2019.

[8] 唐东霞, 王允. 老年活动策划与组织[M]. 南京: 南京大学出版社, 2014.

[9] 邬沧萍, 姜向群. 老年学概论[M]. 北京: 中国人民大学出版社, 2006.

[10] 吴华, 张韧韧. 老年社会工作[M]. 北京: 北京大学出版社, 2011.

[11] 朱迪·艾伦. 活动策划全攻略[M]. 北京: 北京大学出版社, 2010.

[12] 张沙骆, 刘隽铭. 老年人活动策划与组织[M]. 北京: 北京师范大学出版社, 2015.

[13] 唐东霞, 王允. 老年活动策划与组织[M]. 南京: 南京大学出版社, 2014.

[14] 谢鸣. 老年人"文化养老"的现状及对策研究——以贵州省为例[J]. 广西广播电视大学学报, 2020, 31(04): 66-68.

[15] 姜佳怡, 陈明, 章俊华. 上海市社区公园老年游客活动差异及影响因素探究[J]. 景观设计学, 2020, 8(05): 94-109.

[16] 陆小香. 身心功能活化运动对社区和养老机构老年人健康的促进作用[J]. 中国老年学杂志, 2017, 37(23): 5956-5959.

[17] 邹文开, 赵红岗, 杨根来. 失智老年人照护职业技能教材（初级）[M]. 北京: 化学工业出版社, 2019.

[18] 邹文开, 赵红岗, 杨根来. 失智老年人照护职业技能教材（中级）[M]. 北京: 中国财富出版社, 2019.

[19] 邹文开, 赵红岗, 杨根来. 失智老年人照护职业技能教材（高级）[M]. 北京: 中国财富出版社, 2020.

教育部第四批 1 + X 证书制度
老年康体指导职业技能等级证书系列教材

老年康体指导

职业技能教材（初级）

身心活化服务

北京中民福祉教育科技有限责任公司　组织编写

杨根来　邹文开　王胜三　赵红岗　总主编

韩　菊　石晓燕　曾　莉　主　编

李红武　陆昱文　副主编

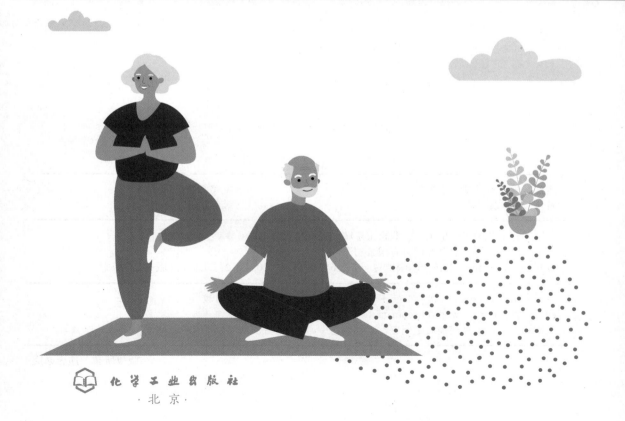

化学工业出版社

·北京·

内 容 简 介

"老年康体指导职业技能等级证书"是教育部遴选认定的第四批 1+X 证书之一，由第二批职业教育培训评价组织——北京中民福祉教育科技有限责任公司组织编写。

作为考取"老年康体指导职业技能等级证书"的指定配套教材，《老年康体指导职业技能教材》(初级) 由 5 个分册组成，分别为中国传统体育健康服务 (配有二维码)、运动健身服务、游戏活动服务、音乐照护服务和身心活化服务。

本书面向居家社区养老机构、养老院等服务机构，以及医养结合机构、医疗机构老年病科、社区体育文化活动中心、老年大学等的相关岗位，可供包括但不局限于社会体育指导员、社区工作者 (师)、养老护理员、失智老年人照护员、老年照护师 (员)、护理协调员、老年病护士及护士长、养老服务咨询员 (顾问、专员、客服) 等作为教材或培训用书使用。

责任编辑：章梦婕　李植峰　　　　　　　　　文字编辑：陈小滔
责任校对：宋　玮　　　　　　　　　　　　　装帧设计：张　辉

出版发行：化学工业出版社 (北京市东城区青年湖南街 13 号　邮政编码 100011)
印　　装：中煤 (北京) 印务有限公司
787mm×1092mm　1/16　印张 27½　字数 652 千字　2024 年 2 月北京第 1 版第 2 次印刷

购书咨询：010-64518888　　　　　售后服务：010-64518899
网　　址：http://www.cip.com.cn
凡购买本书，如有缺损质量问题，本社销售中心负责调换。

"身心活化服务"分册编审人员名单

主　　编　　韩　菊　　石晓燕　　曾　莉

副 主 编　　李红武　　陆昱文

编写人员　　韩　菊　　石晓燕　　曾　莉　　李红武

　　　　　　陆昱文　　徐　玲　　叶梓晨　　蔡　莉

　　　　　　佘凤玲　　陈　琳　　谢　扬　　张　震

　　　　　　刘永强

主　　审　　张仁民　　谭美青

身心活化服务

  人口老龄化是当今世界共同关注的话题，中国作为人口大国，老年人口的数量在日益增加，随之而来的养老问题日益突出。因此，如何提升老年群体的身心健康就变得十分重要。随着年龄的增长，老年人的生理功能和形态不断出现退行性的变化，如组织更新修复能力降低、器官生理功能减退、机体代谢功能变缓、免疫系统功能下降、应急能力减弱等。身体功能的弱化大大降低了老年人的活动水平和生活质量，由此导致的心理问题更加严重。研究表明，适当的活动能够提高老年人机体新陈代谢能力、增加人体肺活量、改善神经系统功能、促进血液循环，是预防疾病、延年益寿的重要条件。同时，坚持适当活动的老年人比久坐不动的老年人心脏肌肉更加发达，心脑血管功能更加健全，肥胖、高血压等疾病的发病率也较低。

  身心活化服务（也称身心活化活动）的设计融合了运动、休闲、竞赛、康复活动、唱歌等特色，通过持之以恒的运动，可有效促进身体功能在关节活动度、肌力、平衡与协调、内脏与神经功能等方面的改善，进而改善老年人睡眠质量和日常生活能力。同时，身心活化活动通过老年人之间的团体协作、沟通和交流，能够促进老年人发展友谊，增加社会交往，起到改善老年人心理健康、减轻抑郁的作用。因此，让老年人在正确的引导下参与适宜的身心活化活动，能够强化老年人身体素质、增强健康水平、延缓衰老、提升晚年生活的幸福指数。

📚 知识目标

1. 掌握为自理老年人开展身心活化活动进行健康评估的相关知识。
2. 掌握为自理老年人开展身心活化活动进行理论讲解的相关知识。
3. 掌握为自理老年人开展身心活化活动进行技术示范的相关知识。
4. 掌握为自理老年人开展身心活化活动进行技能指导的相关知识。
5. 掌握为自理老年人组织身心活化活动的相关知识。

🏆 技能目标

1. 能为自理老年人开展身心活化活动进行健康评估。
2. 能为自理老年人开展身心活化活动进行理论讲解。
3. 能为自理老年人开展身心活化活动进行技术示范。
4. 能为自理老年人开展身心活化活动进行技能指导。
5. 能为自理老年人组织开展身心活化活动。

🏅 素养目标

1. 具备尊老、爱老品质，能够以老年人为中心。
2. 具备良好的服务礼仪、沟通能力及服务意识。

目　录

项目一
身心活化健康评估

任务1　为自理老年人开展身心活化活动进行安全性评估

　　生活在某市一家养老服务中心的张爷爷，生活能够自理，但性格内敛、不擅交际，从入住养老中心以来，一直以独处居多，常常一个人静静地坐着。长时间的久坐不动、独处静默使张爷爷身体的关节活动度、肌力、平衡与协调能力都逐渐下降，情绪更是很不稳定，经常暴躁易怒，睡眠也越来越差……

　　近期，某养老服务中心组织老年人开展身心活化活动，张爷爷想和别的老年人一起去参加活动，同时也交交朋友，但又担心自己老胳膊老腿，活动起来伤到自己怎么办。希望由身心活化康体指导师对张爷爷参加身心活化活动进行安全性评估。

【任务实施】

一、任务流程

任务分析 ⟶ 工作准备 ⟶ 步骤操作 ⟶ 效果评价

二、实施步骤

（一）任务分析

1. 主要身心状况及健康问题

序号	主要身心状况及健康问题
1	身体较健康，生活完全能够自理
2	喜欢独处安静，性格内敛，不擅交际
3	由于身体功能下降出现一些健康和情绪问题
4	希望参加身心活化活动提升自己的健康状况，但又担心身体状况不适宜参加

2. 主要目标措施及依据

序号	主要目标措施	依据
1	从疾病层面，为自理老年人开展身心活化活动进行安全性评估	老年人躯体疾病（疾病种类、病情和用药情况）影响他们是否能够参与身心活化活动
2	从精神状态情况、感知觉与沟通能力、社会参与能力、跌倒风险层面，为自理老年人开展身心活化活动进行安全性评估	老年人自身的精神状态情况、感知觉与沟通能力状况、跌倒风险影响他们是否能够参与身心活化活动

（二）工作准备

1. 物品准备

序号	名称	单位	数量	备注
1	评估量表	份	1	
2	评估器械			量表中要求的各种工具
3	中性笔	支	1	

2. 环境与人员准备

序号	环境与人员	准备
1	环境	干净、整洁、安全、隐蔽，空气清新、无异味
2	身心活化康体指导师	（1）洗手、着装整齐 （2）熟悉并掌握为自理老年人开展身心活化活动进行安全性评估的相关知识 （3）提前了解老年人基础信息，便于沟通
3	自理老年人	神志清醒，情绪稳定，身心放松

（三）步骤操作

步骤	内容	为自理老年人开展身心活化活动进行安全性评估
工作前准备	沟通与观察	（1）沟通。身心活化康体指导师来到老年人旁边，说明来意："爷爷/奶奶好！我们准备开展身心活化活动，想邀请您参加。为了让您安全地参与身心活化活动，我要为您进行安全评估，评估的内容很简单，您只需要跟随我的指导完成就可以。" （2）观察。通过观察评估老年人神志是否清楚，意愿是否明显
步骤1	从疾病层面评估	身心活化康体指导师来到老年人旁边。"爷爷/奶奶，为了让您安全地参与身心活化活动，首先要了解一下您的健康状况，希望您能够如实告知我您的身体是否有一些疾病以及疾病种类、病情和用药情况。您放心，您的私人信息我们会单独封存，严格保密。" （注意：环境的隐蔽性，保护老年人隐私）
步骤2	从精神状态情况层面评估	"接下来，您回答我一些问题或者根据我的引导完成一些动作，在这个过程中，如果出现任何不舒服的地方，请及时跟我讲。" 依次进行认知功能、攻击行为、抑郁症状的评估 （注意：语言清晰明了，语速适中，观察老年人表情，根据评估量表逐一完成相应项目）
步骤3	从感知觉与沟通能力层面评估	"接下来，您回答我一些问题或者根据我的引导完成一些动作，在这个过程中，如果出现任何不舒服的地方，请及时跟我讲。" 依次进行意识水平、视力、听力、沟通交流的评估 （注意：语言清晰明了，语速适中，观察老年人表情，根据评估量表逐一完成相应项目）
步骤4	从社会参与层面评估	"接下来，您回答我一些问题或者根据我的引导完成一些动作，在这个过程中，如果出现任何不舒服的地方，请及时跟我讲。" 依次进行生活能力、工作能力、时间/空间定向、人物定向、社会交往能力的评估 （注意：语言清晰明了，语速适中，观察老年人表情，根据评估量表逐一完成相应项目）
步骤5	从跌倒风险层面评估	"接下来，我们还需要询问您一些关于行走活动的情况，您回答我一些问题或者根据我的引导完成一些动作，在这个过程中，如果出现任何不舒服的地方，请及时跟我讲。" 依次进行步态、活动能力等评估 （注意：语言清晰明了，语速适中，观察老年人表情，根据评估量表逐一完成相应项目）

步骤	内容	为自理老年人开展身心活化活动进行安全性评估
步骤6	根据记录进行评估	根据老年人的身体健康状况、跌倒风险、认知功能、社交能力、情绪状态等进行评估，排除有风险者，确保活动的安全性
步骤7	整理记录	（1）记录评估结果 （2）告知老年人评估结果 （3）解答老年人相关疑问
注意事项		评估过程中要时刻注意老年人状态，及时处理一些突发情况

（四）效果评价

（1）通过安全性评估，排除认知功能存在严重障碍导致无法完全理解或配合指导员者，以及有严重基础性疾病或处于全身性疾病急性发作期（如严重心血管疾病、恶性肿瘤手术后、严重的下肢肢体残疾等）的老年人，确保活动的安全性。如有平衡能力差、跌倒风险高危者，则须在活动过程中对其进行重点关注和监督。

（2）通过评估，身心活化康体指导师了解了老年人身心健康状况与活动能力，为老年人参与身心活化活动做好了准备。

（3）老年人了解了自身评估结果，对自己是否能够参与身心活化活动有明确的认知。

【相关知识】

老年人安全评估相关知识

1. 疾病评估量表

老年人姓名				
老年人性别	1 男　2 女		出生日期	□□□□年 □□月 □□日
血压（测量）			心率（测量）	
血糖（测量）			脉搏（测量）	
疾病情况	1	无疾病		
	2	疾病名称：	是否用药：	注意事项：
	3	疾病名称：	是否用药：	注意事项：
	4	疾病名称：	是否用药：	注意事项：
	……			

2. 精神状态情况评估量表

		"我说三样东西，请重复一遍，并记住，一会儿会再问您：苹果、手表、国旗"
1 认知功能	测验	（1）画钟测验："请在这儿画一个圆形时钟，在时钟上标出 10 点 45 分" （2）回忆词语："现在请您告诉我，刚才我要您记住的三样东西是什么？" 　　答：_____、_____、_____　　（不必按顺序）
	评分 □分	0分，画钟正确（画出一个闭锁圆，指针位置准确），且能回忆出 2～3 个词
		1分，画钟错误（画的圆不闭锁，或指针位置不准确），或只回忆出 0～1 个词
		2分，已确诊为认知障碍，如老年失智

2 攻击行为	评分 □分	0分，无身体攻击行为（如打、踢、推、咬、抓、摔东西）和语言攻击行为（如骂人、语言威胁、尖叫）
		1分，每月有几次身体攻击行为，或每周有几次语言攻击行为
		2分，每周有几次身体攻击行为，或每日有语言攻击行为
3 抑郁症状	评分 □分	0分，无
		1分，情绪低落、不爱说话、不爱梳洗、不爱活动
		2分，有自杀念头或自杀行为
精神状态总分	评分 □分	分级：□级 0级能力完好：总分为0分 1级轻度受损：总分为1分 2级中度受损：总分2～3分 3级重度受损：总分4～6分

3.感知觉与沟通评估量表

1 意识水平	评分 □分	0分，神志清醒，对周围环境警觉
		1分，嗜睡，表现为睡眠状态过度延长。当呼唤或推动患者的肢体时可唤醒，并能进行正确的交谈或执行指令，停止刺激后又继续入睡
		2分，昏睡，一般的外界刺激不能使其觉醒，给予较强烈的刺激时可有短时的意识清醒，醒后可简短回答提问，当刺激减弱后又很快进入睡眠状态
		3分，昏迷，处于浅昏迷时对疼痛刺激有回避和痛苦表情；处于深昏迷时对刺激无反应（若评定为昏迷，直接评定为重度失能，可不进行以下项目的评估）
2 视力： 若平日戴老花镜或近视镜，应在佩戴眼镜的情况下评估	评分 □分	0分，能看清书报上的标准字体
		1分，能看清楚大字体，但看不清书报上的标准字体
		2分，视力有限，看不清报纸大标题，但能辨认物体
		3分，辨认物体有困难，但眼睛能跟随物体移动，只能看到光、颜色和形状
		4分，没有视力，眼睛不能跟随物体移动
3 听力： 若平时佩戴助听器，应在佩戴助听器的情况下评估	评分 □分	0分，可正常交谈，能听到电视、电话、门铃的声音
		1分，在轻声说话或说话距离超过2米时听不清
		2分，正常交流有些困难，需在安静的环境或大声说话才能听到
		3分，讲话者大声说话或说话很慢，才能听见部分内容
		4分，完全听不见
4 沟通交流： 包括非语言沟通	评分 □分	0分，无困难，能与他人正常沟通和交流
		1分，能够表达自己的需要及理解别人的话，但需要增加时间或给予帮助
		2分，表达需要或理解别人的话有困难，需频繁重复或简化口头表达
		3分，不能表达需要或理解他人的话

分级：□级
0级能力完好：意识清醒，且视力和听力评为0分或1分，沟通评为0分
1级轻度受损：意识清醒，但视力或听力中至少一项评为2分，或沟通评为1分
2级中度受损：意识清醒，但视力或听力中至少一项评为3分，或沟通评为2分；或嗜睡，视力或听力评定为3分及以上，沟通评定为2分及以上
3级重度受损：意识清醒或嗜睡，但视力或听力中至少一项评为4分，或沟通评为3分；或昏睡/昏迷

4.社会参与能力评估量表

1 生活能力	评分 □分	0分，除个人生活自理外（如饮食、洗漱、穿戴、二便），能料理家务（如做饭、洗衣）或当家管理事务
		1分，除个人生活自理外，能做家务，但欠好，家庭事务安排欠条理
		2分，个人生活能自理；只有在他人帮助下才能做些家务，但质量不好
		3分，个人基本生活事务能自理（如饮食、二便），在督促下可洗漱
		4分，个人基本生活事务（如饮食、二便）需要部分帮助或完全依赖他人帮助
2 工作能力	评分 □分	0分，原来熟练的脑力工作或体力技巧性工作可照常进行
		1分，原来熟练的脑力工作或体力技巧性工作能力有所下降
		2分，原来熟练的脑力工作或体力技巧性工作明显不如以往，部分遗忘
		3分，对熟练工作只有一些片段保留，技能全部遗忘
		4分，对以往的知识或技能全部磨灭
3 时间/空间 定向	评分 □分	0分，时间观念（年、月、日、时）清楚；可单独出远门，能很快掌握新环境的方位
		1分，时间观念有些下降，年、月、日清楚，但有时相差几天；可单独来往于近街，知道现住地的名称和方位，但不知回家路线
		2分，时间观念较差，年、月、日不清楚，可知上半年或下半年；只能单独在家附近行动，对现住地只知名称，不知道方位
		3分，时间观念很差，年、月、日不清楚，可知上午或下午；只能在左邻右舍间串门，对现住地不知名称和方位
		4分，无时间观念；不能单独外出
4 人物定向	评分 □分	0分，知道周围人们的关系，知道祖孙、叔伯、姑姨、侄子侄女等称谓的意义；可分辨陌生人的大致年龄和身份，可用适当称呼
		1分，只知家中亲密近亲的关系，不会分辨陌生人的大致年龄，不能称呼陌生人
		2分，只能称呼家中人，或只能照样称呼，不知其关系，不辨辈分
		3分，只认识常同住的亲人，可称呼子女或孙子女，可辨熟人和生人
		4分，只认识保护人，不辨熟人和生人
5 社会交往 能力	评分 □分	0分，参与社会，在社会环境中有一定的适应能力，待人接物恰当
		1分，能适应单纯环境，主动接触人，初见面时难让人发现智力问题，不能理解隐喻语
		2分，脱离社会，可被动接触，不会主动待人，谈话中很多不适词句，容易上当受骗
		3分，勉强可与人交往，谈吐内容不清楚，表情不恰当
		4分，难以与人接触
社会参与 总分	评分 □分	分级：□级 0级能力完好：总分0～2分 1级轻度受损：总分3～7分 2级中度受损：总分8～13分 3级重度受损：总分14～20分

5.老年人跌倒风险评估量表（FRASE）

该量表包括对性别、年龄、步态、感觉障碍、跌倒记录、药物、病史、活动能力等8个方面进行评估，每个条目得分为0～3分，分数越高，表示跌倒的风险越大。结果评定标准：3～8分为低危，9～12分为中危，13分及以上为高危。

条目	评分标准
性别	男 =1 分，女 =2 分
年龄	60 ～ 70 岁 =1 分，71 ～ 80 岁 =2 分，>80 岁 =3 分
步态	稳步 =0 分，起步困难 =1 分，过床过凳需要协助 =3 分，步态不稳或不安全 =3 分，2 ～ 4 项同时出现得 7 分
感觉障碍	视力障碍 =2 分，听力障碍 =1 分，平衡障碍 =2 分，如 1 ～ 3 项同时出现得 3 分
跌倒记录	无 =0 分，家中 =2 分，病房 =1 分，家中及病房 =3 分
药物	安眠药 =1 分，镇静药 =1 分，降压药或利尿药 =1 分，同时吃三类得 3 分
病史	糖尿病 =1 分，器质性脑疾病 =1 分，脑昏迷 =1 分
活动能力	自如 =0 分，用助行器具能行走自如 =1 分，有限制、需检测或协助下行走 =2 分，卧床、不能行走 =3 分

心肺功能相关知识

心肺功能和身体健康程度密切相关。老年人心肺功能的好坏直接关系到老年人机体代谢功能的强弱和参加身心活化活动后机体恢复功能的快慢。老年人通过安全地参加身心活化活动，能够提升心肺功能，可有效降低老年人心血管疾病发生的风险，改善老年人的精神状态。

1. 血压

利用电子血压计测量。测量时，测量器置于手肘上 2 厘米，松紧度以可放入一指为准。衣服薄者不需卷袖，以坐姿测量（血压计与心脏位置同高）。血压正常范围为收缩压 90 ～ 140 毫米汞柱和舒张压 60 ～ 90 毫米汞柱，血压值过高或过低者，则请老年人先休息 10 分钟后再测一次。

（1）高血压诊断标准 我国目前采用国际统一的血压分类和标准。高血压的诊断标准为：未服用抗高血压药的情况下，静息状态下测上臂肱动脉部位血压，一般需要非同日 3 次血压值收缩压均 ≥ 140 毫米汞柱和（或）舒张压 ≥ 90 毫米汞柱（1 毫米汞柱 =133 帕）。

（2）血压水平的分类 我国目前采用正常血压、正常高值和高血压来进行血压水平的分类，又根据血压升高的情况，将高血压分为 1 级、2 级和 3 级。具体见下表。

成人血压水平分类（中国高血压防治指南，2010）

分类	收缩压/毫米汞柱		舒张压/毫米汞柱
理想血压	< 120	和	< 80
正常高值	120 ～ 139	和（或）	80 ～ 89
高血压	≥ 140	和（或）	≥ 90
1 级高血压（轻度）	140 ～ 159	和（或）	90 ～ 99
2 级高血压（中度）	160 ～ 179	和（或）	100 ～ 109
3 级高血压（重度）	≥ 180	和（或）	≥ 110
单纯收缩期高血压	≥ 140	和	< 90

注：若收缩压和舒张压分属于不同级别时，以较高的级别作为标准。

（3）高血压的非药物治疗措施 适合于所有高血压患者。①减轻体重，尽量将体重指数（BMI）控制在 24 之内；②限制钠盐的摄入，低于 5 克 / 天，并注意增加钾盐摄入；③戒烟、限酒；④限制饮食中饱和脂肪酸和脂肪总量的摄入；⑤适当运动：中等强度（如步行、慢跑、游泳等），每周 4 ～ 7 次，每次 30 ～ 60 分钟；⑥减轻精神压力，保持情绪稳定。

2. 心跳

电子血压计测量血压后，即已测得其数值，请测量者加以记录。若数值低于 50 或高于 100，则须再测一次。

3. 呼吸

利用秒表加以测量。手按脉搏、眼视胸部或腹部起伏，测量 60 秒。放上电子血压计时，即可同时开始测量。切勿刻意告诉老年人你正在测其呼吸。呼吸频率正常为 16～20 次 / 分钟，若数值低于 16 或高于 20，则须再测一次。

4. 闭气时间

采坐姿，利用秒表，请老年人深吸一口气，按秒表，测其闭气时间。请勿算入正在吸气的时间。

5. 肺活量

利用简易肺功能计测量。先归零，然后深吸一口气，嘴巴完全含住吹嘴的前 1/2，用力吹一口气，而非慢慢吐气。做两次，取最佳值记录。

6. 2 分钟踏步

（1）测量膝盖骨至髋骨中间的高度，并用有色胶带粘贴于墙上作为高度标记。
（2）请老年人踏步，膝盖必须超过所标记的高度，右脚起步。
（3）记录 2 分钟内右脚踏地次数。

体重指数（BMI）相关知识

体重指数（BMI）是国际上常用的衡量人体胖瘦程度以及是否健康的一个标准。老年人体重指数过高或过低都是不健康的表现，易导致多种疾病，影响老年人的生活质量，缩短其寿命。

体重指数（BMI），是指体重（千克）除以身高（米）的平方得出的数字，即体重（千克）÷[身高（米）]^2。

BMI 判断体重变化的标准

	WHO 标准	中国标准	相关疾病发病危险因素
偏瘦	＜ 18.5	＜ 18.5	低（但其他疾病危险性增加）
正常	18.5～24.9	18.5～23.9	平均水平
超重	25.0～29.9	24.0～27.9	增加
肥胖	30.0～34.9	28～29.9	中度增加
重度肥胖	35.0～39.9	30～39.9	严重增加
极重度肥胖	≥ 40	≥ 40	非常严重增加

任务2 为自理老年人开展身心活化活动
进行强度与环境评估

【任务情境】

近期服务中心组织老年人开展身心活化活动，张爷爷和别的老年人一起去参加活动，同时也走出了自己原有的生活圈，交了很多新朋友。张爷爷在坚持参加身心活化活动期间，有时感觉力不从心，疲劳感较强，甚至在休息后的第二天都觉得身体酸软，体力还未完全恢复，对能否参与后续的运动不是很有信心。

希望由身心活化康体指导师对张爷爷参加身心活化活动进行强度和环境评估。

【任务实施】

一、任务流程

任务分析 ➝ 工作准备 ➝ 步骤操作 ➝ 效果评价

二、实施步骤

（一）任务分析

1. 主要身心状况及健康问题

序号	主要身心状况及健康问题
1	身心活化活动期间，有时感觉力不从心
2	疲劳感较强，甚至在休息后的第二天都觉得身体酸软，体力还未完全恢复
3	不知运动强度是否适宜，对能否参与后续的运动信心不足

2. 主要目标措施及依据

序号	主要目标措施	依据
1	从运动强度层面，为自理老年人开展身心活化活动进行强度评估	从客观测量和主观评估两个方面的若干指标进行判断，确定老年人运动强度是否适宜
2	从环境安全层面，为自理老年人开展身心活化活动进行环境评估	活动场地环境的安全和舒适是活动开展的基础和前提

（二）工作准备

1. 物品准备

序号	名称	单位	数量	备注
1	评估量表	份	若干	RPE 量表
2	测量工具	个	若干	秒表或心率手环
3	中性笔	支	若干	

2.环境与人员准备

序号	环境与人员	准备
1	环境	干净、平整、防滑、安全、空气流通
2	身心活化康体指导师	（1）洗手、着装整齐 （2）熟悉并掌握为自理老年人开展身心活化活动进行强度测量和环境评估的相关知识 （3）提前了解老年人基础信息、健康状况，便于筛查
3	自理老年人	神志清醒，情绪稳定，身心放松

（三）步骤操作

步骤	内容	为自理老年人开展身心活化活动进行强度和环境评估
工作前准备	沟通与测量	（1）沟通。身心活化康体指导师来到老年人旁边，说明来意："爷爷/奶奶好！我们通过前期对您的身体情况和您所在机构的活动场地进行评估，认为您可以参与身心活化活动。为了让您获得较好的锻炼效果，您一边活动，我们将一边为您进行活动强度评估。我们采用简单的方法，您只需要配合我们完成就可以，您看可以吗？"
		（2）环境评估。确认环境干净、平整、防滑、安全、空气流通
		（3）强度评估。给老年人带上心率手环，记录老年人安静时的心率，观察老年人的精神状态
步骤1	指导老年人进行热身活动	身心活化康体指导师来到老年人旁边。"爷爷/奶奶，我们先做一下热身（踏步、拉伸、游戏，5分钟）。"观察老年人心率及状态
步骤2	组织老年人进行身体功能活化运动	"接下来，我们开始进行正式活动，在这个过程中，如果出现任何气喘、胸闷、大汗等不舒服状况，或者太累坚持不下去的时候，请跟我讲。" 依次进行手指棒、健康环、团体活动等，30分钟 （注意：语言清晰明了，语速适中。每项活动结束即刻记录老年人的心率，观察老年人劳累情况）
步骤3	指导老年人进行放松活动	"接下来，我们进行身体放松活动，缓解一下身体疲劳。" 温热、放松拉伸、原地踏步等5分钟 （注意：语言清晰明了，语速适中。每项放松活动结束即刻记录老年人的心率，观察老年人劳累情况）
步骤4	根据记录进行评估	根据老年人的年龄、静息心率，计算出靶心率，将真实测量到的运动中心率与靶心率相比较，结合运动后心率及恢复时间，判断运动强度的大小 根据老年人运动过程中的主观劳累程度，判断运动强度的大小
步骤5	整理与沟通	（1）记录评估结果 （2）告知老年人评估结果 （3）解答老年人相关疑问
注意事项		评估过程中要时刻注意老年人状态，及时处理一些突发情况

（四）效果评价

（1）通过测量和评估，身心活化康体指导师掌握了老年人在进行身心活化活动过程的运动强度。

（2）老年人了解了自身评估结果，为自己参与后续的身心活化活动提供强度参考。

（3）通过规范的活动流程设置和环境布置，为老年人参加身心活化活动提供安全保障。

【相关知识】

身心活化活动强度评估相关知识

大量的流行病学研究已经证实，运动不足是影响健康的重要独立危险因素之一。因此，增加身体运动的活动量，已成为提高人们健康水平和预防慢性疾病的重要措施。

身心活化活动的设计融合了运动、竞赛、休闲、康复活动等，已成为延缓老年人认知老化、改善身体功能素质等的重要手段。对完全自理老年人而言，其主要作用是预防性。根据该活动不同项目的组合和活动时间长短，身心活化活动可以提升老年人的有氧耐力、抗阻力量和伸展柔韧等素质。从剂量效应角度看，仍需进行更多研究确定最佳运动强度、持续时间和频率。运动量＝运动强度 × 运动时间 × 频率。

身心活化活动可分为健身性、预防性和康复性活动，其锻炼目的和对象如下。

项目	对象	目的
健身性活动	身体健康的运动爱好者	综合地提高身体素质和运动能力，从而防止或减少运动损伤的发生
预防性活动	基本健康的中老年人、脑力劳动者及参加体育锻炼的其他人	增强体质，预防疾病，防止早衰
康复性活动	疾病患者或疾病康复者	体疗更加定量化、个体化，达到疾病治愈、患者康复的目的

身心活化活动按锻炼的作用可划分为以下三种。

一、抗阻力量

以提高力量素质及肢体功能为目的，用于提高身体各部位的肌肉力量和肌肉协调性；用于由于各种原因引起的运动器官畸形的矫正、功能障碍的康复等。

老年人适合进行小负荷抗阻力量训练，每周进行 2～3 次或隔日进行，每次 1～2 组。强度控制在每组练习 10～15 次，如果每组练习可完成的数量低于 8 次，则提示强度偏大，应适当减小负重。锻炼过程中注意把握呼吸节奏，切忌屏气。

二、伸展柔韧

导致肢体功能下降的另外一个主要原因为关节的活动幅度受限。加大关节活动度（ROM）运动处方的作用是，通过运动疗法中各种主动、被动等运动，使受累关节的 ROM 尽量保持、增加或恢复到正常的范围。在预防随年龄增长而导致 ROM 下降，提高身体的柔韧性等方面，柔韧性运动起着重要的作用。

老年人适合做延缓衰老活力操，从而保持肌力和关节柔韧性，如手指、颈、肩、腰、髋、膝、踝、足活力操，眼功操，每日 3 次。开始时重复次数宜少，以后酌情渐增。每种动作应进行 10~40 次。训练引起的肌肉疲劳，以短时间休息后就能恢复为宜。

三、有氧耐力

用于一般的健身锻炼者，可以提高其心脏功能能力（F.C.）和身体整体素质；或用于提高冠心病等心脏病患者的 F.C.，改善其生活质量。通过运动消耗体内多余脂肪，从而改变身体成分，既达到减肥的目的，又可以改善体型。用于慢性病（如高血压、糖尿病等）医院外的康复治疗，可控制病情，提高患者的整体功能能力和生活质量。

一次完整、有效的有氧运动时间为 30 分钟以上，控制在 1 小时之内，包括准备活动 5～10 分钟，运动训练 30～60 分钟，整理运动 5～10 分钟。每周运动频率 3～7 次，运动持续时间和频率应结合运动强度、健康状况及体力适应情况而定。

运动强度，指身体练习对人体生理刺激的程度，是单位时间的运动量，为影响健身效果的最重要因素。运动强度是整个运动环节中最关键的部分，也是运动锻炼定量化与科学化的核心问题。如果强度过低，则锻炼效果不理想。运动强度过大，则会诱发运动意外而威胁生命安全。因此，需要适当的监测来确定运动强度是否适宜。

客观指标：心率（最大心率百分比、靶心率、运动后心率恢复时间）、最大摄氧量百分比、代谢当量（MET）、晨脉、晨压。

主观指标：自觉劳累程度（RPE）、运动心情、运动后自我感觉、食欲、睡眠、排汗。

（一）客观指标

1. 心率

由于心率与运动强度呈线性关系，且心率检测方便，因此，在运动实施中常采用心率来控制运动强度。

（1）最大心率百分比　最大心率的直接测量需要通过心肺运动试验（CPET），测试难度较大，因此，通过大量时间研究证实，常用公式"最大心率 =220–年龄"来推算人体最大心率。

最大心率与运动强度的对应关系如下。

最大心率的 50% ～ 60% 活动	轻松且随意，呼吸畅顺（有氧的放松活动）
最大心率的 60% ～ 70% 活动	步伐适度，轻微的深呼吸，但可以与人交谈（基本心肺功能训练）
最大心率的 70% ～ 80% 活动	中等速度、言语易受呼吸的影响而断断续续（强化摄氧水平及心肺功能）
最大心率的 80% ～ 90% 活动	较快的速度、呼吸较急促且不舒服（增强心肺功能及跑步速度）
最大心率的 90% ～ 100% 活动	不能长时间维持的全速冲刺、呼吸困难（无氧的肌肉增强活动）

通常认为，老年人在运动时，心率达到最大心率 60% ～ 75% 时能获得较好的心肺功能锻炼效果。

（2）靶心率　是指获得最佳锻炼效果并能确保安全的运动心率。

实际应用过程中，使用最大心率贮备和安静时心率同时来确定运动时的心率。其计算公式为：最大心率贮备 = 最大心率 – 安静时心率

靶心率 = 最大心率贮备 ×（0.6 ～ 0.8）＋安静时心率

其中，0.6~0.8 为适宜强度系数，也就是最大心率贮备的 60% ～ 80%。

【例】一名 65 岁的男子，其安静时心率为 70 次 / 分钟，他的最大心率为 220–65=155 次 / 分钟，那么其靶心率范围或训练带（区域）心率的上限和下限分别为：

上限靶心率 =(155–70)×0.8+70=138 次 / 分钟

下限靶心率 =(155–70)×0.6+70=121 次 / 分钟

因此，该老年人有效又安全的运动心率范围为 121~138 次 / 分钟。

也可以根据年龄来推算靶心率。

成年人：靶心率 =180– 年龄

老年人：靶心率 =170– 年龄

（3）心率恢复时间　运动后 6 分钟，心率应恢复至 110 次 / 分钟以下。通常，运动后 10 分钟内，心率恢复到安静水平。如果半小时内，心率仍没有恢复到安静水平，说明强度过大或身体功能不适。

2. 最大摄氧量百分比

最大摄氧量指人体在运动中每分钟能摄入氧气的最大体积,单位为毫升 /(千克·分钟)。最大摄氧量代表了人体在剧烈运动中,每分钟能摄入的最大氧气量。它是反映人体有氧运动能力的重要指标。耐力运动是依赖氧气的,相同条件下,人体能摄入和使用的氧气越多,就能燃烧更多的糖或脂肪,为运动提供更多的动力。普通人的最大摄氧量在 40 ～ 50 毫升 /(千克·分钟)。经过较多耐力训练的人,最大摄氧量会更高。

最大摄氧量的测量需通过心肺运动试验,一般采用间接测试法,其依据是人体的耗氧量与本身完成的功率和运动时的心率密切相关,因而通过运动时的心率和运动完成的功推测受试者的最大摄氧量。

用最大摄氧量百分比（%VO$_2$max）表示运动强度,老年人在运动时,达到 40% ～ 60% 的最大摄氧量较为合适。

3. 代谢当量

每千克体重从事 1 分钟活动,消耗 3.5 毫升的氧,其运动强度为 1 个代谢当量。人体在尽力活动时所能达到的最大代谢当量值,即心脏功能能力（F.C.）。

1 个代谢当量的活动强度,相当于健康成年人坐位安静时的代谢水平,稍高于基础代谢（3.3 毫升 O$_2$/ 千克·分钟）。能量代谢当量可以通过心肺运动试验对体力活动过程中的能量消耗计算和测量,转换为能量代谢当量,也可以通过查询"日常活动强度等级表"作为参考,从而得到某项活动的代谢当量值。

采用 MET 对活动的强度进行分级如下。

低强度:<3 个代谢当量;

中等强度:3 ～ 6 个代谢当量;

高强度:>6 个代谢当量。

日常活动强度等级表

活动内容	代谢当量
低强度活动:	<3
睡觉	0.9
看电视	1.0
打牌	1.5 ～ 2.0
写作、桌面工作、打字	1.8
步行（2.7 千米 / 小时）,在平地上,非常缓慢的速度	2.3
步行（4 千米 / 小时）,散步	2.9
中等强度活动:	3 ～ 6
慢速骑行（功率自行车,50 瓦）	3
步行（4.8 千米 / 小时）	3.3
家务活动	3.5
步行（5.5 千米 / 小时,中速）	3.6
正常骑行（16 千米 / 小时）	4.0
乒乓球	4.5
游泳（慢速）	4.5
慢速骑行（功率自行车,100 瓦）	5.5

活动内容	代谢当量
羽毛球	5.5
高强度活动：	>6
有氧舞蹈	6
游泳（快速）	7.0
较高强度身体活动（俯卧撑、仰卧起坐、引体向上、开合跳）	8.0
慢跑（9.7千米/小时）	10.2
跳绳	12.0

能量代谢当量与能量消耗之间有直接的对应关系，我们可以在两者之间进行换算。

$$1个代谢当量 = 1千卡/（千克·小时）= 4.184千焦/（千克·小时）$$

$$1个代谢当量 = 0.0167千卡/（千克·分钟）$$

【例】一老年人，体重50kg，快步走（运动强度3个代谢当量），运动时间20分钟，请计算这段时间的能量消耗。

$$3×0.0167×20×50 = 50（千卡）。$$

【例】一老年人，体重50kg，能量检测仪上显示运动消耗的能量为100千卡，活动时间为30分钟，请计算这段时间的运动强度。

$$100÷30÷50÷0.0167 = 4（代谢当量），属中等强度。$$

4. 晨脉

晨脉是指早晨清醒后起床前的心率。锻炼前后心率差应<10次/分钟，如果前后差超过10次/分钟，说明锻炼强度过大或身体功能状态不稳定，需要调整或降低强度。

5. 晨压

晨压是指早晨清醒后起床前的血压。锻炼前后血压差应<20毫米汞柱，如果前后差超过20毫米汞柱，说明锻炼强度过大或身体功能状态不稳定，需要调整或降低强度。

（二）主观指标

1. 自觉劳累程度（RPE）

RPE共分为7个强度等级，每个等级均有相应的评分。对于有运动习惯的人应达到12～15，老年人应达到11～13，各级评分乘10即与该等级强度运动时的心率大体一致。

自觉劳累程度分级

RPE	主观运动感觉特征	相应心率/（次/分钟）
6	（安静）	60
7	非常轻松	70
8		80
9	很轻松（无气喘无出汗，可边运动边轻松交谈）	90
10		100
11	轻松（略气喘无出汗，可边运动边自然交谈）	110
12		120
13	稍费力（稍累，气喘，畏寒，运动时对话基本不受限）	130

RPE	主观运动感觉特征	相应心率/（次/分钟）
14	费力（累，气喘，出汗，运动时对话略受限）	140
15		150
16		160
17	很费力（累，气喘，多汗，运动时对话困难）	170
18	非常费力（非常累，力竭）	180
19		190
20		200

主观指标与客观指标之间的对应关系

强度	主观评价指标		客观评价指标		
	讲话测试	自觉劳累程度（RPE）	最大摄氧量百分比	最大心率百分比	代谢当量
低强度	可以讲话或唱歌	<11	<40	<60	<3
中等强度	能讲话但不能唱歌	11～13	40～60	60～75（靶心率的范畴）	3～6
较高强度	难以讲话	≥14	>60	>76	>6

2. 运动心情

运动的初衷应该是缓解压力，使身心愉悦，但如果运动中出现精神压抑，应该积极进行自我调节，减小运动量。

3. 运动后自我感觉

运动后身体疲劳是很正常的，但是，如果疲劳现象持续2～3天或者更久，就可能是运动过度的结果。这时就需要暂时停止运动，让机体得到充分恢复。

4. 食欲

运动后食欲不振，很可能是由于运动量过大，对机体刺激过度，抑制了大脑中的消化中枢造成的，此时要注意饮食的营养和搭配。锻炼者应该注意从小运动量开始，循序渐进。

5. 睡眠

身体的运动锻炼会造成身体疲惫，大脑对于身体疲惫的反应是增加深度睡眠的时间。但运动后出现失眠，主要原因是运动强度太剧烈，运动后导致神经中枢神经系统兴奋性增高而产生睡眠障碍。

6. 排汗

运动出汗是人体的一种主动调节，可保持体内的热量平衡与水分平衡，加速新陈代谢，出汗后会感到很舒服。对老年人而言，运动后微微出汗即可，如果运动后大汗淋漓，则说明强度过大，需要调整。

注意：针对一次运动强度的评估，可采用最大摄氧量百分比、最大心率百分比、靶心率、运动后心率恢复时间、代谢当量、自觉劳累程度等指标。针对一段时间或一个活动周期的运动强度（运动量）的评估，可采用晨脉、晨压、运动心情、自我感觉、食欲、睡眠等指标。

（三）老年人有氧耐力科学锻炼的自我掌控

（1）"运动三要"

要有一定强度：以呼吸不过分急促为宜。

要有一定时间：以锻炼至少 30 分钟为当。

要有一定频次：以保持每周至少 3 次为好。

（2）"练后三好"

放松好：锻炼后拉伸、水浴、按摩等放松手段要保证。

吃得好：膳食合理、营养补充要均衡。

睡得好：休息、睡眠要充分。

（3）"起床三不"

晨脉不高：第二天起床后的安静心跳不高于平常。

全身不痛：起床后肌肉关节没有明显疼痛和发僵。

精神不差：起床后无倦怠感、精神饱满、神清气爽。

活动环境布置相关知识

1. 场地

（1）选择比较安静、宽敞、明亮、平整且满足 10～20 人进行身心活化活动的场地。

（2）室内温度不要过冷或过热，一般在 22～24 摄氏度。

（3）活动时间选择在上午 9:00—11:00 或下午 3:00—5:00。

（4）每次活动开展控制在 40～60 分钟为好。

（5）提前放置好相关设备和活动器具。

2. 采光

活动室的采光应符合 GB 50033—2013 的有关规定。

3. 照明

活动室的照明应符合《建筑照明设计标准》（GB 50034—2013）的有关规定。当自然光线不足时，应配置人工照明。人工照明光源应选择接近自然光色温的光源。照明应根据活动中对识别物体颜色的要求和场所特点，选择相应显色指数的光源，一般显色指数不低于 Ra80。

4. 通风

活动室通风应符合《室内空气质量标准》（GB/T 18883—2002）和《公共场所卫生指标及限值要求》（GB 37488—2019）对通风的有关要求。

5. 防火

活动室防火应符合《建筑设计防火规范》（GB 50016—2014）有关防火的规定。

6. 安全与卫生

活动室安全应符合 GB/T 2893.1—2013 和 GB 2894—2008 的有关要求。卫生应符合 GBZ 1—2010 和 GB/T 12801—2008 的有关要求。

7. 网络环境

活动室应具备访问网络的条件，网络环境应保证软件及设备的正常运行。

任务3 为自理老年人开展身心活化活动进行有效性评估

张爷爷参加身心活化活动已经一个月了。近日，张爷爷和机构的其他老年人开始交流起来，隔壁房间的李爷爷每天都过来约张爷爷晨练、看报纸。一日三餐时间，张爷爷还会主动招呼一起参加身心活化活动的伙伴，和他们坐在一起吃饭。

护理员发现张爷爷最近不那么容易发脾气了，脸上的笑容也多了起来，很少再独自一个人待在房间。夜里巡视观察张爷爷的睡眠状况，明显观察到张爷爷的睡眠状况一天比一天好，每天晚上基本能睡足 6 小时。

张爷爷对未来的生活感到信心满满，准备长期参加机构的身心活化活动。

请身心活化康体指导师对张爷爷参加身心活化活动进行有效性评估。

【任务实施】

一、任务流程

任务分析 ⟶ 工作准备 ⟶ 步骤操作 ⟶ 效果评价

二、实施步骤

（一）任务分析

1. 主要身心状况及健康问题

序号	主要身心状况及健康问题
1	身体较健康，生活完全能够自理
2	喜欢结识其他老年人，拥有自己的朋友圈
3	愿意学习新事物
4	准备长期参加机构的身心活化活动

2. 主要目标措施及依据

主要目标措施	依据
从老年人身体健康状况、体力活动水平、睡眠质量层面，为自理老年人开展身心活化活动进行有效性评估	评估老年人身体健康状况、体力活动、睡眠质量，可有效衡量老年人参加身心活化活动后的身心功能改善情况

（二）工作准备

1. 物品准备

序号	名称	单位	数量	备注
1	评估量表	份	6	
2	评估器械			量表中要求的各种工具
3	中性笔	支	1	

2. 环境与人员准备

序号	环境与人员	准备
1	环境	安静、整洁、安全、隐蔽、空气清新、光线明亮
2	身心活化康体指导师	（1）洗手、着装整齐 （2）熟悉并掌握为自理老年人开展身心活化活动进行有效性评估的相关知识 （3）提前了解老年人基础信息以及老年人参加身心活化活动的情况，便于沟通
3	自理老年人	神志清醒，情绪稳定，身心放松

（三）步骤操作

步骤	内容	为自理老年人开展身心活化活动进行有效性评估
工作前准备	沟通与观察	（1）沟通。身心活化康体指导师来到老年人旁边，说明来意："爷爷/奶奶好！我们开展身心活化活动已经一个月了。为了了解您参加活动后的身体变化，便于改进我们的活动，为您提供更好的服务，我们要为您进行参加活动的有效性评估。评估花费的时间可能比较长，但评估的内容比较简单，您只需要跟随我的指导完成就可以，您看可以吗？" （2）观察。通过观察评估老年人神志是否清楚，意愿是否明显
步骤1	从身体健康状况层面评估	"首先，我们要对您的身体健康状况进行评估，您需要配合我完成一些动作。在这个过程中，如果出现任何不舒服的地方，请跟我沟通。" 依次进行心肺功能、体重指数（BMI）、平衡功能、起立-行走计时测试的评估。 （注意：语言清晰明了，语速适中，观察老年人表情，根据评估量表逐一完成相应项目）
步骤2	从体力活动层面评估	"接下来，我们要对您的体力活动情况进行评估，您需要配合我完成一些动作。在这个过程中，如果出现任何不舒服的地方，请跟我沟通。" 依次进行闲暇时间活动、家务活动、工作相关活动的评估 （注意：语言清晰明了，语速适中，观察老年人表情，根据评估量表逐一完成相应项目）
步骤3	从睡眠质量层面评估	"下面一些问题是关于您最近一个月的睡眠情况，请回答最符合您近一个月实际情况的答案。在这个过程中，如果出现任何不舒服的地方，请跟我沟通。" 依次进行睡眠质量、入睡时间、睡眠时间、睡眠效率、睡眠障碍、催眠药物、日间功能障碍的评估 （注意：语言清晰明了，语速适中，观察老年人表情，根据评估量表逐一完成相应项目）
步骤4	整理记录	（1）记录评估结果 （2）告知老年人评估结果 （3）解答老年人相关疑问
注意事项		评估过程中要时刻注意老年人状态，及时处理一些突发情况

（四）效果评价

（1）通过评估，身心活化康体指导师了解了老年人参与身心活化活动后的身心健康状况与活动能力。

（2）老年人了解了自身评估结果，对自己参与身心活化活动后的身心变化有了明确的认知。

──────── 【相关知识】 ────────

评估身心活化活动有效性的相关知识

1. 身体健康状况评估

（1）测量心肺功能及 BMI　依照项目一任务 1"相关知识"介绍进行测量。

（2）Berg 平衡量表评定　老年人平衡功能下降，直接影响老年人独立生活的能力，严重的还会引起跌倒，而跌倒常常导致老年人残疾或死亡。

Berg 平衡量表是一个标准化的评定方法，已广泛应用于临床，显示出较好的信度、效度和敏感性。

Berg平衡量表

姓名：　　　　　　性别：　　　　　　年龄：

检查项目	指令	完成情况	评分	得分		
				×月×日	×月×日	×月×日
1. 从坐位站起	尽量不用手支撑，站起来	不用手扶能够独立地站起，并保持稳定	4			
		用手扶着能够独立地站起	3			
		若干次尝试后自己用手扶着站起	2			
		需他人小量的帮助才能站起来或保持稳定	1			
		需他人中量以上的帮助才能站起来或保持稳定	0			
2. 无支持站立	请独立站立2分钟	能够安全站立2分钟	4			
		在监护下能够保持站立2分钟	3			
		在支持条件下能够站立30秒	2			
		需要若干次尝试才能无支持地站立达30秒	1			
		无帮助时不能站立30秒	0			
3. 无靠背坐但双脚着地或放在凳子上	两手抱胸坐2分钟	能够安全地保持坐2分钟	4			
		在监护下能够保持坐2分钟	3			
		能坐30秒	2			
		能坐10秒	1			
		没有靠背支持，不能坐10秒	0			
4. 从站立位坐下	请坐下	最小量用手帮助安全地坐下	4			
		借助于双手能够控制身体的下降	3			
		用小腿的后部顶住椅子来控制身体的下降	2			
		独立地坐，但不能控制身体下降	1			
		需要他人帮助坐下	0			
5. 转移	床→椅转移	稍用手扶着就能够安全地转移	4			
		绝对需要用手扶着才能够安全地转移	3			
		需要口头提示或监护才能够转移	2			
		需要一个人的帮助	1			
		为了安全需要两个人的帮助或监护	0			
6. 无支持闭目站立	闭眼站立10秒	能够安全地站立10秒	4			
		监护下能够安全地站立10秒	3			
		能站3秒	2			
		闭眼不能达3秒，但站立稳定	1			
		为了不摔倒而需要两个人的帮助	0			
7. 双脚并拢无支持站立	无支撑下双足并拢站立	能够独立地将双脚并拢，并安全地站立1分钟	4			
		能够独立地将双脚并拢，并在监视下站立1分钟	3			
		能够独立地将双脚并拢，但不能保持30秒	2			
		需要别人帮助将双脚并拢，并保持双脚并拢站立15秒	1			
		需要别人帮助将双脚并拢，但保持双脚并拢站立不能维持15秒	0			

检查项目	指令	完成情况	评分	得分		
				×月×日	×月×日	×月×日
8. 站立位时上肢向前伸展，并向前移动	抬起上肢成90°，伸开手指尽可能向前[1]	能够向前伸出＞25厘米	4			
		能够安全地向前伸出＞12厘米	3			
		能够安全地向前伸出＞5厘米	2			
		上肢可以向前伸出，但需要监护	1			
		在向前伸展时失去平衡或需要外部支持	0			
9. 站立位时从地面捡起物品，如鞋	站立位捡起脚前面的物品	能够轻易且安全地完成任务	4			
		能够完成但需要监护	3			
		伸手向下达2～5厘米且独立地保持平衡，但不能完成任务	2			
		试着做伸手向下捡物品的动作时需要监护，但仍不能完成任务	1			
		不能做伸手向下捡物品的动作，或需要帮助，免于失去平衡或摔倒	0			
10. 站立位转身向后看	左转看身后，再右转看身后	能从左右侧向后看，身体转移良好	4			
		仅能从一侧向后看，另一侧身体转移较差	3			
		仅能转向侧面，但身体的平衡可以维持	2			
		转身时需要监护	1			
		需要帮助以防失去平衡或摔倒	0			
11. 转身360°	顺时针转身一周，暂停，再逆时针转身一周	在4秒内安全地转身360°	4			
		在4秒内仅能从一个方向安全地转身360°	3			
		能够安全地转身360°，但动作缓慢	2			
		需要密切监护或口头提示	1			
		转身时需要帮助	0			
12. 无支持站立时，将一只脚放在台阶或凳子上	无支撑下双足交替踏台阶（或矮凳）	能够安全且独立站立，在20秒的时间内完成8次	4			
		能够独立站立完成8次，时间大于20秒	3			
		无需辅助，在监护下能够完成4次	2			
		需要少量帮助能够完成2次	1			
		需要帮助以防止摔倒或完全不能做	0			
13. 一脚在前的无支持站立	示范[2]	能够独立地将双脚无间距地一前一后地排列，并保持30秒	4			
		能够独立地将双脚有间距地一前一后地排列，并保持30秒	3			
		能够独立地迈一小步，并保持30秒	2			
		向前迈步需要帮助，但能够保持15秒	1			
		迈步或站立时失去平衡	0			
14. 单腿站立	无支撑下单脚站尽可能长时间	能够独立抬腿并保持10秒以上	4			
		能够独立抬腿并保持5～10秒	3			
		能够独立抬腿并保持3～5秒	2			
		试图抬腿，不能保持3秒，但可维持独立站立	1			
		不能抬腿或需要帮助，以防摔倒	0			

①上肢成90°时，身心活化康体指导师将直尺置于手指末端，手指不能触到尺子，老年人前倾最大值时手指向前伸的距离。尽量双手前伸避免身体旋转。

②一只脚向前迈步，如果不能直接向前迈步，尽量向前迈远点，前脚的脚跟在后脚的脚趾前，步长需超过脚长，步宽约等于老年人的正常步宽。

若得分为：

0 ～ 20 分：提示老年人平衡功能差，需要坐轮椅。

21 ～ 40 分：提示老年人有一定的平衡能力，可在辅助下步行。

41 ～ 56 分：提示老年人平衡功能较好，可独立步行。

<40 分：提示有跌倒的危险。

（3）起立 - 行走计时测试 起立 - 行走计时测试是一种快速定量评定功能性步行能力的方法。该评定方法简单，容易掌握，应用方便，可用于临床评定和研究。

评定步骤：起立 - 行走计时测试只需要一张有扶手的椅子和一个秒表（没有秒表时用带有秒针的手表也可以）即可。评定时老年人着平常穿的鞋，坐在有扶手的靠背椅上（椅子座高约 45 厘米，扶手高约 20 厘米），身体靠在椅背上，双手放在扶手上。如果使用助行器（如手杖、助行架），则将助行器握在手中。在离座椅 3 米远的地面上贴一条彩条或划一条可见的粗线或放一个明显的标记物。当测试者发出"开始"的指令后，老年人从靠背椅上站起。站稳后，按照平时走路的步态，向前走 3 米，过粗线或标记物处后转身，然后走回到椅子前，再转身坐下，靠到椅背上。测试过程中不能给予任何躯体的帮助。测试者记录老年人背部离开椅背到再次坐下（靠到椅背）所用的时间（以秒为单位），以及在完成测试过程中出现可能会摔倒的危险性。正式测试前允许老年人练习 1~2 次，以确保老年人理解整个测试过程。

评分标准：

<10 秒：可自由活动。

10 ～ 20 秒：大部分可独立活动。

20 ～ 29 秒：活动不稳定。

30 秒：存在活动障碍。

除了记录所用的时间外，对测试过程中的步态及可能摔倒的危险性按以下标准打分。

1 分：正常。

2 分：非常轻微异常。

3 分：轻度异常。

4 分：中度异常。

5 分：重度异常。

2. 老年人体力活动量表 (PASE)

老年人体力活动量表是评测 65 岁以上（包括 65 岁）老年人的体力活动水平的调查表。这个量表主要由一周内的职业表现、日常生活、生活参与方面组成，可以通过电话问答、邮箱等方式完成。该表用于评估老年人体力活动情况和干预措施的有效性。此量表要求参加者先报告每周的活动天数，然后报告每天的活动时长。老年人体力活动量表是从 12 种活动类型的程度和频率得出的。

闲暇时间的活动：

1. 过去1周，您是否经常从事读书、看电视或做手工等坐位活动？

（0）根本没有（1）很少（1～2天）（2）有时（3～4天）（3）经常（5～7天）

跳到第2题

> 1a：都做哪些活动 ＿＿＿＿＿＿＿＿＿＿＿＿＿
>
> 1b：通常每天花多长时间做这些事情？
>
> （1）小于1小时（2）1～2小时（3）2～4小时（4）多于4小时

2. 过去1周，您经常在家附近散步吗？比如遛狗、锻炼、步行上班、跑步机上行走。

（0）根本没有（1）很少（1～2天）（2）有时（3～4天）（3）经常（5～7天）

跳到第3题

> 2a：在散步的那些天，每天花多长时间做这些事情？
>
> （1）小于1小时（2）1～2小时（3）2～4小时（4）多于4小时
>
> 2b：1周大约步行 ＿＿＿＿＿＿ 千米 ❶
>
> （1）小于1.61千米（2）1.61～3.22千米（3）3.22～6.44千米（4）大于6.44千米

3. 过去1周，您参加过轻度的体育活动吗？比如太极拳、钓鱼、瑜伽、高尔夫等。

（0）根本没有（1）很少（1～2天）（2）有时（3～4天）（3）经常（5～7天）

跳到第4题

> 3a：通常是什么活动 ＿＿＿＿＿＿＿＿＿＿＿＿＿
>
> 3b：在参与轻度体育活动的那些天，每天花多长时间做这些事情？
>
> （1）小于1小时（2）1～2小时（3）2～4小时（4）多于4小时

4. 过去1周，您参加过中等活动量的体育活动吗？比如双人打网球、乒乓球、跳舞等。

（0）根本没有（1）很少（1～2天）（2）有时（3～4天）（3）经常（5～7天）

跳到第5题

> 3a：通常是什么活动 ＿＿＿＿＿＿＿＿＿＿＿＿＿
>
> 3b：在您参与中等活动的那些天，每天花多长时间做这些事情？
>
> （1）小于1小时（2）1～2小时（3）2～4小时（4）多于4小时

5. 过去1周，您参加过较大强度的体育活动吗？比如慢跑、骑自行车、单人打网球等。

---

❶ 原表格中单位为"英里"。1英里≈1.61千米。

（0）根本没有（1）很少（1～2天）（2）有时（3～4天）（3）经常（5～7天）

跳到第6题

3a：通常是什么活动 ＿＿＿＿＿＿＿＿＿＿＿＿＿＿
3b：在您参加较大强度活动的那些天，每天花多长时间做这些事情？
（1）小于1小时（2）1～2小时（3）2～4小时（4）多于4小时

6.过去1周，您是否参加过专门的肌肉强度锻炼？比如举重、卧推、俯卧撑、重量理疗等。

（0）根本没有（1）很少（1～2天）（2）有时（3～4天）（3）经常（5～7天）

跳到第7题

3a：通常是什么活动 ＿＿＿＿＿＿＿＿＿＿＿＿＿＿
3b：在您参加专门的肌肉强度的那些天，每天花多长时间做这些事情？
（1）小于1小时（2）1～2小时（3）2～4小时（4）多于4小时

家务活动：

7.过去1周，您是否参加了轻体力家务劳动？如洗碗、扫地等。

（1）无　　　　（2）有

8.过去1周，您是否参加了重一点的家务劳动？如擦地板、擦窗户、搬运东西等。

（1）无　　　　（2）有

9.过去1周，您是否参加了以下活动？

活动	是	否
a.家庭修理工作，如修电器等	1	0
b.修草坪、扫雪或扫落叶	1	0
c.养花浇水	1	0
d.照料他人，如小孩、配偶或其他成年人	1	0

工作相关活动：

10.过去1周，您是否参加了有偿劳动或当过志愿者？

（1）无　　　　（2）有

10a.每周参加有偿劳动或志愿工作的时间：＿＿＿＿＿＿ 小时
10b.以下哪种描述最恰当地表达了您的工作情况？
　　（1）经常坐着，轻度的上肢活动（如办公室工作等）
　　（2）经常坐着或站着，只需要少量的走动（如收银员等）
　　（3）经常跑动，需要搬运一般重物（如服务员等）
　　（4）经常跑动，需要搬相当的重物（如伐木工人，建筑工人等）

该问卷包括职业性、家务性及休闲活动3类体力活动。体力活动量按频率和项目类别加权计分：依据老年人回忆的活动频率（一星期几天）×活动时间（每天几个小时）÷7×各项活动加权。各项目得分相加得体力活动总分（取值范围为0～360分）。得分越高，表示体力活动量越大。

提示：

1. 如果老年人不清楚"过去一周内""过去7天"是什么时间，可以根据情况举例说明：如果填表当天是周二，那么老年人问时间范围，你可以回答说"从上周二到今天"。

2. 如果老年人的回答没涉及问卷所列的选项，那么便要设法让他回答问题答案的选项（例如，老年人回答频率性的问题说"一直都有做"，那么便要追问哪一个选项最符合情况。或者老年人回答一天做多久的问题时说"我整天都做这个"，同理也要追问具体哪一个选项）。

3. 如果老年人提到不在过去7天内做的事情（例如，我两周前或一个月前做过活动），那么请他回到过去7天。

3. 匹兹堡睡眠质量指数（PSQI）

下面一些问题是关于您最近1个月的睡眠情况，请选择或填写最符合您近1个月实际情况的答案。请回答下列问题：

1. 近1个月，晚上上床睡觉通常（　　）点钟。

2. 近1个月，从上床到入睡通常需要（　　）分钟。

3. 近1个月，通常早上（　　）点起床。

4. 近1个月，每夜通常实际睡眠（　　）小时（不等于卧床时间）。

对下列问题请选择1个最适合您的答案。

5. 近1个月，因下列情况影响睡眠而烦恼：

a. 入睡困难（30分钟内不能入睡）（1）无（2）<1次/周（3）1～2次/周（4）≥3次/周

b. 夜间易醒或早醒（1）无（2）<1次/周（3）1～2次/周（4）≥3次/周

c. 夜间去厕所（1）无（2）<1次/周（3）1～2次/周（4）≥3次/周

d. 呼吸不畅（1）无（2）<1次/周（3）1～2次/周（4）≥3次/周

e. 咳嗽或鼾声高（1）无（2）<1次/周（3）1～2次/周（4）≥3次/周

f. 感觉冷（1）无（2）<1次/周（3）1～2次/周（4）≥3次/周

g. 感觉热（1）无（2）<1次/周（3）1～2次/周（4）≥3次/周

h. 做噩梦（1）无（2）<1次/周（3）1～2次/周（4）≥3次/周

i. 疼痛不适（1）无（2）<1次/周（3）1～2次/周（4）≥3次/周

j. 其他影响睡眠的事情（1）无（2）<1次/周（3）1～2次/周（4）≥3次/周

如有以上情况，请说明：＿＿＿＿＿＿＿＿＿。

6. 近1个月，总的来说，您认为自己的睡眠质量（1）很好（2）较好（3）较差（4）很差

7. 近1个月，您有无用药物催眠？（1）无（2）<1次/周（3）1～2次/周（4）≥3次/周

8. 近 1 个月，您常感到困倦吗？ （1）无 （2）<1 次 / 周 （3）1 ~ 2 次 / 周 （4）≥ 3 次 / 周

9. 近 1 个月，您做事情的精力不足吗？ （1）没有 （2）偶尔有 （3）有时有 （4）经常有

睡眠质量得分（　　），入睡时间得分（　　），睡眠时间得分（　　），睡眠效率得分（　　），睡眠障碍得分（　　），催眠药物得分（　　），日间功能障碍得分（　　） PSQI 总分（　　）

检查者：

匹兹堡睡眠质量指数使用和统计方法

PSQI 用于评定被试者最近 1 个月的睡眠质量，由 19 个自评和 5 个他评条目构成，其中第 19 个自评条目和 5 个他评条目不参与计分，在此仅介绍参与计分的 18 个自评条目。18 个条目组成 7 个成分，每个成分按 0 ~ 3 等级计分，累积各成分得分为 PSQI 总分，总分范围为 0~21，得分越高，表示睡眠质量越差。被试者完成试问需要 5 ~ 10 分钟。

各成分含意及计分方法如下。

A 睡眠质量　根据条目 6 的应答计分：较好计 1 分，较差计 2 分，很差计 3 分。

B 入睡时间

1. 条目 2 的计分为：≤ 15 分钟计 0 分，16 ~ 30 分钟计 1 分，31 ~ 60 分钟计 2 分，≥ 60 分钟计 3 分。

2. 条目 5a 的计分为：无计 0 分，<1 周 / 次计 1 分，1 ~ 2 周 / 次计 2 分，≥ 3 周 / 次计 3 分。

3. 累加条目 2 和 5a 的计分，若累加分为 0 分计 0 分，1 ~ 2 分计 1 分，3 ~ 4 分计 2 分，5 ~ 6 分计 3 分。

C 睡眠时间　根据条目 4 的应答计分，>7 小时计 0 分，6 ~ 7 小时计 1 分，5 ~ 6 小时计 2 分，<5 小时计 3 分。

D 睡眠效率

1. 床上时间 = 条目 3（起床时间）− 条目 1（上床时间）

2. 睡眠效率 = 条目 4（睡眠时间）/ 床上时间 ×100%

3. 成分 D 计分为：睡眠效率 >85% 计 0 分，75% ~ 84% 计 1 分，65% ~ 74% 计 2 分，<65% 计 3 分。

E 睡眠障碍　根据条目 5b 至 5j 的应答计分，无计 0 分，<1 周 / 次计 1 分，1~2 周 / 次计 2 分，≥ 3 周 / 次计 3 分。累加条目 5b 至 5j 的计分，若累加分为 0 则成分 E 计 0 分，1 ~ 9 分计 1 分，10 ~ 18 分计 2 分，19 ~ 27 分计 3 分。

F 催眠药物　根据条目 7 的应答计分，无计 0 分，<1 周 / 次计 1 分，1 ~ 2 周 / 次计 2 分，≥ 3 周 / 次计 3 分。

G 日间功能障碍

1. 根据条目 8 的应答计分，无计 0 分，<1 周 / 次计 1 分，1 ~ 2 周 / 次计 2 分，≥ 3 周 / 次计 3 分。

2. 根据条目 9 的应答计分，没有计 0 分，偶尔有计 1 分，有时有计 2 分，经常有计 3 分。

3. 累加条目 8 和条目 9 的得分，若累加分为 0 则成分 G 计 0 分，1～2 分计 1 分，3～4 分计 2 分，5～6 分计 3 分。

PSQI 总分 = 成分 A + 成分 B + 成分 C + 成分 D + 成分 E + 成分 F + 成分 G

评价等级：

0～5 分　睡眠质量很好

6～10 分　睡眠质量还行

11～15 分　睡眠质量一般

16～21 分　睡眠质量很差

4. 有效性评估统计

评估老年人参与身心活化活动的有效性，需注意将老年人参与身心活化活动前后的数据资料进行对比，以评估老年人身心功能改善情况。

有效性评估统计表

评估项目		初次参与身心活动活动	第一阶段活动结束（1周）	第二阶段活动结束（2周）	第三阶段活动结束（3～6个月）
心肺功能	血压				
	心跳				
	呼吸				
	闭气时间				
	肺活量				
	2 分钟踏步				
体重指数（BMI）					
Berg 平衡量表评定					
起立 - 行走计时测试					
老年人体力活动量表					
匹兹堡睡眠质量指数					

注意：数据应真实有效，以保证活动有效性评估的准确度。

案例介绍

【案例情境】

某市辖区内有 16 家常态化开展身心功能活化运动的养老机构，包括日间照料中心、老年公寓、老年人服务中心等。机构对 50 位 65 岁及以上生活能够自理、均知情并且自愿参与身心活化活动的老年人进行跟踪研究。其中男 18 人、女 32 人，平均年龄 74.28 岁。

一、干预方法

由身心活化康体指导师定期在社区居家服务中心和各养老机构对老年人进行身心功能活化实务带动，3 次 / 周，1 时 / 次，持续 12 个月。所有老年人分别在项目开始前、运动周期中每 3 个月共接受 5 次身心功能检测，以了解其健康状况在运动前后的变化。

身心功能活化运动内容、时间、频率及方法

活动内容	时间	频率	活动方法
生命体征测量	10 分钟	3 次 / 周	每次干预前后的安全监护
温热运动、拉伸等	5 分钟	3 次 / 周	被动活动：应用加热板将麦饭石垫加热，再将麦饭石垫置于患者的手、肩、背、膝等部位，按压、捶打、按摩、温热身体各部位。主动拉伸
手部肌力及伸展运动（手指棒）	20 分钟	3 次 / 周	坐位，上肢主动活动：穿入手指棒配合数数及熟悉歌曲进行抓握、揉搓和伸展运动，训练手部肌力和上肢关节活动度
全身协调及伸展运动（健康环）	20 分钟	3 次 / 周	站位，全身有氧运动：配合音乐，利用健康环做全身性的协调活动，训练上肢、腰背部、下肢肌力和全身协调性
团体运动（槌球 / 槟果）	20 分钟	3 次 / 周	团队活动，强化认知、理解、人际沟通，改善身心功能
温热运动	5 分钟	3 次 / 周	被动活动，改善机体代谢，促进疲劳恢复

二、安全性评估

运动前进行身体健康状况（含生命体征测量）、跌倒风险、认知功能、社交能力、情绪状态等评估，排除认知功能存在严重障碍，以及有严重基础性疾病或处于全身性疾病急性发作期（如严重心血管疾病、恶性肿瘤手术后等）的老年人，确保活动的安全性。如有平衡能力差、跌倒风险高危者，则须在活动过程中对其进行重点关注和监督。

三、强度评估

老年人进行身心活化活动时，身心活化康体指导师采用靶心率、最大摄氧量百分比、代谢当量、运动后心率恢复时间、自觉劳累程度、晨脉、排汗等主客观指标对老年人是否适应身心活动的强度进行判断，从而确保运动过程的安全和有效。

四、环境评估

老年人进行身心活化活动之前，身心活化康体指导师针对环境进行评估，确保环境干净、平整、防滑、安全，空气流通及采光良好，保证活动可以安全顺利地进行。

五、有效性评估

（1）体质状况指标 身体质量指数（BMI）；心肺血管功能——血压、闭气时间、肺活量；身体活动范围——坐位体前屈、肩臂柔软度、肩关节弯曲、肩关节外展、肘关节弯曲度；肌力和肌耐力。

（2）平衡能力　Berg 评分。

（3）睡眠质量　匹兹堡睡眠质量指数量表（PSQI）。

（4）心理及情绪状态　身体与情绪状态问卷（忧郁指数）。

（5）体力活动能力测量　老年人体力活动量表（PASE）。

身心功能活化运动前后老年人的体质状况、平衡能力、睡眠质量、心理及情绪变化

项目	运动前	运动 3 个月	运动 6 个月	运动 9 个月	运动 12 个月
BMI/（千克/米^{②}）	24.62±5.76	22.99±4.58[①]	24.38±3.70	23.88±4.43	24.12±4.01
收缩压/毫米汞柱	138.25±7.12	136.32±6.23[①]	134.51±6.97[①②]	135.75±5.25[①②]	134.75±5.22[①]
舒张压/毫米汞柱	76.65±5.31	74.75±4.22[①]	76.25±7.27[②]	73.51±6.21[①]	74.35±3.87[①]
闭气时间/秒	7.73±2.35	14.64±3.24[①]	15.25±2.56[①]	15.82±4.36[①]	14.77±3.51[①]
肺活量/毫升	2 200±125.50	2 562.50±133.40[①]	2 623.00±98.10[①]	2 803.00±105.20[①②]	2874.00±131.60[①]
坐位体前屈/厘米	-3.50±2.40	0.00±3.60[①]	0.25±2.80[①]	-2.00±4.20	2.00±2.50[①②]
肩臂柔软度/厘米	-34.33±4.21	-25.48±5.63[①]	-22.33±4.81[①②]	-22.67±3.21[①②]	-23.88±3.57[②]
左肩关节伸/度	131.50±14.50	145.00±8.50[①]	145.50±7.50[①]	144.50±11.50	145.50±6.50[①]
右肩关节伸/度	143.50±13.50	152.50±10.50[①]	154.50±8.50[①]	154.50±8.00[①]	155.00±12.00[①]
左肩关节外展/度	104.00±8.00	105.00±7.50	115.00±12.50[①②]	117±11.00[①②]	118.00±13.50[①②]
右肩关节外展/度	118.00±11.50	124.50±10.00	127.50±12.00[①]	131.50±16.50[①②]	132.50±15.00[①②]
左肘关节屈/度	136.00±10.50	139.00±12.00	140.50±12.50	140.5±9.00	141.00±9.50[①②]
右肘关节屈/度	136.50±8.00	140.50±10.50[①]	142.50±12.00[①②]	145.50±11.00[①②]	145.50±10.50[①②]
握力/牛顿	17.55±6.89	18.38±4.34	20.30±8.27[①②]	21.23±6.78[①②]	21.63±7.45[①②]
上肢肌耐力/秒	10.00±3.50	13.50±4.00[①]	13.50±4.50[①]	13.00±5.50[①]	13.50±4.00[①]
下肢肌耐力/秒	75.40±19.4	76.30±23.10	77.10±22.43[①②]	75.90±14.89	76.70±20.33[①]
平衡能力/分	42.23±6.98	44.88±8.57	46.67±9.48	50.58±14.65[①]	51.84±3.83[①②]
睡眠质量/分	9.15±5.85	8.64±4.29	6.56±3.52[①②]	3.75±1.22[①②]	2±0.24[①②]
忧郁指数/分	9.98±6.46	9.56±5.27	7.54±4.32[①②]	6.25±4.84[①②]	6.78±5.53[①②]
轻度忧郁/n（%）	18(36)	16(3)[②]	12(24)[①②]	6(12)[①②]	8(16)[①②]
体力活动/分	176.68±119.22	197.83±89.56	204.47±104.83[①]	268.47±123.60[①②]	248.62±78.36[①②]

① 与运动前相比，$P < 0.01$；

② 与运动 3 个月相比，$P < 0.01$。

　　体质状况运动前后比较：与运动前相比，运动后体质状况整体有明显改善。运动 3 个月 BMI 有显著改善（$P < 0.01$），但运动 6、9、12 个月时，BMI 与运动前无显著差异（$P > 0.05$）；收缩压明显降低，闭气时间、肺活量显著升高（$P < 0.01$）。运动后，老年人躯干、肩、肘的关节活动范围显著增加（$P < 0.01$）；握力（除运动 3 个月）、上肢肌耐力、下肢肌耐力（除运动 3、9 个月）均有显著增强（$P < 0.01$）；老年人平衡能力和本体感觉经训练后也有提升。

　　身心活化活动对老年人睡眠质量的影响：身心活化活动对改善老年人睡眠质量有显著促进作用。

　　身心活化活动对老年人心理及情绪状态的影响：与运动前相比，运动 6、9、12 个月后，老年人中轻度忧郁人数明显减少（$P < 0.01$），忧郁指数显著下降（$P < 0.01$）。

　　经过长时间的身心活动训练，老年人的体力活动总体水平有所上升，参与家务性劳动、职业性、休闲性劳动的意愿和体力均得到改善。

综上，持之以恒的运动可有效促进身体功能在关节活动度、肌力、平衡与协调、内脏与神经功能等方面的改善，进而改善老年人睡眠质量和体力活动。同时该运动通过团体协作、沟通和交流，有效改善了老年人的心理健康。对个人与家庭来说，身心活化活动是变被动照顾为主动干预，应对衰老带来的体力、心理和健康状况的衰退。

项目二

身心活化技术指导

任务1 为自理老年人讲解身心活化活动的原理和功效

【任务情境】

在某老年康养中心有50位老年人入住，其中有12位老年人在生活上可以自理，但患有高血压、腰腿疼病、帕金森病等。平时，康养中心组织活动多以歌舞、书画、乐器演奏等文艺活动为主，可供老年人参加的体育健身和益智活动较少。老年人们一起经常参加文艺活动，相互之间关系较为融洽。但是大部分老年人还是希望能定期参加一些运动项目以锻炼身体。康养中心院长了解到此情况后，决定增加适宜入住老年人参加的体育运动项目，并聘请专业人员。康养中心在众多运动项目中引进了身心活化活动，并配备了2名身心活化康体指导师，先为可以自理的12位老年人开展身心活化活动的讲解。

【任务实施】

一、任务流程

任务分析 → 工作准备 → 步骤操作 → 效果评价

二、实施步骤

（一）任务分析

1. 主要身心状况及健康问题

序号	主要身心状况及健康问题
1	患有轻微高血压、腰腿疼病、帕金森病
2	可以自由活动，生活上自理
3	经常一起参加文艺活动，关系融洽
4	希望定期参加运动项目，锻炼身体

2. 主要目标措施及依据

序号	主要目标措施	依据
1	为自理老年人讲解温热运动的原理及功效	温热运动的原理及功效是老年人初步认知相关活动的基础，也是后续顺利开展活动的保障
2	为自理老年人讲解活力健康操的原理及功效	活力健康操的原理及功效是老年人初步认知相关活动的基础，也是后续顺利开展活动的保障
3	为自理老年人讲解手部筋力及伸展运动的原理及功效	手部筋力及伸展运动的原理及功效是老年人初步认知相关活动的基础，也是后续顺利开展活动的保障
4	为自理老年人讲解全身协调及伸展运动的原理及功效	全身协调及伸展运动的原理及功效是老年人初步认知相关活动的基础，也是后续顺利开展活动的保障
5	为自理老年人讲解团体竞技运动的原理及功效	团体竞技运动的原理及功效是老年人初步认知相关活动的基础，也是后续顺利开展活动的保障

（二）工作准备

1. 物品准备

序号	名称	单位	数量	备注
1	温热组	组	7	含温热垫、加热板、毛巾，2人共用1组
2	手指棒	个	28	1人用2个
3	健康环	个	14	1人用1个
4	高尔槌球	套	2	含垫子、球、球杆，8～10人共用1套
5	槟果	套	2	含垫子、得分杆、圆环，8～10人共用1套
6	桌子	张	7	2人共用1张
7	椅子	个	14	1人用1个

2. 环境与人员准备

序号	环境与人员	准备
1	环境	（1）通风、光线明亮、干净、整洁、安全，空气清新、无异味 （2）活动场地开阔（以能够容纳参与活动的所有老年人围成一个大圈，同时双手打开，不会打到对方为宜）
2	身心活化康体指导师	（1）洗手，着装整齐、轻便易活动 （2）熟悉并掌握为自理老年人讲解身心活化技术原理与功效的相关知识 （3）提前了解老年人基础信息，便于沟通
3	自理老年人	神志清醒，情绪稳定，身心放松

（三）步骤操作

步骤	内容	为自理老年人讲解身心活化活动的原理和功效
工作前准备	沟通与观察	（1）沟通。身心活化康体指导师来到老年人们身边，说明来意："各位爷爷、奶奶，大家好，我是身心活化康体指导师，今后将和各位爷爷、奶奶一起开展身心活化活动，希望大家积极参加。首先，为了各位爷爷、奶奶能够更好地了解身心活化活动项目的内容，由我先来为大家介绍一下身心活化活动的原理及功效，各位爷爷、奶奶觉得可以吗？" （2）观察。通过观察评估老年人神志是否清楚，意愿是否明显
步骤1	讲解适合自理老年人的温热运动	身心活化康体指导师来到老年人旁边。"各位爷爷、奶奶，现在您看到的是温热垫、加热板和毛巾，我先为大家介绍一下温热运动的原理和功效。" "温热运动是运用加热板将麦饭石垫加热后，以麦饭石垫暖和您的手、肩、背、膝、足等部位，同时利用捶打技巧来按摩、温热身体的各个部位。这项运动可以促进身体血液循环，舒缓筋肉。" （注意：为老年人讲解时，语言用词要清晰明了，语速适中，同时要照顾老年人情绪，态度和蔼，声音缓慢，尽量配合实物进行讲解，引导老年人自愿加入到活动当中）

步骤	内容	为自理老年人讲解身心活化活动的原理和功效
步骤2	讲解适合自理老年人的活力健康操	"各位爷爷、奶奶，接下来，我为您介绍的是活力健康操的原理和功效。" "活力健康操主要由4个基本动作组成，它们分别是：双手用力拍掌、双手握拳双臂弯曲开合运动、手指及腕用力双臂轮流向上伸展以及双臂由上向下拍大腿。这些动作可以有效伸展四肢肌肉和关节，刺激穴道，促进身体血液循环，预防运动伤害，锻炼肺活量。" （注意：为老年人讲解时，语言用词要清晰明了，语速适中，同时要照顾老年人情绪，态度和蔼，声音缓慢，尽量配合健康操的动作，引导老年人自愿加入到活动当中）
步骤3	讲解适合自理老年人的手部筋力及伸展运动	"爷爷、奶奶们，现在您看到的这个是手指棒，接下来我将为大家介绍手指棒运动的原理和功效。" "手指棒运动主要是通过搓揉或紧握手指棒来刺激您的手心、手背以及手指的穴道和末梢神经，它的功效主要是刺激大脑的活动，同时锻炼握力。" （注意：对老年人讲解时，语言用词要清晰明了，语速适中，同时要照顾老年人情绪，态度和蔼，声音缓慢，尽量配合实物进行讲解，引导老年人自愿加入到活动当中）
步骤4	讲解适合自理老年人的全身协调及伸展运动	"各位爷爷、奶奶，现在您看到的这个是健康环，接下来我要为您详细地介绍一下健康环运动的原理和功效。" "健康环运动是通过训练膝关节、脚趾头及手臂的力量，由膝盖股四头肌的力量带动手臂及全身，能训练身体的协调性、握力和耐力。这项运动具有增进内脏功能、平衡功能、反射神经功能，提高记忆力、集中力，活化脑细胞等效果。通过这项运动可以帮助您提升身体功能，而且做起来非常简单。" （注意：对老年人讲解时，语言用词要清晰明了，语速适中，同时要照顾老年人情绪，态度和蔼，声音缓慢，尽量配合实物进行讲解，引导老年人自愿加入到活动当中）
步骤5	讲解适合自理老年人的团体竞技运动	"各位爷爷、奶奶，现在您看到的这个是高尔槌球，这个是槟果，我最后要为您介绍的就是槌球和槟果的原理及功效。" "高尔槌球和槟果投掷运动可以活络脑部思绪，同时训练身体协调性以及分数计算能力。这是具有运动、复健、竞赛等功能的活动，重点是您可以跟其他人一起运动，大家在运动中互相成为朋友，在欢快轻松的气氛中运动，改善身体功能及精神状况，对您的身心健康都有很大的好处。" （注意：对老年人讲解时，语言用词要清晰明了，语速适中，同时要照顾老年人情绪，态度和蔼，声音缓慢，尽量配合实物进行讲解，引导老年人自愿加入到活动当中）
步骤6	整理记录	（1）询问老年人感受 （2）解答老年人疑问 （3）针对性记录要注意的内容
	注意事项	展示过程中观察老年人情绪，注意语言表达与语速 针对团体老年人讲解时，要逐一回答老年人提出的问题，耐心讲解

（四）效果评价

（1）通过身心活化康体指导师的讲解和展示，老年人初步了解了身心活化活动的原理和功效，为老年人自愿参与活动奠定了理论基础。

（2）解答老年人在身心活化康体指导师讲解过程中产生的疑问，同时针对老年人的特点和习惯等做好记录，在介绍身心活化活动相关原理和功效时，结合老年人的状况，激发其兴趣，使得老年人愿意主动参与到身心活化活动当中。

——— 【相关知识】 ———

身心活化活动的原理和功效

1.老年人的身心变化特点及普遍存在的现象

人到老年时期身心会发生一系列相应的生理变化。如骨组织会出现明显萎缩现象，骨的钙含量下降、增加了骨的脆性，并且极易发生断裂，肌肉开始伴随着萎缩弹性下降、肌力减小；心肌收缩力下降，血管弹性变差，导致心血管系统功能下降；同时，老年人的脑细胞逐渐减少，其功能也在慢慢下降；内分泌功能变弱，致使多种激素的合成和分泌下降。随着年龄的增长，老年人的心理能力也发生一系列的变化，如各种感知觉、记忆、思维等能力都逐渐下降，造成整个智力呈下降趋势。另外，老年人的行为习惯相对比较稳定，活动范围逐渐变窄，人际关系、社会交往能力也逐渐变小，适应新环境和新生活的过程较长，因此，比较容易产生孤独感和寂寞感。

运动对神经系统的锻炼作用比任何学习、工作、劳动都更加全面。坚持运动锻炼，可使大脑的血液供应增加，脑功能的衰退过程减慢，从而保持脑细胞的活力，提高神经活动的强度、灵敏性和均衡性。

2. 身心活化活动各项目增进健康的原理和具体功效

持续进行身心活化活动，能够让老年人在认知功能、记忆力、活动能力、沟通能力以及自理能力等方面都有不同程度的提高。

（1）温热运动　运用加热板将麦饭石垫加热后，以麦饭石垫暖和手、肩、背、膝、足等部位，同时利用捶打技巧来按摩、温热各部位，以促进血液循环、舒缓筋肉，使接受温热的各部位关节、肌肉达到放松、柔软的效果。它是进行身心活化活动其他项目之前的热身准备运动。

通过加热后的麦饭石垫配合按摩可以利用热效应抑制痉挛，降低肌张力，减轻疼痛引起的反射性肌紧张。温热功能对促进体内的血液循环有很大的作用，能提高组织能力，减轻疼痛，加快缓解炎症反应和水肿，促进肾上皮腺代谢，增强抗炎和免疫能力。

运用温热功效进行保健、调理是人类最原始的方法。受到温热刺激时我们的身体会发生各种变化：首先是经络变暖，凉气消失，气血运行变得顺畅。其次是能够获得激发阳气的效果。人体的阳气是生命之本，所以一般认为阳气顺畅就能长寿。当阳气衰弱、阴气旺盛时，人体就会出现寒证，严重时阴阳气血就会大量损失，甚至危及生命。温热运动可以促进体力恢复及血液循环，促进新陈代谢，有助于消除紧张和压力。

（2）活力健康操　活力健康操由4个基本动作（双手用力拍掌、双手握拳双臂弯曲开合运动、手指及腕用力双臂轮流向上伸展、双臂由上向下拍大腿）组成，为活动前的暖身操。它可以伸展四肢肌肉和关节，刺激穴道，促进血液循环，使身体活络，减少及预防从事活动后可能产生的运动伤害。

健康操对老年心肺功能具有四大作用。第一，提高心脏功能。老年人经常参加健身操锻炼可加强心脏活动能力，推迟心血管系统的老化，增强心脏肌肉收缩技能，提高心脏的用氧能力。第二，促进血液循环。适量的运动锻炼能促进老年人的血液循环，使血管长时间保持较好的弹性，为身体运输更多养分，保证对心脏的氧气供应，降低老年人突发心血管疾病的风险。第三，改善心率。在进行健身操锻炼时，身体耗氧量增加，对血液循环的要求提高，在一定程度上加大了心脏的工作负荷，保证了血管及营养物质的供应，经过一段时间的锻炼后，静息心率明显下降。第四，锻炼肺部呼吸能力。健康操运动可增加肺活量，对呼吸系统有着良好的影响。

（3）手部筋力及伸展运动　手部筋力及伸展运动是运用手指棒的搓揉或紧握来刺激手心、手背及手指的穴道及手指末梢神经，强化手指肌力，进而刺激脑部活动与训练握力，增强记忆力与专注力。期间辅以团体活动，活动中以丹田的力量喊出声音或唱歌，不但能让手得到完全的伸展，还能训练喉咙肌肉和丹田的力量。

手部运动简单、方便、易行，对老年人较为适合。根据中医理论，手部集中了许多与健康密切相关的穴位，联系着全身的内脏，适当地刺激这些经络穴位，有助于保持健康，同时也可以改善某些身体不适的症状。手及手指活动时，可以大范围地兴奋脑细胞，起到调整和提高大脑功能的作用。手部运动以手指运动促进血液循环，从而达到消除疲劳、强身健体的目的。对于老年人来说，全方位活动手指，不但能够疏通经络，还能够有效地延缓脑细胞衰老和脑功能衰退的进程，从而起到预防阿尔茨海默病的作用。

（4）全身协调及伸展运动　健康环运动是一项有氧健身运动，利用健康环做全身性协调活动，借以训练膝关节、脚趾头及手臂的力量，在全身运动的同时训练全身的协调性，不论是站或坐，都可以在室内愉悦地活动，进而达到增进内脏功能、平衡功能、反射神经功能，提高记忆力、集中力，活化脑细胞等效果。健康环运动，不分年龄、性别、体力的强弱，均可参与。利用健康环进行一系列有氧运动，有助于消耗能量、锻炼及强化肌肉、增强心肺功能及身体的协调性、培养节奏感。

全身协调及伸展运动分为两部分动作，分别是暖身运动（基本运动）以及有氧运动。其中，暖身运动可单独进行或者在有氧运动前进行。此项运动可以有效消除疲劳，使体能保持最佳状态。

暖身运动包括手腕运动、颈部运动、肩部及腰部运动、胸腹运动、侧弯运动、肩关节伸展运动、下半身伸展运动，通过这些运动可以舒缓消除精神状态的疲倦，或因长时间劳累造成的疲倦。

有氧运动包括锻炼身体平衡及全身持久力、增进敏捷性及全身柔软性、伸展小腿的肌肉、强化膝盖运动、侧身手臂运动、三角肌及上肩部的肌肉运动、手腕握力运动、健康环上下屈伸运动、健康环水平回转运动、健康环水平反转运动等17项运动内容。健康环运动是借上肢及下肢的运动来活动筋骨，进而促进全身运动，借助运动，可促进精神筋肌的活络，使心跳加速，促进健康。

（5）团体竞技运动　团体竞技运动属于精准性运动，可训练老年人活络脑部思绪，同时训练身体协调性以及分数计算能力。这是具有运动、复健、竞赛等功能的活动，在抓握球杆、打击姿势、打击方法、专注投掷、计分结果等技巧运用下，参与者集中精神、努力求得好成绩，在欢愉的气氛中，能显著改善身体功能及精神状况。

高尔槌球：高尔槌球的团体竞赛活动能够使参与者集中注意力，促使老年人尽全力参加比赛，活动不但能让参赛者体会团队合作的重要性，还能进一步促使参赛者体验活动的喜悦和乐趣。

槟果投掷：老少皆宜的活动，简单的规则让参加者更容易进入状态。手部力道、抛出角度的控制以及加减分数的计算是这项活动的诀窍，让参与的人能够用愉悦专注的心情与同伴同乐。

此项运动以小组比赛形式进行，能提高老年人的社交能力，还可以提高手、手指、手臂的肌力，起到强化大脑的作用。

（6）手指棒与健康环运动相结合的功效

① 活动全身的筋肌和各部分关节。

② 显著提高心肺功能。

③ 增强血管的弹性，增进毛细血管功能。

④ 减轻疲劳，增强身体素质。

⑤ 消除运动不足，增强身体免疫力。

⑥ 有效缓解精神上、肉体上的压力。

⑦ 稳定情绪，有助于睡眠。

⑧ 有效提高体温调节能力。

⑨ 提高记忆力和集中力、平衡功能和反射神经功能、敏捷性、行走能力等运动能力。

任务2　为自理老年人独立连贯地展示标准的身心活化技术

某市一家养老服务中心工作人员发现入住的自理老年人中有很多不爱运动，但又十分关注自己的身体健康。为了提升自理老年人的身体健康水平，更好地满足他们的精神需求，养老服务中心针对自理老年人开展了身心活化活动。由于老年人们不了解身心活化活动，刚开始参与的老年人并不多，于是，身心活化康体指导师小李逐一拜访了这些老年人，宣传身心活化活动对身体健康的好处，到第二次活动，吸引到18位老年人来参与。

请身心活化康体指导师小李和他的助手为老年人们独立连贯地展示标准的身心活化技术，为老年人后期参与身心活化活动做好准备。

【任务实施】

一、任务流程

任务分析 ⟶ 工作准备 ⟶ 步骤操作 ⟶ 效果评价

二、实施步骤

（一）任务分析

1. 主要身心状况及健康问题

序号	主要身心状况及健康问题
1	健康状况良好，日常生活完全自理，不依赖他人护理
2	不爱运动，但又十分关注自己的身体健康
3	乐意与其他老年人一起参与活动
4	了解身心活化活动的原理和功效后，对活动非常感兴趣，希望进行学习

2. 主要目标措施及依据

序号	主要目标措施	依据
1	独立连贯地展示适宜完全自理老年人的温热运动	身心活化初级技能要求中关于温热辅具的理论知识和操作要领
2	独立连贯地展示适宜完全自理老年人的活力健康操	身心活化初级技能要求中关于活力健康操的理论知识和操作要领
3	独立连贯地展示适宜完全自理老年人的手部筋力及伸展运动	身心活化初级技能要求中关于手指棒辅具的理论知识和操作要领
4	独立连贯地展示适宜完全自理老年人的全身协调及伸展运动	身心活化初级技能要求中关于健康环辅具的理论知识和操作要领
5	独立连贯地展示适宜完全自理老年人的团体竞技运动	身心活化初级技能要求中关于高尔槌球与槟果投掷辅具的理论知识和操作要领

（二）工作准备

1. 物品准备

序号	名称	单位	数量	备注
1	温热训练组	组	10	含温热垫、加热板、毛巾，2 人共用 1 组
2	手指棒	个	40	1 人用 2 个
3	健康环	个	20	1 人用 1 个
4	高尔槌球	套	2	含垫子、球、球杆，8～10 人共用 1 套
5	槟果	套	2	含垫子、得分杆、圆环，8～10 人共用 1 套
6	桌子	张	10	2 人共用 1 张
7	椅子	个	20	1 人用 1 个

2. 环境与人员准备

序号	环境与人员	准备
1	环境	（1）通风、光线明亮、干净、整洁、安全，空气清新、无异味 （2）活动场地开阔（以能够容纳参与活动的所有老年人围成一个大圈，同时双手打开，不会打到对方为宜）
2	身心活化康体指导师	（1）洗手，着装整齐、轻便易活动 （2）熟悉并掌握为自理老年人独立连贯展示标准的身心活化技术的相关知识与技能要点 （3）提前了解老年人基础信息，便于沟通
3	自理老年人	神志清醒，情绪稳定，身心放松

（三）步骤操作

步骤	内容	为自理老年人独立连贯展示标准的身心活化技术
工作前准备	沟通与观察	（1）沟通。身心活化康体指导师来到老年人旁边，说明来意："爷爷、奶奶，早上好，今天继续由我来为大家开展身心活化活动，为大家展示身心活化活动的动作和步骤。" （2）观察。通过观察评估老年人神志是否清楚，意愿是否明显
步骤 1	展示适合完全自理老年人的温热运动	身心活化康体指导师来到老年人旁边。"爷爷、奶奶，我们的身心活化活动包含温热运动、活力健康操、手指棒运动（手部筋力及伸展运动）、健康环运动（全身协调及伸展运动）、高尔槌球和槟果投掷运动（团体竞技运动）5 个部分，我先为大家做一遍。现在大家看到的是温热垫、加热板和毛巾，我用这些先进行温热运动。" 邀请 1 位老年人担任模特，用温热辅具依次展示温热手部、肩部、颈背部的操作要领 （注意：提醒老年人加热板使用的安全注意事项，同时与老年人沟通，照顾老年人情绪，按照温热辅具的操作要领进行展示）
步骤 2	展示适合完全自理老年人的活力健康操	"爷爷、奶奶，接下来，我要进行的是活力健康操。" 依次展示手掌手臂伸展运动、上肢屈指伸展运动、上臂开合运动、全身伸展运动的操作要领 （注意：展示过程中要与老年人进行人文沟通，照顾老年人情绪，按照活力健康操的操作要领进行展示）
步骤 3	展示适合完全自理老年人的手部筋力及伸展运动	"爷爷、奶奶，现在大家看到的这个是手指棒，接下来我用它进行手指棒运动（手部筋力及伸展运动）。" 用手指棒依次展示敲打肩部和下肢，活络手部，穿脱手指棒，进行手部开闭运动带动全身伸展的操作要领 （注意：展示过程中要与老年人进行人文沟通，照顾老年人情绪，结合唱歌让老年人感受活动魅力，按照手指棒的操作要领进行展示）
步骤 4	展示适合完全自理老年人的全身协调及伸展运动	"爷爷、奶奶，现在大家看到的这个是健康环，我先进行健康环的暖身运动，然后再进行健康环的有氧运动（全身协调及伸展运动）。" 先展示健康环暖身运动，展示由头部至身躯部的伸展动作操作要领，热身之后，再使用健康环为老年人们展示有氧运动，包括往身体内侧回转、单手摇等动作的操作要领 （注意：展示过程中要与老年人进行人文沟通，照顾老年人情绪，按照健康环的操作要领进行展示）

步骤	内容	为自理老年人独立连贯展示标准的身心活化技术
步骤5	展示适合完全自理老年人的团体竞技运动	"爷爷、奶奶，现在大家看到的这个是高尔槌球、这个是槟果，我先给大家看看槌球的玩法，再给大家看看槟果投掷的玩法（团体竞技运动）。" 先进行高尔槌球展示，包括准备场地、脱鞋站立、调整器具、游戏过程的操作要领；再进行槟果投掷展示，包括准备场地、调整器具、游戏过程的操作要领 （注意：展示过程中要与老年人进行人文沟通，照顾老年人情绪，按照高尔槌球和槟果投掷的操作要领进行展示）
步骤6	整理记录	（1）询问老年人感受 （2）解答老年人疑问 （3）针对性记录要注意的内容
注意事项		展示过程中观察老年人情绪，注意语言表达与语速

（四）效果评价

（1）通过康体指导师的展示，老年人了解了身心活化活动的内容和大致操作步骤，为自己参与到活动中打下基础。

（2）解答老年人观看展示过程中产生的疑问，有针对性地记录，让老年人更乐意参与身心活化活动。

——— 【相关知识】 ———

为自理老年人独立连贯地展示标准身心活化技术的相关知识

1. 温热运动

（1）展示顺序　手部、肩部、颈背部。

（2）展示内容

顺序	内容
第一步	寒暄
第二步	手腹按压手部
第三步	手部"日"字形敲打 20 下（注意律动）
第四步	手部敲打 20 下 + 唱歌
第五步	肩部敲打 20 下
第六步	颈背部敲打 20 下
第七步	深呼吸 3 次 + 肩部上提 3 次
第八步	肩胛敲打 20 下
第九步	背部脊椎敲打 20 下
第十步	深呼吸 3 次 + 手部外转 5 次 + 手部内转 5 次

（3）操作要领示意图

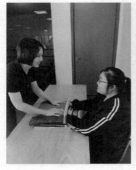

第一步　寒暄

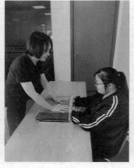

第二步　手腹按压手部

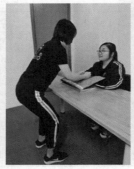

第三步　手部"日"字形敲打

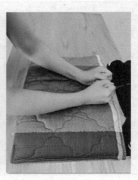

第四步　手部敲打

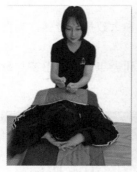

第五步　肩部敲打

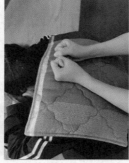

第六步　颈背部敲打（1）

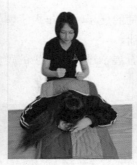

第六步　颈背部敲打（2）

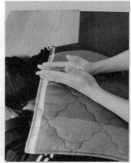

第六步　颈背部敲打（3）

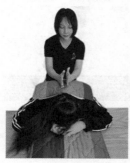

第六步　颈背部敲打（4）

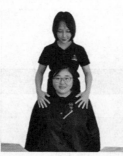

第七步　深呼吸3次+肩部上提3次（1）

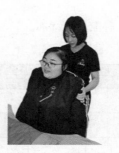

第七步　深呼吸3次+肩部上提3次（2）

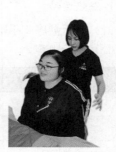

第七步　深呼吸3次+肩部上提3次（3）

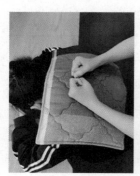

第八步　肩胛敲打

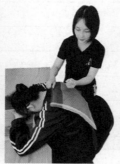

第九步　背部脊椎敲打（1）

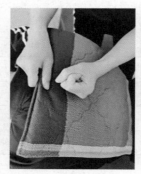

第九步　背部脊椎敲打（2）

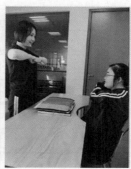

第十步　深呼吸3次+手部外转5次+手部内转5次

2. 活力健康操

（1）展示顺序　手掌手臂伸展运动、上肢屈指伸展运动、上臂开合运动、全身伸展运动。

（2）展示内容

顺序	内容	操作要领
第一步	手掌手臂伸展运动	双手臂张开成大字样
		拍掌，双手合在胸
		配合呼吸、数拍
		重复30次
第二步	上肢屈指伸展运动	双手呈屈指状，先放于胸前做预备动作
		一手上一手下，做攀爬动作状
		左右手交替
		配合呼吸、数拍
		重复30次
第三步	上臂开合运动	双肘举高于左右两旁与肩同高，双手握拳平举于双肩前
		双肘向下贴两肋
		配合呼吸、数拍
		重复30次
第四步	全身伸展运动	双手向上举，贴近双耳
		双手向下拍打大腿
		配合呼吸、数拍
		重复30次

（3）操作要领示意图

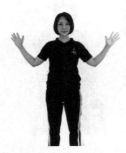 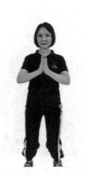 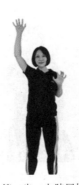 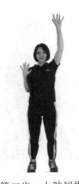

第一步　手掌手臂　　第一步　手掌手臂　　第二步　上肢屈指　　第二步　上肢屈指
　伸展运动（1）　　　伸展运动（2）　　　伸展运动（1）　　　伸展运动（2）

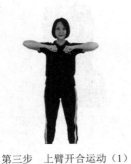 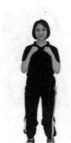 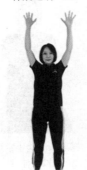 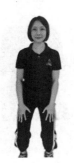

第三步　上臂开合运动（1）　第三步　上臂开合运动（2）　第四步　全身伸展运动（1）　第四步　全身伸展运动（2）

3. 手部筋力及伸展运动

（1）展示顺序　敲打肩部和下肢、活络手部、套手指棒、手部开闭运动、脱手指棒、活络手部。

（2）展示内容

顺序	内容
第一步	肩部敲打（左右）
第二步	下肢敲打
第三步	搓手掌10下（胸前）
第四步	搓手掌10下（伸直）
第五步	按摩双手（指尖、手背、大拇指）
第六步	握力运动（前上横下）10下
第七步	握力运动（前上横下）10下 + 唱歌
第八步	套手指棒
第九步	开闭运动（前上侧下）10下
第十步	开闭运动（前上侧下）10下 + 唱歌
第十一步	脱手指棒
第十二步	搓手掌10下（胸前）
第十三步	按摩双手（手背）
第十四步	按摩大腿
第十五步	收手指棒

（3）操作要领示意图

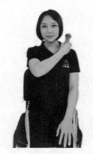 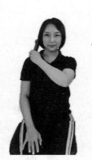 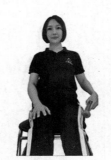 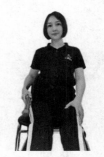

第一步　肩部敲打（1）　　　第一步　肩部敲打（2）　　　第二步　下肢敲打（1）　　　第二步　下肢敲打（2）

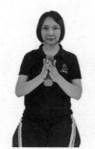 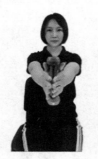 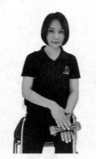 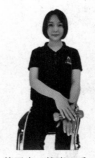

第三步　搓手掌10下（胸前）　　第四步　搓手掌10下（双手伸直）　　第五步　按摩双手（指尖、手背、大拇指）（1）　　第五步　按摩双手（指尖、手背、大拇指）（2）

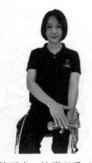
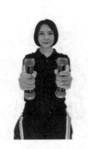
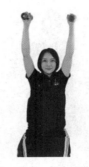
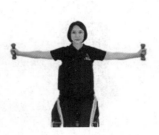

第五步　按摩双手（指尖、手背、大拇指）（3）　第六、七步　握力运动（前上横下）（1）　第六、七步　握力运动（前上横下）（2）　第六、七步　握力运动（前上横下）（3）

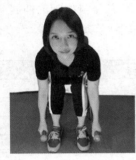
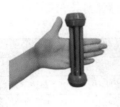
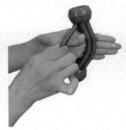
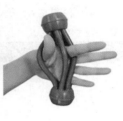

第六、七步　握力运动（前上横下）（4）　第八步　套手指棒（1）　第八步　套手指棒（2）　第八步　套手指棒（3）

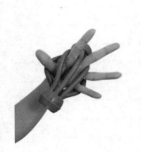
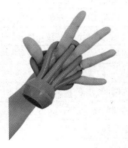
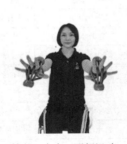
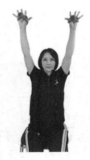

第八步　套手指棒（4）　第八步　套手指棒（5）　第九、十步　开闭运动（前上侧下）（1）　第九、十步　开闭运动（前上侧下）（2）

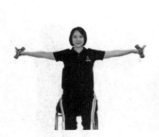
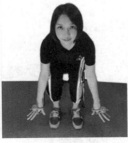
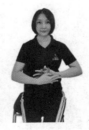
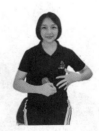

第九、十步　开闭运动（前上侧下）（3）　第九、十步　开闭运动（前上侧下）（4）　第十一步　脱手指棒（1）　第十一步　脱手指棒（2）

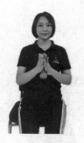 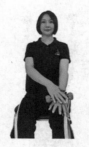 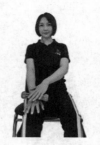 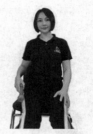

| 第十二步　搓手掌（胸前） | 第十三步　按摩双手（手背）（1） | 第十三步　按摩双手（手背）（2） | 第十四步　按摩大腿 |

4. 全身协调及伸展运动

（1）展示顺序　健康环暖身运动（不用健康环，只用轴心展示由头部至身躯部的伸展动作）、健康环有氧运动（使用健康环为老年人展示往身体内侧回转、单手摇等动作）。

（2）展示内容

环节	顺序	内容
健康环暖身运动	第一步	坐着，伸展运动 10 下（后、前、左、右）
	第二步	手部暖身 10 下（上、前、下）
	第三步	手部暖身 10 下（左、前、右）
	第四步	手部暖身 10 下（右、前、左）
	第五步	颈部伸展运动 10 下（上、前、下）
	第六步	颈部伸展运动 10 下（左点、前点、右点）
	第七步	颈部伸展运动 10 下（右点、前点、左点）
	第八步	颈部伸展运动 10 下（左转、前转、右转）
	第九步	颈部伸展运动 10 下（右转、前转、左转）
	第十步	颈部伸展运动（左转一圈，右转一圈）
健康环有氧运动	第十一步	拿健康环
	第十二步	往身体内侧回转 30 下
	第十三步	往身体内侧回转 30 下（手伸直）
	第十四步	单手摇健康环
	第十五步	深呼吸 3 次
	第十六步	结束，收健康环

（3）操作要领示意图

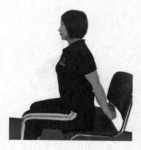 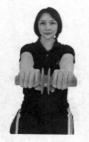 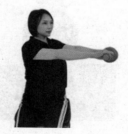 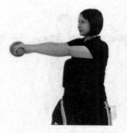

| 第一步　伸展运动（后、前、左、右）（1） | 第一步　伸展运动（后、前、左、右）（2） | 第一步　伸展运动（后、前、左、右）（3） | 第一步　伸展运动（后、前、左、右）（4） |

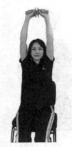
第二步　手部暖身
（上、前、下）（1）

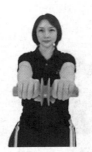
第二步　手部暖身
（上、前、下）（2）

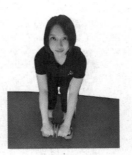
第二步　手部暖身
（上、前、下）（3）

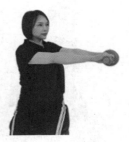
第三步　手部暖身
（左、前、右）（1）

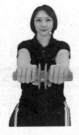
第三步　手部暖身
（左、前、右）（2）

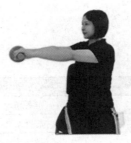
第三步　手部暖身
（左、前、右）（3）

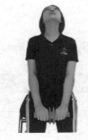
第五步　颈部伸展运动
（上、前、下）（1）

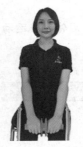
第五步　颈部伸展运动
（上、前、下）（2）

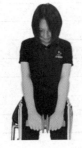
第五步　颈部伸展运动
（上、前、下）（3）

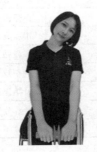
第六步　颈部伸展运动
（左点、前点、右点）
（1）

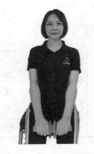
第六步　颈部伸展运动
（左点、前点、右点）
（2）

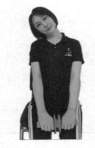
第六步　颈部伸展运动
（左点、前点、右点）
（3）

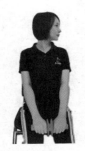
第八步　颈部伸展运动
（左转、前转、右转）
（1）

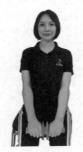
第八步　颈部伸展运动
（左转、前转、右转）
（2）

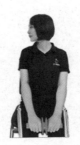
第八步　颈部伸展运动
（左转、前转、右转）
（3）

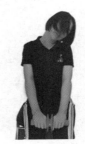
第十步　颈部伸展运动
（左转一圈）

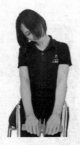 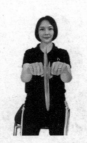 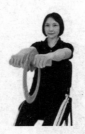 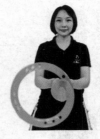

第十步　颈部伸展运动　　　第十二步　往内回转　　　第十三步　往内回转　　　第十四步　单手摇健康环
　　　（右转一圈）　　　　　　　　　　　　　　　　　　　（手伸直）

注：第四、七、九步动作与前一步相同，唯左右相反，图略。第十一、十五、十六步图略。

5. 团体竞技运动

（1）展示顺序　高尔槌球、槟果投掷。

（2）展示内容

环节	顺序	内容
高尔槌球	第一步	准备场地
	第二步	脱鞋站立
	第三步	调整球杆和球
	第四步	开始击球
	第五步	计算分数
	第六步	结束游戏
槟果投掷	第一步	准备场地
	第二步	脱鞋站立
	第三步	调整投掷距离
	第四步	开始投掷
	第五步	计算分数
	第六步	结束游戏

任务3　指导并协助自理老年人学练适宜的身心活化技术

　　某社区老年人日间照料中心已经成立3年，其间为社区内老年人开展了丰富多彩的活动，获得老年人和家属的一致好评。近期，日间照料中心邀请辖区内医生到中心为老年人进行了一次健康评估，发现很多老年人虽然身体还比较硬朗，能够自己照顾自己，但已经出现肌肉萎缩、弹性下降、肌力减小、心肌收缩力下降、血管弹性变差等问题。为了提升老年人的身体健康，中心聘请身心活化康体指导师小孙为老年人开展身心活化活动。老年人了解身心活化活动的原理和功效后，积极报名，有28位老年人希望跟随身心活化康体指导师小孙一起学练身心活动技术。

　　请身心活化康体指导师小孙和助手指导并协助老年人学练适宜的身心活化技术。

一、任务流程

任务分析 ➞ 工作准备 ➞ 步骤操作 ➞ 效果评价

二、实施步骤

（一）任务分析

1. 主要身心状况及健康问题

序号	主要身心状况及健康问题
1	身体较为硬朗，能够自己照顾自己
2	肌肉萎缩、弹性下降、肌力减小、心肌收缩力下降、血管弹性变差
3	关心身体健康
4	希望参加身心活化活动锻炼身体，提升身体肌力和活力

2. 主要目标措施及依据

序号	主要目标措施	依据
1	指导并协助自理老年人学练适宜的温热运动	身心活化初级技能要求中关于温热运动的带动和指导技巧
2	指导并协助自理老年人学练适宜的活力健康操	身心活化初级技能要求中关于活力健康操的带动和指导技巧
3	指导并协助自理老年人学练适宜的手部筋力及伸展运动	身心活化初级技能要求中关于手指棒辅具的带动和指导技巧
4	指导并协助自理老年人学练适宜的全身协调及伸展运动	身心活化初级技能要求中关于健康环辅具的带动和指导技巧
5	指导并协助自理老年人学练适宜的团体竞技运动	身心活化初级技能要求中关于高尔槌球与槟果投掷辅具的带动和指导技巧

（二）工作准备

1. 物品准备

序号	名称	单位	数量	备注
1	温热组	组	15	含温热垫、加热板、毛巾，2人共用1组
2	手指棒	个	60	1人用2个
3	健康环	个	30	1人用1个
4	高尔槌球	套	3	含垫子、球、球杆，8～10人共用1套
5	槟果	套	3	含垫子、得分杆、圆环，8～10人共用1套
6	桌子	张	15	2人共用1张
7	椅子	个	30	1人用1个

2. 环境与人员准备

序号	环境与人员	准备
1	环境	（1）通风、光线明亮、干净、整洁、安全，空气清新、无异味 （2）活动场地开阔（以能够容纳参与活动的所有老年人围成一个大圈，同时双手打开，不会打到对方为宜）
2	身心活化康体指导师	（1）洗手，着装整齐、轻便易活动 （2）掌握协助自理老年人学练适宜的身心活化技术的带动和指导技巧 （3）提前了解老年人基础信息，便于沟通
3	自理老年人	神志清醒，情绪稳定，身心放松

（三）步骤操作

步骤	内容	指导并协助自理老年人学练适宜的身心活化技术
工作前准备	沟通与观察	（1）沟通。身心活化康体指导师来到老年人旁边，说明来意："爷爷、奶奶，早上好，我是身心活化康体指导师小孙，今天我们正式开始身心活化活动的练习，爷爷奶奶们在活动进行过程中有任何疑问可以随时跟我沟通。" （2）观察。通过观察评估老年人神志是否清楚，意愿是否明显
步骤1	指导并协助自理老年人学练适合的温热运动	身心活化康体指导师来到老年人旁边。"爷爷、奶奶，我们的身心活化活动包含温热运动、活力健康操、手指棒运动（手部筋力及伸展运动）、健康环运动（全身协调及伸展运动）、高尔槌球和槟果投掷运动（团体竞技运动）5个部分，接下来我将协助大家逐一进行这些活动。现在大家看到的是温热垫、加热板，我们用这些辅具先来进行温热运动。" 身心活化康体指导师先邀请1位老年人做模特，其他老年人2人一组，跟随身心活化康体指导师动作一起进行搭配练习。康体指导师带领老年人用温热辅具依次进行手部、肩部、颈背部的温热运动。 （注意：身心活化康体指导师提前将温热辅具准备好，并提前告知参加温热活动的老年人准备自己的毛巾，保证卫生和清洁，避免交叉使用；温热辅具连接电源时，必须先连接变压器，再连接接线板，最后连接温热板，否则容易损害温热板；老年人人数若有单数，则邀请工作人员配合；进行温热活动时注意与老年人进行人文沟通，照顾老年人的情绪）
步骤2	指导并协助自理老年人学练适合的活力健康操	"爷爷、奶奶，接下来，我们一起来进行活力健康操。" 身心活化康体指导师带着老年人依次进行手掌手臂伸展运动、上肢屈指伸展运动、上臂开合运动、全身伸展运动的学习 （注意：协助和指导过程中与老年人进行人文沟通，照顾老年人情绪。协助老年人动作时，动作轻柔且需托住老年人关节，避免受伤。操作速度不宜过快或忽快忽慢）
步骤3	指导并协助自理老年人学练适合的手部筋力及伸展运动	"爷爷、奶奶，现在大家看到的这个是手指棒，接下来我们用它一起来进行手指棒运动（手部筋力及伸展运动）。" 身心活化康体指导师带着老年人用手指棒依次进行敲打肩部和下肢，活络手部，穿脱手指棒，手部开闭运动的学习 （注意：协助和指导过程中与老年人进行人文沟通，照顾老年人情绪。练习过程中，老年人若因手指棒而疼痛要及时关注，并进行处理）

步骤	内容	指导并协助自理老年人学练适宜的身心活化技术
步骤4	指导并协助自理老年人学练适合的全身协调及伸展运动	"爷爷、奶奶，现在大家看到的这个是健康环，接下来我们用它一起来进行健康环运动（全身协调及伸展运动）。健康环运动分为2个部分，暖身运动和有氧运动。我们需要先进行健康环的暖身运动，避免一会进行有氧运动时出现拉伤的情况。" 身心活化康体指导师带着老年人先学练健康环暖身运动，依次进行由头部至身躯部的伸展动作学习，热身之后，再指导和协助老年人进行健康环有氧运动，包括往身体内侧回转、单手摇等动作的学习 （注意：协助和指导过程中与老年人进行人文沟通，照顾老年人情绪。摇动健康环过程中观察老年人神情，及时休息）
步骤5	指导并协助自理老年人学练适合的团体竞技运动	"爷爷、奶奶，现在大家看到的这个是高尔槌球，这个是槟果，我们先来进行高尔槌球活动，再来进行槟果投掷活动（团体竞技运动）。" 身心活化康体指导师带着老年人先学习高尔槌球的玩法，包括准备场地、脱鞋站立、调整器具、游戏具体过程、分数计算等内容；再进行槟果投掷玩法的学习，包括准备场地、调整器具、游戏具体过程、分数计算等内容。 （注意：协助和指导过程中与老年人进行人文沟通，照顾老年人情绪。分数计算过程中若老年人难以掌握，可由身心活化康体指导师帮助计算分数，并多加鼓励老年人下次自行计算分数）
步骤6	整理记录	（1）询问老年人感受和身体状况 （2）解答老年人学习过程中不明白的地方 （3）了解老年人对指导过程的建议和意见 （4）记录重点内容，身心活化康体指导师注意下次改进
注意事项		指导和协助过程中时刻注意老年人身体状况，观察老年人情绪，根据老年人实际情况，及时调整学习的速度和强度，并安排老年人进行休息

（四）效果评价

（1）通过身心活化康体指导师的指导和协助，老年人能够比较熟练地跟随身心活化康体指导师的指导进行温热运动、活力健康操、手部筋力及伸展运动、全身协调及伸展运动、团体竞技运动，达到锻炼身体、活化身心的目的。

（2）解答老年人学习身心活化技术过程中不明白的地方，并了解老年人对指导过程的建议和意见，身心活化康体指导师在下一次活动中进行改进，进一步提升活动效果。

—————— 【相关知识】 ——————

指导并协助自理老年人学练适宜的身心活化技术的相关知识

1.温热运动（自理老年人）

（1）学练顺序　手部、肩部、颈背部。

（2）学练内容与指导技巧

顺序	内容	指导和协助技巧
第一步	寒暄	（1）指导对话示例 身心活化康体指导师："爷爷、奶奶，大家早上好/下午好，我们今天来学习温热运动。请大家2人一组，找好自己的伙伴，一位担任服务者，一位担任被服务者，一会我们再进行交换。" 身心活化康体指导师："有没有哪位爷爷、奶奶愿意和我搭档？" 李爷爷："我和你搭档吧。" 其他老年人：两两组队，寻找伙伴（若有落单老年人，其他工作人员注意与其搭档） 身心活化康体指导师："被服务的爷爷、奶奶先坐在椅子上，把双手放在温热垫中间，担任服务者的爷爷、奶奶要和你的伙伴聊天哦。" 身心活化康体指导师："比如，可以聊手暖不暖和啊？今天早饭吃了什么呢？" （2）指导要点 ①注意让老年人调整桌子或椅子，以适应被服务的老年人，不能让他们的手肘放置于桌面以外 ②身心活化康体指导师与老年人聊天时，可以询问饮食、天气等内容，切忌询问子女、钱财之类内容

顺序	内容	指导和协助技巧
第二步	手腹按压手部	（1）指导对话示例 身心活化康体指导师："担任服务者的爷爷、奶奶跟我学，其他爷爷、奶奶坐在椅子上享受服务就好。" 身心活化康体指导师："我们掀开温热垫，看看对方双手位置，盖上温热垫，将对方的手五指分开，然后把自己的双手放在温热垫对方的手上，用双手手腹按压他们的手部，按五指从上往下，每次按压一下，然后再从下往上进行按压。" 老年人们跟随学习 （2）指导要点 ① 按压老年人手指头时须使用指腹，并运用身体重心力量来按压 ② 身心活化康体指导师和搭档的位置在最中心，以便让其他老年人清楚看到操作动作
第三步	手部日字型敲打20下（注意律动）	（1）指导对话示例 身心活化康体指导师："接下来，我们进行手部'日'字形敲打。大家双脚张开，半蹲，双手握拳，有节奏地以'日'字形敲打对方的手部20下。请大家跟着我的动作一起来。" 老年人们跟随学习 （2）指导要点 ① 注意双手敲击的力度与位置 ② 身心活化康体指导师和搭档的位置在最中心，以便让其他老年人清楚看到操作动作
第四步	手部敲打20下＋唱歌	（1）指导对话示例 身心活化康体指导师："爷爷、奶奶，我们来一起边唱歌边再进行一次手部敲打按摩吧。" 老年人们："唱什么歌呢？" 身心活化康体指导师："《两只老虎》大家都会吗？" 老年人们："这个会。" 身心活化康体指导师："那我们一起边唱《两只老虎》边按摩吧。" 老年人们跟随学习 （2）指导要点 ① 身心活化康体指导师半蹲，双手握拳，边带着老年人唱歌，边有节奏地敲打搭档老年人手部20下 ② 注意双手敲击的力度与位置
第五步	肩部敲打20下	（1）指导对话示例 身心活化康体指导师："被服务的爷爷、奶奶把自己毛巾铺在这个温热垫上，然后头朝下趴在温热垫上，担任服务者的爷爷、奶奶把另一个温热垫放在对方背上，我们双手握拳，有节奏地敲击对方肩部20下。" 老年人们跟随学习 （2）指导要点 ① 注意双手敲击的力度与位置 ② 让老年人趴在温热垫上时要注意姿势，保证老年人呼吸通畅
第六步	颈背部敲打20下	（1）指导对话示例 身心活化康体指导师："担任服务者的爷爷、奶奶注意了，接下来，我们先双手握拳敲打对方颈背部，再双手掌心相对，成立刀状，有节奏地敲打对方颈背部20下。" 老年人们跟随学习 （2）指导要点 如果被服务的老年人觉得趴着不太舒服，可以换个姿势趴着或者休息一会再进行
第七步	深呼吸3次＋肩部上提3次	（1）指导对话示例 身心活化康体指导师："被服务的爷爷、奶奶现在可以坐直，让身体靠在椅背上，我们一起来进行深呼吸。担任服务者的爷爷、奶奶把双手放在对方的肩部，引导他们深吸气的同时，用双手协助对方将肩部尽量往上提，深呼气时要将手放开，如此重复3次。请大家跟着我的动作一起来。" 老年人们跟随学习 （2）指导要点 ① 注意老年人动作要领，身心活化康体指导师可以手把手协助指导 ② 注意要和老年人们沟通，照顾他们的情绪
第八步	肩胛敲打20下	（1）指导对话示例 身心活化康体指导师："被服务的爷爷、奶奶再像刚才那样趴在温热垫上，担任服务者的爷爷、奶奶双手握拳，有节奏地敲打对方的肩胛20下。" 老年人们跟随学习 （2）指导要点 ① 注意老年人动作要领，身心活化康体指导师可以手把手协助指导 ② 注意要和老年人们沟通，照顾他们的情绪

顺序	内容	指导和协助技巧
第九步	背部脊椎敲打20下	（1）指导对话示例 身心活化康体指导师："担任服务者的爷爷、奶奶注意了，接下来，我们右手捏着温热垫中段边缘，左手成拳，慢慢敲打对方的背部脊椎，这一过程中注意要沿着背部脊椎慢慢挪动温热垫，力道适中地进行敲打。" 老年人们跟随学习 （2）指导要点 ①注意敲击的力度与位置 ②注意要和老年人们沟通，照顾他们的情绪
第十步	深呼吸3次＋手部外转5次＋手部内转5次	（1）指导对话示例 身心活化康体指导师："被服务的爷爷、奶奶，现在可以把身体坐直，将背部靠在椅子上。所有的爷爷、奶奶注意双手对立握拳，与肩部平行放在胸前，深呼吸的同时手部外转和内转。跟着我的动作一起来。" 老年人们跟随身心活化康体指导师动作进行。 （2）指导要点 ①身心活化康体指导师站在老年人们中间，双手对立握拳，与肩部平行放在胸前，做好动作示范 ②动作一定配合呼气、吸气进行 ③注意询问老年人对温热活动的整体感受，与他们聊天，关心他们的情绪 ④询问老年人对此次温热活动的疑问和建议，以便下次活动改进提升
第十一步	交换	身心活化康体指导师："爷爷、奶奶，我们的温热活动所有环节已经结束，被服务的爷爷、奶奶记着收起你们的毛巾。接下来，我们交换一下，再来进行一次。刚才享受了服务的爷爷、奶奶要把你的伙伴服务好哦。" 老年人们收毛巾，交换后跟随身心活化康体指导师动作再进行一次
第十二步	结束、询问老年人有无疑问和建议	身心活化康体指导师："爷爷、奶奶，我们的温热运动到这里就结束了，大家感觉怎么样呢？" 老年人们："……"（各种回答） 身心活化康体指导师："有没有什么疑问和建议呢？" 老年人们："……"（各种回答） 身心活化康体指导师："好的。那今后我们注意改进，爷爷、奶奶，今天的温热运动到这里就结束啦，我们下次活动再见。" 老年人们："好的，下次再见。"

（3）温热训练中可选择的曲目参考　可选取有特色、容易上口、节奏较舒缓的曲目配合动作，可选择《两只老虎》《东方红》《小城故事》等曲目。

2. 活力健康操

（1）学练顺序　手掌手臂伸展运动、上肢屈指伸展运动、上臂开合运动、全身伸展运动。

（2）学练内容与指导技巧

顺序	内容	操作要领	指导和协助技巧
第一步	手掌手臂伸展运动	双手臂张开成大字样 拍掌，双手合在胸前 配合呼吸、数拍，重复30次	（1）指导对话示例 身心活化康体指导师："爷爷、奶奶，早上好，今天我们来学习活力健康操，大家一边听着我的指令，一边跟着我的动作做就可以。" 老年人们："好的。" 身心活化康体指导师："爷爷、奶奶，我们先进行第一步，手掌手臂伸展运动，请大家先将双手张开成大字样，手臂展开放在身体两侧。" 身心活化康体指导师："再将双手合在胸前拍掌，同时腿部微微弯曲。" 老年人们跟随动作进行 身心活化康体指导师："对，就是这样。" 身心活化康体指导师："爷爷、奶奶，我们一起一边数拍子，配合呼吸一边进行这个动作，重复30次，1、2、3、4、5、6……30。" 老年人们跟随动作进行，同时喊节拍 （2）指导要点 ①指导过程中注意观察老年人状态，配合老年人的速度进行 ②动作做对时多表扬老年人，未能做正确的身心活化康体指导师手把手进行协助，同时给予语言鼓励

顺序	内容	操作要领	指导和协助技巧
第二步	上肢屈指伸展运动	双手呈屈指状，先放于胸前做预备动作	（1）指导对话示例 身心活化康体指导师："接下来，我们进行第二步，上肢屈指伸展运动，大家先把双手呈屈指状，放在胸前。"
		一手上一手下，做攀爬动作状	身心活化康体指导师："我们右手在上，左手在下，做一个类似攀爬的动作。"
		左右手交替	身心活化康体指导师："交换双手，左手在上，右手在下，继续攀爬。" 老年人们跟随动作进行 身心活化康体指导师："对，就是这样。"
		配合呼吸、数拍，重复30次	身心活化康体指导师："我们一起一边数拍子，配合呼吸一边进行这个动作，重复30次，1、2、3、4、5、6……30。" 老年人们跟随动作进行，同时喊节拍 （2）指导要点 ① 指导过程中注意观察老年人状态，配合老年人的速度进行 ② 动作做对时多表扬老年人，未能做正确的身心活化康体指导师手把手进行协助，同时给予语言鼓励
第三步	上臂开合运动	双肘举高于左右两旁与肩同高，双手握拳平举于双肩前	（1）指导对话示例 身心活化康体指导师："接下来，我们进行第三步，上臂开合运动，大家先把双手握拳平举于双肩前，双肘举高于左右两旁与肩同高。"
		双肘向下贴两肋	身心活化康体指导师："再把双肘向下，贴住我们的两肋，同时腿部微微弯曲。" 老年人们跟随动作进行 身心活化康体指导师："对，就是这样。"
		配合呼吸、数拍，重复30次	身心活化康体指导师："我们一起一边数拍子，配合呼吸一边进行这个动作，重复30次，1、2、3、4、5、6……30。" 老年人们跟随动作进行，同时喊节拍 （2）指导要点 ① 指导过程中注意观察老年人状态，配合老年人的速度进行 ② 动作做对时多表扬老年人，未能做正确的身心活化康体指导师手把手进行协助，同时给予语言鼓励 ③ 如果老年人体力状态不佳，注意让老年人进行休息
第四步	全身伸展运动	双手向上举，贴近双耳	（1）指导对话示例 身心活化康体指导师："接下来，我们进行最后一步，全身伸展运动，大家先把双手向上举，手指张开，手臂尽量贴近我们的双耳。"
		双手向下拍打大腿	身心活化康体指导师："双手掌心向下，拍打我们的大腿，同时腿部微微弯曲。" 老年人们跟随动作进行 身心活化康体指导师："对，就是这样。"
		配合呼吸、数拍，重复30次	身心活化康体指导师："我们一起一边数拍子，配合呼吸一边进行这个动作，重复30次，1、2、3、4、5、6……30。" 老年人们跟随动作进行，同时喊节拍 身心活化康体指导师："我们的活力健康操到这里就结束了，感谢爷爷、奶奶的参与，如果有疑问和建议可以跟我交流，我好做出改进，欢迎大家下次再来参加。" （2）指导要点 ①指导过程中注意观察老年人状态，配合老年人的速度进行 ②动作做对时多表扬老年人，未能做正确的身心活化康体指导师手把手进行协助，同时给予语言鼓励

3. 手部筋力及伸展运动

（1）学练顺序　用手指棒敲打肩部和下肢，活络手部，套手指棒，手部开闭运动，脱手指棒。

（2）学练内容与指导技巧

顺序	内容	指导和协助技巧
第一步	肩部敲打（左右）	（1）指导对话示例 身心活化康体指导师："爷爷、奶奶，早上好，今天我们来学习手指棒（手部筋力及伸展运动），这个是手指棒，大家拿好。请大家坐在椅子上，一边听着我的指令，一边跟着我的动作做就可以了。" 老年人们："好的。" 身心活化康体指导师："我们先来敲打肩部，用右手捏住手指棒的一端，用手指棒另一端敲打我们的左肩部，左手放在大腿上就可以。敲打的时候注意速度均匀，力道适中。" 身心活化康体指导师："接下来我们交换双手，用左手捏住手指棒的一端，用手指棒另一端敲打我们的右肩部，右手放在大腿上就可以。" 老年人们跟随动作进行 （2）指导要点 ①根据老年人自己喜好，敲打力度适中 ②注意观察老年人状态，配合老年人的速度进行 ③可适当进行语言交流，照顾老年人情绪
第二步	下肢敲打	（1）指导对话示例 身心活化康体指导师："接下来，我们敲打下肢，握法跟刚才一样，先左手拿手指棒敲打左腿，右手放在右腿上，敲打的时候注意速度均匀，力道适中。" 身心活化康体指导师："我们交换双手，用右手拿手指棒敲打右腿，左手放在左腿上" 老年人们跟随动作进行 （2）指导要点 ①敲打时根据老年人情况，尽量让老年人对整个腿部进行敲击，有些老年人无法敲击全部，也不可勉强 ②老年人敲打小腿时，身心活化康体指导师尤其要注意老年人的安全
第三步	搓手掌10下（胸前）	（1）指导对话示例 身心活化康体指导师："我们张开双手，掌心相对，放于胸前，手肘自然下垂，把手指棒放在双手掌心中间，用我们的掌心上下揉搓手指棒。" 身心活化康体指导师："我们来搓手掌10下，一起来数拍子，1、2、3、4、5……10。" 老年人们跟随动作进行，同时喊节拍 （2）指导要点 ①注意揉搓力道适中 ②让手指棒在老年人手掌中心，揉搓时注意不要让手指棒掉落
第四步	搓手掌10下（伸直）	（1）指导对话示例 身心活化康体指导师："接下来，我们将双手伸直，继续搓手掌。" 身心活化康体指导师："我们来搓手掌10下，一起来数拍子，1、2、3、4、5……10" 老年人们跟随动作进行，同时喊节拍 （2）指导要点 ①注意揉搓力道适中 ②让手指棒在老年人手掌中心，揉搓时注意不要让手指棒掉落
第五步	按摩双手（指尖、手背、拇指）	（1）指导对话示例 身心活化康体指导师："接下来，我们用手指棒按摩双手。左手掌心向下放在大腿上，把手指棒放在左手手背上，右手手张开，用手心揉搓手指棒按摩我们的左手。" 身心活化康体指导师："请大家按摩拇指、手背、其他指尖。" 身心活化康体指导师："双手交换，右手掌心向下放在大腿上，把手指棒放在右手手背上，左手手指张开，用手心揉搓手指棒按摩我们的右手。" 老年人们跟随动作进行 （2）指导要点 ①注意揉搓力道适中 ②让手指棒在老年人手掌中心，揉搓时注意不要让手指棒掉落
第六步	握力运动（前上横下）10下	（1）指导对话示例 身心活化康体指导师："接下来，我们进行握力运动。请大家左手右手各拿一个手指棒，捏住手指棒中间。双手往前伸直，再往上举，双手保持与肩同宽。" 身心活化康体指导师："再将双手打开，呈大字状。然后身体下倾，用双手尽量接触脚背。" 身心活化康体指导师："我们将这个动作做10下，一起来数拍子，1、2、3、4、5……10。" 老年人们跟随动作进行，同时喊节拍 （2）指导要点 ①身体下倾时尤其要注意老年人安全 ②可适当进行语言交流，照顾老年人情绪

顺序	内容	指导和协助技巧
第七步	握力运动（前上横下）10下＋唱歌	（1）指导对话示例 身心活化康体指导师："爷爷、奶奶，我们再来进行10下握力运动，这一次，我们一起边唱歌边活动，《我的祖国》大家会唱吗？" 老年人们："是不是一条大河波浪宽……" 身心活化康体指导师："是的，就是这首。" 身心活化康体指导师："边做动作边唱歌。" 老年人们跟随动作进行，同时唱歌 （2）指导要点 ①歌曲选择要针对老年人具体情况，可以选择他们会唱的红歌 ②注意动作要和歌曲节奏相配合
第八步	套手指棒	（1）指导对话示例 身心活化康体指导师："接下来，我们拿1个手指棒，来套手指棒。把手指棒3根3根从中间分开，将我们的4根手指全部穿入（拇指除外），从手背指尖处拉起2根，穿入小指，再拉起1根，穿入无名指。翻过来，从掌心手腕一侧拉起1根，将拇指穿入，再拉第2根穿入食指。最后将手指棒调整放在中间，就完成穿戴了。" 老年人们跟随动作进行 （2）指导要点 ①老年人套手指棒时，身心活化康体指导师要在一旁协助，逐一指导 ②穿手指棒动作需要轻柔，有耐心，事先询问老年人意愿
第九步	开闭运动（前上侧下）10下	（1）指导对话示例 身心活化康体指导师："接下来，我们双手都穿上手指棒，一起来进行开闭运动。我们把双手向前伸直，与肩同宽，再把双手往上举，也要保持与肩同宽，再慢慢从两侧放下成大字状，最后身体慢慢前倾，双手伸直去接触脚背。" 身心活化康体指导师："我们将这个动作做10下，一起来数拍子，1、2、3、4、5……10。" 老年人们跟随动作进行，同时喊节拍 （2）指导要点 ①做开闭运动时，手部要保持伸直状态 ②适时注意老年人，避免因手指棒疼痛而不愿活动 ③如有老年人感到手指太疼痛，可以协助他放松或将手指棒取下再进行活动
第十步	开闭运动（前上侧下）10下＋唱歌	（1）指导对话示例 身心活化康体指导师："爷爷、奶奶，我们再来进行10下开闭运动，这一次，我们一起边唱《我的祖国》边做动作。" 身心活化康体指导师："我们将这个动作做10下，一起来数拍子，1、2、3、4、5……10。" 老年人们跟随动作进行，同时唱歌 （2）指导要点 ①做开闭运动时，手部要保持伸直状态 ②适时注意老年人，避免因手指棒疼痛而不愿活动 ③如有老年人感到手指太疼痛，可以协助他放松或将手指棒取下再进行活动
第十一步	脱手指棒	（1）指导对话示例 身心活化康体指导师："爷爷、奶奶，接下来，我们把手指棒取下来。请大家跟着我做，将手指棒一端放于身上，另一只手按压手指棒另一端，形成空隙，这样就可以将手从手指棒中拿出来了。" 老年人们跟随动作进行 （2）指导要点 注意老年人情绪和状态，对操作动作不正确的老年人给予指导与协助
第十二步	搓手掌10下（胸前）	（1）指导对话示例 身心活化康体指导师："我们再来活络一下手部，将手指棒放在胸前搓手掌10下（双手张开，掌心相对，放于胸前，手肘自然下垂，把手指棒放在双手掌心中间，让手指棒在我们的掌心上下揉搓）。" 身心活化康体指导师："我们来搓手掌10下，一起来数拍子，1、2、3、4、5……10。" 老年人们：跟随动作进行，同时喊节拍 （2）指导要点 ①可不再复述要领，但如果老年人没有掌握需进行复述指导 ②注意揉搓力道适中，不要让手指棒掉落

顺序	内容	指导和协助技巧
第十三步	按摩双手（手背）	（1）指导对话示例 身心活化康体指导师："我们再来按摩一下双手，先按左手，按摩拇指、手背、其他指尖（左手掌心向下放在大腿上，把手指棒放在左手手背上，右手手指张开，用手心揉搓手指棒按摩我们的左手）。" 身心活化康体指导师："我们换手，再来按摩一下右手，按摩拇指、手背、其他指尖（右手掌心向下放在大腿上，把手指棒放在右手手背上，左手手指张开，用手心揉搓手指棒按摩我们的右手）。" 老年人们跟随动作进行 （2）指导要点 ①可不再复述要领，但如果老年人没有掌握，需再进行复述指导 ②注意揉搓力道适中，不要让手指棒掉落
第十四步	按摩大腿	（1）指导对话示例 身心活化康体指导师："最后我们再来按摩一下大腿，用手指棒分别敲击左腿和右腿。" 老年人们跟随动作进行 （2）指导要点 可不再复述要领，但如果老年人没有掌握，需再进行复述指导
第十五步	收手指棒	身心活化康体指导师："爷爷、奶奶，我们的手指棒运动到这里就结束了，大家把手指棒放在袋子里就可以，感谢各位爷爷、奶奶的参与，如果有疑问和建议可以及时跟我交流，我好做出改进，欢迎大家下次再来参加。" 老年人们："好的，下次再见。"

（3）配合手部筋力及伸展运动时可选择的曲目参考　可选取容易上口、节奏舒缓的曲目，如《我的祖国》《南泥湾》《好日子》等，根据手部筋力及伸展运动具体活动内容和时间长短，可选择歌曲的一部分来带动老年人一起唱。

4. 全身协调及伸展运动

（1）学练顺序　健康环暖身运动（不用健康环，只用轴心展示由头部至身躯部的伸展动作）、健康环有氧运动，包括往身体内侧回转、单手摇等动作。

（2）学练内容与指导技巧

环节	顺序	内容	指导和协助技巧
健康环暖身活动	第一步	坐着，伸展运动10下（后、前、左、右）	（1）指导对话示例 身心活化康体指导师："爷爷、奶奶，早上好，今天我们来学习健康环（全身协调及伸展运动），这个是健康环，每人一套，包括一个轴心和一个轮环，大家拿好。请大家都坐在椅子上，一边听着我的指令，一边跟着我的动作做。" 老年人们："好的。" 身心活化康体指导师："我们先不用健康环，只用这个轴心来进行热身活动。请大家双手放在身后握住健康环轴心左右两边，双手伸直。慢慢挪动双手，将双手抬至肩前，与肩平行。将双手左移，移至最左侧，保持与肩平行。再将双手往右移，移至最右侧，保持与肩平行。" 身心活化康体指导师："我们将这个动作做10下，请大家一起来数拍子，1、2、3、4、5……10。" 老年人们跟随动作进行，同时喊节拍 （2）指导要点 ①观察老年人手臂活动程度，不用要求太直 ②操作速度适中，不宜忽快忽慢
	第二步	手部暖身10下（上、前、下）	（1）指导对话示例 身心活化康体指导师："接下来，我们握着轴心将手往上举，直到竖直。再慢慢将手放到胸前，直至与肩平行。再将身体往前倾，双手慢慢往下移，手部保持伸直状态，用双手去接触脚背。" 身心活化康体指导师："我们将这个动作做10下，一起来数拍子，1、2、3、4、5……10。" 老年人们跟随动作进行，同时喊节拍 （2）指导要点 ①观察老年人手臂活动程度，不用要求太直 ②操作速度适中，不宜忽快忽慢 ③老年人身体下倾时，尤其注意安全

环节	顺序	内容	指导和协助技巧
健康环暖身活动	第三步	手部暖身10下（左、前、右）	（1）指导对话示例 身心活化康体指导师："接下来，我们握着轴心将双手往左移，移至最左侧，保持与肩部平行。将双手慢慢往前移，移至胸前，保持与肩平行。再将双手往右移，移至最右侧，保持与肩平行。" 身心活化康体指导师："我们将这个动作做10下，一起来数拍子，1、2、3、4、5……10。" 老年人们跟随动作进行，同时喊节拍 （2）指导要点 ①注意观察老年人手臂活动程度，不用要求太直。 ②操作速度适中，不宜忽快忽慢
	第四步	手部暖身10下（右、前、左）	（1）指导对话示例 身心活化康体指导师："接下来，我们再来进行10次刚才的动作，只是把顺序换一下，变成先右，再前，再左。" 身心活化康体指导师："我们一起来数拍子，1、2、3、4、5……10。" 老年人们跟随动作进行，同时喊节拍 （2）指导要点 ①注意观察老年人手臂活动程度，不用要求太直 ②操作速度适中，不宜忽快忽慢
	第五步	颈部伸展运动10下（上、前、下）	（1）指导对话示例 身心活化康体指导师："接下来，我们进行颈部伸展运动。双手依然握住健康环轴心，自然下垂放在腿上。头部有节奏地依次往上、往前、往下点10下。再往左（尽量贴住肩部）、往前、往右（尽量贴住肩部）点10下。再往右（尽量贴住肩部）、往前、往左（尽量贴住肩部）点10下。" 身心活化康体指导师："再将头部慢慢沿着左、前、右的顺序慢慢转动，进行10次。然后将头部慢慢沿着右、前、左的顺序慢慢转动，进行10次。" 身心活化康体指导师："最后将头部慢慢左转一圈，右转一圈。" 老年人们跟随动作进行，同时喊节拍 （2）指导要点 注意运动力度适中，慢慢进行
	第六步	颈部伸展运动10下（左点、前点、右点）	
	第七步	颈部伸展运动10下（右点、前点、左点）	
	第八步	颈部伸展运动10下（左转、前转、右转）	
	第九步	颈部伸展运动10下（右转、前转、左转）	
	第十步	颈部伸展运动（左转一圈，右转一圈）	
健康环有氧运动	第一步	拿健康环	（1）指导对话示例 身心活化康体指导师："接下来，我们拿上轴心和轮环，一起进行健康环有氧运动。" 老年人们拿健康环 （2）指导要点 可以跟老年人聊天，注意老年人情绪
	第二步	往身体内侧回转30下	（1）指导对话示例 身心活化康体指导师："接下来，我们来摇动健康环。大家将轮环放于轴心中间，双手握住健康环轴心两端，放于胸前，双手轻轻用力，往身体内侧摇动健康环，摇30下。大家摇的时候注意腿部微微弯曲，用腿部的力量有节奏带动手部摇动健康环。" 老年人们跟随动作进行，同时喊节拍 （2）指导要点 ①有些老年人不易掌握摇动技巧和节奏，身心活化康体指导师协助老年人摇健康环时要有耐心 ②身心活化康体指导师可手把手协助老年人摇动健康环，让老年人感受摇动节奏和技巧 ③注意老年人体力，可摇10下，休息会再摇，不一定连续摇满30下
	第三步	往身体内侧回转30下（手伸直）	（1）指导对话示例 身心活化康体指导师："我们把双手伸直，往身体内侧再摇30下。" 老年人们跟随动作进行，同时喊节拍 （2）指导要点 ①有些老年人不易掌握摇动技巧和节奏，身心活化康体指导师协助老年人摇健康环时要有耐心 ②身心活化康体指导师可手把手协助老年人摇动健康环，让老年人感受摇动节奏和技巧 ③注意老年人体力，可摇10下，休息会再摇，不一定连续摇满30下

环节	顺序	内容	指导和协助技巧
健康环有氧运动	第四步	单手摇健康环	（1）指导对话示例 　　身心活化康体指导师："接下来，我们进行单手摇健康环。大家可以用自己的惯用手，握住健康环轴心一段，手部用力，摇动健康环。" 　　老年人们跟随动作进行 （2）指导要点 　①注意安全距离，避免受伤 　②适时注意老年人，避免因无法摇动健康环而不愿活动
	第五步	深呼吸3次	（1）指导对话示例 　　身心活化康体指导师："爷爷、奶奶，我们最后来深呼吸3次。" 　　老年人们深呼吸3次 （2）指导要点 　有节奏地慢慢吸气和呼吸
	第六步	结束，收健康环	（1）指导对话示例 　　身心活化康体指导师："爷爷、奶奶，我们的健康环运动到这里就结束了，大家把健康环放在袋子里就可以，感谢爷爷、奶奶的参与。如果有疑问和建议可以跟我交流，我好做出改进，欢迎大家下次再来参加。" 　　老年人们："好的，下次再见。" （2）指导要点 　引导老年人将健康环放回相应的袋子中

5. 团体竞技运动

（1）高尔槌球

① 高尔槌球规则

竞赛规则	对四角得分区域的打击
打击球数	6球（①号、②号、③号、④号、⑤号、⑩号）
打击方法	依通常打击方式槌打（球的打击顺序自由）
打击开始	（1）打击时，脚可踩在开始线上，但不可超出开始线（脚可踩于比赛垫子外，亦不可超出开始线），但身体不便者允许以最适状态实施打击 （2）球放置于开始线上或开始线内（任何位置）打击 （3）打击后球未超出开始线时可重新打击。但若打击后，因碰触子球致使其滚回开始线或开始线内时，视同出界，则该球不得再打击，需移出垫外
相撞打击	（1）打击的球碰触不在"得分区域"的球时可实施相撞打击。打击的球为"母球"，被碰触的球为"子球"，相撞打击成立时，"母球"与"子球"可实施打击，打击顺序为"子球"先"母球"后 （2）"母球"可再次执行相撞打击，碰触不在"得分区域"的子球。"子球"与子球则不能执行相撞打击。打击"子球"在非"得分区域"碰触子球时，应视为无效，须把该"子球"及子球移出垫外
碰触	（1）碰触后"子球"滚出垫外，"母球"可实施打击，亦可执行相撞打击 （2）碰触后"母球"滚出垫外，"子球"可实施打击 （3）碰触后"子球"进入"得分区域"时不能实施相撞打击，但"母球"可打击，亦可执行相撞打击 （4）碰触后"母球"进入"得分区域"时不能实施相撞打击，但"子球"可实施打击（不可碰触其他子球） （5）"母球"或"子球"进入"得分区域"时，皆不能实施打击 （6）"母球"碰触"子球"后，"子球"再间接碰触不在"得分区域"的子球，被"子球"碰触的子球停止于"得分区域"外时，停留在移动位置，等"子球"打击完后，需由"母球"碰触该子球变成"子球"后，才能打击。被"子球"碰触的子球若进入"得分区域"时应视为犯规，须把该子球移出垫外。被碰触之"子球"若间接碰触得分区域之球后，停留于得分区域外时，该"子球"即变成子球，不再打击（须再由另一"母球"执行相撞打击后才可实施打击）（请参照注意事项第一条和第二条） （7）打击的球碰触到"得分区域"的球，碰触后停留在"得分区域"之球停留在移动位置，而离开"得分区域"且未超出底线时，球无论是"母球"或"子球"均不能实施打击，须再由另一"母球"执行相撞打击后才可实施打击
放弃打击	相撞打击成立后，亦可放弃"子球"或"母球"打击（一定要告知裁判）放弃后不得反悔
二次碰触	（1）比赛中相撞打击成立后，打击"母球"在非"得分区域"再次碰触同"子球"或打击"子球"在非"得分区域"再次碰触同"母球"时，应视为犯规，须把该"子球"及"母球"移出垫外 （2）比赛中相撞打击成立后，打击"母球"在"得分区域"再次碰触同"子球"时，则"子球"应在移动位置，无须把该"子球"移出垫外
连续碰触	打击"母球"连续碰触2个以上的子球时，相撞打击成立后，被碰触的"子球"不必照碰撞顺序皆可打击，母球可有2次以上打击机会（但须于碰触另一子球前完成）

竞赛规则	对四角得分区域的打击
得分判定基准	以比赛垫子上得分区域号码为得分依据，球体号码与得分区域号码相同时，则为双重得分（分数2倍） A. 有效：由上垂直观之，球体完全进入一个号码区域且未超出白线外侧即为有效 B. 无效：球体落于得分区域外即为无效（超出白线外侧） C. 无效：球体落于二个（或二个以上）得分区域即为无效 D. 有效：只要球体边缘部分接触⑩得分区域时即为有效（包括压白线及落于二个得分区域） E. 一球有效：得分区域虽进2球以上，但只算一球有效（双重得分优先） （注：⑩得分区域不限进球数，皆为有效）
注意事项	（1）"得分区域"外围以白线外侧为基准，从正上方观之，球体一旦压白线外侧，即视同进入"得分区域" （2）竞赛规则中之"子球"为可实施打击之球，而规则中之子球为不可实施打击之球（以有无""为区分） （3）所有比赛人员（包含参赛人员、指导人员）皆不能用手触碰比赛进行中之球及比赛结果确认前之球（在开始线之球除外）；如有该严重犯规之行为，被碰触之球将被移出垫外（但若碰触前为"-5"分仍要照扣，不必移除） （4）打击"子球"时若球槌亦碰触到"母球"时，则该"母球"视同已经打击过，不得再打击，该"母球"停留在移动位置。打击"子球"时若球槌亦碰触到另一子球，则该子球将由裁判移回原位置，继续进行"母球"打击。 （5）打击时，参赛人员若不小心以脚碰触"得分区域外"之球，而导致该球移动位置，则该球将由裁判移回原位置，继续进行打击；若是参赛人员（或指导人员）故意碰触，则为蓄意犯规，该球将被移出垫外，并停止打击，须由开始线重新打击（但严禁以脚碰触"得分区域内"之球，若碰触被碰之球将被移出垫外并停止打击，须由开始线重新打击。但碰触前为"-5"分仍要照扣，不必移除）。若发球区已无球，则比赛终止 （6）比赛进行时，参赛人员的脚可以自由踩在比赛垫子的任何地方，包含"得分区域"，亦可踩在比赛垫子外（在开始线打击时除外） （7）比赛进行时，请服从裁判之指示，有异议发生时，得由指导员或领队请总裁判当场仲裁，事后抗议无效 （8）每一参赛队伍可有领队及1位指导员在场边指导，其余人员请勿干扰比赛（指导员不可踩在比赛垫子上指导） （9）分数经由裁判判定及参赛人员（或指导人员）同意后，赛后不得有异议 （10）比赛相关规则若有变动或未尽事宜，以大会宣布为准

② 学练内容与指导技巧

顺序	内容	指导和协助技巧
第一步	准备场地	（1）指导对话示例 身心活化康体指导师："爷爷、奶奶，早上好，今天我们来进行高尔槌球活动。首先我们先来准备活动的场地，要选一个开阔无障碍的室内，我们现在的这个活动室就很适合。我们一共28人，准备了3套高尔槌球，大家8～10人一组，跟着我一起把高尔槌球的垫子铺好，球杆和球摆好。" 老年人们分组，一起帮忙准备场地 （2）指导要点 将老年人分组，邀请一起准备场地
第二步	脱鞋站立	（1）指导对话示例 身心活化康体指导师："爷爷、奶奶，因为我们要在垫子上进行高尔槌球活动，所以进行活动的时候需要大家把鞋子脱掉，避免把垫子弄脏。" 身心活化康体指导师："我们每一组每次只能由一位爷爷或奶奶来进行活动，所以大家每组内部先商量一下顺序，我们依次来进行。" 老年人们商量顺序 身心活化康体指导师："接下来，请每组第一位进行活动的爷爷或奶奶把鞋子脱掉，站到垫子上。" 每组第一位老年人脱掉鞋子站到垫子上 其他老年人坐着休息观看 （2）指导要点 让老年人坐在椅子上脱掉鞋子，再站到垫子上，避免发生摔倒意外
第三步	调整球杆和球	（1）指导对话示例 身心活化康体指导师（来到第一组进行活动的刘爷爷身边，拿起球杆）："大家看，我们这个球杆是可以调节长度的，可以根据自己的需要，调整为适合自己的长度。" 老年人们调整球杆（观看调整） 身心活化康体指导师："我们一共有6个球（①号、②号、③号、④号、⑤号、⑩号球），要把球的位置先调整一下，摆放整齐。" 老年人们将球摆放整齐（观看摆放） （2）指导要点 调整球杆长度和球的位置时，一定要时刻协助老年人，注意指导

顺序	内容	指导和协助技巧
第四步	开始击球	（1）指导对话示例 　身心活化康体指导师："接下来，我们开始击球。我们站在开始线外，双手握住球杆手柄（左手在下，右手在上），先将①号球放在开始线外，用球杆对准球侧面的中心位置，轻轻往得分区域敲击，注意不要太过用力，以免让球跑到垫子外面，或者将球打击到减分区域……。" 　老年人们跟随指导进行击球游戏（观看击球） （2）指导要点 ①身心活化康体指导师指导老年人击球策略，尽量帮助老年人多得分 ②要营造游戏气氛，鼓励老年人活动
第五步	计算分数	（1）指导对话示例 　身心活化康体指导师（来到第一组进行活动的刘爷爷身边）："刘爷爷，您所有的球都打完了，我来协助您计算一下得分。" 　老年人们跟随身心活化康体指导师一起计算得分（观看计算得分） 　身心活化康体指导师之后再帮助另外2组老年人逐一计算得分 　身心活化康体指导师："爷爷、奶奶，接下来，我们按照之前商量好的顺序，大家逐一进行活动。在进行过程中，有任何疑问都可以提出。" 　老年人们逐一进行活动 （2）指导要点 ①计算得分时一球一球逐一计算，并展示给其他老年人观看，让老年人清楚了解计算规则和计算方式，便于后面自行计算 ②老年人们进行活动时，身心活化康体指导师要注意时刻关注老年人们的状况，针对性指导和解决问题
第六步	结束游戏	（1）指导对话示例 　身心活化康体指导师："爷爷、奶奶，我们的槌球游戏到这里就结束了，感谢大家的参与，如果有疑问和建议可以跟我交流，我们好做出改进，欢迎大家下次再来参加。" 　老年人们："好的，下次再见。" （2）指导要点 注意询问老年人感受，了解老年人建议。同时针对老年人的疑问逐一解释，提升老年人下次参与活动的兴趣

（2）槟果投掷

① 槟果投掷规则

竞赛方式	（1）投掷圆环时，投掷者先站于开始线后，再进行比赛（不得踩线） （2）投掷圆环时，可依号码投掷，也可随意投掷 （3）比赛时每次投掷1个套环，投掷11个为一回合（PK赛可另订规则）
投掷圆环	11个圆环（①号×2、②号×2、③号×2、④号×2、⑤号×2、⑩号×1）
得分判定	以得分杆的号码为得分依据，圆环号码与投掷到的得分杆号码相同时，则为双倍得分（分数2倍） （1）一般得分 A. 以得分杆的号码为分数 B. 若圆环投掷到"–5"得分杆，即倒扣5分，依此类推 C. 若5号圆环投掷到"–5"得分杆，即倒扣10分，依此类推 D. 同一个得分杆，若有多个圆环，即把得分杆的号码数字乘以投中圆环数 E. 若圆环同时投掷到"10"与"4"得分杆，裁判需喊暂停，看是否关系到联机得分，再将该套环放在最有利之得分杆上 （2）槟果（联机）得分 A. 若圆环同时投掷到"3分""4分""10分""4分""3分"的位置，成为一列时，则总得分再加上30分 B. 若圆环同时投掷到"5分""10分""5分"的位置，成为一列时，则总得分再加上20分 C. 若圆环同时投掷到"2分""4分""1分"或"1分""4分""2分"的位置，成为一列时，则总得分再加上10分 D. 与"–5"形成的联机，没有加分

② 学练内容与指导技巧

顺序	内容	指导和协助技巧
第一步	准备场地	（1）指导对话示例 身心活化康体指导师："爷爷、奶奶，早上好，今天我们来进行槟果投掷活动。首先我们先来准备活动的场地，要选一个开阔无障碍的室内，我们现在的这个活动室就很合适。我们一共28人，准备了3套槟果投掷的辅具，大家8～10人一组，跟着我一起把槟果的垫子铺好，得分杆放在得分区域。" 老年人们分组，一起帮忙准备场地 （2）指导要点 将老年人分组，邀请一起准备场地
第二步	脱鞋站立	（1）指导对话示例 身心活化康体指导师："爷爷、奶奶，因为我们要在垫子上进行槟果投掷活动，所以进行活动的时候需要大家把鞋子脱掉，避免把垫子弄脏。" 身心活化康体指导师："我们每一组每次只能由一位爷爷或奶奶来进行活动，所以大家每组内部先商量一下顺序，我们依次来进行。" 老年人们商量顺序 身心活化康体指导师："接下来，请每组第一位进行活动的爷爷或奶奶把鞋子脱掉，站到垫子上。" 每组第一位老年人脱掉鞋子站到垫子上 其他老年人坐着休息观看 （2）指导要点 让老年人坐在椅子上脱掉鞋子，再站到垫子上，避免发生摔倒意外
第三步	调整投掷距离	（1）指导对话示例 身心活化康体指导师（来到第一组进行活动的王奶奶身边）："王奶奶，我们第一次进行这个活动，可以先调整下投掷距离，您看从多远投掷合适，我来协助您调整。" 王奶奶："距离调成这样就行。" 其他老年人坐着休息观看 （2）指导要点 询问老年人意见，调整为合适的投掷距离
第四步	开始投掷	（1）指导对话示例 身心活化康体指导师："我们一共有11个圆环（①号×2、②号×2、③号×2、④号×2、⑤号×2、⑩号×1），投到得分杆上就可以得分，注意不要投到减分杆上。" 老年人们根据自己喜好，任选圆环序号，开始逐一投掷圆环（观看投掷） （2）指导要点 ①身心活化康体指导师指导老年人投掷策略，尽量帮助老年人多得分 ②要营造游戏气氛，鼓励老年人活动
第五步	计算分数	（1）指导对话示例 身心活化康体指导师（来到第一组进行活动的王奶奶身边）："王奶奶，您所有的圆环都投完了，好多都中啦，真厉害，接下来，我来协助您计算一下得分。" 老年人们跟随身心活化康体指导师一起计算得分（观看计算得分） 身心活化康体指导师："爷爷、奶奶，接下来，我们按照之前商量好的顺序，大家逐一进行活动。在活动进行过程中，有任何疑问都可以提出。" 老年人们逐一进行活动 身心活化康体指导师：之后再帮助另外2组老年人逐一计算得分 （2）指导要点 计算得分时一环一环逐一计算，并展示给其他老年人观看，让老年人清楚了解计算规则和计算方式，便于后面自行计算
第六步	结束游戏	（1）指导对话示例 身心活化康体指导师："爷爷、奶奶，我们的槟果投掷活动到这里就结束了，感谢大家的参与，如果有疑问和建议可以跟我交流，我们好做出改进，欢迎大家下次再来参加。" 老年人们："好的，下次再见。" （2）指导要点 注意询问老年人感受，了解老年人建议。同时针对老年人的疑问逐一解释，提升老年人下次参与活动的兴趣

案例介绍

　　某老年日间照料中心坐落于居民区内，为26位老年人提供日间养老服务。这里的老年人们都住在同一社区，平时因为没有子女的陪伴，或碍于买菜、做饭，或担心在家里没有人陪伴有安全隐患等，选择白天到照料中心，晚上再回到自己的家里。老年人当中有独自一人来的，也有夫妻共同来的，生活方面都能够自理，但是都患有慢性疾病，如高血压、糖尿病、高血脂、心脏病、关节及腰腿痛等。大多数老年人在运动方面都有顾虑，所以到照料中心除了就餐以外，大多以聊天、打牌、看电视、做简单的健康操为主要休闲活动内容。老年日间照料中心主任考虑到老年人们的身体状况，为了增进老年人的身体健康，最近请来2名身心活化康体指导师，为老年人们讲解和指导身心活化活动，希望老年人们通过运动增加乐趣，同时也能锻炼和增强身体功能。

【案例分析】

　　2名身心活化康体指导师需要在老年日间照料中心为26位老年人讲解和指导身心活化活动。在了解老年人们的基本情况后，根据老年人的身心活化健康评估报告，首先进行身心活化活动原理和功效的讲解，在此基础上进行独立连贯的标准技术展示，最后对老年人们进行指导，并协助他们学练适宜的身心活化技术。

1. 讲解各项运动的原理及功效

　　由于26位老年人都没有参加过身心活化活动，而且因为患有不同程度的疾病担心不能参加活动，所以身心活化康体指导师需要通过讲解具体活动内容以及相关的原理和功效，来打消老年人们参加活动的顾虑，从而更好地调动老年人们的积极性。

　　在讲解之前，要对老年人们的身心状况及健康问题进行了解，在做好人员、物品以及环境准备后，由身心活化康体指导师与老年人进行沟通和观察，确定满足相关条件后再进行讲解。讲解的对象是自理老年人（在照料中心的老年人都合乎要求）。讲解的运动顺序为：温热运动→活力健康操→手部筋力及伸展运动→全身协调及伸展运动→团体竞技运动。

　　讲解内容以各项运动的原理和功效为主，强调参加各项运动对身体健康的促进和改善作用。

　　身心活化康体指导师在向老年人们进行原理和功效的介绍时，语言表达要清晰准确，注意与老年人进行沟通，照顾老年人的情绪，及时并耐心地回答老年人提出的问题，做好记录。在结束讲解后要进行记录的整理，注重询问老年人对听完讲解后的感受，引导老年人体验和参加活动。

　　最后进行效果评价。经过身心活化康体指导师的介绍和交流，老年人们对身心活化活动的各项运动原理和功效有了一定的了解，知道这些运动不仅不会因为自己的疾病而受到影响，反而通过参加运动还能增进身体功能，所以老年人们主动要求身心活化康体指导师继续进行技术示范。

2. 展示标准的各项技术

身心活化康体指导师在结合身心活化活动各项原理和功效讲解的基础上，为老年人展示标准的身心活化技术。

首先在得到老年人们的同意后，进行各项技术展示。展示技术之前要提前准备好各项活动的辅助用具，并熟练掌握动作要领，结合原理和功效进行实际的技术展示。

展示过程中需要按照各项运动的顺序进行展示，可以视情况邀请工作人员担任模特。展示技术要做到标准，动作到位，语言表达清晰，及时与老年人沟通，观察老年人的情绪并解答疑问，有针对性地记录需要注意的内容。

最后进行效果评价。通过身心活化康体指导师的展示，老年人们进一步具体地了解了身心活化活动的内容和大致操作步骤，为自己参与到活动中做好准备。

3. 指导并协助学练适宜运动

身心活化康体指导师在对老年人进行身心活化活动原理和功效讲解、标准技术展示的基础上，结合老年人的身体状况和意愿，指导并协助各位老年人学练适宜的身心活化技术。

在参加身心活化技术体验之前要征得老年人的同意，并根据身心活化健康评估报告和老年人的意愿推荐适宜的活动内容。由于人数较多，可以进行分组指导练习。协调将26位老年人分为2组，每组13位老年人，并配备1名身心活化康体指导师进行技术指导，帮助老年人体验身心活化活动项目。例如针对患有关节痛的老年人，可以推荐首先体验温热运动，通过一系列的身体部位温热按摩，让老年人亲身感受温热活动的效果——缓解疼痛，进而感受到身心活化活动的益处。

在老年人们身体状况允许的情况下，身心活化康体指导师协助老年人参加体验身心活化的各项运动之后，要进行效果评价。及时了解老年人参加活动项目的感受，让老年人通过体验找到适宜自己的身心活化活动项目，今后更乐意参与到其中，感受其中的乐趣，有效改善和提高身体功能。

26位老年人在经过身心活化康体指导师对身心活化活动原理和功效的讲解，看到对应的标准技术展示，以及亲身体验各项运动之后，都找到了适合自己的运动项目。这些老年人通过定期参加身心活化活动，在锻炼身体功能的同时，也增强了对运动的自信，为自己在老年日间照料中心的生活增添了更多的乐趣。

项目三

组织身心活化活动

任务1　为自理老年人制订身心活化活动开展计划

一家开业近半年的老年公寓，入住老年人以高龄为主，平均年龄高达82岁。由于入住机构的老年人来自城市的四面八方，互相不熟悉，这些老年人除了日常吃饭之外，基本都在自己的房间待着，读书、看报、看电视，非必要不愿意参加机构组织的活动。

机构的社会工作者在整理这些老年人的个人档案时发现，入住机构半年后的体检报告与入住前的身体评估相比，很多老年人的身体都出现了不同程度的退行性变化：老年人中患有不同程度高血压的约占50%，超重和肥胖的人群比例也较高，甚至有些老年人在心理上也出现了孤独、烦闷的现象。社会工作者的入户访谈也证实了这一点，很多老年人表示机构生活与其预想有一定的差距，而且对自己身体的变化表示担忧，希望机构能采取相应的措施。

社会工作者查阅资料后，发现老年人身心活化不仅有助于改善当前老年人的身体状况、扩大入住老年人的人际交往圈，还可以提升养老机构的文化品质，可谓一举多得，于是决定在机构引入老年人身心活化项目。在征得入住老年人的同意之后，机构社会工作者与身心活化康体指导师对老年人参加身心活化活动进行了安全评估，评估结果显示约50位老年人适合参加。在进一步征询意见后，其中35位老年人愿意尝试身心活化活动。

于是社会工作者、身心活化康体指导师结合评估结果，为机构的老年人着手制订身心活化活动的服务计划。

一、任务流程

任务分析 ⟶ 工作准备 ⟶ 步骤操作 ⟶ 效果评价

二、实施步骤

（一）任务分析

1. 主要身心状况及健康问题

序号	主要身心状况及健康问题
1	生活完全能够自理
2	身体出现不同程度的退行性变化
3	缺乏人际交往
4	心理出现孤独、烦闷
5	有改变现状的愿望

2. 主要目标措施及依据

主要目标措施	依据
为自理老年人开展身心活化活动制订短期与中长期计划	（1）主要依据　前期的安全性评估 （2）具体依据 ①机构自理老年人有改善目前状态的意愿，且意愿强烈 ②由于老年人普遍缺乏适当的运动，身体出现不同程度的退行性变化，心理上也出现了孤独、烦闷的状况。但其日常生活活动能力、精神状态情况、感知觉状况与沟通能力等基本正常，安全评估提示爷爷奶奶们能够参与身心活化活动，活动强度根据老年人的参与情况逐渐增加

（二）工作准备

1. 物品准备

序号	名称	单位	数量	备注
1	评估结果	份	35	前期安全性评估的数据
2	身心活化器材及设备	套	40	以手指棒、健康环为主
3	中性笔、格式化表格	套	2	根据老年人的具体情况，选择适当的工具
4	电脑	台	1	
5	其他			日常急救的药品、小礼物等

2. 环境与人员准备

序号	环境与人员	准备
1	环境	干净整洁、宽敞明亮、安全、通风，空气清新、无异味
2	身心活化康体指导师、社会工作者、志愿者	（1）洗手，着装整齐、轻便，适合开展身心活化活动 （2）熟悉并掌握为自理老年人开展身心活化活动的相关知识，包括器材设备的结构、功能及训练流程、方法等内容 （3）熟悉并掌握个性化活动计划制订的相关知识，包括文本的基本格式、语言规范等内容 （4）提前了解老年人基础信息，便于沟通
3	自理老年人	神志清楚，情绪稳定，身心放松，乐于配合

（三）步骤操作

步骤	内容	为自理老年人制订身心活化活动开展计划
步骤1	前期调研	技能1：沟通 要求1：通过沟通，了解老年人参与身心活化活动的意愿程度 示范： 康体指导师："各位爷爷、奶奶，上午好！我是康体指导师小王，今天给各位爷爷、奶奶带来一项新的活动——身心活化活动！身心活化活动包括这个手指棒、健康环等（边说边展示相关活动设备），能够提升各位身体的协调性、关节灵活性及肌肉的力量，延缓记忆力的减退，并通过运动有效控制体重，改善睡眠，有效控制血压。我们团队觉得这个项目特别适合各位爷爷、奶奶，接下来我们一起来制订一个适合大家的活动计划，怎么样？" 技能2：健康档案查阅 要求2：通过查阅老年人的健康档案，了解老年人的身体健康状况、生活习惯、个性特征等内容 技能3：观察 要求3：观察活动环境。身心活化康体指导师对开展身心活化的场地进行观察，对活动场地大小、安全性、光线强弱、通风条件、音响设备、休息区域划分、饮用水等条件进行观察评估
步骤2	撰写计划书	（1）整理前期调研资料，结合老年人身体状况及身心活化项目的具体内容，为自理老年人开展身心活化活动制订短期目标和长期目标 （2）结合机构的实际情况，对场地（备用场地）、时间、人员和预算进行安排
步骤3	评估与反馈	（1）评估方式：现场观察 （2）评估内容：老年人的表达能力、自决能力以及身体、精神状况，具体表现为在计划制订近60分钟的时段内，老年人是否会有身体疲累的现象；对活动目标的制订是否能够清晰准确地理解；自己的需求意愿能否清晰流畅地表达
		（1）反馈方式：老年人确认 （2）反馈内容：计划制订的每一项内容均需得到老年人的认可与同意，并强调在实际实施的过程中，可以结合老年人的具体情况进行调整
	注意事项	（1）确保参与评估的老年人神志清楚 （2）计划书制订过程中要时刻注意老年人状态，及时处理一些突发情况 （3）确保每一项计划老年人都明晰了解

（四）效果评价

（1）通过活动计划书的制订，身心活化康体指导师进一步了解了老年人身心健康状况、活动能力、社会资源状况等内容，为老年人参与身心活化活动做好准备。

（2）老年人了解、共同参与了计划书的制订，对于自己未来的活动内容、活动方式、活动流程有了比较明确认识，提升了老年人的参与意识与自决意识，与身心活化康体指导师的沟通也进一步加深了对彼此的了解，为之后活动的开展奠定了基础。

【相关知识】

老年人身心活化活动计划书设计的理论基础

1. 健康老龄化理论——老年人身心活化活动设计的思想背景

"健康老龄化"这一概念是世界卫生组织（WHO）在1987年世界卫生大会上首次提出的，并于1990年在哥本哈根世界老龄大会上把"健康老龄化"作为应对人口老龄化的重要发展战略。"健康老龄化"强调功能发挥才是其终极目标。

老年人身心活化活动旨在通过激活老年人身心功能，改变其对自身身体及内生动力的认知，扩大社会交往，进而减少照护依赖，提升其晚年生活质量，这与"健康老龄化"的思想一脉相承。

2.PDCA 模式——老年人身心活化活动设计的管理学基础

PDCA 模式是美国质量管理专家休哈特博士首先提出的，由戴明采纳、宣传，获得普及，所以又称"戴明环"。全面质量管理的思想基础和方法依据就是 PDCA 循环。PDCA 循环的含义是将质量管理分为四个阶段，即计划（Plan）、实施（Do）、反思（Check）和调整（Act）。

应用 PDCA 模式，使老年人身心活化项目的设计步骤更加条理化、系统化，在"实施"（Do）的过程中也能通过不断的"反思"（Check），及时根据具体实施现场来"调整"（Act）最初制订的"计划"（Plan），从而使老年人身心活化项目的设计更加符合活动逻辑，也使身心活化项目在实施过程中更具有针对性。

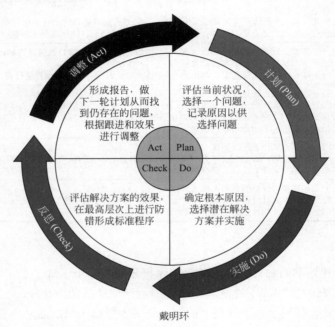

戴明环

3.老年人身心活化活动计划书设计的理念与原则

（1）设计理念　老年人身心活化活动项目的设计服务对象为老年人，活动设计必须充分考虑到老年人的实际情况，尊重老年人的权益，维护老年人的尊严，促进其自决能力的提升。在实际工作中，以人为本的设计理念主要体现在如下几个方面。

① 尊重是基础。尊重是老年人身心活化项目设计的重要基础。在项目设计及实施的过程中，尊重的原则要贯穿始终，具体表现如下。

第一，尊重老年人的多元性。每一代老年人都无可避免地带有时代的印记，即便生活于同一时代，也会因生活背景、受教育程度、城乡差异、性别不同而千差万别，因此，要尊重老年人的多元文化特征，在活动设计的过程中，要选择他们喜欢并感到安心自在的活动。

第二，理解并尊重老年人特殊的行为方式。由于身体和认知功能的下降，老年人会表现出诸如任性、畏惧等行为特点，因此活动设计时要选择符合老年个体特征的活动项目及活动内容。

第三，尊重其他活动参与者。一项活动项目需要各方面人力的支持，比如志愿者、社会工作者、照护人员等。在实际工作中，只有充分尊重彼此的劳动与价值，充分发挥各自的优势，才能让老年人身心活化项目得以顺利实施，达到预定的目标。

② 安全是前提。活动设计必须以保障老年人的安全为前提。老年人因疾病与认知的问题，常常有不同程度的照护依赖。因此在活动设计以及实施的过程中，要时刻警醒安全为第一要务。在为老年人设计身心活化活动时要从以下三个方面考虑安全因素。

第一，本能层面的安全。本能层面的安全性是老年人是否可以参加一项活动所要考虑的基本要素。由于老年人身体出现退行性变化，在实际活动中如果保护不当，极易受到伤害。因此在活动方案设计的过程中要充分考虑老年人不同的安全需求。如活动场地的安全性、活动设备的安全性及活动内容设计的安全性等。

第二，行为层面的安全。行为层面的安全指的是活动实施进程中的安全。在实施活动中，要充分考虑到老年人的身心状况，尤其是某一功能的退行性变化所造成的行为障碍。活动规则的设计上要简单，易于理解；在活动动作的设计上要充分考虑老年人的功能，同时做好安全预案，避免出现意外。

第三，心理层面的安全。老年人心理层面往往会出现孤独、寂寞、焦虑、自卑等情绪，因此，活动设计的过程中要充分表达关爱，帮助老年人排解这些负面情绪，安心享受身心活化带来的乐趣。

③ 关系是灵魂。良好的关系意味着信任，唯有在信任的关系中，老年人才会全身心投入地参与，也才能获得家属的支持，激发工作人员的热情和动力。在身心活化项目活动初期，通过一些破冰游戏营造轻松愉快的活动气氛，融洽参与人员的关系，有助于活动展开。

④乐趣是动力。感兴趣，才会有参与的欲望。在老年人身心活化项目的设计中，只有结合参与活动的老年人的个性特点，设计老年人感兴趣的活动内容，才能不断激发老年人参与的热情与积极性，从而保障活动项目在轻松快乐中达到最初设计的目标。

（2）设计原则　与一般性活动设计不同，老年人身心的特点要求我们在设计活动时要充分考虑到符合这一年龄阶段的特征。

① 安全原则。如前所述，安全性是老年人身心活化项目设计的前提，也是活动设计的基本原则，在身心活化项目设计的过程中，要充分考虑到老年人各个层面的安全需求。

② 简单易行原则。随着年龄的增长，老年人的生理功能呈现退行性变化的趋势，其灵活性、反应能力也逐渐退化，其记忆力、高度集中的注意力等也在退化。为避免其生理上的退行性变化造成活动效果打折扣甚至无法开展，在身心活化项目的设计过程中就要考虑活动规则和动作的简单明了，让老年人容易理解；在规则解释时，尽可能采用多重手段，除了语言解释外，还可以通过示范、图解等方式，让老年人更容易习得；在活动量设计上，也要循序渐进，尽可能避免大体力消耗。为了避免记忆负担，一个活动环节，尽可能一个动作就能完成。

简单易行的另外一层含义即活动设计的可识别性。人进入老年后，视力逐渐衰退，对物体的辨别能力开始减弱，听力也会随之下降，对声音的敏感度减低。因此，在活动设计中，要将现有的活动转化为老年人熟知的样式及功能模式，以符合老年人的思维模式和动作习惯。当康体指导师积累更多经验，更了解老年人需求时，要开发全新的适合老年人的游戏化和生活化的健康改善活动。

③ 交互原则。交互是老年人健康改善活动的重要功能，以帮助老年人改善交流能力，保持人际交往，增强社会的归属感。因此，活动设计要创造交流的机会，为活动参与者提供日常交流的氛围。活动作为老年人生活娱乐的一种方式，可为老年人的健康生活提供一种精神媒介。交互式设计原则就是强调将活动的开展视为老年人与同伴、老年人与子女、老年人与

活动组织者之间交流互动的方式。交互式设计原则强调在这种互动关系中促进老年人身体和认知功能的健康、保持和恢复老年人必要的社会交往。

④ 关爱原则。健康改善活动是为老年人生活更健康、更愉悦而设计，要真正能让参与活动的老年人身心健康获得益处。因此，在设计的过程中一定要从细节出发，要从老年人的健康角度出发，以服务和关爱老年人为基本原则；活动方案的每一个环节、要素都要以老年人的身心健康为出发点。

⑤ 文化内涵原则。老年人从小生活的环境深受中国传统文化的影响，其阅历广泛、经历丰富，对于其所经历的文化有着深厚的情感。因此，在活动设计的过程中一定不能脱离老年人的文化背景，活动内容要尽可能与宏观的传统文化、地域文化与微观的个人经历有机结合，这样才能够设计出老年人喜闻乐见、乐于参与的活动项目。

总之，老年人身心活化项目的设计一定要从老年人的视角出发，既要考虑到其特定的身心特点，又要充分发挥老年人的优势，以老年人的需求为立足点，以相互尊重为原则，更好地为老年人的身心健康开展服务。

活动计划书示例

"活化身心，乐在运动"

——关于某老年公寓自理老年人身心活化活动的计划书

一、背景

关爱老年人，不断提升每一位老年人的福祉，不仅是社会的责任，也是每一位服务工作者责无旁贷的责任。

老年人们一方面因年事增高，多有慢性病缠身与身体退行性改变，环境的改变、社会交往的缺失也容易引发老年人心理的变化，进而加速其身体的衰退，从而给老年人们的生活造成了很大的风险。老年人们有改变的意愿。

身心活化活动是一项兼具提升老年人生理、心理以及社会交往能力的项目。有文献显示：坚持这一活动，老年人的血压指数、BMI 指数、睡眠质量会有明显好转，身心功能会不断提升、社会交往得以不断拓展，老年人生命质量提升，从而实现健康老龄化、积极老龄化之目标。

基于以上理由，特为老年公寓愿意参与的 35 位老年人制订活动计划。

二、目标

1. 短期目标

了解并掌握手指棒、健康环、高尔槌球和槟果投掷的基本原理、动作规范、锻炼的主要部位及相关注意事项。

2. 中长期目标

（1）在熟练掌握身心活化各项目操作要领的基础上，可以根据自己身体的状况选择适合的活动项目。

（2）熟练掌握高尔槌球、槟果投掷的计分规则，并能在实际活动中灵活运用。

（3）身体功能得到较大的改善，指关节的抓握力量、腿部力量及膝关节灵活度有明显的提升，身体的协调性也有较大的改善。

（4）心情变得积极、乐观、开朗，睡眠得到改善。

（5）人际交往得到较大改善，愿意与其他人进行合作，完成较高难度的动作。同时，也乐于指导一些初学者开展身心活化活动。

三、实施地点

老年公寓活动室。

四、活动安排

1. 第一阶段

每周 3 次，每次时间为 45 分钟，持续时间为 1 周。

2. 第二阶段

每周 3 ～ 5 次，每次 45 ～ 60 分钟，持续时间为 2 周。

3. 第三阶段

每周 3 ～ 5 次，每次 60 ～ 90 分钟，持续时间为 3 ～ 6 月。

五、实施方案及进程

略，参见本项目任务 2。

六、人员及分工

略，参见本项目任务 3。

七、实施内容及方式

略，参见本项目任务 3。

八、费用

本项目属于机构日常康乐项目，不收费。

九、评估与反思

1. 内容

计划制订阶段的评估内容主要包括：老年人的表达能力、自决能力以及身体、精神状况，具体表现为在计划制订近 60 分钟的时段内，老年人是否会有身体疲累的现象；对活动目标的制订是否能够清晰准确地理解；自己的需求意愿能否清晰流畅地表达等。

2. 方式

评估的方式主要以参与观察为主，即在实际制订计划的过程中观察老年人的行为表现。通过签字确认等环节来进一步评估老年人的文化程度及手部的力量。

注意：制订计划的每一项内容，都要反复确认，得到老年人的认可与同意。同时也要向老年人强调，这一计划在实际实施的过程中，可以结合老年人的具体情况进行调整。

任务2 为自理老年人撰写身心活化活动策划方案

某区级社会福利院，入住收养和代养老年人约 120 人，主要以自理老年人为主，平均年龄约 80 岁。福利院社工团队每天下午都要为老年人们设计各种不同内容的娱乐活动，丰富他们的晚年生活。

最近，该市康复医院来福利院为老年人们进行了一次全面的体格检查，发现不少老年人四肢肌力、活动协调能力都有不同程度的下降，膝关节活动度也减弱，日常起坐显得比较费力，建议福利院除了开展娱乐活动之外，适当开展一些身心活化活动，以提升老年人们的身心功能，延缓各种退行性老化，提高老年人们的生活质量。

社工团队随即与身心活化康体指导师进行了沟通，并与身心活化康体指导师一起，对福利院能自理、愿意参加活动的老年人们进行了身心活化活动的安全评估，发现适合进行身心活化活动的老年人大概有 50 人，其中以上肢活动能力减弱为主的约 15 人、下肢活动能力减弱的约 25 人，其余部分协调能力较差或起坐困难。

身心活化康体指导师结合老年人们的身体状况，与准备参加活动的老年人们、福利院社工团队、服务人员等一起，在为该福利院老年人们制订了身心活化活动开展计划之后，为他们撰写具体的身心活化活动策划方案。

【任务实施】

一、任务流程

任务分析 → 工作准备 → 步骤操作 → 效果评价

二、实施步骤

（一）任务分析

1. 主要身心状况及健康问题

序号	主要身心状况及健康问题
1	生活能够自理
2	15 位老年人上肢活动能力下降
3	25 位老年人下肢活动能力下降
4	部分伴随协调能力较差或起坐困难
5	均自愿参加身心活化活动

2.主要目标措施及依据

主要目标措施	依据
为自理老年人撰写身心活化活动策划方案	（1）主要依据　前期对福利院老年人们参加身心活化活动的安全性评估及活动设定的短期目标和中长期目标 （2）具体依据 ① 老年人们生活可以自理，但身体功能发生退行性改变——以上肢活动能力减弱为主的约15人、下肢活动能力减弱的约25人、部分伴随协调能力较差或起坐困难 ② 有改善目前状态的意愿 ③ 前期与老年人们共同制订了活动开展的具体目标

（二）工作准备

1.物品准备

序号	名称	单位	数量	备注
1	评估结果	份	50	前期安全性评估的数据及计划书
2	身心活化器材及设备	套	55	以手指棒、健康环为主
3	中性笔、格式化表格	套	2	根据老年人的具体情况，选择适当的工具
4	电脑	台	1	
5	其他			日常急救的药品、小礼物等

2.环境与人员准备

序号	环境与人员	准备
1	环境	干净整洁、宽敞明亮、安全、通风，空气清新、无异味
2	身心活化康体指导师	（1）洗手，着装整齐、轻便，便于开展身心活化活动 （2）熟悉并掌握为自理老年人开展身心活化活动的相关知识，包括器材设备的结构、功能及训练流程、方法等内容 （3）熟悉并掌握个性化活动策划方案的相关知识，包括文本的基本格式、语言规范等内容 （4）提前了解老年人基础信息，便于沟通
3	自理老年人	神志清楚，情绪稳定，身心放松、乐于配合、着装轻便，适合开展身心活化活动

（三）步骤操作

步骤	内容	为自理老年人撰写身心活化活动策划方案
步骤1	前期调研	技能1：沟通、演示 要求1：通过沟通演示，让老年人对身心活化活动的内容、目标有进一步的了解 示范： 康体指导师："各位爷爷、奶奶，上午好！根据咱们昨天制订的目标，结合各位爷爷、奶奶的身体状况，我们准备为你们策划'活学活用，乐活身心——关于某养老公寓身心活化的活动方案'。现在，让我用30分钟左右的时间给各位简单介绍一下方案的具体内容、活动的主要目的及需要注意的事项，大家如果有任何不明白或者建议可以随时和我沟通，好吗？"
		技能2：健康档案查阅 要求2：通过查阅老年人的健康档案，了解老年人的身体健康状况、生活习惯、个性特征等内容
		技能3：观察、访谈、资源整合 要求3： （1）观察活动环境。身心活化康体指导师对开展身心活化的场地进行观察，对活动场地大小、安全性、光线强弱、通风条件、音响设备、休息区域划分、饮用水等条件进行观察评估 （2）通过访谈机构社工，了解身心活化活动可以利用的人力资源

步骤	内容	为自理老年人撰写身心活化活动策划方案
步骤2	撰写策划方案	（1）整理前期调研资料，结合计划书所制订的目标，确定活动的主题 （2）根据目标结合老年人的身体状况、兴趣特点，制订适合开展的身心活化项目主题及活动内容，包括活动频率与强度 （3）结合机构的实际情况，对场地（备用场地）、时间、人员和预算进行安排
步骤3	评估与反馈	（1）评估方式：讨论 （2）评估内容：召集机构社会工作者、医生、康复师、照护人员、老年人代表等对方案内容的安全性、有效性及适切性进行讨论
		（1）反馈方式：老年人确认 （2）反馈内容：将讨论结果向拟参加活动的老年人进行反馈，得到老年人的确认与支持，并表示在实际实施的过程中，可以结合老年人的具体情况进行调整
注意事项		（1）确保参与评估的老年人神志清楚 （2）计划书制订过程中要时刻注意老年人状态，及时处理一些突发情况 （3）确保每一项计划老年人都明晰了解

（四）效果评价

（1）通过身心活化活动方案的策划，身心活化康体指导师进一步了解了老年人身心健康状况、活动能力、参与意愿以及对身心活化的理解等，为老年人参与身心活化活动做好准备。

（2）老年人了解了策划方案，对于自己未来的活动内容、活动方式、活动流程有了比较明确的认识，提升了老年人的参与意识与自决意识，与身心活化康体指导师的沟通也进一步加深了对彼此的了解，为之后活动的开展奠定了基础。

【相关知识】

为自理老年人撰写身心活化活动策划方案的相关知识

1. 活动方案策划的基本思路及结构

一份切实可行的老年人身心活化策划方案是在立足服务对象实际需求的基础上，对服务对象进行系统而充分的评估，包括身体状况的评估、资源评估，乃至活动组织者进行自我评估等，进而开展的服务计划。同时，策划方案确定以后也并不是金科玉律，一成不变，应该结合实际情况随时进行调整，在此意义上，活动方案策划背后蕴含着深厚的理论基础与人文关怀。

完成一份好的活动策划方案应该从以下几个方面考虑。

（1）活动背景　在活动项目策划之前，要对活动的背景有比较全面而系统的了解，包括主题背景、时代背景、人文背景、理论背景等。这些背景掌握得越全面，策划出的活动才越贴切。

（2）头脑风暴　一份好的策划方案一定是团队协作的结果，尤其在确定主题之后，要想围绕主题从标题的设定、内容的选择、辅助设备的应用等角度进行创新，使服务对象在有用、有趣的氛围下参与活动，就需要群策群力，即头脑风暴。头脑风暴的参与者除了策划活动的参与人员之外，还可以进一步扩大到活动的参与者、热心的家属、照护人员甚至志愿者，不同思想、不同角度的激荡，一定可以产生意想不到的结果。

（3）创意方案　在头脑风暴之后，确定最终的创意方案，并用文字落实，按照方案的基本结构，最终形成策划方案。

（4）方案宣传　好的创意也需要好的宣传策略，让参与者能够尽早了解并对未来的活动充满期待，从而为活动的顺利进行奠定基础。宣传方案包括：内部宣传，让老年人及家属、工作人员等能及时了解活动信息及活动的意义；外部宣传，则可以将活动作为品牌宣传的一部分，让外在公众了解感受本机构的活力与专业度，也便于发动志愿者积极参与之后的组织活动。

一般而言，为了让老年人能够积极参与到活动中来，可以采取多元化的宣传方式，除了传统的口头传达、书面通知、张贴广告等形式外，还可以借助现代信息技术手段，比如电子邮件、微信群、公众号等平台，让老年人有更多的机会了解信息。当然，结合老年人的年龄特点，反复提醒也很必要，尤其是在活动前一到两天。

（5）实施保障　为保障策划方案能够顺利进行，应该制订详细的工作计划。每个实施步骤都从人力分配、资源保障、应急预案、费用预算等角度明细化，避免在实施过程中出现问题，从而影响活动的预期目标。

（6）效果评估　效果评估既是对本次活动策划实施成效的反馈，也是未来组织策划新项目的重要经验总结。

制订评估办法，通常使用质性评价与量化评价相结合的方式。质性评价可以通过观察与访谈的方式，了解参与长者、家属以及照护人员对活动项目的满意度。而量化评价，则是设计相应的量化指标，如活动开始前，选择一组与本次活动相关的健康指标作为参照，与参加此次活动的参与者的对应指标进行比较，从而做出活动对老年人健康改善方面科学、客观的评价。

2. 具体活动脚本的设计

好的活动需要设计好的脚本。要想让活动实施达到预期的目标，就要从阶段目标、角色分工、活动规则、激励机制等角度进行设计，既要体现出活动策划者的专业性，又要体现出活动策划者的用心。

好的活动脚本应具有以下特点。

（1）目标明确　任何一种健康改善活动都有具体的功能改善目标，这是专业活动方案设计与一般日常消磨时光的游艺最大的区别，游戏只是形式，功能改善才是目的。老年人身心活化活动的目的是改善老年人的身心功能，延缓身体的退行性变化，扩大老年人的社会交往，提升老年人的福祉。不同的活动项目有不同的改善部位和改善目标，在活动设计之初就应该结合老年人的需求选择适当的项目，制订明确的目标。

（2）规则明确　没有规矩，不成方圆。规则是活动得以顺利进行的指导原则。规则不明，往往会造成活动现场的失控，不仅会让前期的准备毁于一旦，更重要的是使老年人失去了对活动的信心与兴趣。活动规则从两方面着手：一是固定的活动自有的活动规则，这一规则得到活动参与者的共同认可；二是活动参与者的共同约定。无论如何，规则简单明了、参与者共同认可是关键。

（3）分工明确　一项活动单靠一个人很难完成，需要有良好的团队分工共同完成。因此，在活动实施之前，要确定需要的人力以及各自的角色，避免在实际工作中出现场面失控或者场面冷淡的局面。

实际上，为了避免出现突发情况而不知如何应对的尴尬，最好在实施之前，活动组织方面就反复演练，不断磨合，将现场可能出现的问题考虑全面，把风险降到最低。

（4）趣味明确　策划的活动要想让老年人参与，有趣有用是关键。在设计一项活动的时候，我们要反复自我提问"这个活动有趣吗？好玩吗？"一般而言，老年人身心活化活动的趣味点可以围绕如下几个方面设计。

① 挑战型趣味：同伴之间的竞技或者个体过关式体验都容易激发老年人的兴趣，身心活化活动中的槟果投掷和高尔槌球比较适合作为挑战型游戏。

② 放松型趣味：让活动参与者在轻松愉快中达到身心的放飞，压力的释放。温热运动就是典型的放松型运动。

③ 实验型趣味：新的游戏体验、新的游戏角色尝试可以带来新的享受，身心活化活动的所有项目与原本呆板的老年人活动相比，都让人眼前一亮。

④ 社交型趣味：这种趣味建立在与他人互动的基础上，互动不仅会扩大老年人自我交往的范围，也容易给老年人带来人际交往的不同感受。

为自理老年人开展身心活化活动策划书示例

活学活用，乐活身心

——关于某区福利院身心活化活动的项目策划方案

一、背景

关爱老年人，不断提升每一位老年人的福祉，不仅是社会的责任，也是每一位服务工作者的责任。

身心活化活动是一项兼具提升老年人生理、心理以及社会交往能力的项目。有文献显示：坚持这一活动，老年人们的肌力、全身活动协调能力、关节灵活度、睡眠状态等都会有明显好转，精神状态、社交能力也会有所好转，可以持续有效地使身心功能不断提升、社会交往不断得以拓展，提升老年人生命质量，从而实现健康老龄化、积极老龄化之目标。

爷爷奶奶们有改变的意愿，且共同参与制订了其短期和中长期活动的改善目标。

基于以上理由，特为本院的 50 名爷爷奶奶们制订活动计划。

二、目标

1. 短期目标

（1）了解并掌握温热运动、手指棒、健康环、高尔槌球、槟果投掷的基本原理、动作规范、锻炼的主要部位及相关注意事项。

（2）颈、肩、腰椎的不适有明显缓解。

2. 中长期目标

（1）熟练掌握身心活化各项目操作要领的基础上，可以根据自己身体的状况选择适宜的活动项目。

（2）熟练掌握高尔槌球、槟果投掷的计分规则，并能在实际活动中灵活运用。

（3）身体功能得到较大的改善，指关节的抓握力量、腿部力量及膝关节活度有明显的提升，身体的协调性也有较大的改善。

（4）更多爷爷奶奶心情变得积极、乐观、开朗，睡眠得到改善。

（5）爷爷奶奶们的人际交往得到较大改善，更多人愿意与其他人进行合作，完成较高难度的动作，同时，也乐于相互指导、探讨，一起开展身心活化活动。

（6）定期参加身心活化活动，形成动静结合的良好的生活方式。

三、实施地点

福利院活动中心活动大厅。

四、活动安排

1. 第一阶段

每周 3 次，每次时间为 45～60 分钟，持续时间为 1 周。

2. 第二阶段

每周 3～5 次，每次 45～60 分钟，持续时间为 2 周。

3. 第三阶段

每周 3～5 次，每次 45～60 分钟，持续时间为 3～6 个月。

4. 第四阶段

每周 2 次，每次 45～60 分钟，持续时间为 3～6 个月。

五、实施方案及进程

目标	活学活用，乐活身心——关于某区福利院身心活化活动项目策划方案				
	阶段		内容设计	人员安排	场地设备
短期目标（参见目标部分）	第一阶段：初识身心活化（结合身心活化项目，共设计4节活动，每节活动为45～60分钟）	身心活化之手指棒	（1）健康养身操（10分钟） （2）手指棒单项技能学习（15分钟） （3）温热运动（15分钟） （4）评估反馈（10分钟）	身心活化健康指导师、社会工作者、老年志愿者	高度合适的桌椅、插线板、性能良好的温热设备、标准手指棒（100支）、记录单和笔等
		身心活化之健康环	（1）健康养身操（10分钟） （2）手指棒技法复习（10分钟） （3）健康环单项技能学习（15分钟） （4）温热运动（10分钟） （5）评估反思（10分钟）	同上	高度合适的桌椅、插线板、性能良好的温热设备、标准健康环（50套）、记录单和笔等
		身心活化之高尔槌球	（1）健康养身操（10分钟） （2）健康环技能复习（10分钟） （3）高尔槌球运动（25分钟） （4）评估反思（10分钟）	同上	高度合适的桌椅、标准健康环、高尔槌球设备（1套）、记录单和笔等
		身心活化之槟果投掷	（1）健康养身操（10分钟） （2）高尔槌球运动复习（10分钟） （3）槟果投掷活动学习（25分钟） （4）评估反思（10分钟）	同上	高度合适的桌椅、高尔槌球设备、槟果投掷设备（1套）、记录单和笔等

目标	阶段		内容设计	人员安排	场地设备
短期目标（参见目标部分）	第二阶段：内化身心活化（身心活化综合技能训练，共设计4节活动，每节活动为45～60分钟）	身心活化之手指棒	（1）健康养身操（10分钟） （2）手指棒综合技能学习（25分钟） （3）温热运动（10分钟） （4）评估反馈（10分钟）	同上	高度合适的桌椅、插线板、性能良好的温热设备、手指棒（100支）、记录单和笔等
		身心活化之健康环	（1）健康养身操（10分钟） （2）健康环综合技能学习（25分钟） （3）温热运动（10分钟） （4）评估反馈（10分钟）	同上	高度合适的桌椅、插线板、性能良好的温热设备、健康环（50套）、记录单和笔等
		身心活化之高尔槌球	（1）健康养身操（10分钟） （2）身心活化之高尔槌球综合训练（30分钟） （3）评估反馈（10分钟）	同上	高度合适的桌椅、高尔槌球设备（1套）、记录单和笔等
		身心活化之槟果投掷	（1）健康养身操（10分钟） （2）身心活化之槟果投掷综合训练学习（25分钟） （3）评估反馈（10分钟）	同上	高度合适的桌椅、槟果投掷设备（1套）、记录单和笔等
中长期目标（参见目标部分）	第三阶段：乐趣活化（设计个性化的活化项目，共设计2节活动，每节活动为45～60分钟）	韵律手指棒	（1）活动热身——手指棒基本动作（10分钟） （2）韵律手指棒——选择老年人们喜闻乐见的诗歌，融入手指棒的节奏中，设计一个故事（25分钟） （3）温热运动——放松减压（10分钟） （4）评估反馈（5分钟）	同上	高度合适的桌椅、性能良好的温热设备、插线板、手指棒（100支）、记录单和笔等
		百变健康环	（1）活动热身——健康环基本动作（10分钟） （2）百变健康环——结合老年人们的习惯爱好，选择一些标志性动作融入健康环活动中，一边活动一边用语言将动作描述出来（25分钟） （3）温热运动——放松减压（10分钟） （4）评估反馈（5分钟）	同上	高度合适的桌椅、插线板、性能良好的温热设备、健康环（50套）、记录单和笔等
	第四阶段：共设计2节活动，每节活动为40～60分钟	学以致用：槟果投掷	（1）活动热身——健康养身操（10分钟） （2）百发百中——可以设计两个项目，一个让接受能力较好的老年人，在充分掌握槟果投掷规则与技巧的基础上，指导学习状态较慢者；一个是举办槟果投掷趣味比赛（30分钟） （3）评估反馈（5分钟）	同上	槟果投掷器材（1套）、记录单和笔等
		随心所欲：高尔槌球	（1）活动热身——健康养身操（10分钟） （2）随心所欲——可以设计两个项目，一个让学习状态较好的老年人，在充分掌握高尔槌球规则与技巧的基础上，指导学习较慢者；一个是举办高尔槌球趣味比赛（30分钟） （3）评估反馈（5分钟）	同上	高尔槌球器材（1套）、记录单和笔等

六、人员及分工

参见本项目任务3。

七、实施内容及方式

略，参见本项目任务 3。

八、费用

本项目属于机构服务项目，本机构的老年人免费。

九、评估与反思

1. 内容

方案策划阶段的评估内容主要包括：老年人的表达能力、理解能力以及身体、精神状况，具体表现在向老年人解释策划活动内容、意义的过程中，观察老年人是否有身体疲累的现象；对活动内容的制订是否能够清晰准确地理解；自己的需求意愿能否清晰流畅地表达等。

2. 方式

评估的方式主要以参与观察为主，即在实际制订计划的过程中观察老年人的行为表现。通过签字确认等环节来进一步评估老年人的文化程度及手部力量。

注意：制订计划的每一项内容，都要反复确认，得到老年人的认可与同意。同时也要向老年人强调，这一计划在实际实施的过程中，可以结合老年人的具体情况进行调整。

任务3　为自理老年人组织开展身心活化活动

某社区是一个老龄化比较严重的老旧社区，社区常住人口5800余人，其中60岁及以上常住人口1500余人，占社区总人口的25.9%，且多为空巢独居老年人。

某社工事务所常年对该社区开展助老服务项目，该所专职社会工作者在近半年的入户探访中发现，这些空巢独居老年人大部分有2～3种慢性病，但基本生活可以自理。这些老年人的子女工作忙，除了日常电话问候外，回家探望的次数很少。老年人在理解之余也不免内心充满孤独，邻里之间又不熟悉，只好靠看电视来消磨时光。由于长时间呆在家里，缺乏社会交往，感觉社会上的很多事情都不了解，出门各种支付手段、二维码信息也让老年人颇感不适。更重要的是，由于长期呆在家中，缺乏锻炼，社区很多老年人身体大不如前。长时间看电视保持一个姿势，导致颈椎和腰椎特别不舒服，起坐也比较费力，还伴有头晕，有时候手部和腿部还有麻木感，他们对自己的身体普遍感到很焦虑，但又不知道该怎么办。

社会工作者小王向这些老年人介绍了服务中心目前正在开展身心活化活动，其中有25名老年人认为这些活动对于改善他们现在的状况很有帮助，并表示愿意参加。社会工作者小王与身心活化康体指导师在对25名老年人身体进行安全性评估之后，认为他们可以参加身心活化项目；在与25名老年人反复沟通之后，共同制订了开展身心活化活动的计划书，并围绕活动目标策划了题为"乐活身心，精彩人生"的活动方案，约定好实施活动的时间和频次。

一、任务流程

任务分析 ⟶ 工作准备 ⟶ 步骤操作 ⟶ 效果评价

二、实施步骤

（一）任务分析

1. 主要身心状况及健康问题

序号	主要身心状况及健康问题
1	生活完全能够自理
2	缺少社会交往，有孤独感
3	缺乏合理的锻炼，身体退行性变化较快，起坐困难，手部、腿部有麻木感，伴有头晕
4	患有2～3种慢性疾病
5	有改变现状的愿望

2. 主要目标措施及依据

主要目标措施	依据
为自理老年人组织身心活化活动	（1）主要依据　前期的安全性评估、与老年人共同商定的活动计划及活动策划方案；老年人参加活动当日的身体状况 （2）具体依据 ① 自理老年人躯体性疾病（疾病种类、病情和用药情况）影响他们是否能够参与身心活化活动，以及他们能够参与活动的强度 ② 老年人自身的日常生活活动能力、精神状态情况、感知觉状况与沟通能力、社会参与能力状况影响着他们是否能够参与身心活化活动，以及他们能够参与活动的强度

（二）工作准备

1. 物品准备

序号	名称	单位	数量	备注
1	评估结果	份	25	前期安全性评估的数据及活动当天的身体评估状况
2	策划方案	份	1	
3	身心活化器材及设备	套	30	以手指棒、健康环为主
4	中性笔、格式化表格	套	2	根据老年人的具体情况，选择适当的工具。
5	电脑	台	1	电脑按照各种健康监测软件，并调适能正常使用，从而能在活动中及时准确采集老年人的健康数据
6	其他			日常急救的药品、小礼物等

2. 环境与人员准备

序号	环境与人员	准备
1	环境	干净整洁、宽敞明亮、通风、安全、空气清新，无异味
2	身心活化康体指导师	（1）洗手，着装整齐、轻便，适合开展身心活化活动 （2）熟悉并掌握为自理老年人开展身心活化活动的相关知识，包括器材设备的结构、功能及训练流程、方法等内容 （3）熟悉方案设定的目标、活动内容、基本流程及人员分工等 （4）提前了解老年人基础信息，便于沟通
3	自理老年人	神志清楚，情绪稳定，身心放松、乐于配合，衣着宽松轻便，适合开展身心活化活动
4	志愿者	提前对志愿者进行培训，让志愿者明确整体的活动流程、自己的岗位职责及工作中需要注意的事项

（三）步骤操作

步骤	内容	为自理老年人组织开展身心活化活动
步骤1	开展活动前的沟通	技能：沟通 要求：通过沟通，一方面对积极参加活动的老年人给予鼓励与肯定；另一方面向老年人介绍开展活动时注意的事项 示范： 康体指导师："各位爷爷、奶奶上午好！欢迎大家来到社区之家来参加身心活化活动，大家今天觉得怎么样？" 老年人："挺好的！" 康体指导师："我看各位爷爷、奶奶今天都按我们的提示，穿了比较适合活动的运动服装，非常能！前一段时间，我们通过图片、视频的方式向各位爷爷、奶奶介绍了身心活化活动的内容及功能，并与各位爷爷、奶奶共同制订了活动目标和活动方案，今天，我们就把这些文字通过我们的活动展示出来，好不好？" 老年人："好的！练起来！" 康体指导师："看来各位爷爷、奶奶已经跃跃欲试了。在开展活动之前，有几点需要向各位爷爷、奶奶说明，第一，在活动的过程中，有任何不明白或者我没有讲清楚的，请及时向我和我们的志愿者提出，站在我旁边的是来自×××学院的志愿者；第二，我们的活动大约需要30～45分钟，在活动的过程中，有任何不舒服也请及时告诉我们；第三，爷爷、奶奶们有其他的一些需求，也请一起提出来，我们一定尽力满足。各位爷爷、奶奶，我说清楚了吗？" 老年人："清楚啦！" 康体指导师："那我们现在开始！"

步骤	内容	为自理老年人组织开展身心活化活动
步骤 2	现场组织	（1）控制好活动的各要素 （2）做好现场记录与监控
步骤 3	整理与反馈	（1）活动结束后，做好场地物品归位 （2）针对此次活动组织过程中出现的问题和不足进行总结，并研究相应解决办法，为后期组织活动提供参考和借鉴 （3）做好相关宣传与汇报工作

（四）效果评价

（1）通过活动项目的开展，身心活化康体指导师进一步了解了老年人身心健康状况、活动能力及参与状况等，为老年人身体状况的改善奠定了基础。

（2）老年人通过参加活动，对身心活化带给自己的改变有了进一步切身的体验，同时也在活动中对自己的能力也有了重新的认知，通过活动还扩大了老年人的社会交往范围，心态积极向上了很多。

【相关知识】

为自理老年人组织开展身心活化活动的相关知识

1. 活动开展整体控制

策划好活动项目，在具体开展的时候要注意把握活动的节奏。按照活动的流程，一次活动的结构可以分为三个阶段。

（1）活动前沟通　生活于一个机构或者社区的老年人，个人经历不同、教育背景迥异、个性差异更大，因此，在开展活动前一定要做好充分的沟通，这样在组织开展活动的过程中，才能既发挥活动的实际功能，又关注到活动参与者的个性特征。只有做好充分的活动前沟通，了解到活动参与者的背景，才能尽可能避免活动开展过程中出现尴尬，也才能在一旦出现问题时做出有效及时的应对策略，从而提升活动开展的效率与效果。

（2）活动中控制　活动节奏的控制以及现场气氛的调节最体现一个活动带动者的专业功底。在身心活化活动开展的过程中，要充分知人善任，合理安排志愿者的工作；在具体的活动过程中，身心活化康体指导师要保持高度专注，对于参加活动的老年人取得的点滴进步要给予及时的表扬，对于做不到位或找不到方法的老年人要加以支持和鼓励；敏锐把握活动中老年人情绪的变化，灵活把控活动进程，从而让活动能够顺利进行，并达到预定的目标。

（3）活动后总结　在每次活动结束后，要对活动的整体情况进行分析和总结，总结的内容可以从活动目标的达成情况、活动现场老年人的参与情况、现场的设施设备的使用状况、参与老年人的反馈意见等方面展开，为下一阶段的活动奠定基础。

活动的总结评估是活动带动者不断进步的重要源泉。只有善于反思，才能不断累积经验；只有善于总结，才能不断成长。

2. 活动带领者的带动技巧

一项活动的成功，除了需要活动前期有充分的调研和充满创意的活动策划方案、活动过程之后深入系统的反思与评估以及不同阶段的各项保障之外，活动过程中带动者的认知态度和带动技巧也非常关键，直接决定活动的成败。

（1）用积极的视角看待老年人　　只有用积极的视角，在具体的活动带动的过程中，活动带动者才不会将视角只集中于老年人身体及生活上的特殊状况，而是将重点放在参加活动的老年人身上的积极反应。因为学习新知识及维持人际之间的社会交往，对于老年人当下的生活异常重要，惟其如此，老年人才能感觉到现实生活的生机勃勃，而不是只有回忆。积极的视角还能让活动带动者尊重老年人的独立性，尽管老年人行动缓慢，效率不高，但他们仍有独立完成之愿望，我们不应轻易否定老年人们的自立能力。

需要指出的是，尊重老年人的独立性并不表示对老年人身体的退行性变化的忽视。

（2）充分的前期准备是活动顺利开展的前提。前期准备不仅包括对活动对象的了解，还需要对活动场地、活动材料等进行了解。活动带动者要充分利用活动卡的功能，活动卡内容包括活动名称、活动人数、活动规则、活动进程等内容，以在活动开展过程中起提示作用，减少失败的概率。

（3）活动带动者的语言要简洁、语速要慢、声音要洪亮，发言之前要注意聚焦，吸引全场注意力之后再开始发言。

（4）根据现场的布置选择合适的位置，让每位活动的参与者都能看到，并关注到每一位在场的老年人。

（5）建立良好的人际关系，吸引老年人继续参加。

（6）尽量选择性质相同的活动，减少跳脱感，让老年参与者更容易进入情境。

（7）合理安排志愿者，对志愿者进行前期培训，让志愿者熟悉活动的内容、流程、岗位职责及注意事项等内容。

（8）如果时间允许，可以提前进行预演。

为自理老年人开展身心活化活动示例

"超越自我，精彩人生"

——某社区自理老年人身心活化活动

一、背景

关爱老年人，不断提升每一位老年人的福祉，不仅是社会的责任，也是每一位服务工作者的责任。

身心活化活动是一项兼具提升老年人生理、心理以及社会交往能力的项目，有助于老年参与者在良好互动的氛围中，持续有效地不断提升其身心功能、不断拓展社会交往能力，进而提升老年人生命质量，实现积极老龄化之目标。

某社区空巢独居老年人由于缺乏社会交往，家人探望较少，社会疏离感比较严重。长期缺乏合理的锻炼，身体退行性变化比较严重，给这些老年人的独居生活造成了很大的风险。

这些老年人有改变的意愿。

基于以上理由，特为这些老年人制订并实施活动计划。

二、目标

1. 短期目标

（1）了解并掌握身心活化各项目的基本原理、动作要领。

（2）了解并掌握身心活化各项目锻炼的主要部位及相关注意事项。

2. 中长期目标

（1）在熟练掌握身心活化各项目操作要领的基础上，可以根据自己身体的状况选择适当的活动项目。

（2）身体功能得到较大的改善，指关节的抓握力量、腿部力量及膝关节灵活度有明显的提升，身体的协调性也有较大的改善。

（3）心情变得积极、乐观、开朗。

（4）人际交往得到较大改善，愿意与其他人进行合作，完成较高难度的动作，同时，也乐于指导一些初学者开展身心活化活动。

三、实施地点

社区活动中心活动大厅。

四、活动安排

1. 第一阶段

每周 2 次，每次时间为 45 分钟左右，持续时间为 1 个月。

2. 第二阶段

每周 3～4 次，每次 60 分钟左右，持续时间为 2 个月。

五、实施方案及进程

略，参见本项目任务 2。

六、人员及分工

（1）身心活化康体指导师 1 名：负责活动的带动。

（2）志愿者 3 名，其中 1 名负责器材设备的准备与派发；1 名负责辅助身心活化康体指导师开展活动；1 名负责观察参加老年人的状况，并配合应对一些突发情况。

七、实施内容及方式

"超越自我，精彩人生"

——F 社区自理老年人身心活化活动

具体实施主题	活动第一阶段：初始身心活化			
时间安排	活动目标	活动内容	具体流程	备注
10分钟	（1）活跃气氛（2）活动筋骨，为手指棒、健康环活动的开展奠定基础	身心活化之健康养身操	（1）身心活化指导师按照健康养身操活动的要求将到场的老年人排队形；队形根据人数进行圆形或矩阵排列，前后左右的距离以老年人手臂伸展不触碰到周边老年人为宜。（2）身心活化指导师进一步向老年人介绍健康养身操的内容，边示范边讲解动作要领及注意事项。（3）身心活化康体指导师引领老年人开展健康养身操活动。（4）活动结束后，简单询问一下老年人的感受，并将老年人带至手指棒活动的场地。手指棒桌椅的摆放以圆形为宜，座椅之间的距离50～80厘米（实际距离以方便老年人活动以及所带动项目需求进行适当调整）	（1）在活动开展之前，身心活化康体指导师和志愿者要提前进行物品准备和场地准备；提前将温热设备预热，按90厘米的间距摆好，以备先到的长者可以提前通过温热舒活筋骨。（2）在身心活化指导师带动养身操的过程中，一名志愿者根据现场人数准备并进一步检查手指棒、健康环等下一节活动的设备；两名志愿者则密切关注参加活动的老年人的身体状况，对于一些特殊老年人给予特别关注。（3）为了调节气氛，身心活化康体指导师可以结合参加活动的老年人群的职业特点、生活经历等对健康养身操设计一些诙谐幽默或贴近老年人生活的简单易懂的标题，便于老年人记忆。（4）活动带动期间，要不断提醒老年人量力而行，不要太过勉强
20分钟	（1）进一步活跃气氛，激发老年人参与的热情；（2）掌握身心活化手指棒的操作要领	"指棒虽小，功能强大"——带领老年人开展手指棒活动	（1）击鼓传棒游戏：身心活化康体指导师以清晰、洪亮、合适的语速向参加活动的老年人介绍"击鼓传棒"的游戏规则，在确认大家明白的基础上，开始游戏。（2）手指棒单项技能指导训练①身心活化康体指导师以提问的形式，向老年人介绍手指棒的材质、功能及活动要领，并鼓励在场的老年人在掌握基本动作之后，可以发掘新的功能。②身心活化康体指导师一边示范，一边讲解手指棒敲、搓、按、握、套、脱等技法。③现场指导老年人练习手指棒	（1）志愿者提前按照活动内容布置好活动现场。（2）活动开展前，要确定每个参加活动的老年人拿到手指棒。（3）三名志愿者作为助教协助身心活化康体指导师进行活动实施。（4）"击鼓传棒"游戏可以根据现场老年人的情况和具体的时间适当地调整时长及活动的难易度
15分钟	促进血液循环，舒缓筋肉	"礼尚往来"——温热训练	（1）身心活化康体指导师向老年人简单介绍温热运动设备的工作原理及功效。（2）身心活化康体指导师现场示范温热设施的操作规范、要领、注意事项。（3）身心活化康体指导师和志愿者现场指导老年人进行温热运动训练	（1）参加活动的老年人基本掌握手指棒操作要领后，志愿者准备温热训练设备。（2）温热运动过程中，要指导老年人活动的技巧，借助于身体的重力来达到节力的效果。（3）敲击、挤压时要注意力度，力量过小达不到效果，力度太大容易造成损伤。（4）活动中密切注意老年人的神情及状况

时间安排	活动目标	活动内容	具体流程	备注
10分钟	收集信息	评估反思	身心活化康体指导师感谢现场老年人的配合，并询问老年人参加活动的感受，包括对活动内容、活动流程以及活动带领者的意见和建议等，重点征求对活动需要改进和提升的内容及措施，并约定好下次活动的时间	（1）身心活化康体指导师和志愿者在确保老年人安全离场后，收拾整理活动现场。 （2）自我总结。从自己的感受、现场老年人意见等角度反思。 （3）结合这些意见对下次活动进行调整

具体实施主题	活动第二阶段：持续身心活化			
时间安排	活动目标	活动内容	具体流程	备注
10分钟	（1）热身活动 （2）复习第一阶段身心活化活动的基本动作	（1）身心活化之健康养身操 （2）手指棒	（1）在身心活化指导师的带领下，共同完成健康养身操。 （2）身心活化指导师引导老年人复习手指棒的动作要领及操作规范	同阶段一
35分钟	（1）增强老年人肢体活动的耐力及强度 （2）提升老年人之间的社会互动	（1）"我们一起转起来"——健康环 （2）"你来我往"——手指棒按摩放松	（1）健康环 ①康体指导师与志愿者2人一组、多人一组，展示健康环活动的动作要领及技巧。 ②老年人2人一组进行练习。 ③老年人4人一组进行练习 …… （2）手指棒 运用手指棒，通过敲、搓等动作进行相互之间的按摩、放松	（1）志愿者提前按照活动内容布置好活动的现场。 （2）活动开展前，要确定每个参加活动的老年人拿到健康环、手指棒。 （3）活动的过程中，指导师及志愿者要注意老年人的安全
15分钟	收集信息	评估反思	身心活化康体指导师感谢现场老年人的配合，并询问老年人参加活动的感受，包括对活动内容、活动流程以及活动带领者的意见和建议等，重点征求老年人对活动需要改进和提升方面的建议，并约定好下次活动的时间	（1）身心活化康体指导师和志愿者在确保老人安全离场后，收拾整理活动现场。 （2）自我总结。从自己的感受、现场老人意见等角度反思。 （3）结合这些意见对下次活动进行调整

八、费用

本项目得到政府购买项目"某区老年人能力提升项目"的支持，对本辖区老年人免费。

九、评估与反思

1. 内容

活动开展阶段的评估内容主要包括老年人的理解能力、人际沟通能力、团队合作能力以及身体、精神状况。具体表现为在开展活动45～60分钟的时段内，老年人是否有身体疲累的现象；是否达到活动设定目标以及目标达成的效果；老年人自己的需求意愿能否清晰流畅地表达等。

2. 方式

评估的方式主要以参与观察、老年人的反馈以及量表为主。

注意：在活动开展过程中，安全是第一要义，要时刻提醒、关注老年人身体状况，一旦发现不适要立即调整或中止。

案例介绍

【案例情境】

某社工事务所是一家专注于老年人群体的社工机构，以其工作专业而小有名气。一日，社工事务所来了一位张姓养老院的院长，张院长向机构专业社工诉说了自己的担忧。

张院长运营着一家老年公寓，是一所护理型公寓。公寓拥有床位 400 张，目前入住老年人 300 位，平均年龄 85 岁，其中有 50 余位完全自理老年人。近半年来，张院长发现这些自理老年人不怎么愿意出来参加活动，除了去公共餐厅吃饭，大部分时间都待在自己的房间里，不是看电视，就是玩手机。由于缺乏锻炼，这些自理老年人的身体状况出现了明显的下降，纷纷反映不是腰疼就是胳膊不舒服，要么就是颈椎难受，步履也比以往沉重了很多，而且，长期缺乏与人交流，性格都变得有点怪了。张院长问及这些老年人不参加活动的原因，老年人们表示活动都是老三样，一点新意都没有，哪有电视和手机里的节目有趣，但这些老年人也觉得这样对自己的身体很不好，希望院长能想想办法。

张院长希望借助社工事务所的专业力量，为这些老年人作出改变。

【案例分析】

了解了张院长的担忧和机构老年人的情况之后，社工事务所的负责人认为身心活化活动能够解张院长的燃眉之急，正好该机构的专业社工小李也取得了身心活化活动身心活化康体指导师的证书，于是，事务所将这一任务交给了小李。

身心活化康体指导师小李在深入了解了机构自理老年人的真实想法之后，决定将身心活化活动项目引入此养老机构，让这些自理老年人在身心活化活动中改变当前的生活状态，活化身体功能，延缓身体退行性变化的速度，扩大社会交往范围，提升健康指数。

在对这些自理老年人进行身心活化健康评估的基础上，身心活化康体指导师小李与机构适合参加并愿意尝试身心活化活动的 35 名自理老年人，共同制订了活动开展的详细计划，设定了短期目标和长期目标；围绕计划中制订的短期目标，以及考虑到这些老年人的身体状况、文化背景、个性特征等内容，策划了题为"超越自我，乐活人生"的活动方案，在征得 35 名老年人认可的基础上组织开展了身心活化活动。

一、计划制订阶段

计划制订阶段的关键点是制订活动开展的目标，活动目标的制订既要符合身心活化活动的基本规律，也要综合考虑活动参与者的实际情况。一般活动目标要分短期目标和中长期目标，短期目标注重激发活动参与者的兴趣，以及掌握身心活化活动项目的技术要领；而中长期目标则更关注活动参与者的发展性与创造性，从真正意义上激活老年人内在的活力与外在社会的链接，从而在自我改变的同时改变社会对老年人的刻板印象。

需要注意的是，计划制订阶段需要活动参与者的全程参与，这是老年人激活身心，参与活动的第一步，也是身心活化活动的生动体现。

二、方案策划阶段

方案策划的基础是前期设定的目标，关键是选择适切而充满创意的活动项目，让活动参与者在乐活的氛围中体验到活动对自我的改变。

如何选择适当而充满创意的活动项目，一方面要立足于身体活化康体指导师丰富的实践经验和广博的见识，另一方面开放式的集体讨论也很重要。通过不同角度思想的碰撞，往往可以擦出意想不到的火花，充满创意的活动项目也容易激发活动参与者参与的兴趣。

三、组织开展阶段

如何将好的策划方案在实践中完美呈现，需要身心活化康体指导师掌握活动的结构与节奏，并适当运用活动技巧。一项活动的开展分为三个阶段，活动前的准备、活动中控制和活动后的总结。

好的开始是成功的一半。要想有好的开头，就需要做充分的活动前准备，前期准备越充分、越细致，活动开展就越自如，出现意外的概率就越低，即便出现，也会由于准备充分而迎刃而解，而不至于临场乱了阵脚。活动开展过程中，活动节奏的控制以及现场气氛的调节最体现一个活动带动者的专业功底。灵活机变，收放自如的现场把控会给活动参与者留下深刻的印象，并对未来的活动充满期待。活动后的总结是自我反思、自我提升的重要契机。任何一次活动的开展都不可能完美无瑕，总会出现各样的纰漏或失误，只有对这些纰漏和失误不断总结反思，才能在之后的活动中不断进步。

参考文献

[1] 徐浩. 老年人步行运动适宜的强度和量的研究[J]. 当代体育科技, 2019, 9(32).

[2] 陈晓丹, 章立新. 老年人跌倒风险评估的研究进展[J]. 全科护理, 2020, 18(27).

[3] 时倩倩, 孟思进, 李仁议. 浅析不同运动强度健步走对老年人心肺耐力的影响[J]. 体育科技文献通报, 2018, 26(07): 87+129.

[4] 张连成, 王肖, 高淑青. 身体活动的认知效益:量效关系研究及其启示[J]. 体育学刊, 2020, 27(1).

[5] 董琛. 大数据视域下"医养结合 + 体育"的运动处方模式创新研究[J]. 齐鲁师范学院学报, 2019, 34(6).

[6] 陆小香. 身心功能活化运动对社区和养老机构老年人健康的促进作用[J]. 中国老年学杂志, 2017, 37.

[7] 刘成玉. 健康评估[M]. 北京: 人民卫生出版社, 2018.

[8] 阳志平, 彭华军, 等. 积极心理学: 团体活动课操作指南[M]. 北京: 机械工业出版社, 2013.

[9] 童宇. 长者健康改善活动的设计与实施[M]. 上海: 上海科技教育出版社, 2019.

[10] 唐东霞, 王允. 老年活动策划与组织[M]. 南京: 南京大学出版社, 2014.

[11] 邬沧萍, 姜向群. 老年学概论[M]. 北京: 中国人民大学出版社, 2006.

[12] 刘炎. 儿童游戏通论[M]. 北京: 北京师范大学出版社, 2014.

[13] 张沙骆, 刘隽铭. 老年人活动策划与组织[M]. 北京: 北京师范大学出版社, 2015.

[14] 唐东霞, 王允. 老年活动策划与组织[M]. 南京: 南京大学出版社, 2014.

[15] 朱佩. 项目化教学改革的探索与实践——以《老年康乐活动策划与组织》为例[J]. 教育教学论坛, 2020(35): 279-280.

[16] 刘记红. 论个性化养老服务人才培养模式探讨[J]. 教育现代化, 2019(A2).

[17] 刘记红. 基于移动互联网混合式教学模式的课程改革实践探索[J]. 现代职业教育, 2018 (21): 1-3.

[18] 李文畅, 胡宏伟, 李斯斯, 等. 社会活动与老年健康促进:基于2005—2014年追踪数据的考察[J]. 人口与发展, 2018, 2(2): 90-100.

[19] 胡宏伟, 李延宇, 张楚, 等. 社会活动参与、健康促进与失能预防——基于积极老龄化框架的实证分析[J]. 中国人口科学, 2017(04): 87-96.

[20] 曾守群. 论文化活动对老年人心理健康的促进功能[J]. 湖北函授大学学报, 2017(02): 85-86.

[21] 邹文开, 赵红岗, 杨根来. 失智老年人照护职业技能教材(初级)[M]. 北京: 化学工业出版社, 2019.

[22] 邹文开, 赵红岗, 杨根来. 失智老年人照护职业技能教材(中级)[M]. 北京: 中国财富出版社, 2019.

[23] 邹文开, 赵红岗, 杨根来. 失智老年人照护职业技能教材(高级)[M]. 北京: 中国财富出版社, 2020.